SHIYONG LINCHUANG YONGYAO CHANGGUI

实用临床用药常规

主编 郭海英 仲伟彬 李 恒 孙丽妍

李 伟 郑金红 厉海霞 王 靓

上海科学技术文献出版社

Shanghai Scientific and Technological Literature Press

图书在版编目（CIP）数据

实用临床用药常规 / 郭海英等主编 .-- 上海：上海科学技术文献出版社,2023

ISBN 978-7-5439-8885-9

Ⅰ.①实… Ⅱ.①郭… Ⅲ.①临床药学 Ⅳ.① R97

中国国家版本馆CIP数据核字（2023）第123836号

组稿编辑：张 树
责任编辑：苏密娅
封面设计：宗 宁

实用临床用药常规

SHIYONG LINCHUANG YONGYAO CHANGGUI

主 编：郭海英 仲伟彬 李 恒 孙丽妍 李 伟 郑金红 厉海霞 王 靓
出版发行：上海科学技术文献出版社
地 址：上海市长乐路746号
邮政编码：200040
经 销：全国新华书店
印 刷：山东麦德森文化传媒有限公司
开 本：787mm×1092mm 1/16
印 张：18.25
字 数：464千字
版 次：2023年7月第1版 2023年7月第1次印刷
书 号：ISBN 978-7-5439-8885-9
定 价：198.00元

编 委 会

◎ **主 编**

郭海英 仲伟彬 李 恒 孙丽妍

李 伟 郑金红 厉海霞 王 靓

◎ **副主编**

赵书荣 魏俊花 王淑华 付 燕

向 杨 孙 艳

◎ **编 委**（按姓氏笔画排序）

王 靓（河北中医学院）

王淑华（山东省济南市历城区彩石卫生院）

厉海霞（山东省五莲县人民医院）

付 燕（山东省济宁市兖州区疾病预防控制中心）

仲伟彬（山东省泗水县人民医院）

向 杨（三峡大学附属仁和医院）

孙 艳（山东省枣庄市山亭区人民医院）

孙丽妍（山东省菏泽市定陶区人民医院）

李 伟（山东省昌乐齐城中医院）

李 恒（山东省鱼台县人民医院）

郑金红（山东省烟台毓璜顶医院）

赵书荣（山东省冠县第一中医医院）

祝珍芳（江苏省溧阳市妇幼保健院）

郭海英（山东省邹平市中医院）

葛艳萍（江苏省溧阳市妇幼保健院）

魏俊花（山东省无棣县人民医院）

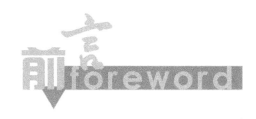

前言 foreword

　　药物是防治疾病的主要武器,在现代医疗中占有重要的地位。由于科学技术的迅速发展,新的药物制剂不断涌现,尤其在近年来更是以惊人的速度发展,许多新药被批准在临床上应用,一些老药也开发出了新用途。与此同时,也有相当多的药物经临床应用因性能不佳而被淘汰,药物库处在不断地更新之中。为了适应医药领域的飞速发展,方便广大医药人员合理应用药物,避免药物滥用、误用等情形产生,我们参阅了大量的国内外最新、最权威的文献资料,编撰了《实用临床用药常规》一书。

　　本书比较系统地讲述了临床药物使用原则、药物使用注意事项、治疗药物监测等内容,收录了应用于各个系统疾病的药品名称、药理作用、适应证、用法用量、不良反应、禁忌、注意事项、规格等内容,对不同病情和不同人群的合理用药、各系统疾病科学合理用药及药物相互作用等方面内容均有详细阐述。其内容的深度、广度适宜,力求达到科学性、先进性、系统性、思想性和实用性的统一。在坚持理论"必需、够用"的同时,有效整合药学与医学知识。本书内容紧扣临床,资料新颖,科学实用,适合各级药学专业同仁、临床医师阅读参考。

　　由于我们的知识水平有限,加之对新药的搜集面还不够广,书中存在不足之处在所难免,请读者阅读后不吝批评指正。

《实用临床用药常规》编委会

2023 年 4 月

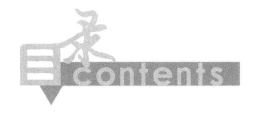

第一章

绪　论

第一节　临床药物使用原则

对任何疾病都必须始终贯彻预防为主、防治结合的原则,即未病防病(包括传染性及非传染性疾病)、有病防重(早发现,早诊断,早治疗)、病重防危(防治并发症,保护重要器官功能)、病愈早康复防复发。要随时运用辩证唯物主义的思维方法,密切联系实际,做到以下几点。

一、树立对患者的全面观点

根据病情轻重缓急,通过现象看本质,抓住主要矛盾,又要随时注意矛盾的转化。急则先治"标",缓则先治"本";如有必要和可能,则"标""本"同治。

(一)治"本"就是针对病因或发病因素的治疗

许多疾病,只要进行病因治疗,就可解除患者痛苦,达到治愈。例如,无并发症的轻或中度的细菌、螺旋体、原虫及其他寄生虫感染,只要给予特效抗感染药物即可治愈。有些疾病表现为功能异常或病理生理改变,如心功能不全、心律失常、心绞痛、高血压、支气管哮喘或慢性失血性贫血等,当进行对症处理后,病情虽可缓解,但由于病因未除,仍易复发。因此,一定要努力寻找病因加以治疗,只有做到病因消除才能根治疾病。

(二)治"标"就是对症治疗

所谓"标",就是临床表现,即各器官的病理生理或功能改变所引起的症状,体征或血液的生化指标异常,它们常常是导致患者求医的主要原因。常见的有发热、全身酸痛及各系统症状,如心血管系统有心悸、水肿、气促、胸痛、血压波动、心律失常、晕厥等,呼吸系统有咳嗽、气促、咳痰、咯血、胸痛等,消化系统有食欲缺乏、恶心、呕吐、嗳气、反酸、呕血、腹痛、腹胀、腹泻、便秘、便血、黄疸等,泌尿系统有尿频、尿急、排尿疼痛、血尿、尿失禁、少尿或无尿等,精神神经系统有头痛、头晕、眩晕、嗜睡、神志不清、昏迷、失眠、躁动、抽搐、瘫痪、思维紊乱或行为异常等,其他各系统及五官各有其常见症状、体征,在此不一一列举。

当临床表现使患者感到痛苦或危及生命与远期预后时,应及时行对症处理,减轻症状,改善病理生理状况,赢得时间进行全面详细的检查,得出病因诊断并进行病因治疗。

1

对于"症",也要分清本质进行有针对性的治疗,不可头痛医头,足痛医足。例如,颅内压增高可引起头痛、呕吐,不可简单地给以镇痛止吐药物,而要降低颅内压,使用降颅内压药物,而不可通过腰椎穿刺抽出脑脊液减压,因后者有引起脑疝的危险。颅内压过低也可致头痛,却需要输液治疗。硝酸酯类药是预防和治疗心绞痛常用药,对有些患者可引起颅内静脉扩张导致剧烈头痛,如果不问清楚服药史,盲目给以止痛药可能无效。血管紧张素转换酶抑制剂可引起干咳,医师不问服药情况盲目给可待因镇咳是错误的。又如,同是无尿,但阶段性不同,处理原则也不同;急性失水引起的低血容量休克所致的无尿,在起病 6～7 小时快速补液改善休克后,无尿也可好转;但如无尿已持续 7 小时以上,肾小管已坏死,此时的快速补液虽然可升高血压,改善其他器官的微循环,但是无尿不会好转,大量输液反而有害;如果无尿是肾毒性物质(如鱼胆或毒蕈)中毒所致,大量补液是有害无益的。

对症治疗虽然可解除患者痛苦,甚至使患者脱离险境,但对于诊断未明确的患者要严格掌握,以免掩盖病情延误诊断,例如,对急腹症不可滥用吗啡、哌替啶类麻醉性止痛剂,对发热性疾病不可滥用肾上腺皮质激素或解热药。

二、一切从实际出发

针对原发疾病病情及并发症的严重程度,诊断的主次,根据主客观条件,权衡轻重缓急,对患者利害得失,选择治疗方案,全面考虑,找出主要矛盾,进行综合治疗,不可单纯依赖药物。用药既要有针对性,又要分清主次、先后,不可"大包围"式地用药。另一个实际是经济问题。卫生资源匮乏是一个全球性现象,在发展中国家卫生资源不足尤其严重,一方面是国民经济生产总值增长的速度,用于健康保障费用增长的速度,通货膨胀的速度,医药费用上涨尤其是价高的新药涌现和高精尖检查技术的应用所增加的付出等不成比例,另一方面是不少医务人员未很好掌握高精尖检查技术的适应证造成滥用,和片面认为新药就是最好的药,而不愿使用"老"药,以致不适当地增加了医药费用的支出。实际上,不少"老"药不仅有效,毒副作用较少而且价廉,其显效率可能低于某些新药,但是如果它在某些患者身上已经有了好的效果,又没有不良反应,就不必更换。

三、始终贯彻个体化原则

由于患者年龄,性别,体重,生理状况,环境因素,病情程度,病变范围,病程阶段,肝肾等解毒排毒器官的功能状况,并发症的有无,既往治疗的反应,对药物的吸收、代谢、排泄率,免疫力及病原微生物对抗菌药物的敏感性等方面的差异,以及患者对药物反应性大小的不同,在治疗上用药的种类和剂量大小的选择均应有所不同,不可千篇一律。一般文献及本书中所列出的治疗药物的剂量范围可供参考。此外,还要根据患者的特点制订所要解决问题的特点或目标值,药物性能及患者所用实际药量的治疗反应,深入分析,适时调整。对于许多慢性疾病,尤其是老年人,开始用药量宜小,而且应当根据病情的严重程度制订复查疗效指标和观察毒副作用的时间和频度。

四、树立发展观点

确实了解患者用药情况(在门诊患者尤其重要),仔细观察治疗反应,及时评价判断疗效,酌情增减药量,加用或更换药物并继续严密观察效果。与此同时还要观察药物毒副作用或者一些不应该有的情况,这里所谈的毒副作用有两种情况:一种情况是患者自身对药物出现了异常反应,例如,有的患者在用青霉素治疗过程中虽然皮试阴性但在连续注射或滴注几次后可以突然发生过敏性休克,医护人员切不可以为皮试阴性又已经用了几剂未出现异常反应而放松了对严重变态反应的警惕性;另一种情况是由于药物带来的问题,除已知的毒副作用以外,还有医源性疾病,其中突出的有肾上腺皮质激素带来的各种不良反应及抗生素带来的二重感染或菌群失调等问题;因此,不但要严格掌握适应证,而且在使用中要有目的地加强观察,才能取得最佳疗效。

(孙丽妍)

第二节 药物使用注意事项

一、了解药物

药物是治疗疾病的重要武器。临床医师对于所使用的药物必须充分了解其药物代谢动力学,如吸收、分布、代谢、排泄及影响这些环节的因素,及其药效学,如作用部位、疗效机制、显效时间及其毒副作用;尤其对新药,临床医师必须仔细阅读说明书。只有这样,才能掌握好药物适应证、禁忌证、剂量、给药途径、每天或每周给药次数及发挥作用的时间,才能进行疗效评价,提出继续用药,更换药物或联合用药的依据,并防止药物拮抗作用的发生。

二、如何评价疗效

首先需明确疗效的标准。对许多急性病或者是慢性疾病的急性并发症来说,疗效的标准应该是治愈,如上呼吸道感染、细菌性肺炎、慢性支气管炎急性发作、急性胃肠道炎症、急性胰腺炎、消化性溃疡伴大出血、肝硬化门静脉高压致食道下段或胃底部静脉曲张破裂大出血、高血压病合并的出血性卒中、高血压危象、冠心病患者发生的急性心肌梗死、急性泌尿道感染、急性肾衰竭、糖尿病酮症酸中毒或非酮症高渗性昏迷、甲亢或甲减的危象、急性溶血性贫血、急性药物性再生障碍性贫血或粒细胞缺乏症、急性粒细胞白血病(配合骨髓移植)、各种急性过敏性疾病等都是应该而且可能通过药疗治愈或使急性发作得到控制的。即使某些慢性疾病,通过较长期药物治疗也是可以治愈的,如结核病、寄生虫病、消化性溃疡(配合非药物治疗)、某些恶性肿瘤(配合手术的综合疗法)等。但很多慢性疾病应用药物治疗难以根治,只能缓解或减轻痛苦,而且可能还需长期治疗。

将药物治疗后取得的疗效归功于所用药物的评价要慎重。有些自限性疾病,如急性病毒性上呼吸道或肠道感染一般在起病一周左右可以自愈,如果此时才开始得到药物治疗,即刻出现的疗效不一定是该药物的效果;许多慢性疾病的病情,不用药物或用安慰性药物就有可能自己减轻。联合用药的效果也不一定就是联用的效果,也可能只是其中一种是真正起治疗作用的药物。

如果用药后未显疗效,也要分析原因,是否:①未到应该显效的时间,如利尿性降血压药、降血脂药、纠正贫血药、抗甲状腺功能亢进药物等显效均较慢;②口服药物吸收不良;③药物质量不可靠或存放过久已超过有效期,或药物保存不当已失效,或偶然发药有误,甚至误服家中他人之药;④医嘱处方药量不足或患者未服够规定剂量;⑤抗感染药物碰上耐药菌株;⑥机体免疫力低下;⑦药物在此患者身上本来就无效,因为很少有药物是100%有效的;⑧当发热久治不退时,可能尚有感染灶未被发现;⑨尚有未被发现的情况,如呼吸道并发症、心力衰竭患者或对盐敏感的高血压患者未控制盐摄入量,糖尿病患者或高甘油三酯血症患者未控制高淀粉类摄入量,消化性溃疡患者饮食不节等;⑩原来诊断或用药错误。因此,对治疗无效的病例要仔细分析,必要时修订治疗方案,更换药物及给药方式,或将单一用药改为联合用药;甚至需重新采集病史,全面复查,审核病情有无发展变化以及诊断有无错误。如出现毒副作用,应酌情减量或停用。

三、联合用药时可有协同或拮抗作用

一个患者使用两种以上药物时,可因配伍禁忌而降低疗效,如胃蛋白酶不应与碱性药同用,胰酶不应与稀盐酸合剂同用,在同一个输液瓶中尤其要注意配伍禁忌。有些药物可在体内发生拮抗而降低疗效:用碳酸酐酶抑制剂乙酰唑胺(醋唑磺胺)时应避免使用钙、碘及广谱抗生素等具有增强碳酸酐酶活性的药物;苯妥英钠、巴比妥类药有促使肝细胞微粒体酶系统的活性增加,因而可加速某些药物如华法林的代谢,降低其抗凝效果;与之相反,阿司匹林、吲哚美辛(消炎痛)、保泰松、双嘧达莫等又可增加华法林的抗凝作用,有增加出血的危险,必须慎用。氨基糖苷类和呋塞米(速尿)、依他尼酸均具耳毒性,不可同用。他汀类和贝特类降脂药单独使用都曾有引起横纹肌溶解症的报道,如果同时使用就更易发生严重横纹肌溶解,导致急性肾衰竭。呋塞米(速尿)导致排钾增多,可增加筒箭毒碱的肌松弛及麻痹作用,不可同用。普萘洛尔(心得安)应避免与维拉帕米(异搏定)同用,以免加重房室传导阻滞或致心搏骤停。但联合用药有时又可加强疗效,如甲氧苄啶具抑菌作用,又可增强其他抗菌药物的抑菌作用,现已与其他抗菌药物制成复方(如复方磺胺甲噁唑)。此外,应用部分相互拮抗的药物,有时也可发挥增强疗效的作用,如 α_1 受体阻滞剂酚妥拉明与间羟胺同用,可阻滞后者的缩血管效应而不阻滞其增强心肌收缩力的有益作用,可用于治疗心源性休克。因此,凡同时应用两种以上药物时,均要注意其间有无拮抗或协同作用,以及它们之间的相互作用对治疗所带来的后果。

四、药物二重性问题

任何药物都具有二重性,即对机体有利和不利的两个方面。如输液可治疗脱水,但输液过快过多可导致肺水肿;利尿可以消肿,减少过多血容量,减轻心脏前负荷,改善心力衰竭,但利尿过多可以导致电解质紊乱及代谢改变,甚至引起脱水,血液浓缩,心脏前负荷不足使血压下降;噻嗪类利尿剂大量利尿后需补钾,但尿量不多时盲目补钾又有导致高钾血症心脏停搏的危险;吸氧有利于改善机体缺氧,但对于伴有呼吸性酸中毒,二氧化碳潴留的患者纠正缺氧过急,反可导致呼吸抑制;抗生素可以杀菌或抑菌,但可诱生耐药菌株,菌群失调,真菌感染或程度不等的变态反应,以及肝、肾、骨髓及心肌损害。门诊患者按医嘱在家用药、吸氧时,医师有责任详细向患者和家属交代注意事项。

五、谨慎使用新药

在国际上,管理新药上市最著名的机构是美国食品药品管理局(FDA)。在我国,对新药的报批和上市也有严格的规定,而且对于公费医疗容许报销的药品也进行了规定。作为对患者高度负责的医师,在使用新药前应该详细阅读其说明书,最好是查阅在国内外权威性医学期刊上有无有关该新药的论著,并且对该报道做出评价。在评价新药临床疗效时,应看其研究设计及实施是否具有极高的科学性或很高的论证强度。由于许多疾病的自然病程,可在未治疗的情况下得

到好转或痊愈。因此,在提到某种治疗措施对某一种疾病的有效率时,一定要同未得到该项治疗措施的同一种疾病而且病情程度具可比性的另一组患者的好转(有效)率相比较,进行临床差别有无统计学意义的检验,推翻该项治疗措施无效的假设,从而得出该项措施确属有效的结论。

上面述及的对比性研究方法见于近代蓬勃发展起来的新的跨学科的边缘性学科——临床流行病学,即由临床医师把传统流行病学的方法学应用于临床上,包括:①某疾病对人群危害程度的研究;②有关病因及发病的危险因素的研究;③有关发病机制及影响因素的研究;④有关诊断方法的准确度、敏感度、特异度、可靠性、预测价值的研究;⑤治疗效果的研究;⑥预防效果的研究;⑦预后的研究。有关治疗手段药物和非药物的有效性研究的方法较多,其中,目前国际上公认以随机、双盲、同期对照的临床试验设计(RCT)的论证强度为最高;在将患者随机分为试验组和对照组之前,还要把对治疗结果有重要影响的因素作分层处理,使两组之间具有高度的可比性。

六、Cochrane 文献系统评价中心的建立与临床药物治疗学的发展

由于临床流行病学在国际上的逐渐普及和发展,国外和国内医学期刊上报道用 RCT 方法研究药物临床疗效的文章正在逐渐增多,它们的设计和实施与统计处理及结果,结论尽管十分可靠,但是单个研究的样本数量不可能很多,还是或多或少要受到抽样机遇的影响,存在一定的局限性;虽然目前国内外都在大力推广多中心大样本的协作研究,但是受到许多必要条件特别是经济方面的限制,还有待于大规模推广。有鉴于此,英国已故的著名流行病学专家 Archie Cochrane 于 1979 年首先提出建议:各临床学科应将同一病种中同一问题治疗方面所有的,真正的 RCT 文章收集起来,采用荟萃分析方法,进行系统评价,并且随着新的 RCT 报道及时补充、更新;而且用再出版形式反馈给临床医师,让他们使用经过严格的科学的分析方法评价后得到的确实有效、对患者有利的治疗方法或药物,不再使用那些无效的、浪费的,甚至对患者有害的治疗手段。他的这一倡议立即受到世界临床医学界的热烈响应,于 20 世纪 80 年代出现了对心血管病、癌症、消化道疾病的某些疗法相关文献的跨国合作性系统评价。1992 年在英国牛津首先成立了世界上第一个医学文献系统评价中心,并命名为 Cochrane 中心,1993 年成立了世界性的 Cochrane 协作网,在 3 年多时间中,有 9 个国家、地区的 13 个 Cochrane 中心加入了协作网。我国第一个 Cochrane 中心已经卫生部(现国家卫健委)同意于 1997 年建立在原华西医科大学,该校同澳大利亚 Cochrane 中心进行了联系,并已着手收集国内脑卒中(中风)方面的文献,进行系统评价,并于 2001 年出版了《中国循证医学杂志》。迄今,Cochrane 协作网已为临床实践提供了大量高质量的二次研究成果,并通过电子杂志传播到世界各国,对临床医疗、科研起到了很大的指导作用。无疑在不久的将来,受惠的医疗单位和临床医师将会应用这些治疗方面研究成果,提高医疗质量,更好地为患者服务。

七、循证医学的应用

循证医学的发展和应用对临床药物治疗学提出了更高的要求。临床治疗学和临床药物治疗学的诞生始于经验医学。从人类生存、繁衍、发展史上看,经验医学曾经而且仍在发挥了很大的保健作用。经验医学中,大量是回顾性的,而且没有严格的、盲法评定的同期对照研究,加以某些疾病是自限性的,或者使用安慰剂后一小部分慢性疾病患者也可能得到好转。对这些患者的特殊治疗无疑造成了卫生资源的浪费,有的甚至给患者带来严重不良反应或无可挽回的损失。临

床流行病学的出现,普及和发展对提高临床医疗,科研和临床教学和卫生工作的决策已经和正在继续发挥着很大的作用;它的立足点就是要把研究工作的结论建立在科学的设计,严格的实施,正确的分析,可靠的证据的基础之上。循证医学则是要求把医学上一切有关的看法,论点都要言之有据,把临床流行病学的原理、方法全面贯彻到医学中去。不仅是临床医学,基础医学也要言之有据,因为科学的事物都是要有证据的。循证医学的提出使医学界同仁更加重视采取医疗干预的科学性。临床流行病学、Cochrane 中心、循证医学三者的目的是同一的。临床药物治疗学也要从许多间接和直接的科学实践,科学研究和通过 Cochrane 中心提供的信息采用那些真正有效的、价廉物美的、对患者有利无害的药物贡献给临床工作者。

(郑金红)

第三节　治疗药物监测

治疗药物监测(therapeutic drug monitoring,TDM)是通过测定患者治疗用药的血浓度或其他体液浓度,以药代动力学原理和计算方法拟定最佳的适用于不同患者的个体化给药方案,包括治疗用药的剂量和给药间期,以达到使患者个体化给药方案的实施安全而有效。

临床实践证明,治疗药物的疗效与该药到达作用部位或受体的浓度密切相关,而与给药剂量的关系则次于前者,药物在作用部位或受体的浓度直接与血药浓度有关,即两者呈平行关系。因此,测定血药浓度可间接地作为衡量药物在作用部位或受体浓度的指标,此即为治疗药物监测的原理。TDM 的实施对确保临床治疗用药安全有效起了重要作用。

一、血药浓度与药理效应的关系

患者经相同途径接受相同剂量药物后,其治疗反应可各不相同,部分患者疗效显著,也有患者可无反应,甚或产生毒性反应者,此均与个体差异有关,即患者生理状态如年龄、体重、病理状态,以及遗传因素、饮食、合并用药等不同,影响药物在其体内的吸收、分布、代谢和排泄过程差异,以致相同的给药方案产生的血药浓度各异,导致治疗反应的差异。

多数药物的剂量和血药浓度之间呈平行关系,药物的剂量越大,则血药浓度越高,但也有些药物在一定范围内剂量和浓度呈线性关系,超出此范围,剂量稍有增大,血药浓度即呈大幅度升高,此即为非线性药代动力学特征或称饱和动力学。主要原因在于某些药物经体内代谢,而体内药物代谢酶的代谢能力有一定限度,当剂量超过一定限度时,血药浓度明显上升,过高的血药浓度易导致毒性反应的发生。

二、治疗药物监测的条件

进行治疗药物监测时,必须具备下列条件,其结果方可对患者临床安全有效用药具有指导意义。

(1)药物的治疗作用和毒性反应必须与血药浓度呈一定相关性者。

(2)较长治疗用药疗程,而非一次性或短暂性给药者。

(3)判断药物疗效指标不明显者。

（4）已有药物的药代动力学的参数、治疗浓度范围或中毒浓度靶值者。

（5）已建立了灵敏、准确和特异的血药浓度测定标准，可迅速获得结果，并可据此调整给药方案者。

三、治疗药物监测的适应证

（1）治疗指数低、毒性大的药物，即药物的治疗浓度范围狭窄，其治疗浓度与中毒浓度甚为接近者。例如，地高辛的治疗剂量与中毒剂量接近，由于患者间存在的个体差异，在常规治疗剂量应用时亦易发生毒性反应，据报道其毒性反应发生率可达 35％ 左右，TDM 的应用可明显降低其毒性反应的发生。氨基糖苷类抗生素治疗重症感染时亦可因血浓度升高而导致耳肾毒性反应的发生。属此类情况者还有抗躁狂药碳酸锂、抗癫痫药苯妥英钠等。

（2）具非线性特性药代动力学特征的药物。属此类情况者有苯妥英钠、阿司匹林、双香豆素、氨茶碱等。

（3）患有肾、肝、心和胃肠道等脏器疾病，可明显影响药物的吸收、分布、代谢和排泄的体内过程时，血药浓度变化大，需进行监测。如肾衰竭患者应用氨基糖苷类抗生素时，由于对该类药物排泄减少，药物在体内积聚，血药浓度明显升高，可使耳肾毒性发生率升高；肝功能不全者可影响自肝内代谢药物的生物转化，减少与血浆蛋白的结合；心力衰竭患者由于心排血量的降低致使肾、肝血流量均减少，影响了药物的消除；胃肠道疾病患者则可影响口服药物的吸收。

（4）有药物毒性反应发生可能，或可疑发生毒性反应者，尤其在某些药物所致的毒性反应与所治疗疾病症状相似，需判断药物过量抑或不足时，血药浓度监测更为重要。如地高辛过量或心力衰竭本身均可发生心律失常，又如苯妥英钠用于癫痫治疗时，如过量亦可发生类似癫痫样抽搐。

（5）在常用剂量下患者无治疗反应者，测定血药浓度查找原因。

（6）需长期服药，而药物又易发生毒性反应者，可在治疗开始后测定血药浓度，调整剂量，在较短时间内建立安全有效的给药方法，如卡马西平、苯妥英钠用于癫痫的发作预防时进行 TDM。

（7）联合用药发生交互作用改变了药物体内过程时，如红霉素与氨茶碱同用，前者对转氨酶的抑制可使后者血浓度升高而致毒性反应产生，因此需对氨茶碱血药浓度进行监测。

（8）在个别情况下确定患者是否按医嘱服药。

（9）提供治疗上的医学法律依据。

根据上述各种情况宜进行 TDM 者，有下列各类药物。①抗菌药物：氨基糖苷类包括庆大霉素、妥布霉素、阿米卡星和奈替米星等；万古霉素、氯霉素、两性霉素 B、氟胞嘧啶等。②抗癫痫药物：苯巴比妥、苯妥英钠、卡马西平、扑米酮、丙戊酸和乙琥胺等。③心血管系统药物：地高辛、利多卡因、洋地黄毒苷、普鲁卡因胺、普萘洛尔、奎尼丁和胺碘酮等。④呼吸系统药物：茶碱、氨茶碱等。⑤抗肿瘤药：甲氨蝶呤、环磷酰胺、氟尿嘧啶、巯嘌呤等。⑥免疫抑制剂：环孢素、他克莫司、西罗莫司、霉酚酸、麦考酚酸等。⑦抗精神病药物：碳酸锂、氯丙嗪、氯氮平、丙米嗪、阿米替林等。⑧蛋白酶抑制剂类抗病毒药：茚地那韦、沙奎那韦、利托那韦等。

四、血药浓度监测与个体化给药方案的制订

一般情况下，以血药浓度测定结果为依据，调整给药方案；也偶有以测定唾液中药物浓度为调整用药依据者，因唾液中药物浓度与血药浓度在一定范围内呈平行关系。

血药浓度测定结果可参考各类药物的治疗浓度范围。如未在治疗浓度范围内时,则可按照下述方法调整给药剂量或间期。

(一)峰-谷浓度法

以氨基糖苷类抗生素庆大霉素为例,如测定峰浓度过高,即可减少每天给药总量,如谷浓度过高,则可延长给药间期。调整给药方案后在治程中重复测定谷、峰浓度1～2次,如尚未达到预期结果,则可再予调整,直至建立最适宜的个体化给药方案。

(二)药代动力学分析方法

最常用的方法有稳态一点法或重复一点法。

稳态一点法为患者连续用药达稳态后,在下一剂量给药前采血测定药物浓度(谷浓度),根据所要达到稳态药物浓度求出所需调整的给药剂量。

重复一点法采血2次,比稳态一点法准确性好,此方法先拟定患者初始剂量及给药间期(τ),第1次给药后经过τ后采血并测浓度1次(C_1),经过第2个剂量τ后采血测浓度(C_2)。

(三)Bayesian 法

当给予初始剂量后,未获得预定的治疗效果时,采集患者的稳态谷浓度,利用 Bayesian 反馈程序,估算得到患者的个体药动学参数,之后结合下一剂给药剂量和时间间隔计算血药浓度预测值,根据该预测值对给药方案进行调整。治疗药物监测中注意事项如下。

(1)必须结合临床情况拟定个体化给药方案,不能仅根据血药浓度的高低调整剂量,如结合患者的疾病诊断、年龄、肝功能、肾功能等资料、是否联合用药,取血时间及过去史等综合分析,制订合理的给药方案。

(2)必须掌握好取血标本时间,随意采血不仅毫无临床意义且可导致错误结论。对连续给药者一般应在达稳态浓度时取血,否则所得结果较实际为低。但在给予患者首剂负荷量时,可较早达稳态浓度。如药物半衰期长(如>24小时),为避免毒性反应的发生,亦可在达稳态浓度之前先测定血药浓度,此后继续进行监测。口服或肌内注射给药时的峰浓度,取血时间可在给药后0.5～1小时;静脉给药后瞬时的血药浓度并不能反映药理作用的浓度,仅在0.5～1小时后,体内达到平衡时取血,测定结果方具有临床意义。谷浓度的取血时间均在下一次给药前。

(3)某些药物血清蛋白结合率高,在一些疾病状态下,如尿毒症、肝硬化、严重烧伤、妊娠期时,由于血浆蛋白降低,药物呈结合状态者减少,游离部分增多,后者具药理作用,如显著增高亦可致毒性反应发生。在血药浓度测定时为总含量(结合与游离之和),遇有上述病情时,需考虑游离血药浓度的影响,在调整给药方案时综合考虑。

五、治疗药物监测方法简介

用于治疗药物监测的方法必须具有灵敏度高、特异性强和快速的特点,以适应及时更改给药方案的要求,目前常用分析方法如下。①免疫分析法:包括放射免疫法、酶免疫法、荧光免疫法和化学发光微粒子免疫分析法;②色谱分析法:包括高效液相色谱法、气相色谱法和液质联用仪。这些方法各有优缺点。应根据所测药物的特殊性选择相应的分析方法。如对某些药物进行TDM 时,除检测其血样中原形药物外,尚需同时检测具药理活性的代谢产物。因此,宜选择可对血样中进行多组分检测并且灵敏度和特异性高的液质联用仪分析方法。

(厉海霞)

第四节 药物不良反应

人类在使用药物治疗疾病的同时,也有出现不良反应的风险,这些反应经常被误认为潜在疾病的体征或症状。当在药物治疗过程中患者出现不明原因的症状或体征时,应考虑药物不良反应的可能性。

在医疗机构药品的处方、信息传递、药品调配、病房护士执行医嘱的过程中,也可能因为人为的错误而出现药源性损害。解决这一问题应主要着眼于管理体系的改进。

一、相关定义

药物不良反应(adverse drug reactions,ADRs),世界卫生组织定义为"为了预防、诊断和治疗疾病,或修复生理功能,药物在正常剂量使用于人的情况下发生的有害的、非意求的反应"。在我国亦称为药品不良反应。该定义中的"反应",应理解为药物与不良事件之间的因果关联至少是有合理的可能性,亦即其间的因果关联不能排除。

这一定义范围较窄,仅限定于药物本身性质所致的有害反应。部分国家和地区对这一定义有异议,但大部分国家目前仍沿用这一传统的定义。

不良事件(adverse event,AE):"患者或临床试验受试者接受干预后出现的任何不利的医学事件,该事件并非一定与该干预有因果关系。"这一定义主要在临床试验或其他探索药物或医疗器械的安全性的研究中使用,涵盖了在研究或临床治疗时受试者经历的所有不利的医学事件。

药物不良事件(adverse drug event,ADE):"与药物相关的医学干预导致的伤害。"这一定义常在涉及用药安全问题时使用。ADE可按是否可防范而区分。ADE是医疗机构监测患者安全和提高医疗质量时使用的一个指标。在药物使用恰当,测定药物本身属性带来的风险时,ADRs的定义更为合适。

药物治疗错误(medication error,ME):"违背或偏离了当前的治疗规范或医疗管理标准,在药物治疗的处方、处方信息传递、处方调配、医嘱执行、用药效果监测等过程中发生的或有可能发生的降低患者用药的获益/损害比的行为或不作为。"此类事件可能与职业活动、医疗产品、程序和制度相关,如处方、处方传递、产品标签、包装,以及药品的命名、调剂、配方、流通、管理、教育、监测和使用。ME不一定造成伤害,引起伤害的只是ME的小部分,引起伤害的ME也属ADE的范畴,属于可防范的ADE。

二、流行病学

ADRs的发生率和严重程度因患者的特点(如年龄、性别、种族、现有的疾病、遗传、饮食及所处的空间位置)而异和因使用的药物(如药物的类型、用药途径、疗程、剂量和生物利用度)而异。非甾体抗炎药、镇痛药、地高辛、抗凝药、利尿剂、抗微生物药、糖皮质激素、抗肿瘤药、降糖药等使用广泛的药物,ADRs的报道数目较多。中药和非处方药也同样会发生严重不良反应。如关木通等含马兜铃酸成分的一些中药可引起间质性肾纤维化,苯丙醇胺可引起脑卒中,且都有致死病例。

由于许多ADRs未被认识或未被报告,ADRs的真实发生率难以测量。ADRs发生率的统计也可因统计时应用的定义（包括纳入的反应的轻重程度、因果关联概率的级别）的不同而不同。国内至今尚无确切的 ADRs 在中国人口中总体发生率的调查研究。国外有一些大型研究提示门诊患者的发生率约为 20％（在同时应用 15 种以上药品的患者人群中更高），在住院患者中是 2％～7％，应用 4 种以上药品者则以指数方式升高。美国一项对 32 年来在美国完成的 39 项随机研究的荟萃分析表明：住院患者后果严重的 ADRs 的发生率为 6.7％，致死 ADRs 发生率为 0.32％。估计 ADRs 居美国主要死因的第 4 或第 6 位。

国外对 ME 和不依从用药引起的死亡也有统计。美国曾估计 1993 年约有 7 000 人因 ME 致死，且这一数字在逐年上升。如果患者遵医嘱用药，能避免至少 23％的患者入住护理院、10％的患者入住医院及许多不必要的门诊就诊、诊断试验及治疗。

三、分类

1977 年，Rawlins 和 Thompson 从临床角度将 ADRs 划分为 A 型和 B 型，这一分类虽然多年来仍在沿用，但已有修正。

A 型不良反应主要指药物和/或代谢物的药理作用的外延或增强所致的反应，一般在体内药物作用位点的浓度达到正常治疗水平以上时发生，可能发生于给药剂量对于患者个体过大时、药物处置受累时（药动学原因）或药物靶器官对于所给药物浓度过于敏感时（药效学原因）。药物本身治疗浓度范围狭窄或者受体特异性差及受体在体内分布广，就容易出现 A 型反应。

A 型反应常随着药物在体内的蓄积逐渐显露，通常可以预测，因此在许多情况下可以防范。

B 型不良反应一般属患者依赖性，即与药物的药理性质没有明显的相关性。变态反应即通常所称的超敏反应，是其中主要的一类反应。大多数药物都是低于 1 000 Da 的小分子，并不是变应原，但有的药物、药物的代谢物或是药剂中的杂质与机体蛋白结合为复合物，可直接或是通过激活免疫过程而引起变态反应。B 型反应在药物剂量极低的情况下也可出现，较难预防，患者往往有暴露史。B 型反应的后果较为严重，甚至可致死。

1992 年，Grahame-Smith 和 Aronson 将 ADRs 的分类扩展到 C 型和 D 型。C 型反应指药物长期的作用使人体出现的反应，包括适应性的改变（如药物耐受性）、撤药作用（也称反跳作用）。D 型反应则指滞后的反应，包括致癌作用或与生殖相关的作用。这一以发生时间和机制的特点的扩展的分类覆盖了以往未被充分重视的 ADRs。

四、处理与预防

（一）处理

A 型反应一般需要减量使用所涉及药物，如果反应严重，也可能需要停用。

对于 B 型反应，必须立即停用所疑药物，可邀请专科会诊。有时必须给予支持治疗，特别是对过敏性反应和过敏样反应。有时可用皮质激素来抑制炎症或潜在的纤维化进展。

为避免药理效应叠加导致的 A 型反应，应尽可能避免多药同用，避免药物相互作用。

开始时小剂量，逐渐增加剂量有助于避免不良反应。人体对药物的反应存在很大的变异。有的药物，如华法林和肝素的使用，必须根据患者的情况量身定做。

（二）预防

1.临床监测和防范

许多发生 B 型反应的患者之前使用同一药物或同类药物时曾经发生过反应。因此，在患者的住院病历首页或门诊病历首页应清晰地记录曾引起不良反应的药物。医疗机构应该对临床用药后出现的不良反应进行调查、登记和分析,进一步认识药品的获益/风险比,防范或使 ADRs 最小化。我国许多医院还建立了信息管理系统,应用电脑记录患者既往 ADRs 的发生情况,并在医师处方有关药物时作提示,有效地减少了不良反应的发生。

2.血药浓度监测

监测血浆中的药物浓度对于避免某些 ADRs 有一定价值。理想的监测方法是测定药物的效应(如口服抗凝治疗)。在缺乏药效学的测定手段时,测定血浆的药物浓度(即 TDM,治疗药物监测)可作为有效性和安全性的标记。

酸性糖蛋白(AAG)是一种急性时相反应蛋白,与利多卡因、丙吡胺、奎尼丁、维拉帕米等许多药物有很强的结合力,测定血浆 AAG 的浓度后可借此计算某些化合物的游离浓度。然而,在急性心肌梗死、手术、创伤、烧伤或风湿性关节炎等炎症时,AAG 可升高,此时根据全血的浓度进行判断会高估游离的药物浓度。而对新生儿、肾病综合征和严重肝病患者,AAG 可下降,又可造成低估游离药物浓度。

3.药物基因组学测试

药物基因组学将基因组技术,如基因测序、统计遗传学、基因表达分析等用于药物的合理应用。基因检测等技术的发展为鉴定遗传变异对药物作用的影响提供了客观条件,以可用凝胶电泳、聚合酶链反应、等位基因特异的扩增、荧光染色高通量基因检测等技术来检测一些与药物作用的靶点或与控制药物处置相关的基因变异。此外,DNA 阵列技术、高通量筛选系统及生物信息学等的发展,也为药物基因组学研究提供了多种手段和思路。

目前,药物基因组学通过对患者的基因检测,如对一些疾病相关基因的单核苷酸多态性(SNP)检测,进而对特定药物具有敏感性或抵抗性的患者群的 SNP 差异检测,从而可以从基因的角度指导临床进行个体化药物治疗,使患者既能获得最佳治疗效果,又能避免 ADRs,达到精准医疗的目的。

五、药物不良反应监测

药物在获准上市时,仅在数量有限的受试者中进行过试验。受试者一般又经过挑选,疾病较单一,受试时间相对较短,一般也不涉及老年、妊娠、哺乳和儿童患者。在药物获准上市时还很难获知发生率低、诱导期长、与其他因素相互作用引起及仅在患者亚群中发生的不良反应。于是,为了及时、有效控制药品风险,药品不良反应监测应运而生。这是一项以药品不良反应为目标的公共卫生项目,由一整套持续地、系统性地收集、归整、分析和阐释药品对人体的危害方面的数据(包括相关的志愿报告、电子医疗记录和实验室记录等)并及时向所有应该知道的人(监管部门、医务人员和/或公众)反馈的过程组成。其目的是认识药品安全问题的分布特征和变化趋势,鉴别、评价、认识和交流药品非预期的有害作用,进一步认识药品的获益-风险的属性,防范或使药品的有害作用最小化。1968 年世界卫生组织(WHO)要求各参加国及时将收集到的个例安全性报告(individual case safety reports,ICSRs)汇总至 WHO 国际药物监测合作中心(乌普萨拉中心)进行分析。我国在 1998 年 4 月正式成为该项目的成员国。至 2016 年 5 月,124 个国家已正式参加了该项目,29 个国家正在准备参加。乌普萨拉监测中心数据库至 2015 年 12 月已积累了1 300 万份报告。我国收集的报告数目历年来不断上升,2015 年我国共收到药品不良反应、事件报告 139.8 万份,每百万人口平均报告数为 1 044 份。

该监测系统的基础是医务人员在临床发现了可疑的 ADRs 后,志愿向有关部门报告。优点:①覆盖了所有的药物、处方者、配方者和患者;②编织了一张最大可能的捕捉药物安全信号的网;③能持续不停地监测;④可以发现非预期的药品不良反应的信号,产生药物安全性问题的假设;⑤可从中发现一些药品生产缺陷、药物治疗错误(ME)等直接的人为错误导致的安全问题。

然而这样的以志愿报告方式(spontaneous reporting system,SRS)的监测毕竟是被动的监测,未免存在诸多局限性:①很可能出现确认不足(未能认识到是药物引起的)或者确认过度(错误地归因于药物)的问题;②对 ADRs 的认识易受外部的因素,比如医学刊物、"药品不良反应通报"、媒体对药物安全问题的讨论等因素的影响;③对 C 型反应无能为力,一般无法发现诱导期长的不良反应;④对那些与常见疾病的症状相似的不良反应,产生信号的可能性很有限;⑤低报及报告有偏倚(报告者受利益倾向及各种管理因素的影响,有选择地报告)的可能;⑥不能进行量的测定(报告率不稳定,难于在药物之间进行比较);⑦对用药人群的数量与特点无法准确估计;⑧各国,乃至各区域在报告的组织、报告率、报告的完整性、报告人员的业务能力等各方面差异大;⑨各方应用的定义及诊断标准不一致,导致报告的价值下降。因此,目前已认识到被动的监测只能产生安全问题的信号(某药品与某反应有联系),既不能对重点关注的具体药品与反应的联系进行信号提纯,更不能用来对高度怀疑的药品与反应的联系作信号评价。解读以此方式得到的信号的,必须慎之又慎。

有鉴于此,近年各国都在发展主动监测的方法,如进行定(哨)点监测、药物事件监测及登记等,通过事前设定的程序,寻求更主动、更全面、更完整地发现和确认药物安全性的问题。

其中定(哨)点监测以定点医疗机构常规收集的电子医疗信息为基础,主要进行安全问题信号的提纯,包括在第一时间应用标准化的方法与工具,评估积累的医疗产品的使用经验及对收集的数据前瞻性连续性地监测。此外,定点监测还可应用于信号评价,评估医疗用品与不良反应的关联有否可能是因果性质,调查剂量-效应、疗程-效应,以及风险在个体之间的变异等问题。药品监管部门还能通过定点监测,快速评估医疗用品安全监管的效应,评价新的黑框警告等新的管理活动对处方和健康结局的影响。

六、总结

药物治疗时,诸多因素可引起 ADRs。一些药物(如细胞毒性药、降压药、非甾体抗炎药、降糖药、口服抗凝药)在一些人群(如虚弱的老人、心力衰竭、肝肾疾病的患者)中使用时发生 ADRs 的风险较高。由于 ADRs 往往与疾病的症状相似且很少有与药物相关的特异性的直接证据,也很少有特异性和敏感性均佳的体外试验的方法,再激发试验也因为可能导致严重反应及伦理上的原因而不能实施。因此,ADRs 的诊断不得不根据用药和 ADRs 发生的时间顺序,剂量的改变或停药的反应,排除其他原因及有否生物学的合理性来作判断。

凭借基本的药理学原则及对药物和剂量的慎重选择,很多 ADRs 可以避免。当发生可疑的 ADRs 时,向管理部门报告有助于管理部门鉴别风险、交流药物获益、风险的信息,从而有助于保护其他人避免类似 ADRs 的发生。

（王　　靓）

第二章

神经系统疾病用药

第一节　抗老年痴呆药

抗老年痴呆药又称认知增强剂,是一类改善记忆障碍、智能损害,促进认知功能恢复的药物。主要用于治疗阿尔茨海默病(AD)、血管性痴呆、混合性痴呆及轻度认知功能损害。鉴于 AD 病因不明,故目前临床应用的治疗药物仍以对症为主,包括胆碱酯酶抑制剂、抗氧化剂、脑细胞代谢激活剂、脑血循环促进剂、谷氨酸受体拮抗剂和雌激素等。但这些药物治疗 AD 的作用机制尚不确切,作用靶位亦不专一,疗效有限,还有待开发新型药物。

一、胆碱酯酶抑制剂

(一)概述

胆碱酯酶抑制剂是一类间接增强乙酰胆碱功能药物。AChEI 能与乙酰胆碱酯酶结合,形成水解较慢的复合物,使 AChE 活性受抑制,导致末梢释放的 ACh 不被水解,产生拟胆碱作用。

自 1993 年美国 FDA 批准他克林作为治疗 AD 的第一个药物,从此引发世界对治疗 AD 药物的开发与应用研究热潮。他克林属于 AChEI,通过阻断 AChE,改善患者的认知功能。AChEI 可分为三类。①非共价结合的抑制剂:与 AChE 的活性位点以可逆的、非共价的形式结合。对 AChE 的亲和力较强,亲脂性强,易透过血-脑屏障,可抑制中枢神经系统内 AChE 的活性,并有作用时间长的特点。包括吖啶类他克林、哌啶类多奈哌齐。②氨甲酰类抑制剂:如利斯的明,也具有易通过血-脑屏障,作用时间长的特点。③菲样生物碱类:包括加兰他敏等。

AD 病因不明,其发病机制复杂。病理学研究显示,AD 患者大脑皮层弥漫性萎缩、沟回增深、脑室扩大,神经元大量减少。并可见老年斑、神经元纤维缠结、颗粒性空泡小体等病理性改变,胆碱乙酰化酶和 ACh 含量显著减少。20 世纪 70 年代以来,发现 AD 患者脑胆碱能神经元功能障碍,它的退变成为疾病过程的中心问题之一。由此,提出 AD 的胆碱能假说,这种假说认为,AD 的认知障碍与中枢胆碱能功能缺陷相关。其根据:①皮层和海马胆碱能神经元减少。②脑的胆碱乙酰转移酶活性减少。③胆碱能缺陷与认知损害密切相关。在研究学习、记忆障碍的动物模型中,用物理或化学方法破坏基底前脑复合体的胆碱能神经元的胞体,可引起动物学习、记忆能力下降。病理研究显示,迈纳特基底核胆碱能神经元明显减少,神经元丢失的程度与学习、记忆障碍的程度密切相关。④AChEI 能改善 AD 患者的症状。中枢胆碱能功能的缺陷,可由 ACh 前体物质缺乏,ChAT 活性降低,AChE 活性增加,或突触后 ACh 受体和受体后信号转导过程障碍等原因所致。实际上,上述各环节都有不同程度的缺陷。AD 的治疗能通过纠正这些缺陷,来改善胆碱能神经元功能。

可采用以下三种方法。①增加胆碱能前体和促 ACh 释放剂:胆碱和卵磷脂是合成 ACh 的前体,因 AD 患者脑内缺少 ChAT,目前临床试验结果并不令人满意;促 ACh 释放剂孟替瑞林正处于临床试验阶段。②受体激动剂:AD 的重要病理变化是胆碱能系统退行性变,其中以前脑基底部到海马体和皮质的投射部位特别明显,这些区域退行性变的程度和认知功能的丧失相关。在海马体和皮层的突触后毒蕈碱受体大部分无损害,应用毒蕈碱激动剂直接刺激突触后受体,使胆碱功能得到部分恢复。早期临床试验中,用槟榔碱、氧化震颤素、甲氨酰甲基胆碱等毒蕈碱激动剂的结果令人失望。新药有呫诺美林、米拉美林和 SB202026 等,正处在临床试验的早期。③AChEI:目前认为,最有效的药物作用靶位是抑制胆碱酯酶活性,即 AChEI。

经国际多中心、随机对照试验,AChEI 被认为是当前治疗 AD 的主要药物。其应用范围为早、中期 AD 患者,AChEI 可改善认知功能,延缓病程 1~2 年,并不能阻止疾病的进展。AChEI 对 AD 治疗仅是对症治疗,使 ACh 在突触维持一定水平。有关轻度认知障碍及其他痴呆的应用效果还需进一步研究。目前,虽然对 AD 治疗尚无肯定有效的治愈方法,近 10 年来 AChEI 的发展带来一些希望。但这些药物的前景尚难预测,疗效、不良反应、价格三大因素是决定药物前景的关键。他克林因其肝脏毒性严重、高剂量、半衰期短等原因,在我国临床应用已趋淘汰。多奈哌齐、利斯的明和加兰他敏,经过系统和规范的临床研究证实,确有临床疗效,目前已成为治疗 AD 的主要药物。

(二)多奈哌齐

多奈哌齐(donepezil,安理申,Aricept)属六氧吡啶类氧化物,是一种有哌啶基的可逆性胆碱酯酶抑制剂。由日本卫材公司开发,是 1996 年 11 月美国 FDA 批准上市的第 2 个 AChEI。化学名为(±)-2,3-双羟基-5,6-二甲氧基-2-[(1-苯甲基-4-哌啶基)甲基]-1H-茚-1-酮盐酸盐。分子结构见图 2-1。

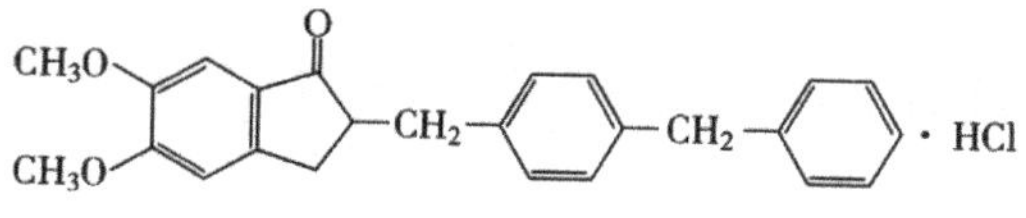

$$CH_3O—, CH_3O— \quad —CH_2— \quad —CH_2— \quad · HCl$$

图 2-1　盐酸多奈哌齐分子结构式

1.药理学

多奈哌齐主要作用机制为可逆性、高度选择性抑制脑内乙酰胆碱酯酶对乙酰胆碱的水解,使突触间隙的乙酰胆碱增加,增强中枢神经系统乙酰胆碱能作用。中枢乙酰胆碱主要分布海马体、脑皮质和杏仁核等区,参与大脑的学习和记忆功能。

多奈哌齐的选择性作用,主要作用于中枢神经系统,而对外周心肌、小肠平滑肌等无作用。胆碱酯酶按生化性质可分为两种,即乙酰胆碱酯酶(AChE)和丁酰胆碱酯酶(Butyryl Cholinesterase,BuChE)。BuChE 分布广泛,包括心血管、呼吸、消化、生殖和泌尿等系统,对中枢神经系统功能影响小。药理学研究,多奈哌齐对 AChE 的半数抑制浓度(IC_{50})为(5.7 ± 0.2)nmol/L,对

BuChE 的 IC_{50} 为(7 138±133)nmol/L,BuChE 与 AChE 的比值为 1 250,由此可以看出多奈哌齐对 AChE 的选择性好。BuChE 与外周胆碱能作用有关,表明多奈哌齐具有良好的中枢神经系统效应,而很少有外周胆碱能的不良效应。口服多奈哌齐对脑内胆碱酯酶产生抑制作用,呈剂量效应关系,而对心脏和消化道中胆碱酯酶没有显著的抑制作用,明显优于他克林和毒扁豆碱。AD 患者服用多奈哌齐 3 mg/d 及 5 mg/d,12 周后发现对红细胞中的 AChE 的产生明显的抑制作用。当药物达稳态浓度时,对 AChE 的抑制作用分别为 44%及 64%,并与认知功能的改善有关。对 AChE 抑制效应的研究,Rogers(1998)报道多奈哌齐的血浆浓度和红细胞 AChE 抑制作用之间的关系,血浆浓度在 50~75 ng/mL,酶活性抑制在 76.7%~83.5%是药物治疗有效的标志。

2.药代学

口服吸收良好,进食不影响药物的吸收,生物利用度为 100%。达峰浓度时间(T_{max})3~4 小时。不同剂量和曲线下面积(AUC)呈线性关系。血浆浓度达到一定水平后,再增加浓度并不能明显抑制红细胞的 AChE 活性。表明血浆中达到相当高浓度后,就不需要增加剂量,而只需要维持量即可。稳态分布容积为 12 L/kg。血浆蛋白结合率为 96%,主要是清蛋白(75%)和 α_1 酸性糖蛋白(21%)。多次给药可在 15 天内达到稳态。消除半衰期($t_{1/2}$)约 70 小时。在肝脏内由 CYP3D4 和 2D6 代谢,并经葡萄糖醛酸化过程。在给药 10 天后,多奈哌齐原型及其四种代谢产物,从尿中排出占 57%,从肠道排出占 15%。其代谢产物6-O-去甲基-多奈哌齐(11%)具有药理活性,其他代谢产物的作用尚未明确。有肝脏疾病(酒精性肝硬化)的患者肝脏清除率比健康人低 20%。肾脏病对清除率无影响。

3.临床药物试验

Rogers 等在美国 20 个单位 473 例患者入组,分为多奈哌齐 5 mg/d 组、10 mg/d 组和安慰剂组,进行为期 24 周的双盲对照试验。入组符合 DSMⅢ-R AD 诊断标准。评定工具应用阿尔茨海默病评定量表认知分量表(Alzheimer's disease assessment scale-cognitive subscale,ADAS-cog)、临床医师问卷为基础加照料者反应的病情改变的印象(clinician's inter view-based impression of change plus caregiver in put,CIBIC plus)、简易智力状态检查(mini-mental status examination,MMSE)、Boxes 测量法临床痴呆评分总和(clinical dementia rating-sum of the Boxes measure,CDR-SB)和日常生活能力量表(activities of daily living assessment,ADL)。24 周后结果,多奈哌齐治疗组患者的 ADAS-cog 评分比安慰剂组患者高。其中 5 mg/d 组与 10 mg/d 组之间差异没有统计意义。CIBIC plus 评分在统计学上也有利于多奈哌齐组。其他各项评定结果药物治疗组均有改善。

另有三篇报道应用剂量的研究,研究收集 161 例,年龄 55~85 岁,分为多奈哌齐 1 mg/d 组、3 mg/d 组、5 mg/d 组和安慰剂组,治疗 12 周,应用 ADAS-cog、ADL、MMSE、CDR-SB 评定,结果 5 mg/d 组在改善认知功能比其他三组有效。研究二在 24 个中心进行 15 周双盲临床试验,468 例,年龄>50 岁,分为多奈哌齐 5 mg/d、10 mg/d 和安慰剂组,应用 ADAS-cog、CIBIC plus 评定,结果 5 mg/d 组和 10 mg/d 组均能改变认知功能,但 5 mg/d 组与 10 mg/d 组之间 ADAS-cog 评分无显著性差异。研究三有 450 例患者,分为多奈哌齐 5 mg/d、10 mg/d 和安慰剂,使用 ADAS-cog、CIBIC plus、MMSE 和 CDR-SB 评定,结果5 mg/d 和 10 mg/d 均改善认知功能,两组间无明显差别。治疗效果在停药后 6 周减少。

多奈哌齐的临床疗效评价,多数研究报告认为用于治疗轻至中度的 AD 患者,在改善认知功能方面有肯定效果。但 2004 年由英国卫生部支持"AD 2000"的临床试验,是一项随机、双盲、安慰剂对照,历时 5 年的研究。共纳入 565 例轻、中度 AD,随机分为多奈哌齐和安慰剂组。结果显示,在治疗最初 2 年内,多奈哌齐组患者的认知功能和生活能力有所改善。但在治疗 3 年后,多奈哌齐组有 42% 和安慰剂组有 44% 被送入专业护理机构而中止研究,两组生活能力丧失的速度没有差异,两组疾病进展率分别为 58% 和 59%,表明远期效果并不理想。有关长期疗效尚需进一步研究。

4.剂量和用法

多奈哌齐片剂,白色为 5 mg,黄色为 10 mg。起始剂量,每天 5 mg,一次服。通常在晚上服用,血浆峰浓度出现在入睡后,可减少消化道的不良反应。对于有失眠的患者,则在白天服用。根据临床开放试验,用 6 周时间将剂量加至 10 md/d 时,其不良反应发生率与 5 mg/d 组没有显著差异。一般治疗剂量为 5 mg/d,部分患者需要 10 mg/d。老年患者因其药代学改变导致半衰期延长,使用 5 mg/d 的剂量更为适宜。有轻度肝肾功能损害,不需调整剂量。

5.不良反应

常见有腹泻、恶心、呕吐、失眠、肌肉痛性痉挛、疲倦和厌食。这些不良反应通常很轻,持续短暂,继续治疗可缓解。总体来看,多奈哌齐耐受性较好。用 5 mg/d 治疗时,因不良反应而停止治疗的发生率与安慰剂接近。临床试验中,中止治疗常见的不良反应是恶心、腹泻和呕吐。多奈哌齐通常不引起肝脏毒性反应,这明显优于他克林。对心脏疾病、室上性心律失常、哮喘或阻塞性肺部疾病有影响,有增加消化道出血危险。与抗胆碱能药、琥珀酰胆碱类肌松剂可能有相互作用。

(三)利斯的明

利斯的明(rivastigmine,卡巴拉汀,艾斯能,Exelon)是氨基甲酸类衍生物,属于第 2 代胆碱酯酶抑制剂(AChEI)。由瑞士诺华公司开发。化学名称:(S)-氮-乙基-3-[(1-二甲氨基)乙基]-氮-甲氨基甲酸苯酯。分子结构式如图 2-2。

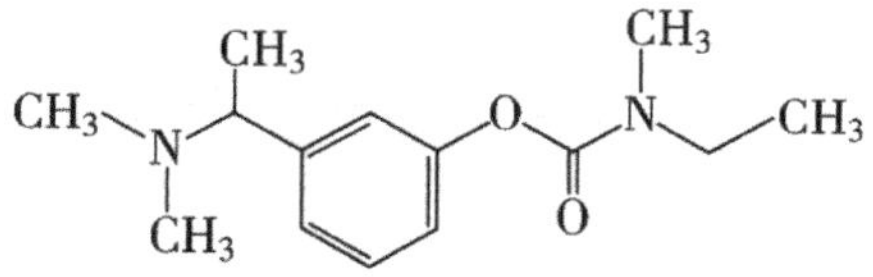

图 2-2 利斯的明分子结构

1.药理学

(1)选择性作用:在体内、外实验证明,利斯的明在中枢神经系统对 AChE 抑制具有选择性。动物实验表明,本品抑制皮层和海马的作用明显强于脑的其他部位。在健康志愿者研究中,顿服 3 mg,1.5 小时内,脑内 AChE 活性抑制近 40%。对脑 AChE 的亲和力是外周的 10 倍,而外周红细胞和血浆中 AChE 活性几乎不受影响,表明本品引起心血管系统和肌肉痉挛等外周不良反应较少。AChE 存在不同亚型,在脑内以 G_1 和 G_4 亚型最丰富。在 AD 患者脑中 G_1 和 G_4 之比较正常人升高。有研究显示,本品对 G_1 型有选择性作用,对 G_1 型的抑制作用是 G_4 型的 6 倍。

(2)对 BuChE 的抑制作用:BuChE 主要分布在周围器官,在中枢神经系统含量很少,但 BuChE 可能与 AChE 一起协同调节中枢 ACh 水平。Kenndey 等研究显示,应用利斯的明后,脑脊液中 BuChE 明显减少,认知功能显著改善。由此推测本品作用机制具有中枢 AChE 与 BuChE 双重抑制作用。

(3)作用时间长:利斯的明是一种新型"假性不可逆性"AChE 抑制剂,它与 AChE 的酯侧结合,并使其降解,在与 AChE 形成氨基甲酰化复合物时,AChE 处于被抑制状态,直到酯位上的甲酰基部分被羟基取代才恢复其活性。利斯的明的氨基甲酸酯分子与酶的酯化位点拆离缓慢,即产生所谓的"假性不可逆"性抑制。结果在 10 小时内阻止了 ACh 的进一步水解,使其作用时间延长。

2.药代学

口服吸收迅速,几乎完全被吸收。服后 1 小时达峰浓度,与食物同用,血浆峰浓度延后 90 分钟。老年人吸收缓慢,1~2 小时达峰浓度。服用 3 mg 绝对生物利用度约 36%,生物利用度随剂量增高。蛋白结合率 40%。易通过血-脑屏障,表观分布容积为 1.8~27 L/kg,大于全身水体积,表明分布到血管外腔隙。

代谢主要通过胆碱酯酶代谢,本品与 AChE 作用产生酚类降解物,这种降解物仅有微弱(<10%)的胆碱酯酶抑制作用。对代谢酶影响小,其代谢不依赖肝微粒体 P_{450} 酶灭活,很少发生药物相互作用。半衰期为 10 小时,每天 2 次给药。其代谢物主要由肾脏排泄,服用示踪标记的本品 24 小时内>90% 经肾脏迅速排出,尿中未发现原型药物。仅 1% 由粪便排泄。快速清除,而无蓄积作用,停药 24 小时内可恢复正常 AChE 功能。

在肝硬化患者,利斯的明及其代谢产物的曲线下面积(AUC)比正常人分别高 23 倍和 0.8 倍。说明肝损害时代谢减少,严重肝损害时应注意。轻、中度肾损害患者的 AUC 比健康人高 2 倍,根据个体耐受调整剂量后,未见两组间 AUC 存在显著差异。

3.临床药物试验

Anand 等设计主要用以评价利斯的明治疗 AD 的有效性和安全性方案,有 3 300 例纳入为期 6 个月,双盲、对照和长期随访研究。结果:①利斯的明能改善认知功能,6 个月试验后,统计结果显示疗效显著。轻到中度 AD 患者的认知功能临床上有相对提高,包括语言能力、单词回忆、单词识认、定向和记忆测验。ADAS-cog 评分均值有显著提高,在第 6 个月,服用 6~12 mg/d 治疗组与安慰剂组比较 ADAS-cog 评分平均相差 4.9 分。②日常生活活动能力,应用进展性恶化量表(PDS),是一种区域特异性 ADL 评价方法。6 个月后,PDS 评分安慰剂组下降 5.2 分,利斯的明组下降 1 分,表明利斯的明治疗可使 ADL 衰退延缓。③总体执行功能,是对认知、行为和执行功能进行的临床评估,常用工具 CIBIC-plus。服用 6~12 mg/d 组与安慰剂组相比,证实有明显改善。

Rosler 等在欧洲和南美洲 45 个中心进行前瞻性、双盲对照,把 725 例轻、中度 AD 患者随机分为利斯的明 1~4 mg/d 低剂量组 243 例,6~12 mg/d 高剂量组 243 例,安慰剂组 239 例。经 6 个月治疗,结果 ADAS-cog 评分改变高剂量组(24%)显著高于安慰剂组(16%),CIBIC-plus 高剂量组(37%)显著高于安慰剂组(20%)。PDS 衡量改善状况,两组间具有统计学意义的差异($P<0.01$)。

Spenser 等综合三篇 Ⅱ、Ⅲ 期临床试验,有 1 479 例接受不同剂量利斯的明治疗,并以安慰剂 647 例做对照。结果显示,利斯的明能明显改善患者的认知功能,减缓总体功能衰退,延长日常生活能力的时间,并减轻病情严重程度。剂量 6~12 mg/d 疗效最显著,一般在第 12 周起效。

4.剂量和用法

利斯的明胶囊剂,有 1.5 mg、3 mg、4.5 mg 和 6 mg 四种规格。本品适用于轻度、中度阿尔茨海默病。对血管性痴呆的治疗尚未见报道。

开始剂量 1.5 mg,每天 2 次。2 周后耐受良好,剂量递增到 3～6 mg,每天 2 次。调整剂量时,注意患者耐受能力。加药过程中出现不良反应,应减量。最高治疗剂量为 6 mg,每天 2 次。推荐在早、晚进食时服用。

注意:①病态窦房结综合征或伴严重心律失常患者慎用。②溃疡患者应注意观察。③不宜与拟胆碱能药合用。

5.不良反应

常见不良反应恶心、呕吐、食欲缺乏、眩晕、腹泻和头痛。多为轻到中度,持续时间有限,常发生在治疗开始的前几周,继续治疗症状可消失。采用进食时服药可以改善。如症状明显,不能耐受则减少剂量。不良反应发生频率与程度和剂量相关。

对心电图及肝功能无影响,不需特殊监护。肝、肾功能减退的患者一般不必调整剂量。

本品安全性高,服药过量,出现恶心、呕吐和腹泻,多数不需要处理。乙酰胆碱酯酶抑制作用周期约 9 小时,对无症状的用药过量患者,在随后 24 小时内不应继续用药。严重过量患者可使用阿托品,初始剂量为 0.03 mg/kg 静脉注射。1 例一次服用 46 mg,24 小时内完全恢复正常。目前未见因服过量中毒死亡的报告。

二、抗氧化剂

AD 患者脑内老年斑的核心成分是 β 淀粉样蛋白(amyloid-protein,Aβ),它能引起自由基大量产生,可导致神经细胞死亡。氧化代谢生成的自由基和其他一些含氧化合物如过氧化氢等总称为活性氧物质。活性氧物质在神经退行性疾病中发挥重要作用。机体在代谢过程中可产生自由基,由于它带有不成对电子,因此很容易与蛋白和脂质发生反应而破坏细胞膜和组织。抗氧化剂具有减少自由基生成和保护神经元免受自由基损害的作用。

(一)维生素 E

维生素 E(vitamin E,生育酚,tocopherol)有很强的抗氧化作用,能够清除自由基,保护细胞内过氧化氢酶和过氧化物酶的活性,减少脑细胞中脂褐素的形成,有助于延缓衰老过程。动物试验显示,维生素 E 能延缓神经细胞损害和死亡,可促进人体新陈代谢,增强机体活力,推迟细胞衰老。

临床研究认为,维生素 E 对延缓衰老和痴呆的进展有效。一项流行病学调查结果,高剂量维生素 E 与 AD 的低发生率有显著相关性。支持抗氧化剂能延缓 AD 的观点。另一项多中心、双盲随机临床试验,应用维生素 E 1 000 U,每天 2 次,治疗中度 AD 患者,结果可使患者病情进展延缓 7 个月,但不能改善患者总体情况。Sano 等对 341 例门诊 AD 患者随机分为维生素 E 2 000 U/d 组,司来吉兰 10 mg/d 组,两药联合组和安慰剂组。结果显示,三个治疗组与安慰剂比较在死亡、住院和日常活动能力的终点时间有显著的延迟。与安慰剂比较维生素 E 组延长 230 天,司来吉兰组 215 天,联合治疗组 145 天。但三个治疗组的认知功能均没有显著性改变。

胶丸剂:5 mg;100 mg。每次口服 10～100 mg,每天 2～3 次。

大剂量可引起恶心、呕吐、唇炎、口角炎、眩晕和视物模糊、性腺功能障碍、低血糖等。

长期大剂量(200～600 mg/d),可引起血栓性静脉炎、肺栓塞和下肢水肿等。因此,应限制大剂量应用。

(二)银杏叶提取物

银杏叶提取物(金纳多、天保宁、达纳康和舒血宁,Ginkgo Biloba Leaf Extract、Ginaton)能阻止自由基所致的损害,是一种抗氧化剂。有效成分为银杏黄酮苷和萜类化合物。

Packer 等提出,银杏叶提取物具有抗氧化和拟胆碱能作用。它可以清除体内过多的自由基,抑制细胞膜的脂质过氧化反应,保护细胞膜,防止自由基对机体的损害。通过刺激儿茶酚胺的释放和抑制其降解及刺激前列环素和内皮舒张因子的形成而产生动脉舒张作用,增加血流量。增加缺血组织对氧及葡萄糖的供应量,增加中枢毒蕈碱受体数量,增强中枢胆碱能系统的功能。

口服易吸收,生物利用度 60%～70%,半衰期 4～5 小时,大部分经肾脏排出,29% 从粪便排出。

Le Bar 等对 263 例符合 DSM-Ⅲ-R AD 诊断标准入组,有 137 例完成 52 周观察,结果银杏叶组有 78 例(50%),对照组有 59 例(38%)在日常生活和社会行为评估中有轻微提高,对照组相对于基线显示有明显恶化,结果有统计意义。而 CGI-C 和 ADAS-cog 量表中未见显著性差异。

临床上适用于 AD,血管性痴呆和混合性痴呆,可改善认知功能,但对严重痴呆者效果不显著。

剂量与用法:片剂,每片 40 mg;针剂,17.5 mg/5 mL。口服剂量 40～80 mg,每天 3 次。静脉注射,每次 5～10 mL,每天 1～2 次。静脉滴注时用生理盐水,葡萄糖或右旋糖酐 40 稀释。

不良反应:少见,可有易激惹、情绪不稳,罕有胃肠不适、头痛、血压下降和变态反应。静脉注射时应变换注射部位,以防静脉炎。

(三)司来吉兰

司来吉兰(selegiline、司立吉林、克金平、Jumex 和 L-deprenyl)是单胺氧化酶-B 抑制剂。老年人单胺氧化酶-B(MAO-B)的活性增高,以海马体、顶叶和颞叶皮层最明显。MAO-B 在脑内参与生物源性脱氨作用,通过抑制 MAO-B 活性减少自由基形成,具有神经元保护作用。亦可增加儿茶酚胺水平,增强记忆功能。

有六项随机双盲临床试验,应用司来吉兰治疗 500 例痴呆患者,研究期限为 1～24 个月。其中 Sano 等样本最大,以司来吉兰、维生素 E 与安慰剂对照研究。结果显示,司来吉兰与维生素 E 在延缓病情进展疗效相似,均比安慰剂好。另有五项自身交叉对照研究,均证实司来吉兰的疗效。一项对 341 例中度痴呆患者的多中心、双盲对照试验,单用维生素 E 1 000 IU,每天 2 次。单用司来吉兰 5 mg,每天 2 次。经 2 年观察,均可延缓痴呆的进展速度。

司来吉兰可用于治疗痴呆患者,尤其适用于不宜应用胆碱酯酶抑制剂的患者。

片剂:每片 5 mg。每次 5 mg,每天 2 次,早午服。推荐剂量 5～10 mg/d,分次服。

不良反应:主要是直立性低血压,严重者不能耐受。部分患者可出现焦虑、易激惹、眩晕、失眠、口干、腹痛、恶心、呕吐。

本品不宜与 5-羟色胺再摄取抑制剂、三环类抗抑郁剂、哌替啶配伍用,联合应用可出现精神症状、癫痫、高血压危象严重的相互作用。

三、促脑代谢及脑循环药

(一)吡拉西坦

吡拉西坦(脑复康,吡乙酰胺,酰胺吡酮,piracetam)是氨基丁酸的衍生物。在促智药临床研究中,常作为阳性对照药物。

吡拉西坦直接作用于大脑皮质,具有激活、保护和修复神经细胞的功能。通过激活腺苷酸激酶,促使脑内 ADP 转化为 ATP。增加大脑对氨基酸、蛋白质、葡萄糖的吸收和利用,促进脑细胞代谢,改善脑功能。它影响胆碱能神经元兴奋传递,促进乙酰胆碱合成,具有改善学习、记忆和回忆功能。

适用于治疗轻度认知功能障碍,轻、中度痴呆,以及脑缺氧、脑外伤、脑卒中、药物中毒、一氧化碳中毒引起的记忆、思维障碍。

口服吸收快,30～40 分钟达峰浓度,生物利用度大于 90％,易透过血-脑屏障及胎盘障碍,半衰期为 5～6 小时。98％以原形从尿排出,仅 2％从粪便排出。

剂量和用法如下。片剂:0.4 g、0.8 g;胶囊:0.2 g;口服液:0.4 g∶10 mL、0.8 g∶10 mL;注射剂:1 g∶5 mL、2 g∶10 mL、3 g∶15 mL、4 g∶20 mL。

口服 0.8～1.6 g,每天 3 次。6 周为 1 个疗程。静脉滴注 8 g/d。

不良反应轻微,偶有口干、食欲缺乏、呕吐、失眠、荨麻疹等。大剂量时出现失眠、头晕、呕吐、过度兴奋,停药后恢复。锥体外系疾病、亨廷顿病禁用。

(二)茴拉西坦

茴拉西坦(阿尼西坦,三乐喜,脑康酮,aniracetam)属于 2-吡咯烷酮衍生物。1978 年由瑞士 Roche 公司开发,1988 年在日本上市。化学名为 1-(4-甲氧基苯酰基)-2-吡咯烷酮。

选择性作用于大脑,促进和增强记忆。动物模型研究中,被动或主动逃逸、选择性行为反应和迷宫学习试验,均显示茴拉西坦对学习和记忆的作用。研究表明,本品可以激活丘脑网状结构的胆碱能通路,增加 ACh 释放。ACh 是通过胆碱受体兴奋中枢运动神经元的兴奋介质,与学习记忆有关。口服茴拉西坦 100 mg/kg,可增加大鼠海马 ACh 释放,使海马 ACh 水平下降得以恢复。能刺激中枢神经系统中谷氨酸受体而产生促智作用。本品没有镇静或兴奋作用,也没有血管扩张作用。

口服吸收完全,口服后 1 小时达峰浓度。生物利用度 0.2％。能透过血-脑屏障,药物浓度-时间曲线下面积(AUC)与剂量无线性关系。蛋白结合率约 66％,在体内主要分布在胃肠道、肾、肝、脑和血液。在肝脏代谢,对肝药酶无明显影响,主要代谢产物为对甲氧基苯甲酰氨基丁酸(ABA)和 2-吡咯烷酮。半衰期为 35 分钟。代谢产物的 84％由尿排出,0.8％经粪便排泄,11％随 CO_2 呼出。

茴拉西坦用于治疗 AD,可改善认知功能,长短记忆及学习能力。Senin 等对 109 例轻到中度认知功能损害的 AD 患者进行多中心、双盲随机对照研究,应用茴拉西坦治疗 6 个月,结果治疗组的心理测量评分较对照组有显著提高。

临床用于治疗健忘症、记忆减退、AD 及血管性痴呆患者。

剂量和用法如下。片剂:100 mg、200 mg、750 mg、1 500 mg。口服每次 200 mg,每天 2～3 次。治疗剂量为 600～1 500 mg/d。有明显失眠、焦虑不安的患者,建议每天晨 1 次服。1～2 个月为 1 个疗程。

本品安全性和耐受性良好,偶有失眠、激动、头痛、眩晕、腹泻、上腹痛、皮疹和口干等。反应轻微,一般不需停药。在人体研究中尚未发现与其他药物相互作用。严重肾功能不全者,每天剂量减至 750 mg。

(三)二氢麦角碱

二氢麦角碱(dihydroergotoxine、HYDER GIN、安得静和海特琴)由二氢麦角可宁,二氢麦

角汀和 α、β 二氢麦角隐亭甲磺酸盐组成的混合物。

本品能增加 ACh 的合成,增加胆碱能受体数量,可改善记忆。它能抑制 ATP 酶和腺苷酸环化酶的活性,增加神经细胞内 ATP 水平,使神经细胞能量增加。本品为 α 受体阻滞剂,能抑制血管紧张,使血管扩张。同时,作用于中枢多巴胺和 5-羟色胺受体,缓解血管痉挛,改善脑的微循环,能增加脑血流量和对氧的利用,改善脑细胞代谢功能。

口服吸收 25%,服药后 1 小时达峰浓度,生物利用度 5%～12%。血浆蛋白结合率为 31%,半衰期为 4 小时,主要由肝代谢。随胆汁经粪排出,仅 2% 以原形排出。

适用于血管性痴呆,动脉硬化症及卒中后遗症。对 297 例 AD 患者治疗结果显示,神经心理和行为症状的疗效评价有改善,但总体疗效无显著意义。

剂量和用法如下。片剂,每片 1 mg;注射剂,0.3 mg/mL。口服 3～6 mg/d,12 周为 1 个疗程;静脉滴注:2～4 mg/d。

不良反应:轻微,偶有恶心、呕吐、鼻塞和面部潮红。

避免与吩噻嗪类、利尿剂和降压药伍用。急慢性精神病、低血压、心脏器质性损害、严重心动过缓和肾功能不全禁用。

(四)阿米三嗪/萝巴新

阿米三嗪/萝巴新(都可喜、almitrine/rau basine 和 Duxil)是由阿米三嗪与萝巴新组成的复方制剂。

阿米三嗪作用于颈动脉体化学感受器,兴奋呼吸,从而增强气体交换,增加动脉氧分压和血氧饱和度。萝巴新可增加大脑线粒体的氧利用,增强阿米三嗪作用强度和作用时间。两药合用可使脑组织氧供应和利用增强,促进代谢,有改善脑代谢和微循环的作用。

本品适用于记忆下降及脑卒中后的功能恢复。

常用片剂:每片含阿米三嗪 30 mg 和萝巴新 10 mg。口服每次 1 片,每天 2 次,餐后服。

不良反应:极少数可有恶心、呕吐和头晕。忌与单胺氧化酶抑制剂合用。孕妇及哺乳期女性慎用。

(五)吡硫醇

吡硫醇(脑复新)为维生素 B_6 的类似物,能促进脑内新陈代谢,增加脑血流量,改善脑功能。用于脑动脉硬化,阿尔茨海默病。每次口服 100～200 mg,每天 3 次。不良反应可有恶心、皮疹。

(六)环扁桃酯

环扁桃酯(抗栓丸,cyclandelate)对照研究表明,本品能提高 AD 患者注意力,改善情绪。剂量 600～900 mg/d,分 3～4 次服。维持量 300～400 mg/d。不良反应为颜面潮红、皮肤灼热感、头痛和胃肠反应。

(七)萘呋胺

萘呋胺能增加脑细胞 ATP 合成,增加脑细胞的葡萄糖利用率。有报道能增进记忆,提高智力测验评分。剂量 300 mg/d,分 3 次服。有失眠、胃不适反应。

(八)脑蛋白水解物

脑蛋白水解物(脑活素,丽珠赛乐,优尼泰,Cerebrolysin)用标准化控制的酶分解而来,含游离谷氨酸和多肽,其中具有活性的多肽可透过血-脑屏障,进入神经细胞,促进蛋白质合成,改善脑能量代谢,并影响突触的可塑性及传递。有报告用于轻、中度 AD 患者对记忆、注意力的改善有效。肌内注射,每次2～5 mL,每天1次。静脉滴注,每次10～30 mL,稀释于250 mL 静脉滴注液中,缓慢滴注。2～4 周为1个疗程。偶有变态反应。癫痫发作、肾功能不全患者及孕妇禁用。

四、谷氨酸受体拮抗剂

谷氨酸是脑皮质和海马的主要兴奋性神经递质,在学习与记忆功能中具有重要作用。早在20 世纪80 年代提出 AD 发病的谷氨酸能神经功能异常假说,神经元受到谷氨酸异常强烈的作用,引起大量的 Ca^{2+} 内流,产生活性氧物质,可能会导致神经元变性死亡。这种由氨基酸兴奋引起的毒性称为兴奋性神经毒性。谷氨酸受体过多的激活会引起神经元变性和丧失,试验证明,兴奋性毒性在神经退行性疾病中起重要作用。

N-甲基-D-天冬氨酸(N-methyl-D-aspartate,NMDA)受体阻滞剂可以阻止过量的神经递质谷氨酸传递而达到保护神经元作用;另一方面,增加 NMDA 受体数量和功能有助于增强和调节认知功能。

美金刚(二甲金刚胺,memantine,Ebixa)是一种 NMDA 受体拮抗剂。由德国 Merz 药厂出品,已在欧洲批准用于治疗中、重度 AD。其主要成分为盐酸 1-氨基-3,5-二甲基金刚烷。

临床前试验表明,本品具有神经保护作用,长期应用能保护海马体免受 NMDA 特异性内源性神经毒剂——喹啉酸毒性作用。在大鼠缺血模型试验中,本品对大脑和局灶具有保护缺血过度损伤作用。

本品对 NMDA 拮抗作用像 Mg^{2+} 一样占据 NMDA 通道,增加动作电位。主要是通过直接利用电压依赖方式,阻断 NMDA 受体,防止大量 Ca^{2+} 内流,因此具有保护神经元免受谷氨酸兴奋性毒性作用。

本品对谷氨酸能神经递质具有双重调节作用。①对 α 氨基-3 羟基-5-甲基-4 异噁唑丙酸(AMPA)受体作用:阿尔茨海默病谷氨酸释放异常减少,美金刚对 AMPA 受体具有促进作用,而保证正常的谷氨酸能神经传导,促使学习和记忆功能的恢复。②对 NMDA 作用:在突触前谷氨酸释放病理性增加时,如脑缺血时,美金刚通过突触后膜阻断谷氨酸调节的离子通道(NMDA通道)而抑制谷氨酸的作用,从而减少谷氨酸的兴奋性毒性作用。

口服吸收迅速、完全。单次口服剂量为10～40 mg,3～7.7 小时达峰浓度,其曲线下面积和达峰浓度与剂量呈线性关系。在体内分布广泛,对肺、肝、肾脏有特殊亲和力,能透过血-脑屏障,脑脊液浓度是血浆浓度的 1/20。血浆蛋白结合率为 42%～45%,清除半衰期为67～104 小时。主要通过肾脏排泄,少量存在粪便中。

动物试验表明,小剂量 NMDA 受体拮抗剂治疗 AD,对改善认知功能有效。近 10 年,美金刚在欧洲用于治疗各种形式、各个阶段的痴呆,临床资料也证实了动物试验。

Pante 等对 60 例中重痴呆患者进行 4 周随机双盲对照试验,应用美金刚剂量为20 mg,结果显示认知障碍及动力缺乏治疗有效反应率为 70%。另一项 160 例重度痴呆患者进行 12 周随机双盲对照试验,其中 151 例完成 12 周观察,75 例为治疗组,76 例为对照组。结果治疗组临床总体印象评定反应率为 76%,对照组为 45%,两组有显著性差异。

有 5 项双盲、对照的临床研究,应用美金刚 4～6 周,进行有效性评价。结果均证实,在改善认知功能、驱动力和情感状态,日常生活中的运动功能方面有效,使患者的社会功能、独立能力得到改善。

Reisberg 等(2003)用美金刚治疗中度和重度 AD 患者的双盲对照研究显示,美金刚在改善 AD 患者认知功能、社会功能方面明显优于安慰剂。

剂量和用法:起始剂量 5 mg/d,第 2 周加量到 10 mg/d,第 3 周为 15 mg/d,第 4 周为 20 mg/d,疗程4个月。剂量大时,应分 2 次服,午后宜在 4 点前用药,以减少失眠。不宜与抗胆碱能药伍用。

大量临床试验表明,本品无明显毒副作用,耐受性良好,其不良反应轻微,常见有兴奋、激越、失眠、不安和运动增多。

五、雌激素

流行病学调查表明,经绝后女性 AD 的发病率比同龄组男性高 1.5～3 倍。据报道,雌激素能促进胆碱能神经元生长和生存,减少脑内淀粉样蛋白沉积。脑内存在特定神经元有雌激素受体的表达,其分布与 AD 患者脑内病理改变区一致。AD 女性患者雌激素水平较健康同龄女性低。这说明雌激素缺乏可能与 AD 有关。

临床试验证实,雌激素可降低绝经期后女性 AD 的危险度,并减轻痴呆程度,改善 AD 的症状。Rice 观察雌激素治疗 829 例,发现单用雌激素比雌孕激素联合治疗,在改善认知功能效果更好。另有研究应用雌激素替代疗法,治疗 3 周,AD 患者的症状显著好转,以记忆力,时间空间定向力和计算力的提高明显。一旦停药,各项评定指标又恢复治疗前状况,总病程还有恶化。目前认为,雌激素替代治疗,只能减轻症状,延缓疾病进程,不能达到治愈的目的。近期研究表明,长期联合应用雌激素和孕激素存在诸多危险,使乳腺癌、子宫内膜癌、冠心病、卒中和静脉血栓等发生率增高,这些影响不容忽视。因此,雌激素在预防、延缓 AD 的价值,尚待研究。

六、抗 β 淀粉样蛋白药

AD 病理学特征是脑内存在老年斑、神经纤维缠结及选择性神经元死亡。老年斑的核心成分是 β 淀粉样蛋白(amyloid β-protein,Aβ)。Aβ 由细胞分泌,在细胞基质沉淀聚集后可产生很强的神经毒性。目前认为,Aβ 是 AD 患者脑内老年斑周边神经元变性和死亡的主要原因。研究发现,环境或基因突变可引起 β 淀粉样前体蛋白(APP)代谢异常。在神经细胞外导致 Aβ 沉积,形成老年斑,造成神经元损伤。采取抑制与 Aβ 形成有关的蛋白酶,恢复神经元对 APP 代谢的正常调节,阻止 Aβ 形成有毒性的聚合体,保护神经元免遭 Aβ 的神经毒性,修复损伤的基因,可达到治疗 AD 的目的。

抗 β 折叠多肽(iAβ$_{11}$)是一种含有 11 个氨基酸的多肽,它与 Aβ 结合的亲和力很高,离体实验中能抑制淀粉样肽形成。有一种 iAβ$_{11}$ 的 5 个氨基酸的衍生物,命名为 iAβ$_5$,它对已形成的 Aβ 具有更强的抑制和灭活作用。新近研制成功 Aβ"疫苗",已进入临床试验阶段。Schenk 等在美国完成 24 例剂量效应研究的 I 期临床试验,初步结果提示,"疫苗"安全性好,为 AD 治疗带来了希望。2001 年开始了 II 期临床试验,可能是因免疫引起的中枢神经系统炎症反应,而于 2002 年停止试验。虽然 Aβ 肽免疫疗法临床试验受到挫折,但免疫抗体疗法仍然具有重大潜力,是一种新药开发快捷途径。

（李　恒）

第二节 抗帕金森病药

一、拟多巴胺类药

(一)多巴胺前药
最典型的为左旋多巴。

1.别名

左多巴,思利巴,L-DOPA。

2.作用与应用

本品是多巴胺(DA)的前药,本身无药理活性,通过血-脑屏障进入中枢,经多巴脱羧酶作用转化成DA,补充纹状体中多巴胺的不足,协调多巴胺能神经和胆碱能神经的平衡而产生抗帕金森病作用。可治疗各种类型的帕金森病(PD)患者,不论年龄、性别差异和病程长短均适用,但对吩噻嗪类等抗精神病药所引起的帕金森综合征无效。用于:①帕金森病(原发性震颤麻痹)、脑炎后或合并有脑动脉硬化及中枢神经系统一氧化碳与锰中毒后的症状性帕金森综合征(非药源性震颤麻痹综合征),用药早期可使80%的PD患者症状明显改善,其中20%的患者可恢复到正常的运动状态。服用后先改善肌肉强直和运动迟缓,后改善肌肉震颤;其他运动功能如姿态步态联合动作、面部表情、言语、书写、吞咽、呼吸均可改善。也可使情绪好转,对周围事物反应增加,但对痴呆症状效果不明显。随着用药时间的延长,本品的疗效逐渐下降,3～5年后疗效已不显著。同时服用COMT抑制药恩他卡朋对此有一定的预防作用。据统计,服用本品的PD患者的寿命比未服药者明显延长,生活质量明显提高。②肝性脑病,可使患者清醒,症状改善,但不能改善肝脏损害与肝功能。③神经痛,早期服用可缓解神经痛。④高催乳素血症,可抑制下丘脑的促甲状腺素释放激素,兴奋催乳素释放抑制因子,因而减少催乳素的分泌,用于治疗高催乳素血症,对乳溢症有一定疗效。⑤脱毛症,其机制可能是增加血液到组织的儿茶酚胺浓度,促进毛发生长。⑥促进小儿生长发育,可通过促进生长激素的分泌加速小儿骨骼的生长发育。治疗垂体功能低下患儿。

3.用法与用量

口服:抗帕金森病,开始1天250～500 mg,分2～3次服。以后视患者的耐受情况,每隔2～4天增加125～500 mg,直至达到最佳疗效。维持量1天3～6 g,分4～6次服。在剂量递增过程中如出现恶心等,应停止增量,待症状消失后再增量。脑炎后帕金森综合征及老年患者对本品更敏感,应酌减剂量。

4.注意事项

(1)高血压、精神病、糖尿病、心律失常、闭角型青光眼患者及孕妇、哺乳期女性禁用。支气管哮喘,肺气肿,严重心血管疾病,肝、肾功能障碍等患者慎用。

(2)不良反应:胃肠反应,治疗初期约80%的患者出现恶心、呕吐、食欲缺乏,餐后服药或剂量递增,速度减慢,可减轻上述反应。心血管反应,治疗初期30%的患者出现直立性低血压;还有些患者出现心律失常,可用β受体阻滞剂治疗;不自主的异常动作,如咬牙、吐舌、点头、怪相及舞蹈样动作等,应注意调整剂量,必要时停药;"开-关现象"(患者突然多动不安是为"开",而后又出现肌强直运动不能是为"关"),见于年龄较小的患者,在用药一年以上的部分患者出现,可采用减少剂量或静脉注射左旋多巴翻转或控制这一现象;日内波动现象,当服本品后多巴胺浓度达高峰时出现运动障碍,当多巴胺浓度降低时反转为无动状态,产生一天内运动症状的显著波动,为减轻症状波动可用左旋多巴-卡比多巴缓释剂或用多巴胺受体激动药,或加用 MAO 抑制药如司来吉兰等,也可适当调整服用时间与方法,小剂量分多次服,可减轻日内波动现象;精神症状,10％~15％的患者用药 3 个月后可出现不安、失眠、幻觉、逼真的梦幻、幻想、幻视等,也有抑郁症等精神病症状,用非经典安定药氯氮平治疗有效,它不引起或加重 PD 患者锥体外系运动功能失调或迟发性运动失调;排尿困难,老年人更易发生。

（3）长期用药对肝脏有损害,可发生黄疸、氨基转移酶升高。

（4）长期用药可引起嗅、味觉改变或消失,唾液、尿液及阴道分泌物变棕色。

（5）可增强患者的性功能。青春期应用可使第二性征发育过度,增强性功能。

（6）治疗帕金森病时需与外周多巴脱羧酶抑制药同用,不仅左旋多巴用量可大大缩减,并可减少不良反应。

（7）过量中毒应立即洗胃并用一般支持疗法,必要时需用抗心律失常药。维生素 B_6 并不能逆转左旋多巴的急性过量。

5.药物相互作用

（1）与维生素 B_6 合用,则增加本品在外周脱羧变成多巴胺,使疗效降低,不良反应增加。

（2）吩噻嗪类、丁酰苯类抗精神病药及利血平均能引起锥体外系运动失调,出现药源性 PD,对抗本品疗效。

（3）抗抑郁药可引起直立性低血压,加强左旋多巴的不良反应,宜在睡觉期间服用。

（4）与单胺氧化酶抑制药、利血平及拟肾上腺素药等合用,可增加心血管不良反应。

（二）左旋多巴增效药

1.氨基酸脱羧酶（AADC）抑制药及其复方制剂

常见的为卡比多巴。与左旋多巴合用时既可降低左旋多巴的外周性心血管系统的不良反应,又可减少左旋多巴的用量,是治疗帕金森病的辅助药。此外,左旋多巴联合卡比多巴可改善视锥、视杆细胞的光活动,完善光感受器的横向抑制功能,唤醒视觉塑形的敏感期。本品可通过胎盘,可从乳汁中分泌。用于:①主要与左旋多巴合用治疗各种原因引起的帕金森病,可获较好的临床治疗效果,但晚期重型患者的疗效较差。②本品与左旋多巴联合应用,治疗单眼弱视疗效好,尤其是对屈光参差性单眼弱视、弱视性质为中心注视的弱视。

复方卡比多巴也多见,是由卡比多巴与左旋多巴按 1:10 或 1:4 的比例组成的复方制剂。两者合用增强了左旋多巴的抗帕金森病作用,且胃肠道及心血管不良反应较单用左旋多巴少,对改善帕金森病的强直、运动迟缓、平衡障碍及震颤有效,对强直和运动迟缓的疗效尤为显著;对流涎、吞咽困难、姿势异常等也有效,其疗效优于苯海索、金刚烷胺。用于治疗帕金森病和帕金森综合征,控释剂型可以维持更加稳定的血药浓度,减轻左旋多巴的"开-关反应"及其他症状波动。

2.单胺氧化酶 B

如司来吉兰,选择性地抑制中枢神经系统 MAO-B,迅速通过血-脑屏障,阻断多巴胺的代谢,抑制多巴胺的降解;也可抑制突触处多巴胺的再摄取,而使脑内多巴胺浓度增加,有效时间延长,增强中枢多巴胺能神经的作用。与左旋多巴合用可增强左旋多巴的作用,并可减轻左旋多巴引起的运动障碍("开-关反应")。在 PD 早期应用可起到神经细胞保护作用,延缓 PD 的发展,延缓患者必须使用左旋多巴的时间;在疾病发展后与左旋多巴合用,可预防或改善久用左旋多巴所引起的终末运动不能及药效消失等。神经科临床将本品与维生素 E 合用,以抗氧化的作用来治疗早期 PD,称为 DATATOP 方案。总之本品有成为早期 PD 首选药的趋势。此外,本品有抗抑郁作用,对阿尔茨海默病的智能状态亦有改善的报道。用于:①原发性帕金森病、帕金森综合征。常作为左旋多巴、多巴丝肼、卡比多巴-左旋多巴(信尼麦)的辅助用药。②阿尔茨海默病和血管性痴呆。③抑郁症。

3.儿茶酚胺氧位甲基转移酶(COMT)抑制药

如托卡朋,为儿茶酚氧位甲基转移酶(COMT)抑制药,能延长左旋多巴的半衰期,稳定血药浓度,明显增加左旋多巴进入脑内的量,进而增加疗效。本品能同时抑制外周和中枢 COMT 活性。与左旋多巴合用于帕金森病的治疗,对左旋多巴治疗帕金森病时出现的"剂末药效减退"和"开-关反应"有效。因有明显的肝脏毒性,一般不常规应用,尤其是肝功能障碍者更需慎重考虑。仅适用于其他抗 PD 药无效时。

(三)多巴胺受体激动药

代表药物为溴隐亭。

1.别名

溴麦角隐亭,溴麦亭,溴麦角环肽,麦角溴胺,保乳调,抑乳停。

2.作用与应用

本品系多肽类麦角生物碱,选择性地激动多巴胺受体。小剂量溴隐亭首先激动结节-漏斗通路 D_2 受体,抑制催乳素和生长激素分泌,用于治疗乳溢-闭经综合征和肢端肥大症;增大剂量可激动黑质-纹状体多巴胺通路的 D_2 受体,发挥抗帕金森病作用,显效快,持续时间长。用于:①帕金森病或帕金森综合征,以及不宁腿综合征。其抗帕金森病疗效优于金刚烷胺和苯海索,对僵直、少动效果好,对左旋多巴或其复方制剂无效或不能耐受的帕金森病重症病例常可有效。本品也可与左旋多巴复方制剂同用,以减少其用量,减少症状波动。②治疗慢性精神分裂症和躁狂症,尤其是以阴性症状为主的精神病病理基础是多巴胺功能降低所致,本品能增加多巴胺受体的活性;治疗抑郁症,通过增强多巴胺能神经元的活性而对抑郁症有效;治疗抗精神病药恶性综合征。③闭经或乳溢,包括各种原因所致的催乳素过高引起的闭经或乳溢。对于垂体瘤诱发者,可作为手术或放射治疗的辅助治疗。④抑制生理性泌乳。⑤催乳素过高引起的经前期综合征,对周期性乳房痛和乳房结节,可使症状改善,但对非周期性乳房痛和月经正常者几无效。⑥治疗肢端肥大症、无功能性垂体肿瘤、垂体性甲状腺功能亢进、库欣综合征。⑦女性不育症。⑧男性性功能减退,对男性乳腺发育、阳痿、精液不足等有一定的疗效。⑨治疗可卡因戒断综合征,可有效减轻可卡因的瘾欲和戒断的焦虑症状。⑩治疗亨廷顿舞蹈症。

3.用法与用量

口服:帕金森病,开始 1 天 0.625 mg,1 周后每周 1 天增加 0.625～1.25 mg,分次服。1 天治疗量为 7.5～15 mg,1 天不超过 25 mg。不宁腿综合征,1.25～2.5 mg,睡前 2 小时服。

4.注意事项

(1)对本品及其他麦角生物碱过敏、心脏病、周围血管性疾病、心肌梗死、有严重精神病史者、孕妇及哺乳期女性禁用。肝功能损害、精神病、有室性心律失常的心肌梗死、消化性溃疡患者慎用。

（2）不良反应主要有口干、恶心、呕吐、食欲丧失、便秘、腹泻、腹痛、头痛、眩晕、疲倦、精神抑郁、雷诺现象、夜间小腿痉挛等。也可出现低血压、多动症、运动障碍及精神症状。不良反应发生率约68%，连续用药后可减轻，与食物同服也可减轻。约有3%的患者需终止用药。

（3）用于治疗闭经或乳溢可产生短期疗效，但不宜久用。

（4）治疗期间可以妊娠，如需计划生育，应使用不含雌激素的避孕药或其他措施。

（5）用药期间不宜驾驶或从事有危险性的工作。

5.药物相互作用

（1）与吩噻嗪类药、抗高血压药、H$_2$受体阻断药合用，增强合用药的心血管效应。

（2）与左旋多巴合用治疗帕金森病可提高疗效，但需酌情减量（应用本品10 mg，须减少左旋多巴用量12.5%）。

（3）口服激素类避孕药可致闭经或乳溢，干扰本品的作用，不宜同时应用。

（4）与其他麦角生物碱合用时，可使本品偶尔引起的高血压加重，但较为罕见，两者应避免合用。

（四）促多巴胺释放药

如金刚烷胺，原为抗病毒药，也有多巴胺受体激动药的作用，可促进左旋多巴进入脑循环，增加多巴胺的合成和释放，减少多巴胺的重摄取及具较弱的抗胆碱作用等。抗帕金森病的疗效优于抗胆碱药，略逊于左旋多巴，对缓解震颤、肌肉强直、运动障碍效果好。用药后显效快，作用持续时间短，应用数天即可获得最大疗效，但连用6～8周疗效逐渐减弱。用于不能耐受左旋多巴治疗的帕金森病患者，脑梗死所致的自发性意识低下，本品还可用于亚洲甲型流行性感冒的预防和早期治疗。

二、抗胆碱药

苯海索是一种常见的抗胆碱药。

（一）别名

安坦，三己芬迪。

（二）作用与应用

本品为中枢性抗胆碱药，通过阻断胆碱受体而减弱大脑黑质-纹状体通路中乙酰胆碱的作用，协调胆碱能神经与多巴胺能神经的平衡。抗震颤效果好，对改善流涎有效，而缓解僵直、运动迟缓疗效较差，抗帕金森病的总疗效不及左旋多巴、金刚烷胺。外周抗胆碱作用较弱，为阿托品的1/10～1/3，因此不良反应轻。对平滑肌有直接抗痉挛作用，小量时可有抑制中枢神经系统的作用，大量时则引起脑兴奋。口服胃肠道吸收快而完全，1小时起效，持续6～12小时。药物可分泌入乳汁中。用于：①抗帕金森病、脑炎后或动脉硬化引起的帕金森综合征，主要用于轻症及不能耐受左旋多巴的患者，常与左旋多巴合用。②药物（利血平和吩噻嗪类）引起的锥体外系反应（迟发性运动失调除外）。③肝豆状核变性。④畸形性肌张力障碍、癫痫、慢性精神分裂症、抗精神病药所致的静坐不能。

（三）用法与用量

口服：帕金森病，开始1天1～2 mg，逐日递增至1天5～10 mg，分次服用。药物引起的锥体外系反应，第1天1 mg，以后逐渐增加至1天5～10 mg，1天最多不超过10 mg。老年患者对本品更敏感，注意控制剂量。小儿>5岁，1次1～2 mg，1天3次。

（四）注意事项

（1）青光眼、尿潴留、前列腺肥大患者禁用。心血管功能不全、迟发性运动障碍、肾功能障碍、高血压、肠梗阻或有此病史、重症肌无力、有锥体外系反应的精神病患者、孕妇及哺乳期女性、高龄老年患者慎用。4 岁以下儿童不用或慎用。

（2）常见不良反应有心动过速、口干、便秘、尿潴留、视物模糊等抗胆碱反应。大剂量可有中枢神经系统症状，如幻觉、谵妄、精神病样表现等。老年患者可产生不可逆的脑功能衰竭。

（3）与食物同服或餐后服用可避免胃部刺激。

（4）用药期间不宜从事驾驶等工作，不宜暴露于炎热的环境下。

（5）停用时剂量应逐渐递减，以防症状突然加重。

（6）过量表现为步态不稳或蹒跚，严重口渴、呼吸短促或困难、心率加快、皮肤异常红润干燥，也可出现惊厥、幻觉、睡眠障碍或严重嗜睡，应催吐或洗胃；对心血管与中枢神经系统的毒性反应，可肌内注射或缓慢静脉滴注毒扁豆碱 1～2 mg，按需每隔 2 小时可重复；控制兴奋或激动可用小量的短效巴比妥类药；必要时可进行辅助呼吸和对症支持治疗。

（五）药物相互作用

（1）与中枢抑制药及乙醇同用，可加强其镇静作用。

（2）与吩噻嗪类药物（氯丙嗪、奋乃静等）合用，可减少它们的锥体外系症状，同时本品的不良反应增加。

（3）与金刚烷胺、抗胆碱药、单胺氧化酶抑制药同用，抗胆碱作用增强，并可发生麻痹性肠梗阻。

（4）与抗酸药或吸附性止泻药同用，本品疗效减弱。

（李　恒）

第三节　抗癫痫药

一、苯妥英钠

（一）别名

苯妥英，大仑丁，二苯乙内酰脲，二苯乙内酰胺钠，奇非宁。

（二）作用与应用

本品为乙内酰脲类非镇静催眠性抗癫痫药，对大脑皮质运动区有高度选择性抑制作用，一般认为系通过稳定细胞膜的功能及增加脑内抑制性神经递质 5-羟色胺（5-HT）和 γ-氨基丁酸（GABA）的作用，来防止异常放电的传播而具有抗癫痫作用。本品不能抑制癫痫病灶异常放电，但可阻止癫痫病灶异常放电向周围正常脑组织扩散，这可能与其抑制突触传递的强直后增强（PTP）有关。用于：①治疗癫痫复杂部分发作（颞叶癫痫即精神运动性发作）、简单部分发作（局限性发作）、全身强直阵挛发作（大发作）和癫痫持续状态。本品在脑组织中达到有效浓度较慢，因此疗效出现缓慢，需要连续多次服药才能有效。对失神发作（小发作）无效，有时甚至使病情恶化。②治疗三叉神经痛、坐骨神经痛、发作性舞蹈手足徐动症、发作性控制障碍（包括发怒、焦虑、失眠、兴奋过度等行为障碍疾病)、肌强直症及隐形营养不良性大疱性表皮松解症。③抗心律失常,对心房和心室的异位节律点有抑制作用,也可加速房室的传导,降低心肌自律性。用于治疗室上性或室性期前收缩、室性心动过速,尤适用于强心苷中毒时的室性心动过速,室上性心动过速也可用。

(三)用法与用量

1.口服

治疗癫痫,宜从小剂量开始,酌情增量,但需注意避免过量。1 次 50～100 mg,1 天 2～3 次(1 天 100～300 mg)。极量 1 次 300 mg,1 天 500 mg。小儿 3～8 mg/(kg·d),分 2～3 次服。三叉神经痛等,成人 1 次 100～200 mg,1 天 2～3 次。

2.静脉注射或滴注

癫痫持续状态,剂量应足够大才能迅速提高脑内药物浓度,1 次 150～250 mg,溶于 5‰葡萄糖注射液 20～40 mL 内,在 6～10 分钟内缓慢注射,每分钟不超过 50 mg,需要时 30 分钟后可再静脉注射 100～150 mg,1 天总量不超过 500 mg,或(16.4±2.7) mg/kg 静脉滴注。小儿 1 次 5～10 mg/kg,1 次或分 2 次注射。

(四)注意事项

(1)对乙内酰脲类药有过敏史者(与乙内酰脲类或同类药有交叉过敏现象)、阿-斯综合征、二至三度房室传导阻滞、窦房传导阻滞、窦性心动过缓、低血压者禁用。嗜酒,贫血,糖尿病,肝、肾功能损害,心血管病(尤其是老年患者),甲状腺功能异常者,孕妇及哺乳期女性慎用。

(2)除对胃肠道刺激外,本品其他不良反应均与血药浓度相平行,亦与患者特异质反应有关。一般血药浓度为 10 μg/mL 时可有效地抑制强直阵挛发作,而 20 μg/mL 左右即可出现毒性反应。

(3)较常见的不良反应有行为改变、笨拙、步态不稳、思维混乱、发音不清、手抖、神经质或烦躁易怒(这些反应往往是可逆的,一旦停药就很快消失)。另外较常见的有齿龈肥厚、出血,面容粗糙、毛发增生。偶见颈部或腋部淋巴结肿大(IgA 减少)、发热或皮疹(不能耐受或过敏)、白细胞减少、紫癜。罕见双眼中毒性白内障、闭经、小脑损害及萎缩。

二、苯巴比妥

(一)作用与应用

本品是 1921 年即用于抗癫痫的第一个有机化合物,至今仍以其起效快、疗效好、毒性小和价廉而广泛用于临床。本品既能抑制病灶的异常放电,又能抑制异常放电向周围正常脑组织的扩散。增强中枢抑制性递质 GABA 的功能,减弱谷氨酸为代表的兴奋性递质的释放。主要用于癫痫强直阵挛发作(大发作)及癫痫持续状态,对各种部分发作(简单部分发作及复杂部分发作)也有效,但对失神发作(小发作)和婴儿痉挛效果差。因其中枢抑制作用明显,故均不作为首选药。在控制癫痫持续状态时,临床更倾向于用戊巴比妥钠静脉注射。

(二)用法与用量

1.口服

抗癫痫,1 次 30 mg,1 天 3 次;或 90 mg 睡前顿服。极量 1 次 250 mg,1 天 500 mg。小儿 2～3 mg/(kg·d),分 2～3 次(渐加量,直至发作控制后继用原剂量)。

2.肌内注射

1次15～30 mg，1天2～3次。小儿抗惊厥，1次6～10 mg/kg，必要时过4小时可重复，1次极量不超过0.2 g。

3.静脉注射

癫痫持续状态，1次200～250 mg，必要时每6小时重复1次，注射应缓慢。

（三）注意事项

（1）用药初期易出现嗜睡、精神萎靡等不良反应，长期使用因耐受性而自行消失。

（2）停药阶段应逐渐减量，以免导致癫痫发作，甚至出现癫痫持续状态。

（赵书荣）

第四节　抗精神失常药

精神失常是由多种原因引起的精神活动障碍的一类疾病，包括精神分裂症、躁狂症、抑郁症和焦虑症。治疗这些疾病的药物统称为抗精神失常药。

一、抗精神病药

抗精神病药是用于治疗精神分裂症、器质性精神病及双相精神障碍（躁狂抑郁症）的躁狂期的药物。这类药物的特点是对精神活动具有较大的选择性抑制，能治疗各种精神病和多种精神症状，在通常的治疗剂量并不影响患者的智力和意识，却能有效地控制患者的精神运动兴奋、烦躁、焦虑、幻觉、妄想、敌对情绪、思维障碍和儿童行为异常等，达到安定的作用。精神分裂症是一组以思维、情感、行为之间不协调，精神活动与现实脱离为主要特征的最常见的一类精神病。根据临床症状，将精神分裂症分为Ⅰ型和Ⅱ型，前者以阳性症状（幻觉和妄想）为主，后者则以阴性症状（情感淡漠、主动性缺乏等）为主。本节述及的药物大多对Ⅰ型治疗效果好，对Ⅱ型则效果较差甚至无效。这类药物大多是强效多巴胺受体阻断药，在发挥治疗作用的同时，大多药物可引起情绪冷漠、精神运动迟缓和运动障碍等不良反应。

（一）吩噻嗪类

1.氯丙嗪

（1）别名：冬眠灵，氯普马嗪，可乐静，可平静，氯硫二苯胺，阿米那金。

（2）作用与应用。本品是吩噻嗪类的代表药，为中枢多巴胺受体的阻断药，具有多种药理活性。①抗精神病作用：主要是由于阻断了与情绪思维有关的中脑-边缘系统、中脑-皮质系统的多巴胺（D_2）受体所致。而阻断网状结构上行激活系统的α肾上腺素受体，则与镇静安定有关。精神分裂症患者服用后则显现良好的抗精神病作用，能迅速控制兴奋躁动状态，大剂量连续用药能消除患者的幻觉和妄想等症状，减轻思维障碍，使患者恢复理智，情绪安定，生活自理。对抑郁无效，甚至可使之加剧。长期应用，锥体外系反应的发生率较高。②镇吐作用：小剂量可抑制延髓催吐化学感受区的多巴胺受体，大剂量时可直接抑制呕吐中枢，产生强大的镇吐作用。但对刺激前庭所致的呕吐无效。对顽固性呃逆有效。③降温作用：抑制体温调节中枢，使体温降低，体温可随外环境变化而变化。用较大剂量时，置患者于冷环境中（如冰袋或用冰水浴）可出现"人工冬眠"状态。④增强催眠药、麻醉药、镇静药的作用。⑤对心血管系统的作用:可阻断外周α肾上腺素受体,直接扩张血管,引起血压下降,大剂量时可引起直立性低血压,应注意。还可解除小动脉、小静脉痉挛,改善微循环而有抗休克作用。同时由于扩张大静脉的作用大于动脉系统,可降低心脏前负荷而改善心脏功能(尤其是左心衰竭)。⑥对内分泌系统有一定影响,如使催乳素释放抑制因子释放减少,出现乳房肿大、乳溢。抑制促性腺激素释放、促肾上腺皮质激素及生长激素分泌,延迟排卵。⑦阻断M受体作用较弱,引起口干、便秘、视物模糊。口服易吸收,但吸收不规则,个体差异甚大。胃内容物或与抗胆碱药(如苯海索)同服时可影响其吸收。

主要用于:①治疗精神病。主要对控制精神分裂症或其他精神病的兴奋躁动、紧张不安、幻觉和妄想等症状有显著疗效。②镇吐。几乎对各种原因(如尿毒症、胃肠炎、恶性肿瘤、妊娠及药物)引起的呕吐均有效,也可治疗顽固性呃逆。但对晕动病呕吐无效。③低温麻醉及人工冬眠。配合物理降温,应用氯丙嗪于低温麻醉时可防止休克发生;人工冬眠时,与哌替啶、异丙嗪组成冬眠合剂用于创伤性休克、中毒性休克、烧伤、高热及甲状腺危象的辅助治疗。④与镇痛药合用,缓解晚期癌症患者的剧痛。⑤治疗心力衰竭。⑥试用于治疗巨人症。

(3)用法与用量。①口服:治疗精神病,1天50～600 mg。开始1天25～50 mg,分2～3次服,渐增至1天300～450 mg,症状减轻后减至维持量1天100～150 mg。极量1次150 mg,1天600 mg。镇吐和顽固性呃逆,1次12.5～25 mg,1天2～3次。②肌内注射或静脉注射:治疗精神病,1次25～50 mg,用氯化钠注射液稀释至1 mg/mL,然后以每分钟不超过1 mg的速度缓慢注入。一般采用静脉滴注而避免静脉注射,以防意外。极量1次100 mg,1天400 mg。待患者合作后改为口服。呕吐,1次25～50 mg。治疗心力衰竭,1次5～10 mg,1天1～2次。也可静脉滴注,速度为每分钟0.5 mg。③静脉滴注:从小剂量开始,25～50 mg稀释于500 mL葡萄糖氯化钠注射液中缓慢滴注,1天1次,每隔1～2天缓慢增加25～50 mg,治疗剂量1天100～200 mg。④小儿口服、肌内注射、静脉注射:1次0.5～1 mg/kg。

(4)注意事项:①对吩噻嗪类药物过敏、骨髓抑制、肝功能严重减退、青光眼、有癫痫或惊厥病史(能降低惊厥阈,诱发癫痫)及昏迷(特别是用中枢神经抑制药后)患者禁用。肝功能不全、尿毒症、高血压、冠心病患者慎用。6月龄以下婴儿不推荐使用。②常见的不良反应有中枢抑制症状(如嗜睡、淡漠、无力等)、α受体阻断症状(鼻塞、血压下降、直立性低血压及反射性心动过速等)、M受体阻断症状(口干、视物模糊、无汗、便秘、眼压升高等)。③本品局部刺激性较强,肌内注射局部疼痛较重,可加1%普鲁卡因溶液进行深部肌内注射。静脉注射可致血栓性静脉炎,应以0.9%氯化钠注射液或葡萄糖注射液稀释后缓慢注射。④注射或口服大剂量时可引起直立性低血压,注射给药后立即卧床休息1～2小时,而后可缓慢起立。血压过低时可静脉滴注去甲肾上腺素或麻黄碱升压,但不可用肾上腺素,以防血压降得更低。⑤长期大量服药可出现锥体外系反应,如帕金森综合征、静坐不能、急性肌张力障碍,可通过减少药量、停药来减轻或消除,也可用抗胆碱药缓解。⑥部分患者长期服用后可引起迟发性运动障碍,表现为不自主的刻板运动,停药后不消失,用抗胆碱药反使症状加重,抗多巴胺药可使此反应减轻。⑦本品有时可引起抑郁状态,用药时应注意。⑧老年人对本类药物的耐受性降低,且易产生低血压、过度镇静及不易消除的迟发性运动障碍。⑨可发生变态反应,常见有皮疹、接触性皮炎、剥脱性皮炎、粒细胞减少(此反应少见,一旦发生应立即停药)、哮喘、紫癜等。⑩长期用药还会引起内分泌系统紊乱,如乳腺增大、泌乳、肥胖、闭经、抑制儿童生长等。

(5)药物相互作用:①与单胺氧化酶抑制药、三环类抗抑郁药合用时,两者的抗胆碱作用增强,不良反应加重。②可增强其他中枢抑制药的作用,如乙醇、镇静催眠药、抗组胺药、镇痛药等,联合应用时注意调整剂量。特别是与吗啡、哌替啶等合用时,应注意呼吸抑制和血压降低。③肝药酶诱导剂苯巴比妥、苯妥英钠、卡马西平等可加速本品的代谢,使药效降低,减弱其抗精神病作用。④与抗高血压药合用易致直立性低血压。⑤与舒托必利合用有发生室性心律失常的危险。⑥抗酸药及苯海索可影响本品的吸收。⑦本品可逆转肾上腺素的升压作用而引起严重低血压。⑧与阿托品类药物合用,抗胆碱作用增强,不良反应增加。⑨与碳酸锂合用,可引起血锂浓度增高,导致运动障碍、锥体外系反应加重、脑病及脑损伤等。

2.奋乃静

(1)别名:羟哌氯丙嗪,得乐方,氯吩嗪。

(2)作用与应用:本品为吩噻嗪类的哌嗪衍生物。作用与氯丙嗪相似,但其抗精神病作用、镇吐作用较强,而镇静作用较弱。毒性较低。对幻觉、妄想、焦虑、紧张、激动等症状有效。对多巴胺受体的作用与氯丙嗪相同,其锥体外系不良反应较明显;对去甲肾上腺素受体影响较小,故对血压影响不大。肌内注射本品治疗急性精神病时 10 分钟起效,1~2 小时达最大效应,作用可持续 6 小时。口服吸收慢而不规则,生物利用度为 20%,达峰时间为 4~8 小时。主要在肝脏代谢,在肝脏中有明显的首过效应并存在肝肠循环。用于:①治疗偏执型精神病、反应性精神病、症状性精神病、单纯型及慢性精神分裂症。②治疗恶心、呕吐、呃逆等症。③神经症具有焦虑紧张症状者亦可用小剂量配合其他药物治疗。

(3)用法与用量。①口服:用于精神病,从小剂量开始,1 次 2~4 mg,1 天 6~12 mg,每隔 1~2 天增加 6 mg,渐增至 1 天 30~60 mg,分 3 次服。成人住院患者治疗量,1 天 20~50 mg,分 2~4 次服,或根据需要和耐受情况调整用量。门诊患者可缓慢加量,逐渐增至需要量。用于呕吐和焦虑,1 次 2~4 mg,1 天 2~3 次。②肌内注射:用于精神病,1 次 5~10 mg,隔 6 小时 1 次或酌情调整;用于呕吐,1 次 5 mg。

(4)注意事项:①对吩噻嗪类药物过敏、肝功能不全、有血液病、骨髓抑制、青光眼、帕金森病及帕金森综合征患者禁用。孕妇及哺乳期女性慎用。②锥体外系症状较多见,一般服用苯海索可解除。长期服用也可以发生迟发性运动障碍。过量可引起木僵或昏迷。③少数患者有心悸、心动过速、口干、恶心、呕吐、便秘、尿频、食欲改变和体重增加等症状。有时可产生直立性虚脱。偶见皮疹、过敏性皮炎、阻塞性黄疸、心电图 ST-T 波变化。④服药大约 2 周才能充分显效。突然停药会导致恶心、呕吐、胃部刺激、头痛、心率加快、失眠或病情恶化,故应逐渐减量。⑤可与食物、水和牛奶同服以减少对胃的刺激。⑥本品可使尿液变成粉红色、红色或红棕色。⑦应选用去甲肾上腺素或去氧肾上腺素治疗低血压,禁用肾上腺素。

(5)药物相互作用:①与镇静催眠药、镇痛药合用可增强中枢抑制作用。②与锂制剂合用可导致衰弱无力、运动障碍、锥体外系反应加重、脑病及脑损伤。③与曲马多合用可引发癫痫。④可降低苯丙胺、胍乙啶、抗惊厥药和左旋多巴等的药效。⑤与氟西汀、帕罗西汀、舍曲林合用可出现严重的帕金森综合征。⑥本品可逆转肾上腺素的升压作用而引起严重的低血压。⑦可增强单胺氧化酶抑制药、三环类抗抑郁药、普萘洛尔和苯妥英钠的不良反应。

(二)硫杂蒽类

1.氯普噻吨

(1)别名:氯丙硫蒽,泰尔登,泰来静,氯丙噻吨,氯丙硫新。

(2)作用与应用:本品药理作用与氯丙嗪相似。可通过阻断脑内神经突触后 D_1 和 D_2 受体而改善精神症状,抗精神病作用不及氯丙嗪。也可抑制脑干网状结构上行激活系统,镇静作用比氯丙嗪强。还可抑制延髓化学感受区而发挥止吐作用。并有较弱的抗抑郁、抗焦虑作用,故调整情绪、控制焦虑和抑郁的作用较氯丙嗪强,但抗幻觉、妄想的作用不如氯丙嗪。由于其抗肾上腺素与抗胆碱作用较弱,故不良反应较轻,锥体外系症状也较少。口服后吸收快,1~3 小时血药浓度可达峰值。肌内注射后作用时间可达 12 小时以上。用于伴有焦虑或抑郁症的精神分裂症、更年期抑郁症;亦用于改善焦虑、紧张、睡眠障碍。

(3)用法与用量。①口服:治疗精神病,从小剂量开始,1 天 75~200 mg,分 2~3 次服。必要时可用至每天 400~600 mg。老年患者起始剂量应减半,加量要缓慢,随后的剂量增加也应减慢。治疗儿童精神分裂症,6~12 岁,1 次 10~25 mg,1 天 3~4 次。治疗神经症,1 次 12.5~25 mg,1 天 3 次。治疗儿童精神分裂症,6~12 岁 1 次 10~25 mg,1 天 3~4 次。治疗神经症,1 次 12.5~25 mg,1 天 3 次。②肌内注射:对于精神病的兴奋躁动、不合作者,开始可肌内注射,1 天 90~150 mg,分次给予;好转后改为口服。

(4)注意事项。①对本品过敏、帕金森病及帕金森综合征、基底神经节病变、昏迷、骨髓抑制、青光眼、尿潴留患者、6 岁以下儿童禁用。肝功能受损、癫痫、心血管疾病、前列腺增生、溃疡病患者及孕妇慎用。哺乳期女性用药期间应停止哺乳。②不良反应与氯丙嗪相似,也可引起直立性低血压,锥体外系反应较少见。长期大剂量用药也可产生迟发性运动障碍。大剂量时可引起癫痫强直阵挛发作。注射局部可见红肿、疼痛、硬结。③可引起血浆中催乳素浓度增加,可能有关的症状为乳溢、男性女性化乳房、月经失调、闭经。

(5)药物相互作用。①与三环类或单胺氧化酶抑制药合用时,镇静和抗胆碱作用增强。②与抗胆碱药合用,可使两者的作用均增强。③与锂剂合用可导致虚弱、运动障碍、锥体外系反应加重及脑损伤等。④与曲马多、佐替平合用发生惊厥的危险性增加。⑤与抗胃酸药或泻药合用时可减少本品的吸收。⑥本品与肾上腺素合用可导致血压下降。⑦可掩盖氨基糖苷类抗生素的耳毒性。

2.氯哌噻吨

(1)别名:氯噻吨,氨噻吨。

(2)作用与应用。本品通过对 D_1 和 D_2 受体的阻断而起作用,其抗精神病作用与氯丙嗪相似,有较强的镇静作用。长期应用不会引起耐受性增加和多巴胺受体过敏。阻断 α 肾上腺素受体作用比较强。口服一般在 2~7 天出现疗效。速效针剂肌内注射后 4 小时起效。长效针剂在肌内注射后第 1 周出现疗效。用于:①精神分裂症。长期用药可预防复发,对慢性患者可改善症状。对幻觉、妄想、思维障碍、行为紊乱、兴奋躁动等有较好疗效。②对智力障碍伴精神运动性兴奋状态、儿童严重攻击性行为障碍、老年动脉硬化性痴呆疗效较好。

(3)用法与用量。①口服:开始剂量 1 天 10 mg,1 天 1 次。以后可逐渐增至 1 天 80 mg(首剂后每 2~3 天增加 5~10 mg),分 2~3 次服。维持量 1 天 10~40 mg。②深部肌内注射:速效针剂,1 次 50~100 mg,一般每 72 小时 1 次,总量不超过 400 mg;老年人 1 次不宜超过 100 mg。长效制剂,一般 1 次 200 mg,每 2~4 周 1 次,根据情况调整。

(4)注意事项。①对硫杂蒽类及吩噻嗪类药物过敏(本品与其他硫杂蒽类及吩噻嗪类药物有交叉过敏性),有惊厥病史,严重心、肝、肾功能不全患者,孕妇及哺乳期女性禁用。不宜用于兴奋、躁动患者。②主要不良反应为锥体外系反应,使用苯海索可减轻,大剂量可出现头晕、乏力、嗜睡、口干、心动过速、直立性低血压等。多见于治疗开始的 2 周内,坚持治疗或减量可逐渐减轻或消失。③儿童不宜使用速效针剂。④注意剂量个体化,应从小剂量开始,根据疗效逐步调整至最适合剂量。⑤服药期间应避免饮酒。

(5)药物相互作用:①与催眠药、镇痛药或镇静药合用可相互增效。②与哌嗪合用可增加锥体外系反应的发生率。③不宜与其他抗精神病药合用。

(三)丁酰苯类

如氟哌啶醇,又称氟哌丁苯、氟哌醇、卤吡醇,作用与氯丙嗪相似,有较强的多巴胺受体阻断作用,属于强效低剂量的抗精神病药。其抗焦虑症、抗精神病作用强而持久,对精神分裂症及其他精神病的躁狂症状均有效。镇吐作用较强,但镇静作用弱,降温作用不明显。抗胆碱及抗去甲肾上腺素的作用较弱,心血管系统不良反应较少。口服吸收快,3~6小时血药浓度达高峰。主要用于:①各型急、慢性精神分裂症,尤其适合急性青春型和伴有敌对情绪及攻击行为的偏执型精神分裂症,亦可用于对吩噻嗪类药物治疗无效的其他类型或慢性精神分裂症。②焦虑性神经症。③儿童抽动秽语综合征,又称 Tourette 综合征(TS)。小剂量本品治疗有效,能消除不自主的运动,又能减轻和消除伴存的精神症状。④呕吐及顽固性呃逆。

(四)苯甲酰胺类

如舒必利,又称止吐灵,属苯甲酰胺类化合物,为非典型抗精神病药(锥体外系不良反应不明显)。在下丘脑、脑桥和延髓能阻断 D_1、D_2 受体,对 D_3、D_4 受体也有一定的阻断作用。具有激活情感作用。其抗木僵、退缩、幻觉、妄想及精神错乱的作用较强,并有一定的抗抑郁作用,对情绪低落、抑郁等症状也有治疗作用。有很强的中枢性止吐作用。抗胆碱作用较弱,无镇静催眠作用和抗兴奋躁动作用。本品自胃肠道吸收,2小时可达血药浓度峰值。可透过胎盘屏障及从母乳中排出。用于:①精神分裂症,适用于单纯型、偏执型、紧张型及慢性精神分裂症的孤僻、退缩、淡漠症状。对抑郁症状有一定疗效。②治疗呕吐、乙醇中毒性精神病、智力发育不全伴有人格障碍。③胃及十二指肠溃疡、眩晕、偏头痛等。

(五)新型结构抗精神病药

1.二苯丁酰哌啶类

如五氟利多,为口服长效抗精神分裂症药。阻断 D_2 受体,具有较强的抗精神病作用、镇吐作用和阻断 α 受体的作用。有效剂量时不会诱发癫痫,对心血管系统的不良反应小,镇静作用较弱,是一类口服作用维持时间较长、又较安全的抗精神病药,一次用药疗效可维持1周(吸收后能贮存在脂肪组织中并缓慢释放)。抗精神病作用与氟哌啶醇相似。对精神分裂症的各型、各病程均有疗效,控制幻觉、妄想、淡漠、退缩等症状疗效较好。主要用于慢性精神分裂症,尤其适用于病情缓解者的维持治疗,对急性患者也有效。

2.二苯二氮䓬类

如氯氮平,为一广谱抗精神病药,对精神分裂症的疗效与氯丙嗪相当,但起效迅速,多在1周内见效。作用于中脑-边缘系统的多巴胺受体,抑制多巴胺与 D_1、D_2 受体结合,对黑质-纹状体的多巴胺受体影响较少,故有较强的抗精神病作用而锥体外系不良反应少见,也不引起僵直反应。并具有阻断 5-HT_2 受体的作用。能直接抑制中脑网状结构上行激活系统,具有强大的镇静催眠作用。此外,尚有抗胆碱作用、抗 α 肾上腺素能作用、肌松作用和抗组胺作用。口服吸收迅速、完全,食物对其吸收速率和程度无影响。可通过血-脑屏障,蛋白结合率高达95%,有肝脏首过效应。女性患者的血药浓度明显高于男性患者。吸烟可加速本品的代谢。对精神分裂症的阳性或阴性症状有较好的疗效,适用于急性和慢性精神分裂症的各个亚型,对偏执型、青春型效果好;也可以减轻与精神分裂症有关的情感症状(如抑郁、负罪感、焦虑)。本品也用于治疗躁狂症或其他精神病性障碍的兴奋躁动和幻觉、妄想,适用于难治性精神分裂症。因可引起粒细胞减少症,一般不宜作为治疗精神分裂症的首选药物,而用于患者经历了其他两种抗精神病药充分治疗无效或不能耐受其他药物治疗时。

3.苯丙异噁唑类

如利培酮,是新一代非典型抗精神病药。与 5-HT$_2$ 受体和多巴胺 D$_2$ 受体有很高的亲和力。本品是强有力的 D$_2$ 受体阻断药,可以改善精神分裂症的阳性症状,但它引起的运动功能抑制及强直性昏厥都要比经典的抗精神病药少。对中枢神经系统的 5-HT 和多巴胺阻断作用的平衡可以减少发生锥体外系不良反应的可能,并将其治疗作用扩展到精神分裂症的阴性症状和情感症状。口服吸收迅速、完全,其吸收不受食物影响。老年患者和肾功能不全患者清除速度减慢。用于治疗急性和慢性精神分裂症,特别是对阳性及阴性症状及其伴发的情感症状(如焦虑、抑郁等)有较好的疗效;也可减轻与精神分裂症有关的情感障碍。对于急性期治疗有效的患者,在维持期治疗中本品可继续发挥其临床疗效。

4.吲哚类

如舍吲哚,为苯吲哚衍生物,对多巴胺 D$_2$ 受体、5-HT$_{2A}$、5-HT$_{2C}$ 受体、α$_1$ 受体均有较强的亲和力。控制精神分裂症阳性症状与氟哌啶醇相似,并有较强的改善阴性症状的作用。极少见锥体外系症状。口服后达峰时间长,约 10 小时,老年人及肾功能损害的患者对本品的药动学无影响。用于治疗精神分裂症阳性和阴性症状。

5.其他

阿立哌唑、曲美托嗪等药。

二、心境稳定药(抗躁狂症药)

心境稳定药即抗躁狂症药,主要用于治疗躁狂症。躁狂症是指以心境显著而持久的高涨为基本临床表现,并伴有相应思维和行为异常的一类精神疾病,是躁狂抑郁症的一种发作形式。以情感高涨、思维奔逸,以及言语动作增多为典型症状。通常有反复发作的倾向。虽然躁狂可以单纯急性发作,但是通常情况下躁狂发作后紧随抑郁。所以躁狂一般见于双相情感障碍(又称为躁狂抑郁症)的患者。抗躁狂药不是简单地抗躁狂,而有调整情绪稳定的作用,防止双相情感障碍的复发,是对躁狂症具有较好的治疗和预防发作的药物,专属性强,对精神分裂症往往无效。目前所指的抗躁狂症药,实际上只有锂盐一类,最常用的是碳酸锂。卡马西平和丙戊酸盐治疗躁狂症也有比较确切的疗效,而且长期服用对双相情感性精神障碍的反复发作具有预防作用,但是药物分类上它们属于抗癫痫药。此外,某些抗精神病药(如氯丙嗪、氟奋乃静、氟哌啶醇、氯氮平等)也具有抗躁狂作用,可治疗双相情感性精神障碍的躁狂相。

(一)碳酸锂

具有显著的抗躁狂症作用,特别是对急性躁狂和轻度躁狂疗效显著,有效率为 80%,还可改善精神分裂症的情感障碍。主要抗躁狂,有时对抑郁症也有效,故有情绪稳定药之称。治疗量时对正常人的精神行为无明显影响。尽管研究发现锂离子在细胞水平具有多个方面的作用,但其情绪安定作用的确切机制目前仍不清楚。其抗躁狂发作的机制主要在于:①在治疗浓度抑制除极化和 Ca^{2+} 依赖的 NA 和 DA 从神经末梢释放,而不影响或促进 5-HT 的释放。②摄取突触间隙中儿茶酚胺,并增加其灭活。③抑制腺苷酸环化酶和磷脂酶 C 所介导的反应。④影响 Na$^+$、

Ca^{2+}、mg^{2+} 的分布,影响葡萄糖的代谢。口服易吸收,0.5～2 小时可达血药浓度高峰,按常规给药 6～7 天达稳态血药浓度。分布于全身各组织中,脑脊液和脑组织中的药物浓度约为血浆中的 50%。主要经肾脏排泄,其速度因人而异,特别是与血浆内的钠离子有关,钠多则锂盐浓度低,反之则升高。多摄入氯化钠可促进锂盐排出。血浆半衰期为 20～24 小时,老年人为 36～48 小时。主要用于治疗躁狂症,对躁狂和抑郁交替发作的双相情感性精神障碍有很好的治疗和预防复发的作用,对反复发作的抑郁症也有预防发作的作用。一般于用药后 6～7 天症状开始好转。因锂盐无镇静作用,一般主张对严重急性躁狂患者先与氯丙嗪或氟哌啶醇合用,急性症状控制后再单用碳酸锂维持。还可用于治疗分裂情感性精神病、粒细胞减少、再生障碍性贫血、月经过多症、急性细菌性痢疾。

(二)卡马西平

本品具有抗癫痫、抗神经性疼痛、抗躁狂抑郁症、改善某些精神疾病的症状、抗中枢性尿崩症的作用。可用于急性躁狂发作、抑郁发作及双相情感性精神障碍的维持治疗。锂盐治疗无效或不能耐受时可考虑选用本品代替。

(三)丙戊酸钠

丙戊酸是 GABA 氨基转移酶的抑制药。通过抑制该酶的活性,阻断 GABA 的降解过程,从而增加脑内抑制性氨基酸 GABA 的浓度。具有抗癫痫、抗躁狂抑郁症作用。可用于急性躁狂发作的治疗,长期服用对双相情感性精神障碍的反复发作具有预防作用。

三、抗抑郁药

抑郁症属于情感性障碍,是一种常见的精神疾病。主要表现为情绪低落,兴趣减低,悲观,思维迟缓,缺乏主动性,自责自罪,饮食、睡眠差,担心自己患有各种疾病,感到全身多处不适,严重者可出现自杀念头和行为,常伴有某些躯体或生物学症状。一般分为反应性抑郁、内源性抑郁和双相情感障碍抑郁相。目前抑郁症的病因、病理生理学机制等尚不明确。但长期研究表明,其生理学基础可能是脑内单胺类递质 5-羟色胺(5-HT)和去甲肾上腺素(NA)的缺乏。解剖学基础是上述神经递质环路所在的影响情绪、心境的脑内结构,包括海马体、边缘系统(基底神经节、杏仁核、伏隔核等)及大脑皮质的某些特定脑区。抗抑郁药对上述抑郁症的临床症状具有明显的治疗作用,可使 70%左右的抑郁症患者病情显著改善,长期治疗可使反复发作的抑郁减少复发;对焦虑性障碍、惊恐发作、强迫性障碍及恐惧症也有效。丙米嗪和选择性 5-HT 再摄取抑制药对非情感性障碍如遗尿症、贪食症等也有效。抗抑郁药主要分为以下各类。

(一)三环类抗抑郁药

三环类抗抑郁药(TCAs)可以抑制突触前膜对去甲肾上腺素(NA)和 5-羟色胺(5-HT)的再摄取,增加突触间隙中有效的 NA 和/或 5-HT 的水平,延长 NA 和 5-HT 作用于相应受体的时间,发挥抗抑郁作用。此外,TCAs 可阻断 M 胆碱受体,引起阿托品样不良反应,还可不同程度地阻断 α 肾上腺素受体和组胺受体。

1.丙米嗪

(1)别名:米帕明,丙帕明,依米帕明,托弗尼尔。

(2)作用与应用。本品具有较强的抗抑郁作用,但兴奋作用不明显,镇静作用和抗胆碱作用均属中等。因对中枢突触前膜 5-HT 与 NA 再摄取的拮抗作用,增加突触间隙 NA 和 5-HT 的含量而起到抗抑郁作用。抑郁症患者连续服药后出现精神振奋现象,连续 2～3 周疗效才显著,使情绪高涨,症状减轻。此外,本品还能够阻断 M 胆碱受体,导致阿托品样作用的出现。本品亦可阻断肾上腺素 α 受体,与其 M 受体的阻断作用一起,对心脏产生直接的抑制作用。口服后吸收迅速而完全,主要在肝内代谢,活性代谢产物为地昔帕明。主要随尿液排出,还可随乳汁泌出。用于:①各种类型的抑郁症治疗。对内源性抑郁症、反应性抑郁症及更年期抑郁症均有效,但疗效出现慢(多在 1 周后才出现效果)。对精神分裂症伴发的抑郁状态则几乎无效或疗效差。②惊恐发作的治疗。其疗效与单胺氧化酶抑制药相当。③小儿遗尿症。

(3)用法与用量。口服:治疗抑郁症、惊恐发作,成人 1 次 12.5～25 mg,1 天 3 次。年老体弱者 1 次量从 12.5 mg 开始,逐渐增加剂量,须根据耐受情况而调整用量。极量 1 天 200～300 mg。小儿遗尿症,6 岁以上 1 次 12.5～25 mg,每晚 1 次(睡前 1 小时服),如在 1 周内未获满意效果,12 岁以下每天可增至 50 mg,12 岁以上每天可增至 75 mg。

(4)注意事项:①对三环类抗抑郁药过敏、高血压、严重心脏病、肝肾功能不全、青光眼、甲状腺功能亢进、尿潴留患者及孕妇禁用。有癫痫发作倾向、各种原因导致的排尿困难(如前列腺炎、膀胱炎)、心血管疾病、严重抑郁症患者及 6 岁以下儿童慎用。哺乳期女性使用本品应停止哺乳。②较常见的不良反应有口干、心动过速、出汗、视物模糊、眩晕、便秘、尿潴留、失眠、精神错乱、皮疹、震颤、心肌损害。大剂量可引起癫痫样发作。偶见粒细胞减少。③长期、大剂量应用时应定期检查血常规和肝功能。④突然停药可产生停药症状(头痛、恶心等),宜缓慢撤药(在 1～2 个月内逐渐减少用量至停药)。⑤使用三环类抗抑郁药时须根据个体情况调整剂量。宜在餐后服药,以减少胃部刺激。⑥过量可致惊厥、严重嗜睡、呼吸困难、过度疲乏或虚弱、呕吐、瞳孔散大及发热,应给予对症处理和支持疗法。⑦老年人代谢、排泄功能下降,对本类药的敏感性增强,服药后产生不良反应(如头晕、排尿困难等)的危险更大,使用中应格外注意防止直立性低血压。

(5)药物相互作用:①本品禁止与单胺氧化酶抑制药(如吗氯贝胺、司来吉兰等)合用,因易发生致死性 5-HT 综合征(表现为高血压、心动过速、高热、肌阵挛、精神状态兴奋性改变等)。②与肝药酶 CYP2D6 抑制药(如奎尼丁、西咪替丁、帕罗西汀、舍曲林、氟西汀等)合用会增加本品的血药浓度,延长清除半衰期。③与肝药酶诱导剂(如苯妥英、巴比妥类药物、卡马西平等)合用会使本品的血药浓度降低,清除速率加快。④与抗胆碱类药物或抗组胺药物合用会产生阿托品样作用(如口干、散瞳、肠蠕动降低等)。⑤与香豆素类药物(如华法林)合用会使抗凝血药的代谢减少,出血风险增加。⑥与奈福泮、曲马多、碘海醇合用会增加癫性发作发生的风险。⑦与甲状腺素制剂合用易相互增强作用,引起心律失常,甚至产生毒性反应。⑧与拟肾上腺素类药物合用,合用药物的升压作用被增强。

2.阿米替林

(1)别名:氨三环庚素,依拉维。

(2)作用与应用。本品为临床常用的三环类抗抑郁药,抗抑郁作用与丙米嗪极为相似,与后者相比,本品对 5-HT 再摄取的抑制作用强于对 NA 再摄取的抑制;其镇静及抗胆碱作用也较明显。可使抑郁症患者情绪提高,对思考缓慢、行动迟缓及食欲缺乏等症状能有所改善。本品还可通过作用于中枢阿片受体,缓解慢性疼痛。一般用药后 7～10 天可产生明显疗效。口服吸收完全,8～12 小时达血药峰浓度。经肝脏代谢,代谢产物去甲替林仍有活性。可透过胎盘屏障,从乳汁排泄,最终代谢产物自肾脏排出体外。排泄较慢,停药 3 周仍可在尿中检出。用于:①治疗各型抑郁症和抑郁状态。对内源性抑郁症和更年期抑郁症疗效较好,对反应性抑郁症及神经症的抑郁状态亦有效。对兼有焦虑和抑郁症状的患者,疗效优于丙米嗪。与电休克联合使用于重症抑郁症,可减少电休克次数。②缓解慢性疼痛。③治疗小儿遗尿症、儿童多动症。

(3)用法与用量。①口服:治疗抑郁症、慢性疼痛,1 次 25 mg,1 天 2～4 次,以后递增至 1 天 150～300 mg,分次服。维持量 1 天 50～200 mg。老年患者和青少年 1 天 50 mg,分次或夜间 1 次服。治疗遗尿症,睡前 1 次口服 10～25 mg。儿童多动症,7 岁以上儿童 1 次 10～25 mg, 1 天 2～3 次。②静脉注射或肌内注射:重症抑郁症、严重的抑郁状态,1 次 20～30 mg,1 天 3～ 4 次。患者能配合治疗后改为口服给药。

(4)注意事项:①严重心脏病、青光眼、前列腺增生伴有排尿困难、麻痹性肠梗阻、重症肌无力、甲状腺功能亢进、有癫痫病史、使用单胺氧化酶抑制药者禁用。严重肝、肾功能不全,支气管哮喘患者慎用。②不良反应比丙米嗪少且轻。常见口干、嗜睡、便秘、视物模糊、排尿困难、心悸。偶见心律失常、眩晕、运动失调、癫痫样发作、直立性低血压、肝损伤及迟发性运动障碍。有报道偶有加重糖尿病症状。③对易发生头晕、萎靡等不良反应者,可在晚间 1 次顿服,以免影响日常工作。④可导致光敏感性增加,应避免长时间暴露于阳光或日光灯下。⑤其他参见丙米嗪。

(5)药物相互作用:①与单胺氧化酶抑制药合用增强本品的不良反应。②与中枢神经系统抑制药合用,合用药的作用被增强。③与肾上腺素受体激动药合用,可引起严重的高血压与高热。④与胍乙啶合用,拮抗胍乙啶的降压作用。⑤与甲状腺素、吩噻嗪类药物合用,本品的作用被增强。⑥氯氮䓬、奥芬那君可增强本品的抗胆碱作用。

(二)去甲肾上腺素再摄取抑制药

该类药物选择性地抑制去甲肾上腺素(NA)的再摄取,用于以脑内 NA 缺乏为主的抑郁症,尤其适用于尿检 MH-PG(NA 的代谢物)显著减少的患者。这类药物的特点是奏效快,而镇静作用、抗胆碱作用和降压作用均比三环类抗抑郁药(TCAs)弱。

1.马普替林

(1)别名:麦普替林,路滴美,路地米尔,甲胺丙内乙蒽,吗丙啶,马普智林。

(2)作用与应用:本品为非典型抗抑郁药,选择性地抑制中枢神经元突触前膜对去甲肾上腺素(NA)的再摄取,但不能阻断对 5-羟色胺(5-HT)的再摄取。其抗抑郁效果与丙米嗪、阿米替林相似,且起效较快,不良反应较少。患者用药后,精神症状、对环境的适应能力及自制力均有改善。镇静作用与 TCAs 相当。对睡眠的影响与丙米嗪不同,延长 REMS 睡眠时间。口服、注射均可迅速吸收。静脉注射后 2 小时,海马体中的药物浓度最高,其次为大脑、小脑皮质、丘脑和中脑。主要经肝脏代谢,活性代谢物为去甲马普替林。主要用于治疗内源性抑郁症、迟发性抑郁症(更年期性抑郁症)、精神性抑郁症、反应性和神经性抑郁症、耗竭性抑郁症,亦可用于疾病或精神因素引起的抑郁状态(如产后抑郁、脑动脉硬化伴发抑郁、精神分裂症伴有抑郁)。可用于伴有抑郁、激越行为障碍的儿童及夜尿者。

(3)用法与用量。①口服:治疗期间,应对患者进行医疗监督,确定剂量时应个体化,并根据患者的情况和反应进行调整,以尽可能小的剂量达到治疗效果,并缓慢地增加剂量。每天用药量不宜超过 150 mg。轻至中度抑郁症,特别是用于治疗可以自行就诊的患者,1 次 25 mg,1 天 3 次;或 1 次 75 mg,1 天 1 次(黄昏顿服),应根据患者病情严重程度和反应而定,均用药至少 2 周。严重抑郁症,特别是住院患者,1 次 25 mg,1 天 3 次,或 75 mg,1 天 1 次,必要时根据患者反应,将每天剂量逐渐增至 150 mg,分数次或 1 次服用。儿童和青少年患者应逐渐增加剂量,开始用 25 mg,1 天 1 次。必要时根据患者的反应将每天剂量逐渐增至 25 mg,1 天 3 次;或 75 mg, 1 天 1 次。对青少年,可按具体情况将剂量增至接近成人的水平。老年患者逐渐增加剂量,开始用25 mg,1 天 1 次;必要时根据患者的反应将每天剂量逐渐增至 25 mg,1 天 3 次;或 75 mg,1 天 1 次。②静脉滴注:对急性严重抑郁症或口服抗抑郁药疗效不佳者可静脉给药,静脉滴注时将 25～50 mg 稀释于 0.9%氯化钠注射液或 5%葡萄糖注射液 250 mL 中,于 2～3 小时滴完,见效 后改为口服;静脉注射时,25～50 mg 稀释于 0.9%氯化钠注射液 10～20 mL 中缓慢注射,1 天剂 量不得超过 150 mg。

(4)注意事项:①对本品过敏、癫痫、伴有排尿困难的前列腺肥大、闭角型青光眼患者禁用。 心、肝、肾功能严重不全者,18 岁以下儿童及青少年,孕妇,哺乳期女性慎用。②不良反应与三环 类相似,但少而轻。以胆碱能拮抗症状最为常见,如口干、便秘、视物模糊等,尚可见嗜睡。偶可 诱发躁狂症、癫痫强直阵挛发作。对心脏的影响为延长 QT 间期,增加心率。③用于双相抑郁症 时,应注意诱发躁狂症出现。④应遵循剂量个体化原则,由小剂量开始,再根据症状和耐受情况 调整。⑤可与食物同服,以减轻胃部刺激。⑥老年人维持治疗时不宜在晚间睡前单次服药,仍以 分次服用为宜。⑦用药期间应避免驾驶车辆或操纵机器。⑧出现严重不良反应时应停药。停药 后本品的作用可持续 7 天,仍应继续观察服药期间的所有不良反应。无特异解毒药,可采取支持 和对症治疗。

(5)药物相互作用:①与单胺氧化酶抑制药合用可增强本品的不良反应。②其他参见丙 米嗪。

2.瑞波西汀

(1)别名:叶洛抒。

(2)作用与应用:本品是一种选择性去甲肾上腺素(NA)再摄取抑制药,通过选择性地抑制 突触前膜对 NA 再摄取,增强中枢去甲肾上腺素能神经的功能,从而发挥抗抑郁作用。对 5-羟 色胺(5-HT)的再摄取抑制作用微弱,对 α_1 受体和 M 受体几乎无亲和力,主要用于治疗抑郁症、 焦虑症。

(3)用法与用量。口服:开始 1 天 8 mg,分 2 次给药。用药 3～4 周视需要可增至 1 天 12 mg,分 3 次服。1 天剂量不得超过 12 mg。服用本品后不会立即减轻症状,通常症状的改善 会在服用后几周内出现。因此,即使服药后没有立即出现病情好转也不应停药,直到服药几个月 后医师建议停药为止。

(4)注意事项:①对本品过敏、肝功能不全、肾功能不全、有惊厥史(如癫痫患者)、闭角型青光 眼、前列腺增生、低血压、心脏病(如近期发生心血管意外事件)患者、孕妇及哺乳期女性禁用。儿童 及老年患者不宜使用。②可出现口干、便秘、多汗、排尿困难、静坐不能、眩晕或直立性低血压等。

(5)药物相互作用:①不应与单胺氧化酶抑制药同用。②本品主要经 CYP3A4 代谢,同时服 用能抑制 CYP3A4 活性的药物(包括红霉素等大环内酯类抗生素、咪唑类和三环类抗真菌药,如 酮康唑、氟康唑等)可能增加本品的血药浓度。

(三)选择性 5-羟色胺再摄取抑制药

本类药物(SSRIs)的化学结构完全不同于三环类抗抑郁药(TCAs),并且不具有 TCAs 的抗 胆碱、抗组胺及阻断 α 肾上腺素受体的不良反应。SSRIs 可以选择性地抑制 5-HT 转运体,拮抗 突触前膜对 5-HT 的再摄取。

1.氟西汀

(1)别名:氟苯氧丙胺,百忧解,优克,艾旭,奥麦伦,开克,金开克,奥贝汀,氟苯氧苯胺,氟烷 苯胺丙醚。

（2）作用与应用。本品是一种临床广泛应用的选择性 5-HT 再摄取抑制药（SSRIs），可选择性地抑制 5-HT 转运体，阻断突触前膜对 5-HT 的再摄取，延长和增加突触间隙 5-HT 的作用，从而产生抗抑郁作用，疗效与三环类药物相似。对肾上腺素能、组胺能、胆碱能受体的亲和力低，作用较弱，因而镇静、抗胆碱及心血管不良反应比三环类药小，耐受性与安全性优于三环类药。口服后吸收良好，易通过血-脑屏障，另有少量可分泌入乳汁中。在肝脏经 CYP2D6 代谢生成的活性代谢物去甲氟西汀也有抗抑郁作用。用于：①治疗伴有焦虑的各种抑郁症，尤宜用于老年抑郁症。②治疗惊恐状态，对广泛性焦虑障碍也有一定疗效。③治疗强迫障碍，但药物剂量应相应加大。④社交恐怖症、进食障碍（神经性贪食）。

（3）用法与用量。口服：①治疗抑郁症，最初治疗建议 1 天 20 mg，早餐后服用为宜，一般 4 周后才能显效。若未能控制症状，可考虑增加剂量，每天可增加 20 mg，最大推荐剂量 1 天 80 mg。维持治疗可以 1 天 20 mg。②强迫症，建议初始剂量为每天晨 20 mg，维持治疗可以 1 天 20～60 mg。③神经性贪食，建议 1 天 60 mg。④惊恐障碍，初始剂量为 1 天 10 mg，1 周后可逐渐增加至 1 天 20 mg，如果症状没有有效控制，可适当增加剂量至 1 天 60 mg。老年人开始 1 天 10 mg，加药速度应放慢。

（4）注意事项：①对本品过敏者禁用。有癫痫病史、双相情感障碍病史、急性心脏病、自杀倾向、出血倾向者，儿童、孕妇及哺乳期女性慎用。②不良反应较轻，大剂量时耐受性较好。常见的不良反应有失眠、恶心、易激动、头痛、运动性焦虑、精神紧张、震颤等，多发生于用药初期。有时出现皮疹（3%），大剂量用药（1 天 40～80 mg）时可出现精神症状，约 1% 的患者发生狂躁或轻躁狂。长期用药常发生食欲缺乏或性功能下降。③本品及其活性代谢产物的半衰期较长，原则上停药时无须逐渐减量，但应考虑药物的蓄积作用。目前已经有关于本品撤药后出现停药反应的病例报道，所以停药仍应慎重，逐渐减量，忌突然停药。④服药期间不宜驾驶车辆或操作机器。⑤肝、肾功能损害患者的剂量应适当减少。⑥应注意密切观察在药物使用过程中特别是初期和剂量变动期时，患者的行为异常和精神情绪异常，及时发现并制止恶性事件发生。

（5）药物相互作用：①本类药物禁止与单胺氧化酶抑制药合用。在停用本类或单胺氧化酶抑制类药 14 天内禁止使用另一种药物，否则可能引起 5-HT 综合征（临床表现为高热、肌肉强直、肌阵挛、精神症状，甚至会出现生命体征的改变）。②与其他 5-HT 活性药物（锂盐、色氨酸、曲马多、圣·约翰草，或其他 SSRIs、SNRIs 和 TCAs）合用，可能会增加并导致 5-HT 能神经的活性亢进，而出现 5-HT 综合征。③与西沙必利、硫利达嗪、匹莫齐特、特非那定合用会引起心脏毒性，导致 QT 间期延长、心脏停搏等。应禁止合用。④与肝微粒体酶 CYP2D6 或者其他 CYP 同工酶的抑制药或作用底物（如西咪替丁、阿米替林、奋乃静、马普替林、丙米嗪、利托那韦、丁螺环酮、阿普唑仑等）合用，可使本品的血药浓度升高。⑤与 CYP 诱导剂（如卡马西平、苯巴比妥、苯妥英等）合用，会降低本品的血药浓度与药效。⑥与降血糖药合用可降低血糖，甚至导致低血糖症发生。停用本品时血糖升高。故在使用本品和停药后一段时间应监测血糖水平，及时采取干预措施。⑦SSRIs、5-HT 及 NA 双重再摄取抑制药（SNRIs）均有能增加出血的风险，特别是在与阿司匹林、华法林和其他抗凝血药合用时。⑧与地高辛合用可能会增加其血药浓度，增加发生洋地黄中毒的风险。

2.帕罗西汀

（1）别名：赛乐特，氟苯哌苯醚，帕罗克赛，乐友。

（2）作用与应用：本品为选择性 5-HT 再摄取抑制药（SSRIs），可选择性地抑制 5-HT 转运体,阻断突触前膜对 5-HT 的再摄取,通过增高突触间隙 5-HT 浓度而产生抗抑郁作用。常用剂量时,除微弱地抑制 NA 和 DA 的再摄取外,对其他递质无明显影响。抗抑郁疗效与三环类抗抑郁药相似,作用比三环类抗抑郁药快,远期疗效比丙米嗪好,而抗胆碱作用、体重增加、对心脏影响及镇静等不良反应均较三环类抗抑郁药轻。口服可完全吸收,生物利用度为 50%。有首过效应。血浆半衰期为 24 小时,老年人半衰期会延长。用于治疗抑郁症,适合治疗伴发焦虑症状的抑郁症患者;亦可用于强迫症、惊恐障碍与社交恐怖症的治疗。

(3)用法与用量。口服:通常 1 天剂量范围在 20～50 mg,一般从 20 mg 开始,1 天 1 次,早餐时顿服,连续用药 3 周。以后根据临床反应增减剂量,每次增减 10 mg,间隔不得少于 1 周。最大推荐剂量为 1 天 50 mg(治疗强迫症可达 60 mg/d)。老年人或肝、肾功能不全者可从 1 天 10 mg 开始,1 天最高用量不超过 40 mg。对于肌酐清除率＜30 mL/min 的患者,推荐剂量为 1 天 20 mg。

(4)注意事项:①对本品过敏者禁用。孕妇和哺乳期女性不宜使用。有癫痫或躁狂病史、闭角型青光眼、有出血倾向、有自杀倾向者或严重抑郁状态病史者慎用。肝、肾功能不全者仍可安全使用,但应降低剂量。②不良反应轻微而短暂,常见的有轻度口干、恶心、畏食、便秘、头痛、震颤、乏力、失眠和性功能障碍。偶见神经性水肿、荨麻疹、直立性低血压。罕见锥体外系反应的报道。③服用本品前后 2 周内不能使用单胺氧化酶抑制类药(MAOIs)。④一次性给药后可出现轻微的心率减慢、血压波动,一般无临床意义,但对有心血管疾病或新发现有心肌梗死者应注意其反应。⑤本品服用 1～3 周方可显效,用药时间足够长才可巩固疗效。抑郁症、强迫症、惊恐障碍的维持治疗期均较长。⑥有报道迅速停药可引起停药综合征,表现为睡眠障碍、激惹或焦虑、恶心、出汗、意识模糊。为避免停药反应,推荐撤药方案:根据患者耐受情况,如果能够耐受,以每周 10 mg 的速度减量,至 1 天 20 mg 的剂量应维持口服 1 周再停药;如果不能耐受可降低所减剂量,如患者反应强烈,则可考虑恢复原剂量。停药后,药物的作用还可持续 5 周,故仍需继续监测服药期间的所有反应。⑦与食物、水同服可避免胃部刺激。患者由抑郁症转为躁狂症时应中断用药,必要时给予镇静药。⑧用药期间不宜驾驶车辆或从事机械操作、高空作业。⑨用药前后及用药时应当检查或监测肝功能、肾功能、血压、脉搏、血常规、心电图。⑩过量时可出现恶心、呕吐、震颤、瞳孔散大、口干、烦躁、出汗和嗜睡。无特殊解救药,可按其他抗抑郁药过量中毒的解救方法处理。

(5)药物相互作用:参见氟西汀。

(四)非典型抗抑郁药

非典型抗抑郁药包括一、二、三、四环结构的化合物,有的(如阿莫沙平)虽属三环结构,但中央杂环结构与三环类抗抑郁药(TCAs)有明显的不同。非典型抗抑郁药的作用机制比较复杂,大部分也是通过影响单胺神经递质的再摄取或代谢过程发挥抗抑郁作用。

(五)新型抗抑郁药

如阿戈美拉汀,是一种褪黑素受体激动剂和 $5-HT_{2c}$ 受体拮抗剂。动物研究结果显示,本品能校正昼夜节律紊乱动物模型的昼夜节律,使节律得以重建,在多种抑郁症动物模型中显示出抗抑郁作用;能特异性地增加前额皮质去甲肾上腺素和多巴胺的释放,细胞外 5-羟色胺水平未见明显影响。对单胺再摄取无明显影响,对 α、β 肾上腺素受体,组胺受体,胆碱能受体,多巴胺受体及苯二氮䓬类受体无明显亲和力;人体研究中,本品对睡眠具有正向的时相调整作用,诱导睡眠时相提前,降低体温,引发类褪黑素作用。口服 1～2 小时达血药峰浓度,高剂量时,首过效应达到饱和。

进食(标准饮食或高脂饮食)不影响生物利用度或吸收率。主要经细胞色素P450 1A2(CYPIA2)(90%)和CYP2C9/19(10%)代谢,与这些酶有相互作用的药物可能会降低或提高本品的生物利用度。用于治疗成人抑郁症。对老年(≥65 岁)患者的疗效尚未得到明确证实。

四、抗焦虑药

焦虑症又称为焦虑性神经症,其病因及发病机制目前尚不明确。在研究参与焦虑形成和发展的机制中发现,边缘系统中的下丘脑、杏仁核、海马体是主要的焦虑、恐惧产生的解剖部位。与上述部位有纤维联系的蓝斑核、额叶皮质等功能结构的改变,会引起焦虑及恐惧的产生。脑内兴奋性和抑制性神经递质的失衡也是疾病发生的可能机制之一。目前临床治疗焦虑症的药物主要如下。

(一)苯二氮䓬类

苯二氮䓬(BDZ)类药在临床治疗焦虑症属于一线主要药物,它们对海马体和杏仁核具有高度的选择作用,针对上述部位的 BDZ 受体,加强 GABA 能神经传递所起的抑制作用,从而增强杏仁核、下丘脑腹中部核皮质运动区引起的海马神经元抑制性放电活动,达到抗焦虑的作用。常用的 BDZ 类药物一般均有效,但以强效-中效类为佳,比如阿普唑仑、地西泮、劳拉西泮、艾司唑仑、氯硝西泮、奥沙西泮、氟西泮、溴西泮等。但是,现有的 BDZ 类抗焦虑药还是有严重缺点的,可导致困倦、易激、头晕,最为突出的是发生依赖性和耐受性,尤其在长期大剂量使用及突然停药时都会产生不良反应。

(二)其他抗焦虑药

丁螺环酮等药。

五、精神兴奋药

(一)哌甲酯

为精神兴奋药,通过拮抗中枢神经系统内 DA 转运体,起到抑制 DA 再摄取的作用。能提高精神活动,促使思路敏捷、精神振作,可对抗抑郁症。作用比苯丙胺弱,不良反应亦较少。并可制止小儿好动,使小儿安静、注意力集中。呼吸兴奋作用及拟交感作用弱。长期用药可产生依赖性。口服易吸收,存在首过效应,1 次服药作用可维持 4 小时左右,控释剂能使达峰时间延迟至6～8 小时。用于:①消除催眠药引起的嗜睡、倦怠及呼吸抑制。②治疗儿童多动综合征、脑功能失调。③治疗抑郁症、痴呆、创伤性脑损伤等(国外报道)。

对本品过敏、青光眼、严重焦虑、激动或过度兴奋禁用。癫痫、高血压、有药物或乙醇滥用史和成瘾史及精神病患者(处于兴奋性症状期间)慎用。

(二)苯丙胺

作用与麻黄碱相似,但对中枢的兴奋作用较强。主要作用于大脑皮质和网状激活系统,使之保持机灵警觉状态。亦可作用于外周,能使支气管平滑肌松弛,通过刺激化学感受器反射性地兴奋呼吸,同时使血压微升。本品可以增加神经元兴奋性,降低痫性发作阈值。口服易为胃肠道吸收,经肝代谢,随酸性尿排出,而碱性尿排出较缓慢。$t_{1/2}$ 为 10～12 小时。由于本品成瘾性强,长期使用产生依赖性、耐受性,我国按一类精神药品管理。主要用于:①各种精神抑制状态、发作性睡病、老年性沉思抑郁、TCAs 不适用时,以及中枢神经抑制药中毒等。②雾化吸入可缓解鼻炎的阻塞症状。

(李　恒)

第五节 镇静催眠药

一、苯二氮䓬类

(一)长效类

典型代表药物有地西泮。

1.别名

安定,苯甲二氮䓬。

2.作用与应用

本品为苯二氮䓬(BDZ)类药物的代表药。BDZ类药物为中枢神经抑制药,小剂量有抗焦虑作用,随着剂量的渐增可显示镇静、催眠、抗惊厥、抗癫痫及中枢性肌肉松弛作用。BDZ类药物主要是通过加强γ-氨基丁酸(GABA)能神经元的抑制效应发挥作用。可通过促进GABA与GABAA受体的结合,也可通过提高Cl⁻通道开放频率增强GABA对GABAA受体的作用,发挥中枢抑制效应。主要用于:①焦虑症及各种功能性神经症。②失眠:尤对焦虑性失眠疗效极佳。③癫痫:静脉注射控制癫痫持续状态,同时需用其他抗癫痫药巩固与维持;亦可与其他抗癫痫药合用,治疗癫痫强直阵挛发作或失神发作。④各种原因引起的惊厥:如子痫、破伤风、小儿高热、药物中毒等引起的惊厥。⑤缓解局部肌肉或关节炎症引起的反射性肌肉痉挛,上运动神经元的病变、手足徐动症和僵人综合征的肌肉痉挛,颞颌关节病变引起的咬肌痉挛,脑卒中或脊髓损伤性中枢性肌强直或腰肌劳损、内镜检查等。⑥作为麻醉前给药:可缓解患者对手术的恐惧情绪,减少麻醉药用量,增加其安全性,使者对手术中的不良刺激在术后不复记忆,这些作用优于吗啡和氯丙嗪。⑦其他:偏头痛、紧张性头痛,呃逆,惊恐症,乙醇戒断综合征,家族性、老年性及特发性震颤等。

3.用法与用量

(1)口服:抗焦虑,1次2.5~10 mg,1天3次。催眠,5~10 mg睡前服。麻醉前给药,1次10 mg。急性乙醇戒断,第1天1次10 mg,1天3~4次,以后按需要减少到1次5 mg,1天3~4次。抗惊厥、抗癫痫,1次2.5~10 mg,1天2~4次。缓解肌肉痉挛,1次2.5~5 mg,1天3~4次。儿童,1岁以下1天1~2.5 mg;幼儿1天不超过5 mg;5~10岁1天不超过10 mg,均分3次服。

(2)静脉注射:成人基础麻醉,10~30 mg。癫痫持续状态,开始5~10 mg,每隔5~10分钟可按需要重复,达30 mg后必要时每2~4小时重复治疗。静脉注射要缓慢。儿童1次0.25~0.5 mg/kg,但1次不能超过20 mg,缓慢注射。

4.注意事项

(1)本品可致嗜睡、轻微头痛、乏力、运动失调,与剂量有关。老年患者更易出现以上反应。偶见低血压、呼吸抑制、视物模糊、皮疹、尿潴留、忧郁、精神错乱、白细胞减少。用药过量可出现持续的精神错乱、严重嗜睡、颤抖、语言不清、蹒跚、心动过缓、呼吸急促或困难、严重乏力。少数人出现兴奋不安。久用可产生耐受性和依赖性,故不宜长期应用。不可突然停药,否则可出现反跳现象和戒断症状(出现失眠、焦虑、兴奋、心动过速、呕吐、出汗及震颤,甚至惊厥)。宜从小剂量用起。

(2)静脉注射时速度宜慢,至少历时 5 分钟以上注完,否则可引起心血管和呼吸抑制,静脉注射后应卧床观察 3 小时以上。在注射过程中患者出现嗜睡现象时,应立刻停止注射。

(3)剂量不宜过大,必要时可分次使用,分次注射时,总量应从初量算起;因属于长效药,原则上不应做连续静脉滴注。注射液不宜与其他药物或溶液混合。误入动脉可引起动脉痉挛,导致坏疽。

5.药物相互作用

(1)与中枢神经系统抑制药(如乙醇、全麻药、镇痛药、吩噻嗪类药物、单胺氧化酶 A 型抑制药、三环类抗抑郁药)、可乐定、筒箭毒碱、加拉碘铵合用,作用相互增强。

(2)与抗高血压药和利尿降压药合用,降压作用增强。

(3)与地高辛合用,地高辛的血药浓度增加。

(4)与左旋多巴合用,左旋多巴的疗效降低。

(5)与影响肝药酶细胞色素 P_{450} 的药物合用,可发生复杂的相互作用:卡马西平、苯巴比妥、苯妥英、利福平为肝药酶的诱导剂,可增加本品的消除,使血药浓度降低;异烟肼为肝药酶的抑制药,可减少本品的消除,使半衰期延长。

(6)茶碱可逆转本品的镇静作用。高剂量咖啡与地西泮同服可干扰其抗焦虑作用。

(7)酗酒可明显增强地西泮的中枢抑制作用。吸烟可使地西泮的血浆半衰期明显缩短,疗效降低。

(8)与其他易成瘾的药物合用时,成瘾的危险性增加。

(二)中效类

如艾司唑仑,又称舒乐安定、三唑氯安定,为高效苯二氮䓬类镇静催眠药,作用与地西泮相似,具有较强的镇静、催眠、抗惊厥、抗焦虑作用,以及较弱的肌肉松弛作用。本品作用于 BDZ 受体,加强中枢神经内 GABA 受体作用,影响边缘系统功能而抗焦虑。可明显缩短或取消非快动眼睡眠(NREM)的第 4 期(减少发生于此期的夜惊或梦游症),阻滞对网状结构的激活,产生镇静催眠作用,且具有广谱抗惊厥作用,对癫痫强直阵挛发作、失神发作有一定疗效。口服吸收较快,2 小时血药浓度达峰值,$t_{1/2}$ 为 10～24 小时;2～3 天血药浓度达稳态。血浆蛋白结合率约为93%。在肝脏中主要经 CYP3A 代谢,经肾脏排泄缓慢。可通过胎盘,分泌入乳汁中。用于:①各种类型的失眠:催眠作用强,口服后 20～60 分钟可入睡,维持 5～8 小时。②焦虑、紧张、恐惧及癫痫强直阵挛发作、失神发作。③术前镇静、创伤性和神经性疼痛。

(三)短效类

如奥沙西泮,又称舒宁,去甲羟基安定,羟苯二氮䓬,氯羟氧二氮䓬。本品为地西泮、氯氮䓬的主要活性代谢产物,属短、中效的 BDZ 类药,作用与地西泮相似,但较弱,嗜睡、共济失调等不良反应较少。对焦虑、紧张、失眠、头晕及部分神经症均有效。对控制癫痫强直阵挛发作、失神发作也有一定作用。口服吸收后 2～3 小时血药浓度达峰值,$t_{1/2}$ 为 4～15 小时。能透过胎盘屏障,并能从乳汁中分泌。用于焦虑障碍、伴有焦虑的失眠,并能缓解急性乙醇戒断症状。

(四)超短效类

如咪达唑仑,又称速眠安、咪唑安定、咪唑二氮䓬,具有典型的苯二氮䓬类药理活性,可产生抗焦虑、镇静、催眠、抗惊厥及肌肉松弛作用。肌内注射或静脉注射后可产生短暂的顺行性记忆缺失,使患者不能回忆起在药物高峰期间所发生的事情。本品作用特点为起效迅速,而持续时间短。可缩短入睡时间(一般只需 20 分钟),延长总睡眠时间,而对快波睡眠(REM)无影响,次晨醒后患者可感到精力充沛、轻松愉快。无耐受性和戒断症状或反跳。毒性小,安全范围大。本品口服与肌内注射均吸收迅速而完全,血浆蛋白结合率为 97%,消除半衰期为 1.5～2.5 小时(充血性心力衰竭患者 $t_{1/2}$ 可延长 2～3 倍)。长期用药无蓄积作用。用于:①治疗失眠症。②外科手术或器械性诊断检查(如心血管造影、心律转复、支气管镜检查、消化道内镜检查等)时进行诱导睡眠用。③全麻或局部麻醉时辅助用药。

二、巴比妥类

(一)长效类

如苯巴比妥,又称鲁米那,为长效巴比妥类,随着剂量的增加,其中枢抑制的程度和范围逐渐加深和扩大,可依次出现镇静、催眠、抗惊厥和抗癫痫、麻醉等作用。大剂量对心血管系统也有抑制作用,10 倍的催眠量可引起呼吸中枢麻痹而致死。由于安全性差,易发生依赖性,其应用已日渐减少。本品还能增强解热镇痛药的作用,并能诱导肝脏微粒体葡萄糖醛酸转移酶活性,促进胆红素与葡萄糖醛酸结合,降低血浆胆红素浓度,治疗新生儿高胆红素血症(核黄疸)。因具有肝药酶诱导作用,不仅加速自身的代谢,还可加速其他多种药物的代谢,用于以下情况。①镇静:如焦虑不安、烦躁、甲状腺功能亢进、高血压、功能性恶心、小儿幽门痉挛等症。②催眠:偶用于顽固性失眠症,但醒后往往有疲倦、嗜睡等后遗效应。③抗惊厥:能对抗中枢兴奋药中毒或高热、破伤风、脑炎、脑出血等疾病引起的惊厥。④抗癫痫:对癫痫强直阵挛发作、简单部分发作(出现作用快)及癫痫持续状态有良效;对癫痫失神发作疗效差;而对复杂部分发作则往往无效,且单用本品治疗时还可能使发作加重。⑤麻醉前给药。⑥与解热镇痛药配伍,以增强其作用。⑦治疗新生儿高胆红素血症。⑧鲁米托品片用于自主神经功能失调所致的头痛、呕吐、颤抖、胃肠道紊乱性腹痛等。

(二)中效类

如异戊巴比妥,作用与苯巴比妥相似,但起效快(15～30 分钟),且持续时间较短(3～6 小时)。对中枢神经系统的抑制作用因剂量不同而表现为镇静、催眠、抗惊厥等。主要用于镇静、催眠(适用于难入睡者)、抗惊厥(如小儿高热、破伤风惊厥、子痫、癫痫持续状态等)及麻醉前给药。

(三)短效类

如司可巴比妥钠,又称速可眠,为短效巴比妥类,因剂量不同而表现为镇静、催眠、抗惊厥作用。其催眠作用与异戊巴比妥相同,作用快(15～20 分钟起效),持续时间短(约 3 小时)。主要用于入睡困难的失眠患者;也可用于镇静、抗惊厥(小儿高热惊厥、破伤风惊厥、子痫、癫痫持续状态)及麻醉前给药。

(四)超短效类

如硫喷妥钠,为超短时间作用的巴比妥类药物,脂溶性高。静脉注射后迅速通过血-脑屏障,对中枢神经系统产生抑制作用,起效迅速,持续时间短,主要具有全身麻醉作用。可用于静脉麻醉、诱导麻醉、基础麻醉和抗惊厥。

三、其他镇静催眠药

如水合氯醛、唑吡坦、佐匹克隆等。

(李 恒)

第六节　镇　痛　药

一、吗啡

(一)别名
美菲康,美施康定,路泰,锐力通,史尼康。

(二)作用与应用
本品为阿片受体激动药。主要作用于中枢神经系统、胃肠道、胆道平滑肌、心血管系统及免疫系统。用于以下情况。

(1)镇痛,吗啡对多种原因引起的疼痛均有效,可缓解或消除严重创伤、烧伤、手术等引起的剧痛及晚期癌症疼痛;对内脏平滑肌痉挛引起的绞痛,如胆绞痛、肾绞痛加用解痉药(如阿托品)可有效缓解;对心肌梗死引起的剧痛,除能缓解疼痛和减轻焦虑外,其扩血管作用可减轻患者心脏负担;但对神经压迫性疼痛疗效较差。吗啡镇痛效果与个体对药物的敏感性及疼痛程度有关,应根据不同患者对药物的反应性来调整用量。久用易成瘾,除癌症剧痛外,一般仅短期应用于其他镇痛药无效时。诊断未明前慎用,以免掩盖病情而延误诊断。

(2)心源性哮喘,对于左心衰竭突发急性肺水肿所致的呼吸困难(心源性哮喘),除应用强心苷、氨茶碱及吸入氧气外,静脉注射吗啡可迅速缓解患者的气促和窒息感,促进肺水肿液的吸收。其机制可能是由于吗啡扩张外周血管,降低外周阻力,减轻心脏前、后负荷,有利于肺水肿的消除;其镇静作用又有利于消除患者的焦虑、恐惧情绪。此外,吗啡降低呼吸中枢对二氧化碳的敏感性,减弱过度的反射性呼吸兴奋,使急促浅表的呼吸得以缓解,也有利于心源性哮喘的治疗。对其他原因(如尿毒症)引起的肺水肿也可应用。

(3)麻醉前给药,以保持患者安静并进入嗜睡状态。与麻醉药合用增强麻醉药的麻醉效果。

(4)偶用于恐惧性失眠、镇咳、止泻(适用于减轻急、慢性消耗性腹泻症状,可选用阿片酊或复方樟脑酊;如伴有细菌感染,应同时服用抗生素)。

(三)用法与用量

1.口服

成人1次5~15 mg,1天15~60 mg;极量1次30 mg,1天100 mg;缓释片和控释片1次10~20 mg,每12小时整片吞服,视镇痛效果调整剂量。

2.皮下注射

成人1次5～15 mg,1天15～40 mg。极量1次20 mg,1天60 mg。儿童1次0.1~0.2 mg/kg。

3.静脉注射

成人1次5~10 mg。

4.硬脊膜外腔注射

成人手术后镇痛,自腰椎部位注入硬脊膜外间隙,1次极量5 mg,胸脊部位1次2~3 mg,按一定的间歇时间可重复给药多次。

5.静脉滴注

小儿较大手术后镇痛,1 次 0.02～0.25 mg/(kg·h)。

6.舌下给药

儿童扁桃体切除术后镇痛,0.1 mg/kg。

(四)注意事项

(1)对本品或其他阿片类药物过敏、颅内压增高或颅脑损伤、慢性阻塞性肺疾病、支气管哮喘、急性左心衰竭晚期伴呼吸衰竭、肺源性心脏病代偿失调、前列腺肥大、排尿困难等患者和孕妇、哺乳期女性、新生儿、婴儿、诊断不明的疼痛及分娩止痛(吗啡对抗缩宫素对子宫的兴奋作用而延长产程,且能通过胎盘屏障或经乳汁分泌,抑制新生儿和婴儿呼吸)患者禁用。心律失常,胃肠道手术后肠蠕动未恢复时,惊厥或有惊厥史,精神失常有自杀倾向,肝、肾功能不全患者,老年人及小儿慎用。

(2)治疗量可引起眩晕、恶心、呕吐、便秘、呼吸抑制、尿少、排尿困难(老年人多见)、胆道压力升高甚至胆绞痛、直立性低血压(低血容量者易发生)和免疫抑制等。偶见烦躁不安等情绪改变。

(3)长期反复应用易产生耐受性和药物依赖性。后者表现为生理依赖性,一旦停药则产生难以忍受的戒断症状,如兴奋、失眠、流泪、流涕、出汗、呕吐、腹泻,甚至虚脱、意识丧失等。患者出现病态人格,有明显强迫性觅药行为,即出现成瘾性(因用药出现的欣快、心情舒畅、情绪高涨及飘飘欲仙等而产生瘾癖)。成瘾者有一种内在的渴求,驱使用药者不顾一切不断地寻觅和使用该药,以达到享受用药带来的欣快感和避免停药所致的戒断症状的目的。由此导致药物滥用,给社会带来极大的危害。

(4)按常规剂量连用 2～3 周即可产生耐受性,剂量越大,给药间隔越短,耐受发生越快越强,且与其他阿片类药物有交叉耐受性。

(5)本品为国家特殊管理的麻醉药品,必须严格按相关规定管理。

(6)硬脊膜外腔注射时,应监测呼吸(24 小时)及循环(12 小时)功能。

(7)过量可致急性中毒,主要表现为昏迷、深度呼吸抑制、瞳孔极度缩小(针尖样瞳孔),常伴有血压下降、严重缺氧及尿潴留。呼吸麻痹是致死的主要原因。抢救措施为人工呼吸、给氧及静脉或肌内注射阿片受体阻断药纳洛酮 0.4～0.8 mg,必要时 2～3 分钟可重复 1 次;或将纳洛酮 2 mg 溶于 0.9% 氯化钠注射液或 5% 葡萄糖注射液 500 mL 内静脉滴注。

(8)控(缓)释片必须整片完整地吞服,切勿嚼碎或掰开服用。

(五)药物相互作用

(1)与吩噻嗪类、镇静催眠药、三环类抗抑郁药、抗组胺药、硫喷妥钠、哌替啶、可待因、美沙酮、芬太尼等合用,可加剧和延长本品的呼吸抑制作用。

(2)与抗高血压药(如胍乙啶、美卡拉明)、利尿药(如氢氯噻嗪)、左旋多巴、金刚烷胺、利多卡因、普鲁卡因胺等同用,可发生直立性低血压。

(3)与二甲双胍合用,增加乳酸性酸中毒的危险。

(4)与 M 胆碱受体阻断药(尤其阿托品)合用,便秘加重,增加麻痹性肠梗阻和尿潴留的危险性。

(5)与西咪替丁合用可引起呼吸暂停、精神错乱、肌肉抽搐等。

(6)与头孢菌素类、林可霉素、克林霉素、青霉素等合用可诱发假膜性肠炎,出现严重的水样腹泻。

（7）本品可增强氮芥、环磷酰胺的毒性。

（8）与纳曲酮、卡马西平合用出现阿片戒断症状。

（9）本品注射液禁与氯丙嗪、异丙嗪、氨茶碱、巴比妥类、苯妥英钠、碳酸氢钠、肝素、哌替啶、磺胺嘧啶等药物混合注射，以免发生浑浊和沉淀。

二、阿片受体部分激动药与激动-拮抗药

主要代表药物为布托啡诺。

（一）别名

环丁羟吗喃，环丁甲二羟吗喃，丁啡喃，诺扬。

（二）作用与应用

本品为阿片受体部分激动药，即激动 κ 受体，对 μ 受体有弱的竞争性拮抗作用。镇痛效力和呼吸抑制作用是吗啡的 3.5～7 倍，但呼吸抑制程度不随剂量增加而加重。对胃肠道平滑肌的兴奋作用较吗啡弱。本品可增加外周血管阻力和肺血管阻力而增加心脏做功，故不能用于心肌梗死的疼痛。口服可吸收，首过消除明显，生物利用度低（<17%）。肌内注射吸收迅速而完全，10 分钟起效，作用持续 4～6 小时。可透过胎盘和乳汁。主要经肝脏代谢，大部分代谢产物和少量原形（5%）随尿排出。用于：①缓解中、重度疼痛。如术后、创伤和癌症疼痛及平滑肌痉挛引起的疼痛（肾或胆绞痛）等，对急性疼痛的止痛效果好于慢性疼痛。②作麻醉前用药。③各种原因引起的干咳。

（三）用法与用量

1.口服

1 次 4～16 mg，每 3～4 小时 1 次。

2.肌内注射

一般 1 次 1～4 mg，必要时间隔 4～6 小时重复 1 次。麻醉前用药，于手术前 60～90 分钟肌内注射 2 mg。

3.静脉注射

1 次 0.5～2 mg。

4.经鼻喷药

一般初始剂量 1 mg，若 1～1.5 小时未有较好的镇痛效果，可再喷 1 mg。必要时，给予初始剂量后 3～4 小时可再次给药。用于剧痛，初始剂量可为 2 mg。患者可在止痛后休息和保持睡意，这种情况下 3～4 小时内不要重复给药。

（四）注意事项

（1）对本品过敏者、对那可丁依赖（因本品具有阿片拮抗特性）及 18 岁以下的患者禁用。

（2）不良反应主要为嗜睡、头晕、恶心和/或呕吐、出汗。较少见头痛、眩晕、飘浮感、精神错乱。偶见幻觉、异常梦境、人格解体感、心悸、皮疹。

（3）用药期间应避免饮酒，不宜从事机械操作或驾驶。

（4）久用产生依赖性。

（5）对阿片类药物依赖的患者，本品可诱发戒断症状。

（6）纳洛酮可拮抗本品的呼吸抑制作用。

（五）药物相互作用

（1）与中枢神经系统抑制药（如乙醇、巴比妥类、安定药、抗组胺药）合用会导致抑制中枢神经系统的作用加强。

（2）与影响肝脏代谢的药物（如西咪替丁、红霉素、茶碱等）合用应减小起始剂量并延长给药间隔时间。

三、其他镇痛药

如布桂嗪，为速效镇痛药，镇痛作用约为吗啡的1/3，但比解热镇痛药强。口服10～30分钟后或皮下注射10分钟后起效，持续3～6小时。对皮肤、黏膜和运动器官的疼痛有明显的抑制作用，对内脏器官疼痛的镇痛效果较差。呼吸抑制和胃肠道作用较轻。此外，尚有中枢抑制、镇咳、降压、增加下肢及脑血流量、抗组胺、利胆和麻醉等作用。有成瘾性。用于偏头痛、三叉神经痛、炎症性及创伤性疼痛、关节痛、痛经及晚期癌症疼痛等。

曲马多为非阿片类中枢性镇痛药、合成的可待因类似物，具有较弱的 μ 受体激动作用，与 μ 受体的亲和力为吗啡的1/6 000，并能抑制去甲肾上腺素和5-羟色胺再摄取。镇痛效力与喷他佐辛相当。有镇咳作用，镇咳效力为可待因的1/2。呼吸抑制作用弱，对胃肠道无影响，也无明显的心血管作用。因对呼吸和心血管系统影响较小，本品较适用于老年人和患有呼吸道疾病患者的镇痛。用于急性胰腺炎患者的镇痛较安全。长期应用也可成瘾。口服、注射吸收均好，口服后10～20分钟起效，25～30分钟达峰值，作用维持4～8小时。用于中至重度急、慢性疼痛，如手术、创伤、分娩和晚期癌症疼痛，心脏病突发性痛，关节痛，神经痛，劳损性疼痛，骨折和肌肉骨骼疼痛，牙痛等；也可作为肾结石和胆结石体外电击波碎石术中的重要辅助用药。

（李　恒）

第七节　中枢兴奋药

中枢兴奋药是指能选择性地兴奋中枢神经系统，从而提高其功能活动的一类药，当中枢神经处于抑制状态或功能低下、紊乱时使用此类药物。中枢兴奋药与抢救危重症密切相关。这类药物主要作用于大脑皮质、延髓和脊髓，具有一定程度的选择性。主要包括苏醒药、精神兴奋药（如哌甲酯、苯丙胺、托莫西汀、莫达非尼、匹莫林等也都具有中枢神经兴奋作用）及大脑复健药（γ-氨基丁酸）等。苏醒药常用的有尼可刹米、二甲弗林、洛贝林、戊四氮、乙胺硫脲、细胞色素C等，用于治疗疾病或药物引起的呼吸衰竭及中枢抑制。

一、主要兴奋大脑皮质的药物

（一）咖啡因

1.别名

咖啡碱，无水咖啡因，甲基可可碱。

2.作用与应用

本品中枢兴奋作用较弱。小剂量咖啡因增强大脑皮质兴奋过程、振奋精神、减轻疲劳、改善思维;较大剂量可直接兴奋延髓呼吸中枢及血管运动中枢,当其处于抑制状态时,作用更为明显。此外,还有弱利尿作用(增加肾小球的血流量,减少肾小管的重吸收)。口服后容易吸收,峰浓度及血药浓度随用量而异。用于以下情况。

(1)解救因急性感染中毒,催眠药、麻醉药、镇痛药中毒引起的呼吸及循环衰竭。

(2)与溴化物合用治疗神经官能症,使大脑皮质的兴奋、抑制过程恢复平衡。

(3)与阿司匹林、对乙酰氨基酚组成复方制剂治疗一般性头痛,与麦角胺合用治疗偏头痛。

(4)小儿多动症(注意力缺陷综合征)。

(5)防治未成熟新生儿呼吸暂停或阵发性呼吸困难。

3.用法与用量

(1)皮下或肌内注射:安钠咖注射液解救中枢抑制,成人1次1~2 mL,1天2~4 mL;极量1次3 mL,1天12 mL。小儿1次8 mg/kg,必要时可每4小时重复1次。

(2)口服:安钠咖片治疗中枢性呼吸及循环衰竭,1次1片,1天4次,餐后服;极量1次2片(咖啡因0.3 g),1天10片(咖啡因1.5 g)。麦角胺咖啡因片用于偏头痛,1次1~2片,1天总量不超过6片。调节大脑皮质活动,口服咖溴合剂,1次10~15 mL,1天3次,餐后服。

4.注意事项

(1)胃溃疡患者禁用。孕妇慎用(动物试验表明本品可引起仔鼠先天性缺损,骨骼发育迟缓)。

(2)偶有过量服用可致恶心、头痛或失眠,长期过多服用可出现头痛、紧张、激动、焦虑,甚至耐受性。过量的表现为烦躁、恐惧、耳鸣、视物不清、肌颤、心率增快及期前收缩。

(3)咖啡因的成人致死量一般为10 g,有死于肝性脑病的报道。

(4)婴儿高热宜选用不含咖啡因的复方制剂。

(5)用药过量时宜静脉滴注葡萄糖氯化钠注射液,同时静脉注射20%甘露醇注射液,以加快药物排泄;烦躁不安或惊厥时可用短效巴比妥类药进行控制,同时给予相应的对症治疗和支持疗法。

5.药物相互作用

(1)异烟肼和甲丙氨酯能提高本品的组织浓度达55%,使作用增强。

(2)口服避孕药可减慢本品的清除率。

(二)甲氯芬酯

1.别名

氯酯醒,遗尿丁,特维知。

2.作用与应用

本品是一种中枢兴奋药,对于抑制状态的中枢神经系统有明显的兴奋作用。主要作用于大脑皮质,能促进脑细胞的氧化还原代谢,增加对糖的利用,并能调节细胞代谢。用于:①颅脑外伤性昏迷、新生儿缺氧症及其他原因所致的意识障碍。②乙醇中毒及某些中枢和周围神经症状。③老年性精神病、儿童遗尿症等。

3.用法与用量

(1)口服:1次0.1~0.3 g,1天3次,1天最大剂量可达1.5 g;儿童1次0.1 g,1天3次。

(2)肌内注射:1次0.25 g,1天1~3次;儿童1次0.06~0.1 g,1天2次。

(3)静脉滴注:1次0.25 g,溶于5%葡萄糖注射液250~500 mL中滴注,1天1~3次。儿童静脉滴注剂量同肌内注射。新生儿可注入脐静脉。新生儿缺氧症,1 次 0.06 g,每 2 小时 1 次。

4.注意事项

(1)对本品过敏、长期失眠、易激动或精神过度兴奋、锥体外系疾病、有明显炎症患者禁用。高血压患者慎用。

(2)可见胃部不适、兴奋、失眠、倦怠、头痛等;发生中毒的症状是焦虑不安、活动增多、共济失调、惊厥、心悸、心率加快、血压升高等。

(3)本品水溶液易水解,注射液应在肌内注射或静脉滴注前现配现用。

二、主要兴奋延髓呼吸中枢的药物(呼吸兴奋药)

代表药物为尼可刹米。

(一)别名

可拉明,二乙烟酰胺,烟酸乙胺,烟酸二乙胺,尼可拉明。

(二)作用与应用

本品选择性地直接兴奋延髓呼吸中枢,也可通过作用于颈动脉体和主动脉体化学感受器反射性地兴奋呼吸中枢,提高呼吸中枢对二氧化碳的敏感性,使呼吸加深、加快。对血管运动中枢有微弱的兴奋作用。对阿片类药物中毒的解救效力较戊四氮好,对吸入性麻醉药中毒次之,对巴比妥类药物中毒的解救不如印防己毒素及戊四氮。作用时间短暂,一次静脉注射仅可维持作用 5～10 分钟。本品对呼吸肌麻痹者无效。用于中枢性呼吸及循环衰竭、麻醉药及其他中枢抑制药中毒。

(三)用法与用量

皮下注射、肌内注射或静脉注射:1 次 0.25～0.5 g,必要时每 1～2 小时重复用药。极量 1 次 1.25 g。儿童 1 次 10～15 mg/kg,必要时每 30 分钟可重复 1 次;或 4～7 岁 1 次 175 mg,1 岁 1 次 125 mg,6 月龄以下婴儿 1 次 75 mg。

(四)注意事项

(1)抽搐及惊厥患者、小儿高热而无中枢性呼吸衰竭时禁用。急性卟啉症者慎用。本品对呼吸肌麻痹者无效。

(2)用药时须配合人工呼吸和给氧措施。

(3)不良反应少见。大剂量可致血压升高、心悸、出汗、呕吐、震颤及肌僵直,应及时停药以防惊厥,给予对症和支持治疗,静脉滴注 10% 葡萄糖注射液,促进药物排泄;如出现惊厥,应及时静脉注射苯二氮䓬类药或小剂量硫喷妥钠。

(五)药物相互作用

(1)与其他中枢兴奋药合用可引起惊厥。

(2)与鞣酸、有机碱的盐类及各种金属盐类配伍均可能产生沉淀;遇碱类物质加热可水解,并脱去乙二胺基生成烟酸盐。

三、主要兴奋脊髓的药物

代表药物为士的宁。

(一)别名

番木鳖碱,士的年。

（二）作用与应用

本品对脊髓有选择性兴奋作用,可提高骨骼肌的紧张度,对大脑皮质、呼吸和循环中枢也有一定的兴奋作用。用于以下情况。

(1)巴比妥类药物中毒,效果不及贝美格且不安全。

(2)偏瘫、瘫痪及因注射链霉素引起的骨骼肌松弛、弱视症等。因安全范围小,过量易产生惊厥,现已少用。

（三）用法与用量

1.皮下注射

1次1～3 mg,极量1次5 mg。

2.口服

1次1～3 mg,1天3次。对抗链霉素引起的骨骼肌松弛,1次1 mg,1天1次。

（四）注意事项

(1)癫痫、吗啡中毒、高血压、动脉硬化、肝功能不全、肾功能不全、破伤风、突眼性甲状腺肿者、孕妇及哺乳期女性禁用。

(2)过量时有腹部或胃部不适、惊厥、呼吸麻痹。

(3)本品排泄缓慢,有蓄积作用,故使用时间不宜过长。

(4)如出现惊厥,可立即静脉注射戊巴比妥钠0.3～0.4 g,或用较大量的水合氯醛灌肠。如呼吸麻痹,须人工呼吸。

(5)口服本品中毒时,待惊厥控制后,以0.1％高锰酸钾溶液洗胃。

四、其他

如他替瑞林,为合成的促甲状腺素释放激素(TRH)类似物。本品经由脑TRH受体对中枢神经系统(CNS)产生强而持久的多重作用。本品对CNS的兴奋作用比TRH强10～100倍,作用持续时间比TRH长约8倍。本品对TRH受体的亲和力约为TRH的1/11,因而本品的内分泌作用比TRH弱,但本品在体内比TRH稳定。另外,本品对促甲状腺素(TSH)释放的作用为TRH的1/11～1/6。TSH释放是由一个包括甲状腺素的强负反馈系统调节的,该负反馈系统也会抑制本品潜在的内分泌作用。目前本品仅在欧洲上市。用于改善脊髓小脑变性患者的共济失调。

（李　恒）

第三章

循环系统疾病用药

第一节 强 心 苷

一、概述

强心苷主要包括洋地黄类制剂,以及从其他植物提取的强心苷,如毒毛花苷 K、羊角拗苷、羚羊毒苷、黄夹苷和福寿草总苷等,是一类具有选择性作用于心脏的强心苷,在临床上已经使用了二百多年,积累了丰富的经验。虽然仍有许多问题有待进一步研究,但临床实践和研究表明,洋地黄类制剂仍是目前治疗心力衰竭的最常用、最有效的药物之一。尽管新的增强心肌收缩力的药物不断问世,但没有任何一种强心药物能取代洋地黄的位置。洋地黄类强心苷不仅能减轻心力衰竭患者的症状,改善患者的生活质量,而且能降低心力衰竭患者的再住院率,对死亡率的影响是中性的,这是儿茶酚胺类和磷酸二酯酶类强心剂所不能比拟的。

洋地黄类制剂现已有三百余种,但临床上经常使用的只有 5～6 种。在临床实践中,如果能掌握好一种口服制剂和一种静脉制剂,就能较好地处理充血性心力衰竭。为此,应掌握好洋地黄的负荷量、维持量、给药方法、适应证、特殊情况下的临床应用,中毒的临床表现及处理方法。

洋地黄类制剂是通过增强心肌收缩力的药理作用而发挥其治疗心力衰竭作用的,因此,它不能治疗那些只有心力衰竭症状和体征,但并非因心肌收缩力减低所致病状的患者,它也不能用于治疗因舒张功能障碍所致心力衰竭的患者,特别是那些心腔大小和射血分数正常的患者;也就是说,使用洋地黄类制剂治疗心力衰竭只适用于那些心腔增大和射血分数降低的心力衰竭患者。使用洋地黄类制剂治疗室上性心动过速、心房扑动和心房颤动时,必须除外预激综合征和室性心动过速,否则可能招致致命性后果。

本节重点介绍临床上常用的、疗效肯定的一些制剂。

二、药理作用

(一)正性肌力作用

洋地黄的正性肌力作用是由其抑制心肌细胞膜上的 $Na^+\text{-}K^+\text{-}ATP$ 酶,阻抑 Na^+ 和 K^+ 的主动转运,结果使心肌细胞内 K^+ 减少,Na^+ 增加。细胞内 Na^+ 增加能刺激 Na^+,Ca^{2+} 交换增加。结果,进入细胞的 Ca^{2+} 增加,Ca^{2+} 具有促进心肌细胞兴奋-收缩偶联的作用,故心肌收缩力增强。已知心肌耗氧量主要取决心肌收缩力、心率和室壁张力这 3 个因素。虽然洋地黄使心肌收缩力增强可导致心肌耗氧量增加,但同时又使衰竭的心脏排空充分,室腔内残余的血量减少,心脏容积随之缩小,室壁张力下降,这又降低了心肌耗氧量。而且,心肌收缩力增强,心排血量增加,又能反射性地使心率下降和降低外周血管阻力,使心排血量进一步增加,这都有利于进一步降低心肌耗氧量。因此,对心力衰竭来说,使用洋地黄后总的心肌耗氧量不是增加而是减少,心脏工作效率提高。

(二)电生理影响

治疗剂量的洋地黄略降低窦房结的自律性、减慢房室传导、降低心房肌的应激性及缩短心房肌的不应期而延长房室结的不应期。中毒剂量的洋地黄使窦房结的自律性明显降低、下级起搏点的自律性增强、浦肯野纤维的舒张期除极坡度变陡,形成后电位震荡幅度增大,窦房、房室间及心房内传导减慢,心房肌、房室结和心肌不应期延长。中毒剂量的洋地黄所引起的电生理改变,为冲动形成或传导异常所致的心律失常创造了条件。

(三)自主神经系统效应

洋地黄可通过自主神经系统作用于心肌,具有拟迷走和拟交感作用。其拟迷走神经系统作用使窦性心律减慢、房室传导减慢、心房异位起搏点自律性降低,心房不应期缩短。洋地黄的拟交感作用使心肌收缩力增强。大剂量的洋地黄还能兴奋中枢神经系统,并可因交感神经冲动增强而诱发异位性心律失常。

鉴于不同的洋地黄制剂的拟迷走和拟交感神经作用不同,故提出了极性和非极性洋地黄的概念。极性洋地黄的拟迷走作用较强,如毒毛花苷 K、毛花苷 C、地高辛等。非极性强心苷的拟交感作用较强,具有较强的正性肌力作用,但易诱发或加重异位激动形成,如洋地黄叶、洋地黄毒苷等。

(四)外周血管作用

洋地黄本身具有增加外周阻力的作用。但心力衰竭患者使用洋地黄后心肌收缩力增强,心排血量增加,故反射性地使交感神经活性降低,小动脉和小静脉扩张,外周阻力反较使用洋地黄前下降,因而有助于使心排血量进一步增加。

(五)对肾脏的作用

心力衰竭患者使用洋地黄后尿量增加。洋地黄对肾脏的作用可能是通过:①心排血量增加而使肾血流量增加,肾小球滤过率增加。②肾血流量增加后,肾素-血管紧张素-醛固酮系统活性下降,这既可以使外周阻力进一步下降,又可使尿量增加;尿量增加可能不是洋地黄对肾脏直接作用的结果。

(六)对心率的影响

治疗剂量的洋地黄可使心力衰竭患者的心率下降,其主要机制:洋地黄的拟迷走神经作用使窦房结的自律性降低;在心肌收缩力增加的同时,心排血量增加,通过颈动脉窦、主动脉弓的压力感受器的反射机制,使交感神经紧张性下降;心排血量增加使肾血流量增加,因而肾素-血管紧张素-醛固酮系统的活性降低。

三、临床应用

(一)常用强心苷简介

临床上经常使用的强心苷有 5 种,分别是洋地黄叶、洋地黄毒苷、地高辛、毛花苷 C 和毒毛花苷 K。

使用上述任何一种洋地黄制剂,都需熟练掌握其剂量、负荷量、给药方法及维持量的补充方法,及时判断洋地黄的体存量是否不足或过量;这就要求用药医师随时观察心脏病患者用药后的治疗反应,必要时测定血液中洋地黄的浓度,以供用药时参考。

(二)有关强心苷的基本概念

近年来药代动力学研究表明,任何一种药物,只要用药剂量和时间间隔不变,那么经过该药的 5~6 个半衰期以后,该药在体内的血药浓度就会达到一个稳态水平,称之为"坪值"水平,即坪值浓度。此后,即使继续用药,体内的总药量也不会再改变。"坪值"是一个随着用药剂量和时间间隔变化的量。例如,每天用药剂量较大或用药间隔较短,坪值就高,反之则低。以地高辛为例,其半衰期为 36 小时,每天服用 0.25 mg,经过 7 天就会达到坪值水平,此时地高辛的血清浓度为 1.0~1.5 ng/mL,是发挥强心作用的最佳水平。但是,药物的吸收、代谢、排泄受体内多种因素的影响;因此,药物的血浓度或坪值也不是绝对不变的。因此,在定时定量服用地高辛一段时间后,有可能发生地高辛用量不足或过量中毒的情况。这就要求用药过程中密切观察患者的治疗反应,监测地高辛的血药浓度。

以往过分强调在短时间内给患者较大剂量的洋地黄,以达到最大疗效而不出现中毒反应,此时体内蓄积的洋地黄的量称之为"化量""饱和量"或"全效量"。近年来研究表明,洋地黄的作用与其血浓度的关系并非"全和无"的关系,而是小剂量(低浓度)小作用,大剂量(较高浓度)大作用,即两者呈线性关系。为此,又提出"负荷量"的概念和"每天维持量"疗法,以达到有效血浓度的给药方法。

(1)体存量指患者体内洋地黄的蓄积量。

(2)化量、饱和量、全效量:三者含义基本相似,指达到最大或最好疗效时洋地黄的体存量。

(3)有效治疗量、负荷量:两者含义相近,指发挥较好疗效时最小的洋地黄体存量,相当于洋地黄总量的 1/2~2/3。临床上采用负荷量的概念后,大大减少了洋地黄中毒的发生率,而治疗心力衰竭的疗效并未降低。负荷量概念及用药方法尤其适用于慢性充血性心力衰竭的患者。

(4)维持量及维持量疗法:维持量是指每天必须给适当剂量的洋地黄,以补充药物每天在体内代谢及排泄的量,从而保持洋地黄的有效血浓度相对稳定。

洋地黄的维持量疗法是指每天给予维持量的洋地黄剂量,经过该药的 5 个半衰期后,其体内的洋地黄浓度便达到有效治疗水平。然后继续给予维持量,以补充每天的代谢和排泄量。显而易见,每天维持量疗法只适用于半衰期较短(如地高辛)的洋地黄制剂,而不适用于半衰期较长(如洋地黄叶)的洋地黄制剂;因为若采用地高辛每天维持量疗法,达到有效治疗浓度 7 天,而洋地黄毒苷则需要 28 天。每天维持量疗法只适用于那些轻、中度慢性充血性心力衰竭的患者。

(三)给药方法

1.速给法

在 24 小时内达到负荷量,以静脉注射为好,亦可采用口服途径。适用于急危重患者,如急性左心衰竭,阵发性室上速和快速性心房颤动等。

2.缓给法

在 2～3 天达到负荷量,以口服为好,适用于轻症和慢性患者。

3.每天维持量疗法

每天服用维持量的洋地黄,经过该药的 5 个半衰期以后,即可达到该药的有效治疗浓度。地高辛的半衰期短,所以每天口服 0.25 mg,5～7 天即可达到负荷量的要求;而洋地黄毒苷的半衰期长,需经 1 个月才能达到负荷量的要求;故每天维持量疗法只适用于地高辛,而不适用于洋地黄毒苷。慢性或轻度心功能不全患者用这种方法较好。

4.补充维持量

每一例患者每天补充多少及维持给药多长时间,应根据患者的治疗反应来决定。例如,地高辛的维持量,有的患者只需要 0.125 mg,而个别患者可达 0.5 mg。

(四)制剂的选择

1.根据病情轻重缓急选

病情紧急或危重者,易选用起效快,经静脉给药的制剂,如毛花苷 C、毒毛花苷 K;反之,可选用地高辛或洋地黄毒苷口服。

2.根据洋地黄的极性非极性特点选

极性强心苷包括毒毛花苷 K、毛花苷 C 和地高辛,其拟迷走神经作用较强,容易引起窦性心动过缓,房室传导阻滞及恶心呕吐等反应,因而适用于阵发性室上性心动过速、快速性心房颤动或心房扑动等。非极性强心苷包括洋地黄毒苷、洋地黄叶,其拟交感作用较强,很少引起恶心、呕吐;发生窦性心动过缓或房室传导阻滞也较少,能更充分地发挥正性肌力作用,使心力衰竭症状得到更好的改善。

(五)适应证和禁忌证

1.适应证

(1)各种原因引起的急、慢性心功能不全。

(2)室上性心动过速。

(3)快速心室率的心房颤动或心房扑动。

洋地黄是治疗收缩功能障碍所致心功能不全最好的强心药,大系列临床试验研究表明,洋地黄不仅能显著改善心力衰竭的症状和体征,改善患者生活质量,而且能减少住院率,对死亡率的影响为中性的。这是任何其他类别的强心剂所不能比拟的。目前认为,只要患者有心力衰竭的症状和体征,就应长期使用洋地黄治疗。

2.禁忌证

(1)预激综合征合并室上性心动过速、快速性心房颤动或心房扑动(QRS 波群宽大畸形者)。

(2)室性心动过速。

(3)肥厚性梗阻型心肌病。

(4)房室传导阻滞。

(5)单纯二尖瓣狭窄、窦性心律时发生的肺淤血症状。

(6)电复律或奎尼丁复律时。

(六)特殊情况下强心苷的临床应用

(1)高输出量心力衰竭患者,洋地黄的疗效较差,纠正原有的基础病变更为重要。高输出量心脏病常见于甲状腺功能亢进、脚气性心脏病、贫血性心脏病、动静脉瘘、慢性肺心病、急性肾小球肾炎、妊娠、类癌综合征和高动力性心血管综合征。

（2）肺心患者由于慢性缺氧及感染，对洋地黄的耐受性很低，疗效较差，且易发生心律失常，故与处理一般心力衰竭有所不同。强心剂的剂量宜小，一般为常规剂量的 1/2～2/3，同时宜选用作用快、排泄快的强心剂，如毒毛花苷 K 或毛花苷 C。低氧血症和感染均可使心律增快，故不宜以心率作为衡量强心药疗效的指标。用药期间应注意纠正缺氧，防治低钾血症。应用洋地黄的指征：①感染已控制，呼吸功能已改善，利尿剂不能取得良好疗效而反复水肿的心力衰竭患者；②以右心衰竭为主要表现而无明显急性感染的诱因者；③出现急性左心衰竭者。

（3）预激综合征合并心房颤动或扑动时，由于大部分激动经旁路下传心室，故可引起极快的心室率。若此时使用洋地黄，则可使旁路不应期进一步缩短，使房室传导进一步减慢，心房激动大部分经旁路传到心室，可引起极快的心室率，使 R-R 间期有可能缩小到 0.2～0.25 秒，此时室上性激动很容易落在心室易损期上，从而引起心室颤动。故凡有条件的医院在使用洋地黄以前应常规描记心电图，以排除心房颤动合并预激的可能。

（4）预激综合征合并室上性心动过速、QRS 波群宽大畸形者，不宜使用洋地黄治疗；因为患者有可能转变为预激合并心房颤动，进而引起心室颤动。

（5）治疗室性期前收缩一般不选用洋地黄治疗，但若室性期前收缩是由于心力衰竭引起、且的确与洋地黄无关时，则使用洋地黄治疗不但无害，反而有利于消除室性期前收缩。由洋地黄中毒引起的室性期前收缩应立即停用洋地黄。

（6）急性心肌梗死合并心房颤动或室上性心动过速者，一般不首选洋地黄治疗，因洋地黄增加心肌耗氧量和心肌应激性，不仅可能引起梗死面积扩大，而且还可能引起室性心律失常或猝死。但急性心肌梗死合并心房颤动及充血性心力衰竭时，仍可慎用洋地黄制剂。

（7）急性心肌梗死合并充血性心力衰竭时，若无快速性心房颤动或阵发性室上性心动过速，头 24 小时内不主张使用洋地黄。还有的学者认为急性心肌梗死前 6 小时内为使用洋地黄的绝对禁忌证，12 小时内为相对禁忌证，24 小时后在其他治疗无效的情况下才考虑使用洋地黄。还有的学者认为，心肌梗死 1 周内使用洋地黄也不能发挥有益作用。急性心肌梗死后早期使用洋地黄治疗其合并的心力衰竭，疗效不佳的主要原因是心室尚未充分重塑，心室腔尚未扩大，此时心力衰竭的主要原因是由心室舒张功能障碍所致，因此，使用洋地黄治疗无效，反而有害。

（8）室性心动过速是使用洋地黄的禁忌证，但若室性心动过速确是由心力衰竭引起的，并且与洋地黄中毒无关，使用多种抗心律失常药物无效者，仍可使用洋地黄治疗。

（9）二尖瓣狭窄患者在窦性心律情况下发生心力衰竭，由二尖瓣口过小，导致肺淤血所致。此时使用洋地黄对二尖瓣口的大小无影响，却使右心室心肌收缩力增强，右心室排血量增多，故肺淤血更为严重。二尖瓣狭窄合并快速性心房颤动时使用洋地黄，是为了控制心室率、延长心室充盈期，故心排血量增加。

（10）病窦综合征合并心功能不全的患者是否使用洋地黄治疗仍有争议。近年来的研究表明，洋地黄并不抑制窦房传导，反而促进其传导，缩短窦房结恢复时间，并可防治心力衰竭；特别是对慢快综合征的防治有重大作用。一般来说，病窦综合征患者发作快速性心律失常时，可使用洋地黄，但剂量宜偏小；如果是病窦综合征合并心力衰竭，应慎用洋地黄，对这种患者可选用非强心苷类正性肌力药物，如多巴胺或多巴酚丁胺，必要时应安置人工心脏起搏器。

（11）房室传导阻滞合并充血性心力衰竭是否可使用洋地黄仍有争议。一般认为一度房室传导阻滞的心力衰竭患者可以慎用洋地黄，二度房室传导阻滞的心力衰竭患者最好不用洋地黄，以防发展为三度房室传导阻滞;三度房室传导阻滞的心力衰竭患者不应使用洋地黄。二、三房室传导阻滞的心力衰竭患者,可使用多巴胺或多巴酚丁胺治疗;如必需使用洋地黄治疗应先安置人工心脏起搏器。

(12)室内传导阻滞常指左或右束支阻滞,或双束支阻滞。治疗剂量的洋地黄不抑制室内传导;因此,室内传导阻滞不是使用洋地黄的反指征。洋地黄不增加室内传导阻滞发展为三度房室传导阻滞的发生率。

(13)肥厚性梗阻型心肌病患者一般禁忌使用洋地黄,因为洋地黄增强心肌收缩力,加重梗阻症状。但肥厚型心肌病合并快速性心房颤动或心力衰竭时,可使用洋地黄,因此时心排血量下降,梗阻症状已不突出,故可使用洋地黄治疗,但剂量应减少。

(14)心内膜弹力纤维增生症合并心力衰竭时,强调长期使用洋地黄维持治疗,一直到症状、X 线、心电图恢复正常二年后才逐渐停药。不应突然停药,以防死亡。但患者对洋地黄的耐受性较低,易发生洋地黄中毒,故洋地黄的用量应偏小,并应密切观察治疗反应。

(15)法洛四联症患者应慎重使用洋地黄,因洋地黄可以加重右心室漏斗部的肌肉痉挛,使右心室进入肺动脉的血流进一步减少,加重缺血症状。

(16)心绞痛患者一般不使用洋地黄缓解症状。但夜间心绞痛患者发作前常有血流动力学改变,如肺毛细血管楔压和肺动脉压升高,外周血管阻力增加,心脏指数下降,提示夜间心绞痛可能与夜间心功能不全有关;故夜间心绞痛可试用洋地黄治疗。卧位心绞痛可能与卧位时迷走神经张力增高致冠状动脉痉挛有关;也可能与卧位时回心血量增多致心功能不全有关,故卧位心绞痛仍可试用洋地黄治疗。此外,伴有心脏肥大及左心室功能不全的患者,在发生心肌梗死前使用洋地黄能减少心肌缺血程度和减少心肌梗死面积。

(17)高血压病患者发作急性左心衰竭或伴有充血性心力衰竭时,不应首选洋地黄治疗。对这种患者应首先使用血管扩张剂和利尿剂,迅速降低心脏前后负荷。若患者血压降为正常水平以后仍有心力衰竭症状存在时,才考虑使用洋地黄制剂。

(18)电复律及奎尼丁复律前必需停用地高辛 1 天以上,停用洋地黄毒苷 3 天以上,以防转复心律过程中发生严重室性心律失常或心室颤动。

(19)缩窄性心包炎患者使用洋地黄不能缓解症状,但在心包剥离术前使用洋地黄可防止术后发生严重心力衰竭和心源性休克。

(20)无心力衰竭的心脏病患者是否需要使用洋地黄应具体情况具体分析。一般认为心脏病患者处于分娩、输血输液、并发肺炎时,可预防性给予洋地黄。感染性休克患者经补液、纠正酸中毒、合用抗生素和激素后,休克仍未满意纠正时,可给予洋地黄。有的学者认为,心脏增大的幼儿,特别是心胸比率>65%者,应预防性给予洋地黄。

(21)快速性心房颤动合并或不合并心力衰竭的患者,使用洋地黄控制心室率时,应将心室率控制在休息时 70~80 次/分,活动后不超过 100 次/分。单独使用洋地黄控制心室率疗效不好时,可用维拉帕米或普萘洛尔。近年来有的学者提出,维拉帕米与洋地黄合用可引起致命性房室传导阻滞,且维拉帕米有诱发洋地黄中毒的危险,故不主张两药合用;而普萘洛尔与洋地黄合用,有诱发或加重心力衰竭的危险,故提出硫氮䓬酮与洋地黄合用疗效较好。使用洋地黄控制快速性心房颤动患者的心室率时,洋地黄的用量可以稍大一些,如未使用过洋地黄的患者在头 24 小时内可分次静脉注射毛花苷 C 总量达 1.2 mg。此外,个别患者在静脉注射毛花苷 C 0.2~0.4 mg 后,心室率反而较用药前增快,此时应做心电图检查,若除外预激综合征后,再静脉注射毛花苷 C 0.2～0.4 mg,可使心率有明显下降。

（22）窦性心律的心力衰竭患者使用洋地黄时,不应单纯以心率的快慢来指导用药,若在使用比较足量的洋地黄以后心率仍减慢不明显时,应注意寻找有无使心率加快的其他诱因,如贫血、感染、缺氧、甲状腺功能亢进、血容量不足、风湿活动、心肌炎、发热等。心力衰竭患者达到洋地黄化的指标应是综合性的,下列指标可供用药时参考:窦性心律者,心率减少到 70～80 次/分,活动后为 80～90 次/分。心房颤动者,心率应减少到 70～90 次/分。尿量增多,水肿消退,体重减轻;呼吸困难减轻,发绀减轻;肺水肿减轻,肺部啰音减退;肿大的肝脏缩小;患者的一般状况改善,如精神好转、体力增加、食欲增进等。

（23）妊娠心脏病患者,在妊娠期间应避免过劳、保证休息、限盐、避免并治疗心力衰竭的其他诱因。一般认为,风湿性心脏病心功能Ⅱ～Ⅳ级,过去有心力衰竭史、心脏中度扩大或严重二尖瓣狭窄、心房颤动或心率经常在 110 次/分以上者,应给予适当剂量的洋地黄。在分娩期,若心率＞110 次/分,呼吸＞20 次/分,有心力衰竭先兆者,为防止发生心力衰竭,应快速洋地黄化。孕妇已出现心力衰竭时,如心力衰竭严重,应选择作用快速制剂。使用快速制剂使症状改善后,可改用口服制剂。

（24）甲状腺功能亢进引起的心脏病,绝大多数合并快速性心房颤动,在使用洋地黄类制剂控制心室率的同时,应特别注意甲亢的治疗。这种患者对洋地黄的耐受性大,如果使用了足量的洋地黄以后,心室率控制仍不满意者,加用 β 受体阻滞剂可收到良好疗效。如果甲亢合并心房颤动的患者无心力衰竭,单独使用 β 受体阻滞剂控制心室率就可获得良效。

四、强心苷中毒

洋地黄的治疗量大是洋地黄中毒量的 60％,洋地黄的中毒量大是洋地黄致死量的 60％。心力衰竭患者洋地黄中毒的发生率可达 20％,并且是患者的死亡原因之一。洋地黄中毒的诱发因素很多,但最重要的是心功能状态和心肌损害的严重程度。有学者报告,正常人一次口服地高辛100 片,经治疗后好转,治疗过程中未出现或仅出现一度房室传导阻滞等心脏表现;换言之,在常规使用洋地黄的过程中,若患者出现洋地黄中毒的心脏表现,常提示其心肌损害严重。下面讨论洋地黄中毒的诱因、临床表现及防治方法。

（一）强心苷中毒的诱发因素

1.洋地黄过量

常见于较长期使用洋地黄而剂量未做适当调整的患者。只要剂量及用药间隔不变,其"坪值"应稳定在某一水平上。但洋地黄的吸收、代谢及排泄受许多因素的影响,特别是受肝肾功能状态的影响,故长期服用固定剂量的洋地黄者,可发生洋地黄不足或中毒。也有个别患者在短期内使用过多的洋地黄而引起中毒。

2.严重心肌损害

严重心肌炎、心肌病、大面积心肌梗死及顽固性心力衰竭等严重心肌损害的患者,对洋地黄的耐受性降低,其中毒量与治疗量十分接近,有的患者甚至中毒量小于治疗量,故很容易发生洋地黄中毒,并且其中毒表现几乎都是心脏方面的。健康人对洋地黄的耐受性很强,即使一次误服十几倍常用量的洋地黄（如地高辛）,也很少发生心脏方面的毒性表现。

3.肝肾功能损害

洋地黄毒苷、毛花苷 C 等主要经肝脏代谢,如地高辛、毒毛花苷 K 等主要经肾脏代谢。故肝肾功能不全的患者仍按常规剂量使用洋地黄时,易发生中毒。肝脏病变时使用地高辛,肾脏病变时使用洋地黄毒苷,可减少中毒的发生率。

4.老年人和瘦弱者

老年人和瘦弱者,身体肌肉总量减少,而肌肉可以结合大量洋地黄,故肌肉瘦弱者易发生洋地黄中毒。肥胖者和瘦弱者,只要他们的肌肉净重相似,则他们的洋地黄治疗量和中毒水平也相似。老年人不仅肌肉瘦弱,而且常有不同程度的肝、肾功能减退,故易发生洋地黄中毒。此外,老年人易患病窦综合征,也是容易发生中毒的原因之一。许多学者建议,老年心力衰竭患者服用洋地黄的剂量应减半,如地高辛每天口服 0.125 mg。

5.甲状腺功能减退

甲状腺功能减退的患者,对洋地黄的敏感性增高,故易发生中毒。使用洋地黄治疗甲状腺功能减退合并心力衰竭的患者时,应使用 1/2～2/3 的常规剂量;并且同时加用甲状腺素。甲状腺素应从小剂量开始服用,若剂量过大,反而会诱发或加重心力衰竭。

6.电解质紊乱

低钾、低镁、高钙时易发生洋地黄中毒。故使用洋地黄过程中应避免低钾、低镁和高钙血症。使用排钾性利尿剂时,应注意补钾。只要不是高镁血症,常规静脉补镁还有助纠正心力衰竭。长期使用糖皮质激素的心力衰竭患者,容易发生低钾血症;故这种患者使用洋地黄过程中,一般不易补钙,以防诱发洋地黄中毒,甚至发生心室颤动。但若患者发生明显的低钙症状,如低钙抽搐,则可以补钙。低钙患者经补钙后还可以提高洋地黄的疗效。补钙途径可经口服、静脉滴注或静脉注射,但应避免同时静脉注射洋地黄和钙剂,如果需要静脉注射这两种药物,则两药间隔应为 6 小时以上,最好在 8 小时以上。

7.缺氧

缺氧可使心肌对洋地黄的敏感性增高,从而诱发洋地黄中毒。肺心病患者洋地黄的治疗量应较一般患者减少 1/2。

8.严重心力衰竭

严重心力衰竭提示心肌损害严重,故易发生洋地黄中毒。心力衰竭的程度越重,使用洋地黄越要小心谨慎。

9.风湿活动

有风湿活动的患者常合并风湿性心肌炎,使心肌损害进一步加重,故易发生洋地黄中毒。风湿性心脏瓣膜病合并风湿活动常不易诊断,下列各项指标提示合并风湿活动:常患感冒、咽炎等伴有心悸、气短;出现不明原因的肺水肿;血沉增快或右心衰竭时血沉正常,心力衰竭好转时血沉反而增快;有关节不适感;常出现心律失常,如期前收缩、阵发性心动过速、心房颤动等;低热或体温正常但伴有明显出汗;无任何其他原因的心功能恶化;出现新的杂音或心音改变(需除外感染性心内膜炎);洋地黄的耐受性低,疗效差,容易中毒。

(二)强心苷中毒的表现

1.胃肠道反应

厌食、恶心、呕吐,有的患者表现为腹泻,极少表现为呃逆,上述症状若发生在心力衰竭一度好转后或发生在增加洋地黄剂量后,排除其他药物的影响,应考虑为洋地黄中毒。

2.心律失常

在服用洋地黄过程中,心律突然转变,如由规则转变为不规则、由不规则转变为规则、突然加速或显著减慢,都是诊断洋地黄中毒的重要线索。强心苷中毒可表现为各种心律失常,其中房室传导阻滞的发生率为42%。但具有代表性的心律失常是房性心动过速伴房室传导阻滞及非阵发性交界性心动过速伴房室分离。房室传导阻滞伴异位心律提示与洋地黄中毒有关。心房颤动患者若出现成对室性期前收缩,应视为洋地黄中毒的特征性表现。多源性室性期前收缩呈二联律及双向性或双重性心动过速也具有诊断意义。

3.心功能再度恶化

经洋地黄治疗后心力衰竭一度好转,但在继续使用洋地黄的过程中,无明显原因的心功能再度恶化,应疑及强心苷中毒。

4.神经系统表现

头痛、失眠、忧郁、眩晕、乏力甚至精神错乱。

5.视觉改变

黄视、绿视及视觉改变。

在服用洋地黄的过程中,心电图可出现鱼钩形的ST-T变化,这并不表示为洋地黄中毒的毒性作用,只表示患者已使用过洋地黄。而且,在洋地黄中毒引起心律失常时,心电图上一般不出现这种特征性的ST-T改变。

应用洋地黄制剂治疗心力衰竭时,测定其血清浓度,对诊断洋地黄中毒有一定参考价值。一般地高辛治疗浓度在0.5～2.0 ng/mL。如地高辛浓度1.5 ng/mL,多表示无中毒。但患者的病情各异,心肌对洋地黄的敏感性和耐受性差异很大。因此,不能单凭测定其血清浓度做出有无中毒的结论,必须结合临床表现进行全面分析。

(三)强心苷中毒的处理

1.停用强心苷

如有低钾、低镁等电解质紊乱,应停用利尿剂。胃肠道反应常于停药后2～3天消失。

2.补钾

洋地黄中毒常伴有低钾,但血清钾正常并不代表细胞内不缺钾,故低钾和血钾正常者都应补钾。心电图上明显u波与低钾有关,但低钾并不一定都出现高大u波;心电图上u波高大者一般提示低钾,故u波高大者可以补钾。补钾可采用口服或静脉滴注,静脉补钾的浓度不宜超过5‰,最好不超过3‰。补钾量应视病情及治疗反应而定。补钾时切忌静脉注射,以防发生严重心律失常而死亡。但有学者报告2例患者因低钾(血清钾分别为2.0 mmol/L及2.2 mmol/L)发生心室颤动,各种治疗措施(包括反复电除颤)均不能终止室颤发作,最后将10%氯化钾1～2 mL加入5%葡萄糖注射液20 mL中静脉注射而终止了心室颤动发作。

3.补镁

镁是ATP酶的激动剂,缺镁时钾不易进入细胞内,故顽固性低钾经补钾治疗仍无效时,常表明患者缺镁,此时应予补镁。有学者认为洋地黄中毒时,不论血钾水平如何,也不论心律失常的性质如何,只要不是高镁血症,均可补镁。补镁后洋地黄中毒症状常很快消失。补镁还有助于纠正心力衰竭、增进食欲。肾功能不全、神志不清和呼吸功能抑制者应慎重补镁,以防加重昏迷及诱发呼吸停止。补镁方法为25%硫酸镁10 mL稀释后静脉注射或静脉滴注,但以静脉滴注较安全,每天一次,7～10天为1个疗程。

4.苯妥英钠

为治疗洋地黄中毒引起的各种期前收缩和快速性心律失常最安全最有效的药物,治疗室速更为适用。服用洋地黄患者必需紧急电复律时,也常在复律前给予苯妥英钠,以防引起更为严重的心律失常。给药方法:首次剂量100～200 mg溶于注射用水20 mL静脉注射。每分钟50 mg。必要时每隔10分钟静脉注射100 mg,但总量不能超过250～300 mg。继之口服,每次50～100 mg,每6小时一次,维持2～3天。

5.利多卡因

适用于室性心律失常。常用方法:首次剂量为50～100 mg溶于10％葡萄糖注射液20 mL静脉注入;必要时每隔10～15分钟重复注射一次,但总量不超过250～300 mg。继之以1～4 mg静脉滴注。

洋地黄中毒引起的快速性心律失常也可以选用美西律、普萘洛尔、维拉帕米、普鲁卡因胺、奎尼丁、溴苄胺、阿普林定等治疗。有学者报告使用酚妥拉明、胰高血糖素及氯氮等治疗亦有效。

6.治疗缓慢型心律失常

一般停用洋地黄即可,若心律＜50次/分,可皮下、肌内或静脉注射阿托品0.5～1.0 mg或654-2 10 mg,或口服心宝等。一般不首选异丙肾上腺素,以防引起或增加室性异位搏动。

7.考来烯胺

在肠道内络合洋地黄,打断洋地黄的肝肠循环,从而减少洋地黄的吸收和血液浓度。用药方法:每次4～5 g,每天4次。

8.特异性地高辛抗体

用于治疗严重的地高辛中毒,它可使心肌地高辛迅速转移到抗体上,形成失去活性的地高辛片段复合物。虽然解毒效应迅速而可靠,但可致心力衰竭的恶化。

9.电复律和心脏起搏

洋地黄中毒引起的快速性心律失常一般不采用电复律治疗,因为电复律常引起致命性心室颤动。只有在各种治疗措施均无效时,电复律才作为最后一种治疗手段。在电复律前应静脉注射利多卡因或苯妥英钠,复律应从低能量(5瓦秒)开始,无效时逐渐增加除颤能量。洋地黄中毒引起的严重心动过缓(心室率＜40次/分),伴有明显的脑缺血症状或发生晕厥等症状、药物治疗无效时,可考虑安置人工心脏起搏器。为预防心室起搏时诱发严重心律失常,易同时使用利多卡因或苯妥英钠。

五、与其他药物的相互作用

(一)抗心律失常药物

1.奎尼丁

地高辛与奎尼丁合用,可使90％以上患者的血清地高辛浓度升高,有的甚至升高2～3倍,并可由此引起洋地黄中毒的症状及有关心电图表现。奎尼丁引起血清地高辛浓度升高的机制:竞争组织结合部,使地高辛进入血液;减少地高辛经肾脏及肾外的排除;可能增加胃肠道对地高辛的吸收速度。两药合用时,为避免发生地高辛中毒,应将地高辛的剂量减半,或采用替代疗法,即将地高辛改为非糖苷类强心剂,或将奎尼丁改为普鲁卡因胺或丙吡胺等。

2.普鲁卡因胺

两药合用时,血清地高辛浓度无明显改变。普鲁卡因胺可用于治疗洋地黄中毒引起的快速性心律失常。但普鲁卡因胺为负性肌力、负性频率及负性传导药物,与地高辛合用仍应慎重,特别是静脉注射时更应注意。

3.利多卡因

洋地黄与利多卡因合用,无不良相互作用。利多卡因常用于洋地黄中毒引起的快速性室性心律失常。

4.胺碘酮

胺碘酮与洋地黄合用,血清地高辛浓度升高69%,最高可达100%。血清地高辛浓度升高值与胺碘酮的剂量及血药浓度呈线性关系,停用胺碘酮两周,血清地高辛浓度才逐渐降低。胺碘酮使血清地高辛浓度升高的机制:减少肾小管对地高辛的分泌;减少地高辛的肾外排泄;将组织中的地高辛置换出来,减少了地高辛的分布容积。两药合用时,地高辛用量应减少1/3,并密切观察治疗反应1~2周。

5.美西律

美西律对地高辛的血清浓度无明显影响,故美西律常用于治疗已使用地高辛患者发生的室性心律失常。

6.普萘洛尔

地高辛与普萘洛尔合用治疗快速性心房颤动时有协同作用,但两药合用时可发生缓美西律失常;对心功能不全者可能会加重心力衰竭,两药合用时,普萘洛尔的剂量要小,逐渐增加剂量,并应密切观察治疗反应。

7.苯妥英钠

苯妥英钠是目前治疗地高辛中毒引起的各种快速性心律失常的首选药物。苯妥英钠为肝药酶诱导剂,与洋地黄毒苷合用时可促进洋地黄毒苷的代谢,因地高辛主要经肾脏代谢,故苯妥英钠对其代谢影响较小。

8.丙吡胺

丙吡胺属ⅠA类抗心律失常药物,药理作用与普鲁卡因胺相似,对房室交界区有阿托品样作用,可使不应期缩短。因此,两药合用治疗快速性心房颤动时,有可能使地高辛失去对心室律的保护作用和使心室律增加的潜在危险,故两药不宜合用,更不适用于老年患者。丙吡胺对地高辛的血清浓度并无明显影响。

9.普罗帕酮

普罗帕酮与地高辛合用,可使地高辛的血清浓度增加31.6%,这是由于普罗帕酮可减低地高辛的肾清除率。

10.溴苄胺

溴苄胺具有阻滞交感神经、提高心肌兴奋阈值的作用,可用于消除地高辛所致的各种快速性心律失常,如室性期前收缩二联律、多源性室性期前收缩、室性心动过速、心室颤动等。但亦有报告,两药合用引起新的心律失常。

11.阿义马林

地高辛与阿义马林合用,血清地高辛浓度无明显改变。

12.哌甲酯

地高辛与哌甲酯合用,血清地高辛浓度无明显改变。

13.西苯唑林

西苯唑林的药理作用与奎尼丁相似,但西苯唑林与地高辛合用时,血清地高辛浓度改变不明显,两药合用时不必调整剂量。

(二)抗心肌缺血药物

1.硫氮䓬酮

硫氮䓬酮与地高辛合用后,地高辛血清浓度增高 22%～30%。这是由于硫氮䓬酮可使地高辛的体内总清除率减低,半衰期延长所致。

2.硝苯地平

硝苯地平与地高辛合用,地高辛的肾清除率减少 29%,血清地高辛浓度增加 43%。但有人认为硝苯地平对血清地高辛浓度无明显影响。

3.维拉帕米

动物试验和临床观察表明,维拉帕米与地高辛合用 7～14 天,地高辛的血清浓度增加 70%以上,因而可诱发洋地黄中毒。中毒的主要表现是房室传导阻滞和非阵发性结性心动过速。临床上两药合用的主要适应证是单用地高辛仍不能较好控制快速性心房颤动的心室率时。为防止两药合用时发生洋地黄中毒,应将这两种药物适当减量。由于维拉帕米抑制肾脏对地高辛的清除率,肾功能不全时两药合用后更易致地高辛浓度显著而持久的升高。维拉帕米和洋地黄毒苷合用,也可使洋地黄毒苷的血药浓度升高,但不如与地高辛合用时那样显著,因洋地黄毒苷主要经肝脏代谢。

4.硝酸甘油

硝酸甘油与地高辛合用后,肾脏对地高辛的清除率增加 50%,血清地高辛浓度下降。故两药合用时应适当增加地高辛的剂量。

5.心可定

心可定属钙通道阻滞剂,具有扩血管作用,与地高辛合用未见不良反应,并且普尼拉明可抵消地高辛对室壁动脉血管的收缩作用。

6.潘生丁

潘生丁能改善微循环,扩张冠状动脉,有利于改善心功能,增强地高辛治疗心力衰竭的效果。但潘生丁有冠脉窃血作用,故两药合用时应注意心电图变化。

7.马导敏

马导敏又称马多明,具有扩张冠状动脉和舒张血管平滑肌的作用,故能减轻心脏前后负荷;与地高辛合用适用于缺血性心肌病合并心力衰竭的治疗。

(三)抗高血压药物

1.利血平

利血平具有对抗交感神经、相对增强迷走神经兴奋性、减美西律和传导的作用;与地高辛合用时可引起严重心动过缓及传导阻滞,有时还能诱发异位节律。但在单用地高辛控制快速性心房颤动的心室率不够满意时,加用适量利血平可获得一定疗效。

2.肼屈嗪

肼屈嗪具有扩张小动脉、减轻系统血管阻力和心脏后负荷的作用,与地高辛合用治疗心力衰竭有协同作用。肼屈嗪可增加肾小管对地高辛的总排泄,两药合用后地高辛的总清除率增加 50%。但两药长期合用是否需要增加地高辛的剂量尚无定论。

3.利尿剂

氢氯噻嗪不改变地高辛的药代动力学,但非保钾性利尿药与地高辛合用后,可因利尿剂致低钾血症而增加地高辛的毒性。低钾能降低地高辛的清除率,使其半衰期延长,当血钾低至 2～

3 mmol/L 时,肾小管几乎停止排泄地高辛。故两药合用时应注意补钾。螺内酯能抑制肾小管分泌地高辛,口服 100 mg 螺内酯,可使血清地高辛浓度平均增高 20%,但个体差异很大。

4.卡托普利

卡托普利与地高辛合用治疗充血性心力衰竭具有协同作用。但两药合用 2 周后血清地高辛浓度增加 1.5 倍,使地高辛中毒的发生率明显增加。这是由于卡托普利抑制地高辛的经肾排泄,并且能把地高辛从组织中置换到血液中。两药合用时应尽量调整地高辛的剂量。

5.胍乙啶

胍乙啶能增强颈动脉窦压力感受器对地高辛的敏感性,两药合用后易发生房室传导阻滞。

(四)血管活性药物

1.儿茶酚胺类

肾上腺素、去甲肾上腺素、异丙肾上腺素与地高辛合用,易引起心律失常。若使用洋地黄的患者发生病窦综合征或房室传导阻滞时,静脉滴注异丙肾上腺素可收到一定疗效,但应密切观察治疗反应。

2.非糖苷类强心剂

多巴胺、多巴酚丁胺与地高辛合用治疗充血性心力衰竭,可取得协同强心作用。低剂量的多巴胺[$\leq 2\ \mu g/(kg \cdot min)$]还具有减低外周阻力、增加肾血流量的作用。但两药合用易诱发心律失常。洋地黄与磷酸二酯酶抑制剂(如氨力农、米力农)合用可取得协同强心作用,且氨力农还具有扩张外周血管、减轻心脏负荷作用。胰高血糖素与地高辛合用,不仅可取得治疗心力衰竭的协同作用,并且还可抑制地高辛中毒所致的心律失常。

3.酚妥拉明

酚妥拉明与地高辛合用治疗心力衰竭可取得协同疗效,并且患者心律改变也不明显。但有时可引起快速性心律失常。

4.硝普钠

硝普钠与地高辛合用,可使肾小管排泄地高辛增多,血清地高辛浓度下降。但两药合用是否需补充地高辛的剂量,尚有不同看法。

5.抗胆碱能药物

阿托品、山莨菪碱、东莨菪碱、普鲁本辛、胃疡平等抗胆碱能药物与地高辛同服,由于前者抑制胃肠蠕动,延长地高辛在肠道内的停留时间,致使肠道吸收地高辛增多,血清地高辛浓度增高。抗胆碱能药物与地高辛合用,治疗急性肺水肿可能有协同作用,但应注意不能使患者心率过于加速。该类药物还用于治疗洋地黄中毒诱发的缓慢心律失常。由于该类药物能阻断地高辛的胆碱能反应,故有进一步加强心肌收缩力和增加心排血量的作用。

6.糖皮质激素

糖皮质激素与地高辛合用治疗顽固性心力衰竭所致水肿有一定疗效。这是由于糖皮质激素能反馈性抑制垂体分泌抗利尿激素,从而产生利尿作用;抑制心肌炎性反应,改善心肌对洋地黄的治疗反应。糖皮质激素具有保钠排钾倾向,长期使用可引起低钾血症,增加对洋地黄的敏感性,故两药合用时应注意补钾。

7.氯丙嗪

氯丙嗪能阻断肾上腺素能受体和 M 胆碱能受体,具有利尿和减轻心脏负荷的作用,与洋地黄合用,可加强心力衰竭治疗效果。但氯丙嗪可引起血压下降,老年人尤应注意。氯丙嗪可增加肠道对地高辛的吸收,致使血清地高辛浓度升高,以致诱发洋地黄中毒。有人认为两药不宜合用,必须合用强心苷时,可选用毒毛花苷 K。

(五)钾、镁、钙盐

1.钾盐

钾离子与洋地黄竞争洋地黄受体,减弱强心苷的作用。低钾时,心肌对洋地黄的敏感性增加,易发生洋地黄中毒,长期使用利尿剂和洋地黄的患者,应注意补钾。已发生洋地黄中毒的患者,只要不是高钾血症或伴有严重肾衰竭者,均应补钾。

2.镁盐

长期心力衰竭患者,易发生缺镁。缺镁是低钾血症不易纠正、洋地黄效果不佳和易发生洋地黄中毒的重要原因之一。洋地黄中毒患者,只要不是高镁血症,无昏迷及严重肾功能障碍者,均可补镁治疗。

3.钙盐

洋地黄的正性肌力作用是通过钙而实现的,低钙可致洋地黄疗效不佳,高钙又能诱发洋地黄中毒。使用洋地黄的患者发生低钙抽搐时应予补钙。补钙时应注意:首先测定血钙,明确为低钙血症时再予补钙;补钙以口服最为安全。但口服起效慢,故紧急情况下仍以静脉补钙为好,一般先予静脉注射,继之给以静脉滴注;静脉注射洋地黄和钙剂绝不能同时进行,可于静脉注射洋地黄制剂后 4～6 小时再注射钙制剂,或在静脉注射钙剂 2 小时后再使用洋地黄。

(六)洋地黄自身

不同的洋地黄类制剂的用药剂量、用药途径及半衰期不同,但治疗心力衰竭的机制无本质区别。临床上选用洋地黄制剂的种类,主要依据病情的轻重缓急和医师本人的经验。心力衰竭患者对一种洋地黄制剂的治疗反应不佳时,换用另一种制剂或加用另一种制剂并不能提高疗效,反而使问题复杂化。下列情况可出现先后使用两种洋地黄制剂的情况。

(1)长期口服一定剂量的地高辛,但心力衰竭在近期内恶化,估计为地高辛用量不足时,慎重静脉注射毛花苷 C 0.2 mg 或毒毛花苷 K 0.125 mg,若心力衰竭症状好转,则证实为地高辛用量不足,可继续口服地高辛并相应增加剂量。但如果能测定血清地高辛浓度,则应先测定之,证实为地高辛浓度未达到治疗浓度时,再注射上述药物,则更为安全可靠。

(2)两周内未使用过洋地黄的急性心力衰竭患者,可先予静脉注射毛花苷 C 等快速制剂,待心力衰竭控制后,再给予口服地高辛维持治疗效果。

(3)长期使用地高辛控制快速性心房颤动的心室率,心室率突然加速,估计地高辛剂量不足者,可静脉注射毛花苷 C 0.2～0.4 mg,常可使心室率满意控制。

(七)其他药物

1.甲巯咪唑

顽固性心力衰竭,经常规治疗效果不佳时可加用甲巯咪唑联合治疗。联合用药时,地高辛的剂量维持不变,甲巯咪唑的用法为每次 10 mg 口服,每天 3 次,连用 2 周。

2.抗凝剂

在使用地高辛治疗心力衰竭的基础上,每天静脉滴注肝素 50～100 mg,对心力衰竭治疗有一定疗效。有人报告,强心苷与口服抗凝剂或肝素合用时,可减弱抗凝剂的作用。故两药合用时应注意监测凝血指标的变化。

3.抗生素

地高辛与青霉素、四环素、红霉素、氯霉素等同服时,由于肠道内菌丛的变化,使地高辛在肠道内破坏减少,吸收增加,生物利用度增高,使血清地高辛浓度升高1倍以上。地高辛与新霉素同服,因新霉素损伤肠黏膜,减少肠道对地高辛的吸收,使地高辛的血清浓度下降25%。

4.甲氧氯普胺

地高辛与甲氧氯普胺等促进胃肠道蠕动的药物合用,因肠蠕动加快,地高辛在肠道内停留时间缩短,减少了地高辛在肠道内的吸收率,故血清地高辛浓度下降,其疗效也随之减弱。

5.考来烯胺

洋地黄毒苷参与肠肝循环,考来烯胺在肠道内与洋地黄结合,干扰其肝肠循环,影响洋地黄毒苷的吸收,使其血药浓度下降,疗效减弱。考来烯胺亦可与地高辛发生络合反应,减少其吸收,降低其生物利用度。两药如需口服,应间隔2~3小时。

6.琥珀胆碱

琥珀胆碱能释放儿茶酚胺并引起组织缺氧,与洋地黄制剂合用易发生室性期前收缩。

7.苯巴比妥、保泰松、苯妥英钠

上述三药均为肝药酶诱导剂,与洋地黄制剂合用时血药浓度降低。由于洋地黄毒苷主要经肝脏代谢,地高辛主要经肾脏排泄,故上述三药对洋地黄毒苷的影响远大于对地高辛的影响。

8.抗结核药物

利福平为肝药酶诱导剂,与洋地黄制剂合用后,可加速洋地黄制剂的代谢,使其血药浓度下降,异烟肼和乙胺丁醇也可使洋地黄毒苷的血药浓度下降,但它们对地高辛的影响较小。

9.抗酸剂

氢氧化铝、三硅酸镁、碳酸钙、碳酸铋等抗酸剂与地高辛同服时,均能减少肠道对地高辛的吸收。为避免这种不良的相互影响,两药服用的间隔应在2小时以上。

10.西咪替丁

西咪替丁与地高辛合用,对地高辛的血药浓度无明显影响。西咪替丁与洋地黄毒苷合用因前者延缓洋地黄毒苷的经肝代谢,致使洋地黄毒苷的血药浓度升高。故两药合用应减少洋地黄毒苷的剂量。

(魏俊花)

第二节 钙通道阻滞剂

钙通道阻滞剂是一类选择性作用于慢通道、抑制Ca^{2+}跨膜内流,进而影响Ca^{2+}在细胞内作用而使整个细胞功能发生改变的药物。该类药物自20世纪60年代问世以来,其作用机制、药理及临床应用取得了重大进展,现钙通道阻滞剂已广泛用于高血压、冠心病、心绞痛、心律失常及肥厚型心肌病等心血管疾病的治疗。此外,人们在临床实践中还发现钙通道阻滞剂对多种器官均可产生效应,提示钙通道阻滞剂具有潜在广泛的治疗作用。尽管近年来某些临床资料提出了一些不利于钙通道阻滞剂的观点和证据,从而引发了对钙通道阻滞剂临床应用的争议和再评价,但此类药物仍是心血管疾病治疗中最为常用的药物之一。

一、分类

钙通道阻滞剂物繁多,由于具有共同的钙拮抗作用而被归类在一起,但其化学结构、与慢通道结合程度、相对选择性及对组织器官的药理效应等方面均有所不同其或差异极大,因而目前尚缺乏令人满意的分类方法。现较常用的分类法如下。

(一)按化学结构分类

1.苯烷胺类

如维拉帕米、盖洛帕米、泰尔帕米、Devapamil、Anipamil、Empoamil、Falipamil、Ronipamil。

2.二氢吡啶类

如硝苯地平、尼群地平、尼卡地平、非洛地平、伊拉地平、达罗地平、尼鲁地平、尼莫地平、尼索地平、尼伐地平、马尼地平、贝尼地平、拉西地平、巴尼地平、Diperdipine、Oxodipine、Riodipine、Ryosidipine、Flordipine、Foridipine、Iodipine、Mesudip-ine、Tiamdipine、Franidipine、OPC13340、R023-6152。

3.苯噻氮唑类

如地尔硫草、Fostedil。

4.其他

如氟桂利嗪、桂利嗪、Lidoflazine、哌奈普林、苄普地尔、普尼拉明、特罗地林、芬地林、Caronerine、匹莫齐特、五氟利多、氟斯匹灵。

(二)按有无电生理作用分类

分为有电生理作用与无电生理作用两大类。前者具有负性变时、负性变力及负性变传导作用,可减轻心肌收缩力和降低氧耗量,主要药物有维拉帕米、盖洛帕米、硫氮草酮、苄普地尔等,常用于快速性心律失常及伴有心率增快的高血压或冠心病患者;后者无或有轻微电生理作用,对心脏传导系统和心肌收缩力无明显影响,其中某些药物可因扩血管作用而反射性地引起心率增快,主要药物有硝苯地平及其二氢吡啶类药物、氟桂利嗪、哌奈普林等,可用于高血压及血管痉挛性疾病的治疗。此种分类法虽然过于笼统和简单,但对于临床选择用药尚有一定指导意义。

(三)按作用部位及用途分类

(1)主要作用于心肌细胞:如维拉帕米。

(2)主要作用于窦房结和房室结:如维拉帕米、硫氮草酮。

(3)主要作用于血管平滑肌:①主要作用于冠状动脉,如硝苯地平、硫氮草酮;②主要作用于脑血管,如尼卡地平、尼莫地平;③主要作用于周围血管,如利多氟嗪、氟桂利嗪。

(四)按生化及电生理特点分类

1982 年 Fleckenstein 提议分为两类,以后又增补为三类。

1.A 类

药效及特异性高,对电压依赖性通道选择性强,可抑制 $90\%Ca^{2+}$ 内流而不影响 Na^+ 及 Mg^{2+} 内流,包括维拉帕米、甲氧帕米、硫氮草酮、硝苯地平及其他二氢吡啶类衍生物。

2.B 类

选择性稍差,可抑制 $50\%\sim70\%$ 的 Ca^{2+} 内流,同时可抑制 Na^+、Mg^{2+} 内流,包括普尼拉明、哌奈普林、异搏静、芬地林、氟桂利嗪、桂利嗪、特罗地林、双苯丁胺及 Aroverine。

3.C 类

有轻度钙拮抗作用的某些局麻、除颤及抗心律失常药物,如氯丙嗪及某些 β 受体阻滞剂。

(五)WHO 分类法

1985 年,WHO 专家委员会按钙通道阻滞剂的结合部位及选择性、精确的细胞与药理学作用机制分为两组 6 个亚类,包括以下几种。

(1)对慢通道有选择性作用者Ⅰ类为维拉帕米及其衍生物,Ⅱ类为硝苯地平及其他二氢吡啶衍生物,Ⅲ类为硫氮䓬酮类。

(2)对慢通道呈非选择性作用者Ⅳ类如氟桂利嗪、桂利嗪等二苯哌嗪类,Ⅴ类如普尼拉明类,Ⅵ类如哌奈普林、普地尔、Caroverine 等。

(六)其他分类法

1992 年,Spedding 和 Paoletti 又提出如下分类法,将钙通道阻滞剂分为五大类。

Ⅰ类:选择性作用于 L 型通道上明确位点的药物,又细分为以下几种。①1,4-二氢吡啶类结合点(受体):硝苯地平、尼群地平、尼卡地平等。②苯噻氮唑类结合位点:硫氮䓬酮等。③苯烷胺类结合位点:维拉帕米、盖洛帕米、泰尔帕米等。

Ⅱ类:作用于 L 型通道上未知位点的化合物:如 SR33557、HOE166、McN6186 等。

Ⅲ类:选择性作用于其他亚型电压依赖性通道(Voltage dependent Ca^{2+} channel,VDC)的药物(迄今未发现对此类通道具有高选择性的药物)。①T 型通道:氟桂利嗪、粉防己碱等。②N 型通道:ω-conotoxin。③P 型通道:漏斗网型蜘蛛毒素。

Ⅳ类:非选择性通道调节药物如芬地林、普尼拉明、苄普地尔等。

Ⅴ类:作用于其他类型钙离子通道的药物如下。

(1)肌浆网 Ca^{2+} 释放通道:兰诺丁。

(2)受体控制性钙离子通道(receptor operated Ca^{2+} channel,ROC),可被相应受体阻滞剂阻断:①兴奋性氨基酸通道;②α 受体偶联通道;③血管紧张素偶联通道;④核苷酸/核苷酸偶联通道。

二、作用机制与药理效应

(一)作用机制

钙通道阻滞剂作用的精确部位及机制尚不十分清楚,但它们的化学结构各不相同、立体构型也不一样,提示钙通道阻滞剂之间不可能以任何相同机制或简单的构效关系作用于单一受体部位。钙通道阻滞剂可能对 Ca^{2+} 转运与结合的所有环节与调控机制均有抑制和影响。目前已知细胞内外 Ca^{2+} 的平衡与调节(离子转运)有以下几种方式:①经慢通道发生慢内向离子流(SIC)。慢通道对 Ca^{2+} 的通透性除受 Ca^{2+} 浓度的控制外,还受神经介质的调控,因而慢通道又分为 VDC 和 ROC。VDC 有两个闸门,外闸门受电位控制,内闸门则受环磷酸腺苷(cAMP)的调节。当细胞膜去极到一定水平(如在心肌为 $-40\sim+10$ mV)时此通道即被激活开放,产生 SIC 形成动作电位"坪值",激活后由于内向 Ca^{2+} 电流的增加与膜电位降低,随即开始较激活速率更慢的失活过程,即该通道存在"开""关"和"静息"3 种状态。VDC 至少存在 4 个亚型:L、T、N、P,它们的电生理与药理学特征有所不同,其中 L 亚型最受重视,因为该通道是主要对 Ca^{2+} 兴奋或阻滞剂敏感的钙离子通道亚型,其活化阈值高(-10 mV)、灭活慢,与心血管系统、平滑肌、内分泌细胞及某些神经元的兴奋-收缩偶联有关,L 亚型通道又有 α_1、α_2、β、γ、δ 5 个亚单位组成,α_1 亚单位具有钙离子通道及受体结合功能,α_2及β亚单位具通道阻滞作用;ROC存在于多种细胞尤其是血管平滑肌的胞质膜上,能对去甲肾上腺素、组胺、5-羟色胺等发生反应,产生Ca^{2+}内流及细胞内贮存Ca^{2+}的释放,ROC激活后对后者作用更大。②Ca^{2+}渗入:当胞外Ca^{2+}浓度低时,可使胞质膜通透性改变,发生"渗漏",增加Ca^{2+}流入,此可能与某些血清Ca^{2+}不足所并发的高血压有关。③Na^+/Ca^{2+}交换:具双向性,取决于细胞内外两种离子浓度梯度,当胞内Na^+浓度高而胞外Ca^{2+}浓度高时两者可发生交换,此机制与心肌糖苷的正性肌力作用有关。④胞质膜上Ca^{2+}-ATPase,可利用ATP分解的能量将Ca^{2+}逆离子梯度由胞内泵出胞外。⑤肌浆网系膜上的Ca^{2+},Mg^{2+}-ATPase将Ca^{2+}泵入肌浆网,而跨膜Ca^{2+}内流可触发肌浆网(SR)按离子浓度释放Ca^{2+}(SR内Ca^{2+} 10^{-4} M,胞质内为10^{-7} M),这一过程与心肌纤维的兴奋-收缩偶联有关。⑥线粒体可吸收胞质内Ca^{2+},而通过Na^+、Ca^{2+}交换释放Ca^{2+}。以上为Ca^{2+}的平衡与调控机制,其中①②③④为Ca^{2+}细胞内外的跨膜转运,⑤⑥为细胞内转运过程;不同类型的组织,这些机制有不同的重要性。心肌和内脏平滑肌肌浆内Ca^{2+}的浓度正是基于上述转运系统的精确调控,才得以发挥正常的心脏血管效应。钙通道阻滞剂也正是通过对Ca^{2+}运转的影响,使细胞内Ca^{2+}减少,可兴奋细胞电位发生改变或钙与心肌内收缩蛋白、血管平滑肌内钙调蛋白等钙敏蛋白的结合受抑或Ca^{2+}-蛋白复合物的调节作用减弱,从而发挥一系列的药理学效应。

尽管理论上推测钙通道阻滞剂的作用部位绝非一处,但绝大部分钙通道阻滞剂是通过阻滞慢钙离子通道和慢钙-钠离子通道而减少Ca^{2+}进入胞内的,事实上,只有对钙离子通道有阻滞作用的药物也才真正具有治疗价值。现已有足够的证据表明,钙通道阻滞剂实际上具有药理学与治疗学的抑制部位仅是VDC中的L通道。不同钙通道阻滞剂对通道蛋白的结合位点可能不同,有学者认为硝苯地平等二氢吡啶类衍生物作用于通道外侧的膜孔蛋白,维拉帕米类药物作用于通道内侧的膜孔蛋白而与外侧膜孔蛋白受体的亲和力极低,硫氮草酮则主司通道的变构部位,从而改变钙离子通道的构象等。当然这一学说有待于更进一步证实。

各种不同组织及相同组织的不同部位(如心肌、冠状动脉、脑血管及外周血管)Ca^{2+}转运途径不同、钙离子通道被活化的途径不一(VDC或ROC)、活化机制迥异(有的以Ca^{2+}内流为主、有的以胞内贮存Ca^{2+}释放为主)、膜稳定性不同(钙离子通道存在"静息""开放"和"灭活"三种状态)以及与药物的亲和力、离散度的差异,构成了钙通道阻滞剂对不同组织敏感性及临床适应证不同的基础,也是钙通道阻滞剂理效应不一的重要原因。

(二)药理作用

钙不仅为人体生理功能所必需,而且也参与或介导许多病理过程。细胞内Ca^{2+}过多(亦称钙"超载"),在高血压起病、心律失常形成、动脉粥样硬化发病及血管与心肌的脂氧化损伤等病理过程中起着重要作用。钙通道阻滞剂虽然作用不尽相同、作用机制未完全明了,但多种钙通道阻滞剂在不同程度上具有下述作用:①抑制心肌Ca^{2+}跨膜SIC,使胞质内游离Ca^{2+}浓度下降、心肌收缩力减弱呈负性肌力作用,降低心肌耗能及耗氧。应当指出,不同的钙通道阻滞剂在整体动物实验中表现出来的负性肌力作用差异甚大,如硝苯地平由于舒张血管作用较强,甚至出现反射性增强心肌收缩力。②抑制窦房结自律性及减慢房室传导,呈现负性变时及负性变传导作用。③防止心肌细胞内Ca^{2+}"超负荷"、保护心肌免遭脂氧化损伤,对缺血心肌有保护作用。④扩张冠状动脉、脑血管及肾动脉,促进冠状动脉侧支循环形成,改善心、脑、肾等重要脏器供血。⑤扩张肺及周围血管、降低总外周阻力,使血压、肺动脉压降低及心脏前、后负荷减轻;总体来讲,钙通道阻滞剂舒张动脉血管作用强于舒张静脉血管。⑥在某种程度上可减轻血管及心脏的重塑作用,使管壁顺应性增加、靶器官结构改变及功能损害减小。⑦抑制支气管、肠道及泌尿生殖道平滑肌、缓解平滑肌痉挛。⑧抑制血小板聚集,改进低氧血症时血流变异常,改善红细胞开变性。⑨对血脂代谢无不良影响,某些钙通道阻滞剂可升高高密度脂蛋白胆固醇(HDL-ch)或降低低密度脂蛋白胆固醇(LDL-ch)。⑩改善胰岛素抵抗、增加组织对胰岛素的敏感性。⑪可抑制血管平滑肌细胞增殖及向内膜下迁移,此与抑制动脉粥样硬化有关,二氢吡啶类药物有抑制和延缓粥样硬化进程的作用。⑫抑制兴奋-分泌偶联,影响多种腺体的分泌。⑬抑制内皮素分泌、减少前嘌呤物质丧失、维持细胞 Ca^{2+}、Na^+、K^+ 平衡,减轻血管切应力损伤。⑭逆转心室肥厚及有轻度利钠、利尿作用。⑮硝苯地平、硫氮䓬酮、氨氯地平和维拉帕米对高血压患者的肾功能有短期良好作用。硫氮䓬酮对胰岛素依赖型和非依赖型糖尿病、肾病患者有减少尿蛋白分泌的作用。

需要指出的是,钙通道阻滞剂的上述作用除因药物不同而表现各异外,其在体内的净效应还取决于各种作用的相对强度及用药途径、剂量、体内反射机制等影响因素。

三、临床应用

近年来,随着临床与基础研究的不断深入,钙通道阻滞剂的应用范围越来越广,已由最初单纯治疗心血管疾病发展到应用于多个系统的多种疾病。

(一)高血压病

目前,钙通道阻滞剂已广泛用于高血压病的治疗,尤其是二氢吡啶类药物,由于其显效快、效果明显,血压下降平稳,长期使用有效,且对血脂、血糖、尿酸、肌酐及电解质等无不良影响,已被列为高血压治疗的一线药物。与其他降压药相比,钙通道阻滞剂更适合于年龄大、基础血压高、低肾素型及外周血管阻力高者,一般单用钙通道阻滞剂 50%～70%患者即可获得满意效果。钙通道阻滞剂与 β 受体阻滞剂、ACEI 及利尿剂配伍应用时其降压效果更好,可根据病情酌情选用。对高血压并发冠心病、心绞痛、心律失常、脑血管疾病及外周血管病者,选用相应的钙通道阻滞剂不仅能降低血压,而且对其并发症治疗也十分有效,但钙通道阻滞剂远期应用能否降低心血管并发症的发生与死亡,国际上尚未取得一致意见,仍有待于前瞻性大规模长效钙通道阻滞剂抗高血压临床试验加以验证。国内近期已结束的一项临床多中心研究观察了尼群地平对老年单纯收缩期高血压的影响,初步表明钙通道阻滞剂对高血压病脑血管并发症有降低发生率作用,但对心血管并发症的发生似乎影响不明显。

近来,有人认为在预防高血压患者主要心血管事件中,钙通道阻滞剂的作用不如 β 受体阻滞剂或小剂量噻嗪类利尿剂。美国一权威性荟萃资料分析了 9 个临床试验共 27 743 例患者,结果发现在降低血压方面,钙通道阻滞剂与 β 受体阻滞剂、ACEI 及噻嗪类利尿剂没有明显差异;但服用钙通道阻滞剂组的患者中,急性心肌梗死和心力衰竭发生的危险性分别增加了 26%,主要心血管事件危险增加了 11%。因此,Furberger 等认为,β 受体阻滞剂、ACEI 及小剂量噻嗪类利尿剂仍然是治疗高血压的首选药物,只有在这些药物治疗失败或患者不能耐受时,才考虑换用钙通道阻滞剂。然而,2000 年公布的 NORDIL 试验便很快否定此说。NORDIL 试验证实,硫氮䓬酮在治疗高血压时与利尿剂、β 受体阻滞剂比较,不仅同样具有显著减少心血管事件发生和死亡的效果,而且比利尿剂、β 受体阻滞剂减少了 20%的脑卒中发生率。硫氮䓬酮的良好疗效,可能与其逆转左室肥厚、交感神经激活作用小及抑制心律失常等发生有关。针对伴有至少一项心血管高危因素的高血压患者进行治疗的 INSIGHT 试验更进一步证实,拜新同(一种长效的硝苯地平制剂)组和利尿剂(氢氯噻嗪和米吡嗪联用)组的终点事件(包括心肌梗死、中风、心血管病死亡和心力衰竭等)发生率没有差别,总的事件的发生率均为12％,且拜新同单药治疗即可有效控制血压,长期用药无增加癌症和严重出血的危险性,从而确立了钙通道阻滞剂用药的安全性。上述资料充分说明,钙通道阻滞剂仍是可供选用的一线抗高血压药物,特别是其价格低廉、疗效可靠,更适合于国内治疗高血压病的应用。

目前,对钙通道阻滞剂降压应用的新趋势:①第3代二氢吡啶类药物如氨氯地平、非洛地平等,降压有效而作用时间长;②非二氢吡啶类药物如维拉帕米,尤其是其缓释型制剂,虽然对心脏的选择性强,但能降低血浆去甲肾上腺素,因此,对应激状态及扩张周围血管,降压有独特作用;③短效的硝苯地平在降压治疗中对无明显并发症的老年人疗效较好,由于其交感激活作用,对大多数中青年患者不适用,已有两项前瞻性的临床试验对短效硝苯地平及利尿剂与ACEI的降压效果进行比较,发现三类药物的降压作用相同,但前者防止心血管事件的发生明显较后两者减少。此外,人们在临床实践中还发现,若二氢吡啶类药物降压无效时通常加服利尿剂不能增强其疗效;相反,高Na^+饮食可加强其疗效,可能与钙通道阻滞剂有内源性钠利尿作用有关,当摄取Na^+增加、体内Na^+增高时也可调节钙通道阻滞剂受体的结合率。

降压谷峰值比例(T:P)是1988年由美国食品与药物监督管理局(FDA)提出的一项评价降压药优劣的指标,近年来已被作为降压药筛选与审批新药的标准。T:P亦即降压药最小与最大疗效之比率,提出此概念的目的在于强调稳态给药结束后血压应控制满意且降压作用须平稳维持24小时之久,以避免血压的过大波动。FDA认为,理想的降压药谷值效应至少应为峰值效应的50％,即T:P≥50％。据报道缓释硝苯地平10～30 mg,每天1次,T:P为50％;氨氯地平5～10 mg,每天一次,T:P为66％;拉西地平的T:P亦≥60％,提示钙通道阻滞剂是一类较为理想的降压药物。

(二)快速型心律失常

目前,用于治疗心律失常的钙通道阻滞剂均为有电生理效应的药物,如维拉帕米、盖洛帕米、硫氮䓬酮及哌克昔林等。其中,维拉帕米可抑制慢反应细胞的V_{max},延缓房室结慢径路的传导,从而终止房室结双径路的折返激动,已成为目前治疗房室结内折返性心动过速的首选药物。对于房性心动过速、心房扑动和心房颤动患者,钙通道阻滞剂可通过抑制房室传导而减慢其心室率,一部分患者可转复为窦性心律。此外,钙通道阻滞剂尚可减轻延迟后除极的细胞内Ca^{2+}超负荷,阻断早期后除极的除极电流,抑制触发活动性心律失常,对部分室性心律失常有效。近年来屡有报道,维拉帕米或硫氮䓬酮对缺血性再灌注心律失常有预防作用,对左心室肥厚所合并的恶性室性心律失常也有潜在的治疗价值,可防止患者猝死。

(三)缺血性心绞痛及动脉粥样硬化

大多数钙通道阻滞剂具有扩张冠状动脉、解除冠状动脉痉挛、增加冠脉血流的作用,并能降低心脏前、后负荷及减弱心肌收缩力,从而减少心肌氧耗量、恢复氧供需平衡,因此可用于各种类型的心绞痛治疗,尤其对变异性心绞痛效果较好。目前,多数学者更趋向于选择维拉帕米、硫氮䓬酮及长效二氢吡啶类制剂,短效的硝苯地平已较少应用,因有报道部分患者用硝苯地平后心绞痛症状加重,这可能与用药后血压下降太大、冠状动脉血流灌注减少或反射性心率加快、不利于氧供求平衡有关,也可能是冠状动脉侧支循环再分布产生"窃血现象"所致。近年来某些试验及临床研究提示,钙通道阻滞剂有"心血管保护作用",可抑制氧自由基所致的脂质过氧化作用,减轻缺血与再灌注损伤。已有资料证实,钙通道阻滞剂用于经皮冠脉腔内血管成形术(PTCA)及溶栓后的缺血再灌注治疗取得较好效果。

自 1981 年国外学者 Henry 和 Bentley 首次报道硝苯地平对实验性动脉粥样硬化的抑制作用以来,10 余年间钙通道阻滞剂的抗动脉粥样硬化作用日益受到关注。动脉粥样硬化是一缓慢的发病过程,其病理改变主要为动脉管壁的 Ca^{2+} 沉积(钙化)及由 Ca^{2+} 作为信息物质所介导的内皮细胞损害、脂质沉积、动脉中层平滑肌细胞增殖及迁移、血小板聚集甚或血栓形成为其特征。钙通道阻滞剂通过减少 Ca^{2+} 沉积及细胞内 Ca^{2+} 超负荷,可有效地保护血管内皮细胞、维持胞膜的完整性与通透性,抑制血栓烷素 A_2(TXA_2)及内皮素(ET)形成、刺激前列环素(PGI_2)的释放,以此延缓或削弱动脉粥样硬化的发病。维拉帕米、硫氮䓬酮及大多数二氢吡啶类钙通道阻滞剂的抗动脉粥样硬化作用均曾有过报道。国际硝苯地平抗动脉粥样硬化研究(INTACT)发现,与安慰剂组比较,治疗 3 年时冠状动脉粥样硬化新生病灶的危险性降低 28%,继续治疗 3 年则新生病灶的危险性进一步减少 78%,证实硝苯地平可有效抑制冠状动脉粥样硬化的进程。

(四)心肌肥厚

钙通道阻滞剂应用于高血压性心脏病或肥厚型心肌病,不但能增加心肌活动的顺应性、改善心脏舒张功能,而且可减轻甚或逆转心肌肥厚,目前已证实对心肌纤维增殖有抑制作用的药物中,钙通道阻滞剂较大多数药物作用强而仅次于 ACEI 类。对于肥厚性梗阻型心肌病,钙通道阻滞剂治疗时并不增加其收缩期流出道的压力阶差。

(五)脑血管及中枢神经系统疾病

正常情况下大脑具有稳定的较高的氧代谢,维持人体中枢机能必须有充足的脑血流,否则,脑灌注不足经一定时间可迅速产生乳酸,酸中毒又使脑血流调节功能丧失,进而引起脑细胞代谢衰竭甚至导致坏死。已知休息时神经元细胞内 Ca^{2+} 较胞外低 10^4 倍,胞内 Ca^{2+} 浓度常在脑缺血损伤时增加,而胞内 Ca^{2+} 超负荷则又加剧脑细胞损伤死亡,从而形成恶性循环。近年来大量研究证实钙通道阻滞剂可抑制这一过程,并通过脑血管扩张作用改善脑血流供应,因而用于脑缺血、蛛网膜下腔出血、脑复苏及偏头痛取得一定效果,几组大型临床试验已就尼莫地平对缺血性脑卒中的作用得出肯定结论;最近,ASCZEPIOS 试验及 FIST 试验正分别对伊拉地平和氟桂利嗪的作用进行观察,希望不久即可得出结论。

(六)肺与肺动脉疾病

许多呼吸道疾病、肺循环障碍及急性微血管性肺损伤的病理生理均与 Ca^{2+} 有关,如过敏性哮喘时 IgE 介导的肥大细胞释放化学物质及炎症介质(兴奋-分泌偶联)、气管平滑肌痉挛与收缩(兴奋-收缩偶联)、某些血管活性介质的合成及神经冲动的传导等均受细胞内外 Ca^{2+} 的调节,Ca^{2+} 还影响某些趋化作用物质(如白细胞介素)的合成与释放,因而,钙通道阻滞剂对呼吸系统疾病的治疗及预防价值受到广泛重视。试验研究及临床观察发现钙通道阻滞剂可抑制化学递质及气管平滑肌组胺的释放、TXA_2 和 PGF_2 等所诱发的气道平滑肌痉挛,并能抑制冷空气及运动诱导的支气管痉挛,从而减轻支气管哮喘发作。但总的说来,钙通道阻滞剂对呼吸道平滑肌的舒张效应较小,现今仍不能作为一线药物应用。不过,其新一代制剂尤其是气雾剂可能有更大作用。

目前,钙通道阻滞剂对原发性或继发性肺动脉高压的作用虽然报告不多,对病程及预后的影响尚缺乏长期对照研究,但钙通道阻滞剂尤其是硝苯地平对慢性阻塞性肺疾病的肺动脉高压可降低肺血管阻力,在选择性病例确可改善症状及血流动力学效应,其次研究较多的药物为硫氮䓬酮,但药物的选用剂量及投药方式各家报道不一,尚有待于进一步探讨。

（七）其他

钙通道阻滞剂对肾脏的保护作用、在胃肠道及泌尿生殖系统疾病中的应用等也受到广泛重视并取得重大进展,但仍需不断完善资料及进行长期的对照观察。

四、钙通道阻滞剂在某些心脏疾病应用中的争议与评价

（一）心肌梗死

钙通道阻滞剂能否用于急性心肌梗死(AMI),目前意见不一。部分学者认为,钙通道阻滞剂用于 AMI 早期可限制或缩小梗死面积。1990 年的丹麦维拉帕米两次心肌梗死试验(DAVIT Ⅱ)表明维拉帕米可减少再梗死;DAVIT Ⅰ 及 DAVIT Ⅱ 的汇集资料证实了维拉帕米治疗组患者心血管事件、死亡率及再梗死率均降低,其疗效类似于多数 β 受体阻滞剂。对于心电图显示的无 Q 波性心肌梗死,早期(24～72 小时)应用硫氮䓬酮可显著减少再次心肌梗死及梗死后难治性心绞痛的发生率,目前已引起临床广泛注意。新近有人观察了维拉帕米与非洛地平对 AMI 后心率变异性的影响,提示维拉帕米能增加副交感神经活性、恢复交感与副交感神经的平衡,对 AMI 早期心率变异性有较好影响,而非洛地平则无此作用,这可能是维拉帕米改善 AMI 患者预后的重要原因之一。但也有相反报道认为,钙通道阻滞剂非但不能减少心肌梗死患者死亡与再梗死危险,反而能增加其死亡率,1995 年 3 月,Psaty 等在美国第 35 届心血管病流行病学与预防年会上提出,使用硝苯地平者与用利尿剂、β 受体阻滞剂者比较,心肌梗死危险增加 60%;Furberger 等也收集了 16 个硝苯地平用于冠心病治疗的随机二级预防试验资料,于同年 9 月再次报告中等到大剂量的短效钙通道阻滞剂硝苯地平能增加冠心病死亡率,并有学者由此推及其他钙通道阻滞剂(特别是二氢吡啶类)也有类似的不良作用,曾一度引起学者们的关注。尽管 Braun 等曾于次年在世界著名的《美国学院心脏病杂志》撰文不支持所谓钙通道阻滞剂在治疗各类慢性冠心病时将会增加其死亡危险比率或对心肌梗死存活有不利影响的观点,Norman 也认为将大剂量短效硝苯地平(每天用量≥80 mg)的假定危险等同于已被证实对高血压和心绞痛有效而安全的合理剂量的长效钙通道阻滞剂,这种盲目扩大及不合理应用是错误的,但对于心肌梗死患者应用钙通道阻滞剂,医药界目前已引起重视并持审慎态度。多数学者认为,AMI 早期除非有适应证,否则不应常规使用钙通道阻滞剂,如需选用时当充分估计所选药物的负性肌力及对心率、血压及传导系统的影响。

（二）心功能不全

维拉帕米、硫氮䓬酮等有负性肌力的药物一般应避免应用于收缩功能障碍的充血性心力衰竭(CHF)患者,此早已成为人们的共识。已有研究证实维拉帕米可使 CHF 恶化,MDPIT 试验也表明硫氮䓬酮可增加心肌梗死后伴有左心室功能不全患者的病死率。然而,二氢吡啶类钙通道阻滞剂能否应用于 CHF 仍存有较大争议。起先人们认为,钙通道阻滞剂可使血管扩张、降低心脏前、后负荷以利于心脏做功,且可改善心肌缺血、防止心肌病变时的心肌细胞内 Ca^{2+} 积聚及局部微血管痉挛而出现的心肌局灶性坏死,因而钙通道阻滞剂可能有助于 CHF 的治疗,钙通道阻滞剂曾被推荐为治疗轻、中度 CHF 的首选药物,寄希望于 CHF 早期应用能阻止原发病的进一步发展恶化,在晚期则可降低心脏后负荷、改善心脏作功能力使 CHF 缓解,有学者观察到氨氯地平、非洛地平等可改善 CHF 患者的血流动力学效应;不过,随后的进一步观察却发现硝苯地平及某些二氢吡啶类药物使心功能恶化,究其原因时许多学者把钙通道阻滞剂对 CHF 的不利影响归咎于其负性肌力作用及反射性兴奋交感神经和激活肾素——血管紧张素系统的作用。

目前尚无大规模的临床试验评价硝苯地平对 CHF 的远期影响。初步研究表明,新一代的血管选择性钙通道阻滞剂可缓解症状、提高运动耐量,其神经内分泌激活不明显。前瞻性随机氨氯地平存活评价(Prospec-tive Randomized Amlodipine Survival Evaluation,PRAISE)及 PRAISE2 分别对氨氯地平在严重充血性心力衰竭中的作用及氨氯地平用于治疗心力衰竭患者的高血压或心绞痛的安全性进行了评价,试验结果提示人们:①尽管氨氯地平未加重患者的心力衰竭及增加心肌梗死、致命性心律失常或因严重心血管事件的住院率,但该药亦未能进一步改善心力衰竭患者预后,因而,在充分使用心力衰竭现代药物治疗的基础上,不宜将氨氯地平作为针对心力衰竭的常规治疗药物。②心力衰竭患者常合并控制不满意的高血压或心绞痛,此时,应首选 ACEI、利尿剂、β受体阻滞剂等进行治疗。如果这些药物仍不能控制心力衰竭患者的高血压或心绞痛,或患者不能耐受这些药物时,使用长效钙通道阻滞剂氨氯地平是安全的,它与传统的短效钙通道阻滞剂不同,该药并不恶化心力衰竭患者的心功能或预后。

近些年来,随着对心脏功能研究的不断深入,对心功能不全的认识也有了较大提高,心脏舒张功能障碍及无症状心功能不全逐渐受到重视。肥厚型心肌病或高血压、冠心病的早期,心脏收缩功能可能正常,而心脏舒张功能已有损害,此时洋地黄等正性肌力药物的应用受到限制,越来越多的研究表明,维拉帕米、硫氮䓬酮及氨氯地平等可改善患者的舒张功能,显示了钙通道阻滞剂在改善心脏舒张功能方面的良好应用前景。

五、药物介绍

(一)维拉帕米及其同系物

本品为人工合成的罂粟碱衍化物,最早被研究应用的钙通道阻滞剂,1962 年由 Hass 首先合成并用于临床。

1.化学结构

见图 3-1。

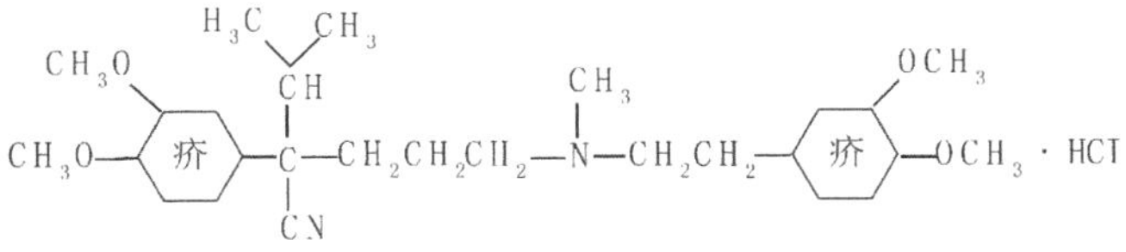

图 3-1　维拉帕米化学结构

2.理化性质

本品为白色或类白色结晶性粉末,无臭、味苦,熔点为 141～145 ℃,溶于水、乙醇或丙酮,易溶于甲醇、氯仿,不溶于乙醚。5%水溶液 pH 为 4.5～6.5。

3.药动学

静脉给予维拉帕米后 1～2 分钟即可测出血流动力学效应(血压降低)和电生理效应(P-R 间期延长),但前者效应时间短暂,5 分钟时低血压效应即达高峰,10～20 分钟作用消失;后者作用时间较长,其负性传导作用 10～20 分钟为顶峰,6 小时仍可测出,提示房室结组织对该药有明显的亲和力。维拉帕米血浆浓度＞75 ng/mL 时,阵发性室上性心动过速即可转复为窦性心律,一次静脉给药 0.1～0.15 mg/kg 即可达此浓度,继后按每分钟 0.005 mg/kg 静脉滴注,能较长时间地维持血浆治疗浓度。

口服维拉帕米几乎从胃肠道完全吸收,但由于通过肝脏时的首过效应,其生物利用度已降至10%～35%,因此,欲得到与静脉注射给药相等的药理效果,口服剂量与静脉注射剂量应有明显差别,即口服剂量要比静脉注射大8～10倍以上才能达到相应的血液浓度。血清中90%的维拉帕米与蛋白结合,半衰期为3～7小时不等。口服或静脉注射药物70%以代谢产物的形式由肾脏排泄,15%经胃肠道排出,只有3%～4%以原形在尿中出现。维拉帕米经肝脏通过N-脱甲基作用和N-脱羟基作用产生多种代谢产物,其主要代谢物去甲基维拉帕米的血流动力学效应和冠状动脉扩张作用强度较弱,活性仅为母体成分的20%。此外,服用相同剂量的维拉帕米时,患者之间血浆中的浓度可有差异,但血浆浓度＞100 ng/mL时,血浆浓度与疗效之间的相关性已甚小。

4.治疗学

(1)室上性快速型心律失常:维拉帕米阻抑心肌细胞膜钙慢通道,使钙内流受阻,可抑制窦房结和房室结慢反应细胞动作电位4位相自动除极化速率,降低其自律性并抑制动作电位0相除极速度和振幅,减慢冲动传导、延长房室传导时间,尤其使房室结有效不应期显著延长,使单向阻滞变为双向阻滞,从而消除折返,临床上用于阵发性室上性心动过速(PSVT),能有效地使其转复为窦性心律(有效率达80%～90%),尤其是对房室结折返性PSVT更为有效,是紧急治疗PSVT患者的首选药物。对心房扑动或心房颤动患者,可减慢其心室率,个别患者可转复为窦性心律(心房颤动转复率仅2%～3%)。

用法及用量:一般于PSVT发作时,首次静脉给予维拉帕米3～5 mg(小儿)和5～10 mg(成人),稀释于10～20 mL葡萄糖注射液中缓慢静脉推注,如无效时20～30分钟后可重复注射,总量不宜超过20 mg。频繁发作PSVT的患者,以后以每天320～480 mg口服,可有效地预防复发;心房颤动或心房扑动患者,于初始注射5～10 mg后通常能减慢心室率至80～110次/分,此后可继续静脉滴注或口服维持此心率。

Fleckenstein曾观察过18例心房扑动患者静脉注射维拉帕米10 mg的治疗效果,发现用药后15例心室率减慢(其中4例转为窦性心律),有效率为83.3%,心房扑动转复率为22.2%(4/18)。注意静脉注射给药期间应严密监测血压与心电图。对预激综合征合并的快速心律失常应根据电生理检查结果决定是否选用,本药对预激综合征并发PSVT而QRS波群不增宽者(心房激动经房室结正向传入心室),则疗效较好,可中止发作,否则应避免使用;对心房颤动或心房扑动合并预激综合征时,由于本药可使更多的心房激动经旁路传入心室,以致心室率增快甚或诱发心室颤动,故应忌用。本药对房性期前收缩有一定效果,对室性心律失常则效果较差。

(2)缺血性心脏病:维拉帕米通过Ca^{2+}拮抗作用松弛血管平滑肌,能有效地降低血管阻力、减轻心脏射血负荷及预防冠状动脉痉挛;另外,该药的负性变时及负性变力作用有利于减低心肌氧耗及增加舒张期冠状动脉血流灌注,对缺血性心脏病治疗有效,临床可用于劳力性心绞痛、变异性心绞痛及不稳定型心绞痛。劳力性心绞痛患者,平均每天剂量240～480 mg,可有效地缓解劳力性心绞痛,其用量每天320～480 mg的疗效类似或优于β受体阻滞剂,对变异性心绞痛(平均口服剂量每天450 mg)及不稳定型心绞痛(口服剂量每天320～480 mg)也收到良好效果,其心绞痛发作次数和硝酸甘油用量减少,暂时性ST段偏移得以改善。一般应用方法:维拉帕米开始口服40～80 mg,每8小时一次,以后递增至每天240～360 mg或更大耐受剂量。

(3)肥厚型心肌病:临床研究证实,维拉帕米不仅降低心脏后负荷、左心室与流出道间压力阶差及直接抑制心肌收缩力,而且能减轻甚或逆转心肌肥厚。近期一项研究观察了7例肥厚型心肌病患者每天口服维拉帕米 360 mg,连服 1 年、1 年半及 2 年时的治疗效果,发现患者不但临床症状(心前区疼痛、劳力性呼吸困难、晕厥)减轻,左心室顺应性改善,而且经电镜检查显示治疗后心肌细胞结构较前清晰、肌束走向紊乱变轻、肌原纤维排列仅轻度异常。还有研究报告维拉帕米在减轻左室肥厚的同时可减少 74% 室性心律失常,并降低其严重性。

(4)轻、中度高血压:尤其适合于老年高血压患者的治疗。一般治疗剂量为每天 80~320 mg。治疗初期可口服维拉帕米 40 mg,一天 3 次,若 1 周后无效渐增至 80 mg,一天 4 次,一般于用药 4 周后血压趋于稳定在正常水平,其总有效率可达 92.5%,心率由治疗前平均 86 次/分降至 72 次/分。血压稳定 4 周后可逐渐减至最小有效剂量维持治疗。

(5)应激状态或窦性心动过速:心率增加是处于应激状态的重要指标之一,心率增快常与高血压、TC 及 TG 升高、体重指数升高、胰岛素抵抗、血糖升高及 HDL-ch 降低等密切相关,故心率增快是心血管病和死亡的一个独立危险因素。人心率的快慢与寿命的长短呈反比,故控制心率、祛除应激状态十分必要。目前认为使用维拉帕米控制心率较使用 β 受体阻滞剂可能更好,因维拉帕米不会引起继发性血儿茶酚胺或去甲肾上腺素水平升高。用药方法:口服维拉帕米,使心率控制在 50~60 次/分。

(6)特发性室性心动过速:特发性室性心动过速主要指无器质性心脏病基础的分支性室性心动过速,室速发作时常表现为左束支阻滞合并电轴左偏或右偏。该类室速有时对其他抗心律失常药物反应不佳,而对维拉帕米的治疗反应良好,故有人又称之为"维拉帕米敏感性室性心动过速"。

5.药物相互作用

(1)与地高辛合用:维拉帕米可使地高辛的肾脏和非肾脏清除减少,它虽不影响肾小球滤过率,但可使地高辛的肾小管分泌明显下降,两药合用时,地高辛总清除率平均减低 35%,血药浓度增加 40%。有人指出,地高辛血药浓度增加发生在两药合用的 14 天之后。血清地高辛浓度的增加易导致洋地黄中毒,故有人主张两药应避免联合用药。若必须合用时应彼此减少各自的用量,或地高辛减少 35%。

(2)与普萘洛尔合用:维拉帕米和普萘洛尔均有 Ca^{2+} 拮抗作用,前者可阻碍 Ca^{2+} 通过细胞膜,后者能抑制 Ca^{2+} 在肌浆网内摄取和释放,故两药合用时可产生相加的负性肌力、负性频率及负性传导作用,易诱发低血压、呼吸困难、心动过缓、心力衰竭甚或心脏停搏。一般应于维拉帕米停药 2 周后方可应用普萘洛尔。

(3)与硝酸酯类合用:维拉帕米与硝酸甘油合用,后者增加心率的不良反应可为前者所抵消,而治疗作用相加,故两者合用对治疗难治性心绞痛效果较好,但合并用药可引起血压轻度下降,应用时宜注意。

(4)与某些抗心律失常药合用:维拉帕米和奎尼丁合用时可发生直立性低血压,两者合用治疗肥厚型心肌病时更是如此,这种不良反应可能是奎尼丁、α 肾上腺素的阻滞效应和维拉帕米周围血管扩张的联合作用结果;同理丙吡胺与维拉帕米合用时也应小心;维拉帕米与胺碘酮合用,由于两者均可抑制窦房结自律性、房室传导和心肌收缩力,故可诱发心率减慢、房室传导阻滞、低血压和心力衰竭。

(5)与其他药物合用:维拉帕米增加血清卡马西平浓度,对血清卡马西平浓度稳态患者应避免长期使用;长期口服锂剂治疗者应用维拉帕米后血清锂浓度常可降低;维拉帕米还可增加异烷的心肌抑制作用及神经肌肉阻滞剂的作用,亦增加茶碱的血浓度;转氨酶诱导剂(如利福平、巴比妥类、苯妥英钠、扑痫酮和卡马西平)可使维拉帕米血浓度降低;磺吡酮明显增加维拉帕米的清除率,口服维拉帕米的生物利用度可从 27% 降低至 10%;抗癌药物 COPD(环磷酰胺、长春新碱、丙卡巴肼和泼尼松)或 VAC(长春地辛、阿霉素和顺铂)化疗方案与维拉帕米合用时,维拉帕米的浓度-时间曲线下面积(AUC)降低 35%。

6.不良反应与防治

不良反应发生率为 9%~10%,严重反应需停药者仅占 1%。口服维拉帕米耐受良好,不良反应轻微,较常见的主要为胃部不适、便秘、眩晕、面部潮红、头痛、神经过敏和瘙痒,其中便秘和无症状的Ⅰ度房室传导阻滞常超过半数,两种不良反应无须改变其用药,便秘可用缓泻剂(如麻仁丸)加以控制,其余不良反应大多较轻,可稍减量或加用其他药物。个别患者可伴发踝部水肿,通常并非充血性心力衰竭的表现,可用缓和的利尿剂治疗。

静脉注射维拉帕米时,血压常有一过性轻度下降,偶可发生严重的低血压和房室传导障碍。有窦房结功能不良、传导系统疾病或已给予 β 受体阻滞剂的患者,静脉注射给药可引起严重的窦性心动过缓、心脏传导阻滞甚或心脏停搏。此外,充血性心力衰竭患者,维拉帕米可引起血流动力学恶化。上述情况一旦发生,应立即进行抢救。在大多数情况下,静脉注射阿托品(1 mg)可改善房室传导,葡萄糖酸钙 1~2 g 静脉注射(以等量 25% 葡萄糖注射液稀释至 10~20 mL,以小于每分钟 2 mL 速度注射)然后以 5 mmol/h 静脉滴注维持,有助于改善心力衰竭。血压低者可静脉滴注多巴胺,发生严重心动过缓时可肌内注射或静脉滴注异丙肾上腺素。药物治疗无效时应采用胸外心脏按压及心脏起搏暂时维持,直到维拉帕米短时间的作用消失为止。

充血性心力衰竭、病窦综合征、二至三度房室传导阻滞、洋地黄中毒和低血压患者应忌用。曾有维拉帕米引起肝脏毒性的报道,因此肝功能不良者应慎用。

7.制剂

(1)片剂:40 mg。

(2)注射剂(粉):5 mg。

(二)硝苯地平及其他二氢吡啶衍生物

1.化学结构

见图 3-2。

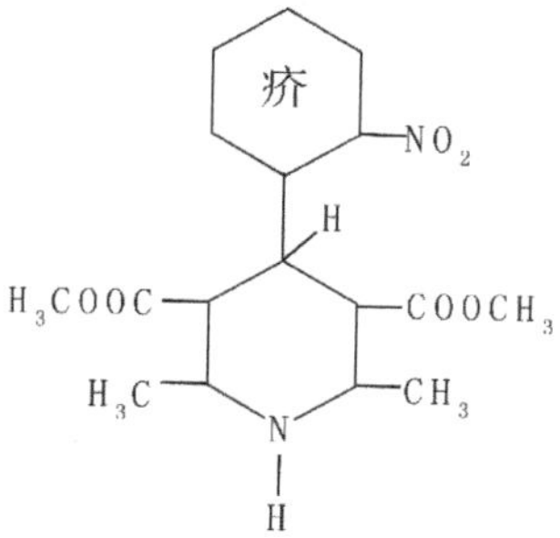

图 3-2　硝苯地平化学结构

2.理化性质

本品为黄色针状结晶或结晶粉末,无臭、无味,熔点 171.5~173.5 ℃。不溶于水,微溶于甲醇、乙醇、乙醚,易溶于丙酮、氯仿、醋酸乙酯。遇光不稳定。

3.药动学

口服或舌下含服硝苯地平后几乎完全被吸收（＞90％），仅 20％～30％经门静脉为肝脏所摄取代谢，生物可用度达 65％以上。口服给药 15 分钟起效，1～1.5 小时血药浓度达高峰，作用时间可持续 4～8 小时；舌下给药 2～3 分钟起效，15～20 分钟达高峰。硝苯地平大部分与蛋白结合，转变为无活性的极性形式，其中绝大部分经氧化而成为一种"游离酸"，小部分被转变为内环酯。代谢产物几乎 80％经肾排泄（其中 90％在 24 小时内排出）；也有一部分经肠肝循环而被吸收，经胃肠道排泄的代谢产物占 15％；只有微量的原形硝苯地平在尿中出现。生物半衰期 4～5 小时，需多次给药始能达到有效血浓度。长期服用期间该药或其代谢产物无蓄积作用，对其他药物血浆浓度也不构成明显影响，故可与硝酸盐、β 受体阻滞剂、地高辛、呋塞米、抗凝剂、抗高血压药及降血糖药合用。

拜新同控释片具有推拉渗透泵系统，可使药物恒定释放 16～18 小时，口服吸收好，一次给药后 6 小时达血药峰值并可使血药浓度平稳地维持 24 小时，生物利用度达 75％～85％。由于药物缓慢释放，血药浓度恒定而无普通制剂给药后的波峰效应，因而更适于临床应用。

4.治疗学

（1）药理作用：与维拉帕米不同，硝苯地平对心肌电生理特别是对传导系统没有明显的抑制作用，所以缺乏抗心律失常作用。它在整体条件下也不抑制心脏，其直接负性肌力作用可为交感神经系统反射性兴奋所完全抵消甚或表现为正性肌力作用。硝苯地平的突出效应在于松弛血管平滑肌、减低周围血管阻力，使动脉压下降，减轻左心室工作负荷及心室壁张力，从而降低心肌氧耗；同时使冠状动脉扩张、增加冠状动脉血流、改善对心肌的供氧。此外，硝苯地平尚有促进冠状动脉侧支循环及抗血小板聚集作用。

（2）临床应用如下。

轻、中度高血压及急症高血压：降压作用强大、迅速而完全，一般在给药后 30～60 分钟见效，维持时间达 3 小时。一般高血压患者，每天 20～60 mg，分 3～4 次口服，控释片 30～60 mg，每天 1 次；高血压危象或高血压伴有急性左心衰竭者，可立即舌下含服 10～20 mg，待血压下降并平稳后改为口服维持。

各种类型的心绞痛：硝苯地平广泛应用于变异型心绞痛，疗效高，能显著减少心绞痛的发作次数和硝酸甘油用量，长期口服治疗可控制 50％心绞痛患者的发作，90％的患者症状得以减轻；对慢性稳定型心绞痛效果亦佳，可使 70％患者心绞痛改善，运动耐量增加 30％；不稳定型心绞痛（冠状动脉阻塞兼痉挛）患者，当住院用 β 受体阻滞剂或静脉滴注硝酸甘油无效时，选用硝苯地平通常可收到良好效果。此外，伴有窦房结功能不良、房室传导障碍的心绞痛患者，这些不适于维拉帕米治疗者仍可选用硝苯地平。剂量与用法：舌下、口服及静脉给药均可。舌下含服每次 10 mg，10 分钟即可起效；口服每次 10～20 mg，每天 3 次；静脉注射每次 1 mg。控释片每天 1 次给药 30～90 mg。

肺动脉高压：适于伴左至右分流的先心病肺动脉高压及原发性肺动脉高压，患者舌下含服硝苯地平1 小时后，肺动脉压、肺总阻力指数及肺血管阻力指数明显下降，心排血量、心排血指数及氧输送量明显增加，血流动力学指标有所改善。推荐用药剂量：体重＜30 kg 者一次 10 mg，30～60 kg 者一次 20 mg，＞60 kg者一次 30 mg，碾碎舌下含化或口服，若耐受良好可长期服用，每天 120～240 mg，分次口服。

雷诺病：硝苯地平口服，每次 10～20 mg，每天 3 次，有效率可达 60％～88％。

5.不良反应与防治

不良反应主要由其扩张周围动脉所致。5％长期用药的患者出现头痛,其他不良反应尚有头晕、面色潮红、低血压、肢端麻木、恶心、呕吐、乏力、精神不振、牙龈肿胀及踝部水肿,因反应轻微,一般无须停药。硝苯地平所致的钠潴留,加服利尿剂大多可以防止。长期用药只有4.7％的患者因不良反应严重而停药。少数患者服用硝苯地平30分钟后心绞痛或心肌缺血加重,可能由于严重的冠状动脉固定性狭窄再加上血压下降或心率加快,使冠状动脉灌注不足致心肌氧供求失衡,也可能是冠状动脉"窃血"所致。偶有硝苯地平可引起红斑性肢痛和粒细胞缺乏症的报道。硝苯地平唯一的绝对禁忌证是低血压。

6.药物相互作用

(1)与β受体阻滞剂合用:两药合用时,由于β受体阻滞剂减弱了硝苯地平的反射性心动过速作用,常有良好效果且不良反应减少,适用于高血压或缺血性心脏病的治疗。

(2)与硝酸酯类合用:两药均可引起头痛、面红、心率加快及血压下降,当合用治疗心绞痛时虽正性作用相加,但同时不良反应加重,故一般不提倡两药合用。

(3)与阿司匹林合用:与阿司匹林并用能明显增强阿司匹林的抗血小板聚集和抗血栓形成作用,并减少其用量和不良反应。两者并用的体内效果优于体外,此可能与硝苯地平促使 PGI_2 生成、抑制 Ca^{2+} 内流及扩张血管作用有关,但亦应注意,两者合用易诱发出血倾向。

(4)与其他药物:可使血清奎尼丁浓度明显降低,从而减弱奎尼丁的抗心律失常作用,但停用硝苯地平后,血清奎尼丁浓度会反跳性增加;动物试验中,硝苯地平与氟烷对离体大鼠心肌有相加的负性变力作用;西咪替丁可降低肝血流量,是肝细胞微粒体药物代谢氧化酶的强力抑制剂,与硝苯地平联用时可降低硝苯地平的清除率,合用时硝苯地平剂量应减少40％。

7.制剂

(1)片剂:10 mg。

(2)控释片:20 mg;30 mg。

(3)胶囊剂:5 mg。

(魏俊花)

第三节　β受体阻滞剂

肾上腺素β受体阻滞剂的出现是近代药理学的一项重大进展,是药理学发展的典范。自第一代β受体阻滞剂——普萘洛尔问世以来,新的β受体阻滞剂不断涌现,加速了受体学说的深入发展,目前β受体阻滞剂治疗指征已扩大到多种脏器系统疾病,近年来又有重要进展。

β受体阻滞剂属抗肾上腺素药,能选择性地与肾上腺素受体中的β受体相结合,从而妨碍去甲肾上腺素能神经递质或外源性拟肾上腺素药与β受体结合,产生抗肾上腺素作用。根据β受体的药理特征可将其分为选择性和非选择性两类,部分β受体阻滞剂具有内源性拟交感活性。

一、β受体阻滞剂的药理作用及应用

(一)药理作用

1.受体选择性

受体选择性也称心脏选择性作用。β受体分布于全身脏器血管系统,中枢β受体兴奋时,心率加快,肾交感神经冲动增加,尿钠减少;突触前膜β受体兴奋时,可使血压升高。突触后膜β受体包括心脏β受体和血管β受体。肠道、心房和心室以β_1受体为主,左心室的β_2受体占全部β受体的$1/4$;心脏β受体兴奋时,使心率加快,心肌收缩力增强;肠道β_1受体兴奋时,肠道松弛。血管床、支气管、子宫和胰岛等部位的β受体,以β_2受体为主,当β_2受体兴奋时,支气管和血管床扩张,子宫松弛,胰岛素分泌增加。β受体经典地被分为心肌内的β_1受体和支气管及血管平滑肌上的β_2受体,目前对某些β受体尚难分类。近年来研究表明,β_2受体与腺苷酸环化酶的偶联效率高于β_1受体,但由于β_1在数目上比β_2高4倍,且最重要的心脏神经递质-去甲肾上腺素与β_1的亲和力是β_2受体的$30\sim50$倍,因此调节正常心肌收缩力的主要受体是β_1受体。位于细胞膜上的β受体是腺苷酸环化酶系统的一部分。它们与鸟苷酸调节蛋白(G),共同组成腺苷酸环化酶系统(RGC复合体:受体-G蛋白-腺苷酸环化酶)。动物离体心房和离体气管试验表明普拉洛尔、阿替洛尔、美托洛尔等对心房肌的效应比对气管平滑肌的效应强$10\sim100$倍,故它们为选择性β_1受体阻滞剂。非选择性β受体阻滞剂如普萘洛尔对不同部位的β_1、β_2受体的作用无选择性,故称之为非选择性β受体阻滞剂。它还可以增强胰岛素的降血糖和延缓血糖的恢复,并可致外周血管痉挛。这些不良反应都与β_2受体阻断有关;而β_1受体选择性阻断却不同,例如,阿替洛尔没有增强胰岛素降血糖和延缓血糖恢复的作用,普拉洛尔的肢端动脉痉挛反应较普萘洛尔为少。

2.内源性拟交感活性(ISA)

内源性拟交感活性指其部分激动肾上腺素能受体的能力。在交感神经张力很低的情况下,某些β受体阻滞剂,如氧烯洛尔、吲哚洛尔、醋丁洛尔等具有部分内源性交感激动活性。其激动过程缓慢而弱,远低于纯激动剂,如吲哚洛尔的部分激动作用足以抗衡静息时阻断交感神经冲动所引起的心脏抑制作用,而在运动时交感神经活动增加,β阻断作用表现得较强,于是ISA就显示不出来。

3.膜稳定作用

一些β受体阻滞剂具有局部麻醉作用,如普萘洛尔、醋丁洛尔等,在电生理研究中表现为奎尼丁样稳定心肌细胞电位作用,即膜稳定效应。表现为抑制细胞膜上钠离子运转,降低0相上升速度,而对静息电位和动作电位时间无影响。膜稳定作用与β受体阻滞剂作用及治疗作用无关,其主要临床意义仅在于局部滴眼用以治疗青光眼时,局部麻醉作用成为不良反应。因此不具膜稳定作用β受体阻断较强的噻吗洛尔就成为适宜的治疗青光眼的滴眼剂。

β受体阻滞剂的分类方法很多,国内多采用杨藻宸的受体亚型的选择性和ISA为纲的分类方法。近年许多学者根据药物对受体的阻断部位而分为3代β受体阻滞剂,如β受体无选择性为第1代,β_1受体选择阻滞剂为第2代,β_1受体+α_1或α_2受体阻滞剂为第3代。这种分类方法已被广大临床医师所接受。

(二)临床应用

各种β受体阻滞剂的药效学和药代动力学彼此不同,作用机制大致相似。目前对β受体阻滞剂的研究旨在寻找不良反应少,特别是对脂质代谢无不良影响的高效品种,寻找对心脏有选择性、兼有α受体阻断活性和直接扩张血管作用的β受体阻滞剂,以及半衰期短的超短效品种。β受体阻滞剂可用于治疗下列疾病。

1.心律失常

β受体阻滞剂抗心律失常机制,主要是通过阻断儿茶酚胺对心脏β受体介导的肾上腺素能作用,从而延长房室结不应期;其次是阻断细胞钙离子内流,此与β受体阻断效应无关。β受体阻滞剂既有轻度镇静作用,又可阻断儿茶酚胺的心脏效应。具有膜稳定作用的β受体阻滞剂,比具有ISA者更有优越性,因为后者对β受体的内在轻度兴奋作用不利于室性心律失常的控制。现已证明,β受体阻滞剂对于因运动而增加的或由运动引起的室性期前收缩,具有显著的抑制作用。长程普萘洛尔或美托洛尔治疗,可预防急性心肌梗死后3个月内室性期前收缩次数及其复杂心律失常的发生率,并可抑制短阵室性心动过速复发,使梗死后1年内死亡率降低25%。而β受体阻滞剂对溶栓再灌注早期心律失常未见明显效果,但不排除降低再通后心室颤动发生的可能性。β受体阻滞剂还可用于治疗窦性心动过速、快速性室上性心动过速(包括心房颤动、心房扑动)。

2.心绞痛

β受体阻滞剂在治疗心绞痛时欲达到临床满意的效果,用量必须足以产生明显的β受体阻断效应。一般而论,β受体阻滞剂抗心绞痛作用是通过减慢心率、降低血压及抑制心肌收缩力、从而降低心肌需氧量而实现的。所有β受体阻滞剂治疗心绞痛的疗效可能是同等的,因此对没有其他疾病的患者选用何种药物亦不重要。理论上,β受体阻滞剂对变异型心绞痛不利,这是因为它使α受体的生物活性不受拮抗,导致血管收缩。心外膜大的冠状动脉内α受体数量多于β受体,用药后由于β受体抑制,而α受体相对活跃,使得冠状动脉痉挛。

3.心肌梗死

目前临床越来越趋向将β受体阻滞剂用于急性心肌梗死的早期;特别是采用静脉给药的方法,β受体阻滞剂可能降低心室颤动的危险性,也可能使梗死面积不同程度地缩小,长程治疗可明显减少猝死,降低死亡率。β受体阻滞剂通过降低心率、心肌收缩力和血压而减少心肌耗氧量,还通过降低缺血心脏儿茶酚胺水平,促使冠状动脉血流发生有利的再分布。据文献报道,早期(胸痛开始4~12小时)静脉注射,继以改口服,可降低磷酸激酶峰值。普萘洛尔、普拉洛尔和美托洛尔可改善心肌细胞的缺血损伤、减轻ST段抬高,阿替洛尔可保护R波,普萘洛尔和噻吗洛尔可减少Q波的发生,缩小梗死面积。

4.高血压

β受体阻滞剂被广泛用作降压药,单独应用时降压效果同利尿剂,但降压的确切机制至今仍然不是十分明确,可能是早期抑制肾素释放及其活性,以减少心排血量。对于高肾素型高血压,特别是β受体功能较强的年轻高肾素型患者,疗效较好。有血管扩张作用的β受体阻滞剂可降低全身血管阻力,如具有ISA效应的β受体阻滞剂。无血管扩张作用的常规β受体阻滞剂后期使血管阻力下降,其作用部位可能是抑制突触前膜的β受体。对心动过缓、肢体血管病变患者或老年人更为适宜。另一方面在高血压合并心绞痛时,减慢心率者似乎更为可取。此外,长期使用β受体阻滞剂治疗高血压病可降低高血压患者的心血管病事件的发生率。

研究显示高血压病患者外周血淋巴细胞β受体密度较正常人明显增加,但受体亲和力不变(外周淋巴细胞β受体密度与心肌细胞β受体密度呈显著正相关,两者均受内源性儿茶酚胺的动态调节)。

研究观察到Ⅰ、Ⅱ期高血压病患者β受体密度明显上调（30.8％与56.7％），对硫酸沙丁胺醇的敏感性显著增加（较对照组分别下降20.7％与37.9％），其中并发左心室肥厚者上述二项指标均明显高于无左心室肥厚者。提示心肌β受体密度及功能的变化可能与高血压及其并发左心室肥厚有关。在高血压适应性初期阶段，循环内分泌系统（交感-儿茶酚胺系统与肾素-血管紧张素系统）的活化启动了一系列临床型病理生理过程。有报道，原发性高血压（EH）患者心血管系统代偿阶段心肌β受体密度的上调与血浆肾上腺素及去甲肾上腺素浓度增加有关。心肌肥厚的试验显示血管紧张素转化酶抑制剂（ACEI）的mRNA转录，加速AngⅡ合成，通过三磷酸肌醇（IP）和二酯酰甘油（DAG）激活蛋白激酶C，促使转录因子蛋白磷酸化并与DNA相互作用。导致心肌蛋白与受体合成增加；心肌受体数目增加，循环内分泌中靶激素的心血管细胞生物活化作用随之增强，通过增加细胞内cAMP与蛋白激酶A含量，激活转录因子蛋白而参与心肌肥厚的病理过程。

Ⅲ期EH患者β受体密度明显下调，敏感性显著降低。Stiles等发现，随着循环内分泌的持续激活，心肌β受体可能对靶激素或对cAMP及蛋白激酶A发生同源或异源脱敏，导致其数目减少，敏感性降低。Katz提出，超负荷状态下心肌蛋白基因表达异常，也可引起心肌细胞寿命缩短，质量降低。Lejemtel等则认为，心肌细胞生化异常与能量耗竭是导致心肌受体数目减少、功能减退的主要原因。

这些研究结果为临床上使用β受体阻滞剂治疗高血压病提供了理论依据。β受体阻滞剂降压机制如下。

（1）心排血量降低：服用非内源性拟交感的β受体阻滞剂后，心排血量降低15％，周围血管自行调节使末梢血管阻力减低，血压下降。使用内源性拟交感作用的β受体阻滞剂后，心排血量仅轻度降低，但长期服药治疗可使末梢血管阻力明显降低，血压下降。

（2）肾素分泌受抑制：β受体阻滞剂可使肾素释放减少60％，血管紧张素Ⅱ及醛固酮分泌减少，去甲肾上腺素分泌受抑制。其中醛固酮的分泌受抑制可能是主要降压机制。

（3）中枢性降压作用：脂溶性β受体阻滞剂容易通过血-脑屏障，刺激中枢α肾上腺素能受体，局部释放去甲肾上腺素，使交感神经张力降低，血压下降。

（4）拮抗突触前膜β受体：突触前膜β2受体被阻滞后，去甲肾上腺素释放受抑制；但选择性β1受体阻滞剂无此作用。

（5）其他：普萘洛尔的降压效果能被吲哚美辛所抑制，故其降压作用可能与前列腺素分泌有关。

5.心肌病

（1）肥厚型心肌病：β受体阻滞剂可减轻肥厚心肌的收缩，改善左心室功能，减轻流出道梗阻程度，减慢心率，从而增加心搏出量，改善呼吸困难、心悸、心绞痛症状。目前普萘洛尔仍为标准治疗药物，大剂量普萘洛尔（平均每天462 mg）被认为可减少室性心律失常。较低剂量的β受体阻滞剂（平均每天280 mg的普萘洛尔或相当剂量的其他β受体阻滞剂），对心律失常无效。对可能发生猝死的患者，可能需用其他抗心律失常药物。

（2）扩张型心肌病：近年来研究表明，长期服用β受体阻滞剂对某些扩张型心肌病患者有效，能够逆转心力衰竭及提高远期生存率。Swedberg讨论了扩张型心肌病β受体阻滞剂应用的经验，认为传统的洋地黄和利尿剂治疗基础上加用β受体阻滞剂可以改善扩张型心肌病患者的临床症状，提高心肌功能和改善预后。详细机制不明，这可能与其心肌保护作用有关。而Yamada

认为,心肌纤维化的程度和类型可能是判断β受体阻滞剂治疗扩张型心肌病是否有效的重要预测指标。

　　6.慢性心力衰竭

　　20 世纪以来,心力衰竭的治疗决策经历了 4 个不同的阶段,尤其 20 世纪 80 年代以来β受体阻滞剂用于治疗心力衰竭,提高了心力衰竭患者远期生存率,降低了病死率。研究证明,心力衰竭不仅是血流动力学的紊乱,而且是神经元介质系统的紊乱,心脏和血管的多种激素系统被激活,如交感神经系统、肾素-血管紧张素-醛固酮系统、心钠素及血管升压素,故用正性肌力药物有时会有害无利,加重心肌缺氧缺血而使心力衰竭恶化。

　　在心力衰竭病理状态下,β_1受体减少,这时β_2受体密度不变或变化不明显,此时,β_2受体可能发挥重要的代偿作用。使用 RT-PCR 技术研究证明,心力衰竭时,左室β_2受体 mRNA 水平无变化,β_1受体 mRNA 水平下降,且下降程度和心力衰竭的严重程度呈正相关。研究还证明,β_1受体 RNA 水平的下降和受体蛋白的下降密切相关,说明β受体改变主要是其 mRNA 水平变化引起的β受体的改变,通过 G 蛋白(GS)下降——腺苷酸环化酶活性下降的道路,使水解蛋白激酶不激活或少激活,从而减弱正性肌力作用。

　　激动剂与受体结合引起信号传导与产生生物效应的同时,往往会发生对激动剂敏感性下降。这种负反馈机制在精确调节受体及自我保护中具有重要意义。β受体对激动剂的反应敏感性降低,心肌收缩力减弱,这种改变叫β受体减敏。β受体对儿茶酚胺的减敏,可维持应激情况下心肌细胞活力,减轻高浓度去甲肾上腺素引起钙超载后对心肌的损伤。但心力储备能力因此下降,使心力衰竭进一步恶化。

　　导致β受体敏感性下调的原因有两种:①受体数量下调;②受体功能受损。

　　受体数量下降发生较慢,常发生在激动剂刺激数小时到数天,一般 24 小时后才能达到高峰。引起β受体数量下降的主要原因:①受体生成减少减慢,系因基因转录成 mRNA 减少,且受体 mRNA 的半衰期也缩短,导致合成减少。②受体降解增多增快。至于为什么只有β_1受体 mRNA 水平下降,而β_2受体改变不明显,这主要是由于在对内源性激动剂的亲和力方面,β_1受体对肾上腺素的亲和力远远小于对去甲肾上腺素的亲和力,而β_2受体则相反。心力衰竭时,交感神经兴奋,β_1受体受到交感神经末梢释放的去甲肾上腺素的强烈刺激,使β_1受体数目显著减少,而β_2受体仅受到血循环中肾上腺素的轻微刺激,数目减少不明显,故仅表现为轻微功能受损。β受体功能受损主要因为与 G 蛋白分离,使受体快速减敏,通过这种机制可使受体功能下降70%。另一种途径是通过蛋白激酶 A 使受体磷酸化,从而直接引起受体脱联与减敏。在受体快速减敏中上述两种酶的活性作用各占 60% 和 40%。

　　β_1受体数量下降和功能抑制,导致β受体反应性下降,尽管这种下降会保护心肌避免过度刺激,但同时会使心脏对活动的耐受性降低,使心力衰竭进一步恶化。

　　据此提出心力衰竭用β受体阻滞剂治疗的理论:①上调心肌细胞膜的β受体数目,增加对儿茶酚胺的敏感性。Heilbram 报告 14 例原发性心肌病并重度心力衰竭患者,使用美托洛尔治疗 6 个月后β受体上调到 105%,对β受体激动剂的反应性明显提高,使心肌收缩力加强。②降低肾素、血管紧张素Ⅱ和儿茶酚胺的水平。③增加心肌修复中的能量,防止心肌细胞内 Ca^{2+} 超负荷。④改善心肌舒张期弛张、充盈和顺应性。⑤抗缺血和抗心律失常作用。还可能有通过部分交感神经作用调节免疫功能。近年来许多学者认为,β受体阻滞剂,特别是具有额外心脏作用的第三代β受体阻滞剂,如卡维地洛、拉贝洛尔等,可能使心力衰竭的患者血流动力学和左心室功能改善。卡维地洛治疗心力衰竭的机制除了与β受体阻滞剂应有关以外,还与其α阻滞剂效应及抗氧化作用和保护心肌作用有关。目前至少已有 20 个较大系列临床试验证明,β受体阻滞剂治疗慢性充血性心力衰竭,可降低病死率,延长患者寿命,改善患者生活质量,减少住院率。临床上经常使用的β受体阻滞剂有康克,倍他乐克和卡维地洛等。β受体阻滞剂适用于缺血性和非缺血性心力衰竭患者,但 NYHAⅣ级严重心力衰竭患者暂不适用于本品,应待心功能达Ⅱ、Ⅲ级后再加用本品。使用时,应自小剂量开始(如康可 1.25 mg/d,倍他乐克每次 6.25 mg),逐渐增加剂量(每 1~2 周增加一次剂量),发挥最好疗效时需 3 个月,故短期内无效者不宜轻易停药。若用药过程中病情恶化则可减量或暂停β受体阻滞剂,待心功能好转后,再恢复用药。现主张,慢性心力衰竭患者应坚持长期甚至终身服用β受体阻滞剂,洋地黄、利尿剂、ACEI 及β受体阻滞剂是目前治疗慢性充血性心力衰竭的常规四联疗法。

β受体阻滞剂治疗心力衰竭的作用机制:①减慢心室率;②减少心肌耗氧和左心室做功;③使循环中儿茶酚胺浓度不致过度升高,并能对抗其毒性作用;④有一定抗心律失常作用;⑤膜稳定作用;⑥上调心肌β肾上腺素能受体,使受体密度及反应性增加。

β受体阻滞剂治疗收缩性和舒张性心力衰竭均有一定疗效,可试用于下列疾病:①瓣膜性心脏病,特别是合并心室率明显增快者;②冠心病或急、慢性心肌梗死合并轻中度心功能不全者;③原发性心肌病,包括扩张型、肥厚型和限制型;④高血压性心脏病;⑤甲状腺功能亢进性心脏病等。合并下列疾病者不宜使用,如支气管哮喘、明显的心动过缓、慢性阻塞性肺疾病、周围血管疾病、心功能Ⅳ级症状极严重者。

1999 年 8 月在巴塞罗那召开的第 21 届欧洲心脏病学会会议及 1999 年 6 月在瑞典哥登伯格举行的欧洲心脏病学会心力衰竭组第三届国际会议上均充分肯定了β受体阻滞剂治疗充血性心力衰竭的疗效。会议主要围绕以下几个问题进行了讨论。

(1)β受体阻滞剂治疗心力衰竭的疗效。与对照组相比,β受体阻滞剂治疗组:①全因死亡率降低 34%;②猝死率下降 44%;③全因住院率下降 20%;④因心力衰竭恶化住院下降 36%。

(2)β受体阻滞剂治疗心力衰竭的适应证:①各种原因(包括缺血性和非缺血性)引起的充血性心力衰竭;②无年龄限制(各种年龄组,最高年龄达 80 岁);③无性别差异;④不论是否合并糖尿病或高脂血症;⑤各种级别的心功能(NYHA 分级),但严重的Ⅳ级心功能患者除外。

(3)作用机制:①对抗交感神经及儿茶酚胺类物质的不良作用;②减慢心率作用;③减轻心肌缺血;④抗心律失常作用,尤其是减少猝死的发生率;⑤心肌保护作用;⑥降低肾素分泌;⑦改善外周阻力。

(4)用药方法:在具体用药过程中应注意以下几点。①首先使用洋地黄、利尿剂和/或 ACEI 作为基础治疗,待患者症状及体征改善后,再使用β受体阻滞剂。②β受体阻滞剂应从小剂量开始用药,例如,康可 1.25 mg/d,倍他乐克每次 6.25 mg,阿替洛尔每次 6.25 mg,逐渐增加剂量。经过 15 周加大至最大剂量,如康可 10 mg/d,倍他乐克每次 25~50 mg。③β受体阻滞剂治疗心力衰竭发挥疗效较慢,常需 3~6 个月,故短时期内无效或病情轻微加重时,不宜贸然停药。④部分心力衰竭患者用药过程中,病情明显加重,此时应减量β受体阻滞剂或停药,待心力衰竭症状改善后再使用β受体阻滞剂。⑤β受体阻滞剂需长期甚至终身服用。⑥β受体阻滞剂与 ACEI 均可降低心力衰竭患者的死亡率,但β受体阻滞剂优于 ACEI;若两药合并则优于单用任一药物,故两药合用疗效更好。

值得注意的是一种无内源性拟交感活性的非选择性β受体阻滞剂——卡维地尔,近年来在心力衰竭的治疗中倍受重视。目前至少已有 4 组临床试验,都在使用洋地黄、ACEI 和利尿剂的基础上加用卡维地尔,剂量从 3.125～6.25 mg,每天 2 次开始,逐渐加量至 25～50 mg,每天2次,6～12 个月,结果卡维地尔组死亡危险性较对照组降低 65%,住院危险性降低 27%,显示了良好的临床效果。卡维地尔治疗充血性心力衰竭的主要机制:①β受体阻断作用;②α受体阻断作用;③抗氧化作用。卡维地尔主要适用于慢性充血性心力衰竭 NYHAⅡ～Ⅲ级患者;忌用于严重或需住院治疗的心力衰竭患者和高度房室传导阻滞、严重心动过缓者,休克患者,哮喘患者,慢性阻塞性肺病患者,肝功能减退患者。目前认为,使用卡维地尔治疗充血性心力衰竭应在使用洋地黄、利尿剂和 ACEI 基础上进行,剂量大小应以患者能耐受为准。卡维地尔不宜与硝苯地平合用,以防引起血压突然下降;卡维地尔还能掩盖低血糖症状,故糖尿病患者使用卡维地尔应监测血糖。

7.其他心脏病

(1)二尖瓣狭窄并心动过速:β受体阻滞剂在休息及活动时都使心率减慢,从而使舒张期充盈时间延长,改善工作耐量。但合并心房颤动的患者,有时需加用地高辛来控制心室率。

(2)二尖瓣脱垂综合征:β受体阻滞剂已成为治疗此病伴随的室性心律失常的特效药。

(3)夹层动脉瘤:夹层动脉瘤高度紧急状态时,静脉注射β受体阻滞剂,可降低高儿茶酚胺状态、降低血压、减慢心率,阻止夹层扩展,减少临床死亡率。

(4)法洛四联症:应用普萘洛尔,每天 2 次,每次 2 mg/kg,往往可有效地控制发绀的发作,可能是抑制了右室的收缩力。

(5)QT 间期延长综合征:神经节间失调是 QT 间期延长的重要原因,而普萘洛尔预防性治疗可使病死率由 71%降至 6%,通常应从小剂量开始,无效时逐渐加量,直至有效或不能耐受。

8.非心脏作用

(1)甲状腺毒症:β受体阻滞剂与抗甲状腺药物或放射性碘合用或单独应用,可作为手术前的重要用药。β受体阻滞剂已成为手术前治疗甲状腺毒症的常用药物。因它能控制心动过速、心悸、震颤和神经紧张,减轻甲状腺内的多血管性,故有利于手术治疗。

(2)偏头痛:偏头痛的机制目前尚不清楚,原发性血小板、5-HT 异常学说在偏头痛理论中占据重要位置,广谱的β受体阻滞剂普萘洛尔作为偏头痛防治的一代药已使用多年。而血小板膜表面是β_2受体,故近年又有学者提出用β_2受体阻滞剂和美托洛尔β_1受体阻滞剂治疗偏头痛同样收到良好的临床效果。

(3)门静脉高压及食道静脉曲张出血:肝硬化患者的重要死亡原因之一,死亡率高达28%～80%。既往曾应用普萘洛尔治疗以降低门静脉压力,减少食道静脉曲张再次破裂出血的危险性,但有一定的不良反应,例如,可使血氨增高,诱发或加重肝性脑病。近年临床使用纳多洛尔治疗效果较普萘洛尔好,不良反应少。

9.抗精神病作用

β受体阻滞剂能与去甲肾上腺素或拟交感药物竞争β受体,可抑制交感神经兴奋引起的脂肪和糖原分解,从而能促进胰岛素降血糖的作用。普萘洛尔脂溶性高,故易通过血-脑屏障,因而在中枢能发挥β受体阻断作用,它不仅作用于突触后膜,亦可作用于突触前膜的β受体,故可减少中枢神经系统去甲肾上腺素的释放。

(1)配合胰岛素治疗精神病:可减少精神患者的心动过速、多汗、焦虑、躁动不安、震颤、癫痫样发作等症状。

（2）躁狂性精神病的冲动行为：普萘洛尔可使行为障碍明显减轻，因而可试用于难治性精神分裂症的患者，与氯丙嗪有协同作用。

（3）慢性焦虑症：患者不但伴有自主神经功能紊乱的精神症状，而且往往伴有明显的躯体症状，两者可相互促进构成恶性循环。普萘洛尔对缓解躯体症状如肌紧张、心律失常、震颤及精神症状如易怒、伤感、恐惧等均有一定效果。

（4）震颤综合征：普萘洛尔对各种震颤均有治疗效果，包括药源性震颤（尤其是锂盐和异丙肾上腺素所致的震颤）、静止性震颤、老年性及家族性震颤、脑外伤及乙醇中毒戒断后震颤。

（5）可卡因吸收过量：可卡因是表面麻醉剂，吸收过量主要表现为心血管及精神方面的症状，普萘洛尔可起到挽救患者生命的作用。

10.蛛网膜下腔出血

在蛛网膜下腔出血早期，经普萘洛尔治疗长期随访显示有益的疗效，近几年钙通道阻滞剂有取代β受体阻滞剂的趋势。

11.青光眼

青光眼表现为眼内压增高，视神经萎缩，视盘变化及视野丧失。对原发性开角型青光眼及高眼压症，静脉注射β受体阻滞剂或滴眼可降低眼内压，但滴眼作用更明显。目前临床常用药物有塞吗洛尔、倍他洛尔、左布洛尔等。

二、β受体阻滞剂的不良反应

（一）心功能不全

心功能不全初期，交感神经兴奋以维持心排血量，但与此同时，也开始了神经内分泌激素等对心肌的损害过程；因此当心功能不全时，须首先用正性肌力的药物或利尿剂、扩血管药初步纠正心功能不全后尽早使用β受体阻滞剂；如心功能不全严重，则慎用β受体阻滞剂；当心功能为NYHAⅡ～Ⅲ级时，可自小剂量开始使用β受体阻滞剂，以后逐渐加量，达到最大耐受量或靶剂量后，继续维持治疗。严重心脏反应常在治疗开始时发生，这可能由于维持心脏正常功能的β受体机制突然被阻断的缘故，即使开始用小剂量β受体阻滞剂，有时也会发生。但近年来新的阻滞剂，例如，具有β受体和α受体双重阻断作用的第3代β受体阻滞剂，如卡维地洛，更适用于心功能不全的患者，其特点：①选择性β受体阻断；②通过阻断α₁肾上腺素能作用，扩张血管平滑肌；③抗氧化和保护心肌作用。

（二）哮喘

无选择性β受体阻滞剂禁用于哮喘患者，即使应用β₁选择性药和具有 ISA 的吲哚洛尔也应慎用。正在发作和近期发作的哮喘患者禁用任何β受体阻滞剂。

（三）停药反应

长期应用β受体阻滞剂，突然停药，可使心绞痛加剧，甚至诱发心肌梗死。其发病机制可能有各种因素：①心绞痛患者长期应用β受体阻滞剂特别是无选择性的药物，突然停药所致运动耐受量减少，由于心血管交感神经阻断作用的终止，引起心肌需氧量的急剧增加所致。②长期应用β受体阻滞剂可增加β受体数量，突然停药，β效应升高。因此，心脏缺血患者，长期应用β受体阻滞剂停药必须逐渐减量。减药过程以 2 周为宜。

（四）外周血管痉挛

主要表现为四肢冰冷，脉细弱或不能触及及雷诺氏现象等，可能是由于心排血量减少和外周血管收缩所致。应用选择性作用于 β_1 受体和具有 ISA 或第 3 代 β 受体阻滞剂可能会好一些。

（五）低血糖

人的肌糖原分解主要经 β_2 受体调节,而肝糖原分解除 β 受体外,尚有 α 受体参与,β 受体阻滞剂可使非糖尿病和糖尿病患者的糖耐量减低,使餐后血糖水平增高 20～30 mg/L,诱发高渗性高血糖昏迷。停用 β 受体阻滞剂后,其对血糖的影响可持续达 6 个月之久。β 受体阻滞剂影响糖代谢的主要机制是直接抑制胰岛 β 细胞分泌胰岛素,其可能的原因是 β 受体阻滞剂影响微循环血流,从而干扰了 β 细胞的去微粒过程;也可能是由于 β 受体阻滞剂改变了机体细胞膜的稳定性,使其对胰岛素的敏感性减低。β 受体阻滞剂还可以使低血糖持续的时间延长,甚至加重低血糖;这是由于 β 受体阻滞剂可掩盖患者震颤和心动过速症状。在使用 β 受体阻滞剂过程中若发生低血糖,由于 α 刺激效应缺乏 β 刺激效应的拮抗,患者可发生严重高血压危象。健康人用普萘洛尔对血糖无影响,只有运动所致血糖升高可被普萘洛尔抑制。对于胰岛素所致低血糖及饥饿或疾病等原因引起的肝糖原降低时,普萘洛尔可延缓血糖恢复正常。选择性 β_1 受体和具有 ISA 的阻滞剂,影响血糖作用可能较轻。

（六）血脂水平的影响

β 受体阻滞剂影响脂代谢的机制,多数学者认为是肾上腺素能机制起的作用。脂蛋白代谢时有几种主要酶参加,其中脂蛋白酯酶(LPL)和卵磷脂-胆固醇酰基转移酶剂(LCAT)被抑制,使脂蛋白代谢产生不利的影响,LPL 能促进血浆蛋白的甘油三酯(TG)分解,LCAT 能够使卵磷脂 β 位的脂酰基转移到胆固醇的分子并分别生成溶血卵磷脂和胆固醇。激活人体内 α 受体时将抑制 LPL 和 LCAT 的活性。使用 β 受体阻滞剂尤其使用部分激动活性的 β 受体阻滞剂较大剂量时,将使 β 受体明显抑制,而 α 受体的活性相对增强,继而抑制了 LPL 和 LCAT 的活性,产生对脂代谢的不利影响。Day 早在 1982 年对 β 受体阻滞剂影响脂代谢的解释是组织中 LPL 被抑制也许就是 α 受体相对兴奋的结果,因而延长了 TG 的清除时间,使血浆 TG 水平升高,同时降低肝脏产生高密度脂蛋白(HDL)。使用 β 受体阻滞剂还降低胰岛素的分泌使糖代谢紊乱,间接使脂代谢发生变化。而兼有 α、β 阻断作用的拉贝洛尔对脂代谢无影响,这进一步提示肾上腺素能机制。

（七）中枢神经系统反应

脂溶性高的 β 受体阻滞剂如普萘洛尔、丙烯洛尔等可引起神经系统反应,是因为它们较易透过血-脑屏障。长期应用大剂量普萘洛尔可致严重的抑郁症、多梦、幻觉、失眠等。

（八）消化道反应

用 β 受体阻滞剂可致腹泻、恶心、胃痛、便秘、腹胀等不良反应。

（九）骨骼肌反应

普萘洛尔具有神经肌肉阻滞作用,发生长时间的箭毒样反应,可能与阻断骨骼肌 β_2 受体有关。此外吲哚洛尔、普萘洛尔和普拉洛尔都可致肌痛性痉挛,其机制不明。

（十）眼、皮肤综合征

此征主要表现为干眼症、结膜炎、角膜溃疡伴有皮肤病变如牛皮癣样皮疹,少数尚有硬化性腹膜炎。

（十一）心动过缓和房室传导阻滞

β 受体阻滞剂降低窦房结和房室结细胞的自律性,引起窦性心动过缓和心脏传导阻滞。所以心脏传导阻滞如二度以上传导阻滞、病窦或双结病变患者应禁忌使用。

(十二)β受体阻滞剂停药综合征

β受体阻滞剂停药综合征是指服用β受体阻滞剂的患者,突然停服药物后出现的一组临床症状和体征。

1.产生机制

(1)使用β受体阻滞剂后,体内β受体数目增加,即向上调节;一旦停用β受体阻滞剂后,则数目增多的β受体对儿茶酚胺的总反应增加、敏感性增高。

(2)突然停用β受体阻滞剂后,心肌耗氧量增加、血小板的黏着性和聚积性增加、血液循环中的儿茶酚胺和甲状腺素水平升高、氧离解曲线移位、血红蛋白向组织内释放氧减少、肾素-血管紧张素-醛固酮系统活性增强。

2.临床表现

患者可表现为焦虑、不安、神经质、失眠、头痛、心悸、心动过速、乏力、震颤、出汗、厌食、恶心、呕吐、腹痛,有的患者还可出现严重的高血压、脑疝、脑血管意外、甲状腺功能亢进、快速性心律失常、急性冠状动脉供血不足、原有的冠心病恶化,如心绞痛由稳定型转变为不稳定型,甚至发生急性心肌梗死及猝死等。本征可发生在停药后1~2天或延迟到数周。

3.防治方法

(1)避免突然中断使用的β受体阻滞剂。需要停药者,应在2周内逐渐减量,最后完全停药。

(2)在减量及停药期间应限制患者活动,避免各种精神刺激。

(3)一旦发生停药综合征,要立即给予原先使用过的β受体阻滞剂,剂量可比停药前的剂量要小一些,并根据临床表现给予相应处理。

(十三)中毒

服用过量的β受体阻滞剂可引起心动过缓、血压下降、室性心律失常、眩晕、思睡及意识丧失等。中毒症状一般是在服药后半小时开始出现,12小时最为严重,可持续72小时。

(十四)其他

少数患者出现乏力、血肌酸磷酸激酶升高、谷草转氨酶升高、白细胞总数下降、感觉异常、皮疹、BUN增高等。妊娠期使用β受体阻滞剂,可使胎儿生长迟缓、呼吸窘迫、心动过缓、和低血糖。

三、β受体阻滞剂与其他药物的相互作用

(一)洋地黄

洋地黄为正性肌力药物,β受体阻滞剂为负性肌力药物,两药合用对心肌收缩力有拮抗作用。

地高辛与艾司洛尔合用可使地高辛血清浓度增加9.6%,因此合并用药时应慎重,以防洋地黄中毒。

阿替洛尔与地高辛合用治疗慢性心房颤动,可以控制快速的心室率,使患者静息及运动心室率平均减少24%,心功能改善,不良反应轻微。

(二)酸酯类

1.异山梨酯

β受体阻滞剂与异山梨酯合用适用于治疗心绞痛。普萘洛尔较大剂量时可减少心绞痛的发作及异山梨酯用量,并能增加运动耐受量,能对抗异山梨酯引起的反射性心动过速,而异山梨酯

能对抗普萘洛尔引起的心室容积增加及心室收缩时间延长。两药作用时间相似,合用可提高抗心绞痛的疗效。但两药合用剂量不宜过大,否则会使压力感受器的反应、心率、心排血量调节发生障碍,导致血压过度下降,冠脉血流反而减少,从而加剧心绞痛。

2.硝酸甘油

使用β受体阻滞剂的心绞痛患者仍发作心绞痛时,可舌下含化或静脉滴注硝酸甘油,一般可取得满意疗效。两药合用应注意发生直立性低血压(初次试用时宜取坐位)。近来有人报告艾司洛尔与硝酸甘油合用治疗心绞痛疗效好,不良反应少。

硝酸甘油不宜与具有内源性拟交感活性的β受体阻滞剂合用,以防出现心率明显加速的不良反应。

(三)钙通道阻滞剂

1.硝苯地平

许多临床研究证实普萘洛尔与硝苯地平是治疗心绞痛的有效药物,β受体阻滞剂与硝苯地平合用为心绞痛患者的有效联合。普萘洛尔可抵异山梨酯定反射性增快心率的作用,硝苯地平可抵消普萘洛尔增加的外周阻力,两药合用特别对劳力性心绞痛;尤其为单用疗效较差时,合用疗效更佳。

2.维拉帕米

有报道β受体阻滞剂与维拉帕米合用,可引起低血压、心动过缓、房室传导阻滞,甚至导致不可逆性房室传导阻滞和猝死,故两药禁忌合用。但有的学者仍认为合用对高血压病、心绞痛有效,且具有安全性,但只限于服用普萘洛尔未引起严重左心功能不全、临界低血压、缓慢心律失常或传导阻滞者。

3.硫氮䓬酮

β受体阻滞剂与硫氮䓬酮均具有负性肌力和负性传导作用,两药合用可诱发心力衰竭、窦性心动过缓、窦性静止、房室传导阻滞、低血压等。对已有心功能不全、双结病变者不宜合用这两种药物,以防引起严重后果。

(四)抗心律失常药物

1.美西律

普萘洛尔与美西律合用治疗心律失常有明显的协同作用。美西律治疗无效的室性期前收缩、室性心动过速、两药合用有协同效果。有学者报道,单用美西律治疗室性期前收缩,其有效率为14%,合用普萘洛尔有效率为30%。

2.利多卡因

β受体阻滞剂可减少心排血量及肝血流,β受体阻滞剂对肝微粒体药物代谢酶有抑制作用,特别是拉贝洛尔、氧烯洛尔、噻吗洛尔、美托洛尔等的抑制作用更为明显;而阿替洛尔、索他洛尔的抑制作用较小。故β受体阻滞剂与利多卡因合用后,利多卡因经肝脏代谢减弱,半衰期延长,血药浓度升高,甚至出现毒性反应。两者合用时,应减少利多卡因的剂量。此外,利多卡因又能使β受体阻滞剂减弱心肌收缩力的作用进一步加重,两药合用时,应注意心功能变化。

3.奎尼丁

普萘洛尔与奎尼丁合用常用于心房颤动的复律治疗。普萘洛尔对心肌细胞的电生理作用与奎尼丁有相似之处,故两药合用可减少奎尼丁的用量,并增加其安全性。普萘洛尔可加快心肌复极、缩短动作电位时程及QT间期,故可抵消奎尼丁所致的QT间期延长。普萘洛尔可抑制房室结、减慢房室传导,并延长房室结的不应期,因而可避免单用奎尼丁在复律前由心房颤动变为心房扑动时出现的心室率加快现象。两药合用治疗预激综合征伴室上性心动过速有明显疗效;治疗室性心动过速亦有协同作用。但两药均有负性肌力作用,心功能不全者禁用。

4.与普鲁卡因胺

临床上普鲁卡因胺与普萘洛尔合用较少。使用奎尼丁转复心房颤动时,如出现奎尼丁引起的金鸡纳反应(耳鸣、恶心、呕吐、头晕等),可使用普鲁卡因胺代替奎尼丁。有关普鲁卡因胺与普萘洛尔相互作用可参阅奎尼丁与普萘洛尔的相互作用。

5.丙吡胺

普萘洛尔和丙吡胺合用,对心肌的抑制作用增强,可使心率明显减慢,有发生心搏骤停和死亡的危险。有学者报道,使用普萘洛尔 10 mg 和丙吡胺 80 mg 静脉注射治疗心动过速,1 例恶化,1 例死亡。故两药合用应慎重。

6.胺碘酮

普萘洛尔与胺碘酮合用可引起心动过缓、传导阻滞,甚至心脏停搏。Derrida 报告 1 例心房扑动用胺碘酮＋洋地黄后心室率仍快,服用一次剂量普萘洛尔后,引起心搏骤停。另一例急性心肌梗死静脉注射胺碘酮后口服普萘洛尔,两次发生严重心动过缓迅即转为室颤。

7.氟卡尼

索他洛尔为新型 β 受体阻滞剂。单用氟卡尼疗效不佳的复杂性室性期前收缩,用索他洛尔后室性期前收缩减少 85%。普萘洛尔与氟卡尼合用,两药血浆浓度均有增加(<30%),半衰期无改变,患者P-R间期延长,心率无明显改变,血压有所下降。

8.普罗帕酮

普罗帕酮属Ⅰ类抗心律失常药物,能抑制动作电位 O 相上升速度,延长动作电位时程,延长P-R、QRS 和 QT 间期,与美托洛尔合用可防止Ⅰ类药物提高儿茶酚胺的水平和由此而产生不利影响,因此,美托洛尔能增强普罗帕酮抗心律失常作用。

9.妥卡尼

普萘洛尔与妥卡尼合用,治疗室性心动过速的疗效满意。Esterbrooks 报告,两药合用治疗6 例室性心动过速,5 例急性期得到控制,其中 4 例远期疗效满意。

(五)利尿剂

普萘洛尔与氢氯噻嗪合用治疗高血压病有良好疗效。两药作用方式不同,普萘洛尔为弱碱性药物,氢氯噻嗪为弱酸性药物。两药的药动学及药效学互不相干,从不同的组织部位产生协同降压作用。苄氟噻嗪与普萘洛尔合用治疗高血压病,可互相克服各自限制降压的代偿机制。利尿剂可拮抗普萘洛尔引起的体液潴留,普萘洛尔又可减弱利尿剂引起的血浆肾素水平升高及低血钾症;两药合用后甚至不必补钾。

噻嗪类利尿剂有使血脂和血糖升高的不良反应,与普萘洛尔合用后可使血脂升高更为明显,两药合用可促进动脉硬化,近年新型 β 受体阻滞剂问世克服了这方面的不良反应,如波吲洛尔、美托洛尔、醋丁洛尔和西利洛尔等药对血脂、血糖均无影响,甚至西利洛尔还有降低低密度脂蛋白和轻度升高高密度脂蛋白的作用。

(六)调节血压药物

1.甲基多巴

有报道普萘洛尔与甲基多巴合用治疗高血压病,可取得满意疗效。但有人观察服用甲基多巴的高血压患者静脉注射普萘洛尔后血压升高,并出现脑血管意外。动物试验证明,普萘洛尔能增强甲基多巴的代谢产物 α 甲基去甲肾上腺素的升压作用;故两药合用应慎重。必需合用时,应适当调整剂量。

2.α 肾上腺素阻滞剂

妥拉苏林、酚苄明可分别与普萘洛尔合用治疗嗜铬细胞瘤,以防血压急剧上升。普萘洛尔能减弱妥拉苏林解除外周动脉痉挛的作用,这可能是由于普萘洛尔阻滞了可使外周血管舒张的 β_2 受体所致。

哌唑嗪是一种高度选择性突触后膜 α_1-肾上腺素能受体阻滞剂,具有良好的降压作用。由于它降低血胆固醇和甘油三酯浓度,使高密度脂蛋白/低密度脂蛋白比例上升,故目前认为是治疗高血压的理想药物。哌唑嗪与普萘洛尔合用降压效果增强,前者可改变后者对血胆固醇和甘油三酯水平的不良影响。但普萘洛尔可加重哌唑嗪的首剂效应,即引起急性直立性低血压和心动过速等。相互作用的发生机制可能是普萘洛尔抑制哌唑嗪的代谢所致,故两药合用时应调整哌唑嗪的首次量。

3.利血平

利血平可使儿茶酚胺耗竭,导致普萘洛尔的 β 阻断作用增加,于是可发生广泛的交感神经阻滞,故两药合用时应密切注意患者的反应。

4.与可乐定

普萘洛尔主要阻断心脏和肾脏的 β 受体,降低心脏泵血速率和肾素水平,因而发挥降压作用。可乐定主要通过兴奋中枢 α 受体、阻断交感胺的释放而降压。两药合用具有协同降压作用。但一旦停用可乐定可出现血压反跳现象,有时血压可超过治疗前水平。血压反跳的主要原因是普萘洛尔阻断了外周 β 扩血管作用,使 α 缩血管作用占优势。基于上述理由,目前临床上不主张两药合用。

5.肼屈嗪

普萘洛尔对抗肼屈嗪增快心率的不良反应。由于肼屈嗪减少肝血流量,故可减少普萘洛尔的经肝代谢,增加其生物利用度。两药合用时,可先用普萘洛尔,再加用肼屈嗪,以提高抗高血压的疗效。

6.肾上腺素

普萘洛尔能增强肾上腺素的升压作用,引起反射性迟脉和房室传导阻滞。这是由于普萘洛尔阻断 β 受体的扩血管作用后,再注射肾上腺素可兴奋 α 受体,引起血压上升、血流量减少、血管阻力增加,因而出现反射性心动过缓,有致命的危险。已使用普萘洛尔的非选择性 β 受体阻滞剂的患者,再使用肾上腺素时,必须注意血压的变化。

7.二氮嗪

二氮嗪是治疗高血压危象的有效和安全药物,但本品可引起心率加快,导致心肌缺血,使血浆肾素活性增高。加用普萘洛尔可使心率减慢、血浆肾素活性下降,减少心肌耗氧量及减轻心肌缺血。两药合用不会引起严重低血压,并能有效地控制心率,对伴有心绞痛或心肌梗死的患者尤为有利。

8.氯丙嗪

普萘洛尔与氯丙嗪合用可同时阻断 α 和 β 受体,故降压作用增强。两药合用后对彼此的药物代谢均有抑制作用,故两药合用时,剂量都要相应减少。有报道普萘洛尔可逆转氯丙嗪所致的心电图异常。

9.卡托普利

卡托普利治疗高血压的机制是通过抑制血管紧张素Ⅰ转变为血管紧张素Ⅱ,从而使外周血管的α受体兴奋性减低而实现的。普萘洛尔为非选择性β受体阻滞剂,在阻滞心脏β_1受体而使心肌收缩力减低的同时,又阻断外周血管的β_2受体,这样就会使α受体兴奋占相对优势。因此,卡托普利与普萘洛尔合用治疗高血压疗效不佳。已使用卡托普利治疗高血压病过程中,若加用普萘洛尔后,有时可使降低的血压反见升高。而与选择性β受体阻滞剂合用,则可使降压效果增强。这是由于选择性β受体阻滞剂对外周血管的β_2受体阻断作用很轻微。

10.异丙肾上腺素

异丙肾上腺素为β受体兴奋剂,β受体阻滞剂可抑制异丙肾上腺素的作用,故两药不宜同时使用。对需要使用β受体阻滞剂的支气管哮喘患者,可选用选择性β_1受体阻滞剂。

(七)内分泌有关的药物

1.胰高血糖素

β受体阻滞剂有抑制胰高血糖素分泌和对抗胰高血糖素升高血糖的作用,故两药合用对低血糖者恢复正常血糖不利。

胰高血糖素具有促进心肌收缩力和提高心率的作用,能对抗普萘洛尔的抑制心肌作用,故对普萘洛尔引起的心力衰竭具有良好治疗效果。

2.口服降糖药

普萘洛尔能增加低血糖的发生率和严重程度;并且由于β受体阻滞剂的作用,使低血糖的有关症状如心悸、焦虑等表现不明显,从而使低血糖恢复时间延长、血压增高、心率减慢。故有人建议正在使用磺胺类降糖药的患者,不应再使用非选择性β受体阻滞剂;必需使用β受体阻滞剂时,可考虑使用选择性β受体阻滞剂。

3.胰岛素

糖尿病患者使用胰岛素过量可发生低血糖反应,严重者可危及生命。低血糖时,反射性肾上腺素释放增多,从而使血糖升高、血压增高及心率增快。非选择性β受体阻滞剂可抑制肾上腺素的升高血糖作用,阻断β_2受体作用及减弱β_1受体对心脏的兴奋,因而可掩盖低血糖症状和延缓低血糖的恢复。长期服用普萘洛尔,特别是与噻嗪类利尿剂合用时,可致糖耐量减低,加重糖尿病的病情,使胰岛素的治疗效果不佳。β受体阻滞剂可抑制胰岛素分泌,不仅使血糖升高,还可加重糖尿病患者的外周循环障碍,偶可引起肢体坏疽。对于必需使用β受体阻滞剂的糖尿病患者,可选用β_1受体阻滞剂,因其对胰腺分泌和外周血管的不良影响减小。

4.抗甲状腺药物

普萘洛尔与甲巯咪唑等抗甲状腺药物合用,治疗原发性甲亢和甲状腺毒症时疗效增强,不仅可使心悸多汗、神经过敏等症状改善、震颤和心动过速得到控制,而且血清 T_3 和 T_4 水平下降较快而明显。甲状腺毒症患者进行甲状腺部分切除时,普萘洛尔可与卢戈液合用以做术前准备。

(八)中枢性药物

1.苯二氮䓬类

普萘洛尔减少肝血流量,抑制肝微粒体药物氧化酶的活性,从而降低安定等苯二氮䓬类的代谢清除率,延长其半衰期,普萘洛尔对劳拉西泮和阿普唑仑的药动学过程影响较小,只是减慢其胃肠道的吸收。普萘洛尔与地西泮合用治疗焦虑症的疗效优于单用地西泮。

2.三环类抗抑郁剂及氯丙嗪

普萘洛尔与三环类抗抑郁剂合用,抗焦虑作用增强。普萘洛尔与氯丙嗪合用,互相促进血药浓度升高,引起低血压。

3.左旋多巴

普萘洛尔可对抗多巴胺 β 肾上腺素能作用,从而产生左旋多巴样作用。对伴有震颤的帕金森氏综合征,普萘洛尔可提高左旋多巴的疗效。普萘洛尔还可使左旋多巴诱导的生长激素分泌增多,长期合用者应定期监测血浆生长激素水平。

4.吗啡

吗啡与艾司洛尔合用,特别当心肌梗死时并发心律失常时联合用药,吗啡可增强艾司洛尔的稳态血浆浓度。所以艾司洛尔的静脉输注速度应当减慢。因艾司洛尔的半衰期极短,安全性可以得到保证。

普萘洛尔能增强吗啡对中枢神经系统的抑制作用,甚至引起死亡。

5.奋乃静

普萘洛尔与奋乃静合用,普萘洛尔的代谢受到损失。

6.苯妥英钠

普萘洛尔与苯妥英钠合用,心脏抑制作用增强。如需合用,特别是静脉注射苯妥英钠时,应特别慎重。

7.巴比妥类

巴比妥类可使 β 受体阻滞剂代谢加快。已服用普萘洛尔的患者,开始或停用巴比妥类药物时,应注意其对 β 受体阻滞剂经肝代谢的影响,而相应调整 β 受体阻滞剂的用量。巴比妥类对于以原形经肾脏排泄的 β 受体阻滞剂如索他洛尔等的影响不大,故可以合用。

8.麻醉剂

β 受体阻滞剂与箭毒碱合用,神经肌肉阻断作用增强;特别是应用较大剂量的普萘洛尔时,应注意临床反应。

长期应用 β 受体阻滞剂患者,使用丁卡因、丁哌卡因做脊椎麻醉时,不应在麻醉前停用 β 受体阻滞剂,否则可引起心动过速、心律不齐和心绞痛。

已使用普萘洛尔等 β 受体阻滞剂患者,使用麻醉剂时,最好不要使用含有肾上腺的局麻药物。

β 受体阻滞剂不宜用于治疗那些由抑制心肌的麻醉剂(如氯仿和乙醚)所致的心律失常。非心肌抑制麻醉剂产生的心律失常可用普萘洛尔治疗,但要注意可能发生低血压。

(九)非甾体解热镇痛药

1.阿司匹林

有报道普萘洛尔每次 20 mg,阿司匹林每次 0.5~1.0 g,均每天 3 次口服治疗偏头痛,有效率达 100%。两药合用治疗偏头痛有协同作用。方法安全有效,服用时间越长,效果越好,连服6个月疗效更显著。心率低于 60 次/分者应停药。

2.吲哚美辛

β 受体阻滞剂的抗高血压作用与前列腺素有关,吲哚美辛是前列腺素抑制剂。所以,两药合用,在开始使用或停用吲哚美辛时,应注意 β 受体阻滞剂降压作用的改变,并相应调整 β 受体阻滞剂的用量。

3.其他抗炎药

普萘洛尔能使氨基比林、水杨酸类、保泰松、肾上腺皮质激素等的抗炎作用减弱或消失。

（十）胃肠道药物

1.H₂受体阻滞剂

西咪替丁可使肝微粒体酶系对普萘洛尔等β受体阻滞剂的代谢减慢，减弱肝脏对普萘洛尔的首过效应。故两药合用时普萘洛尔的半衰期延长，血药浓度升高2～3倍。西咪替丁还能增加β受体阻滞剂降低心率的作用，结果产生严重的心动过缓、低血压等。因此，使用普萘洛尔、拉贝洛尔等β受体阻滞剂者，使用及停用西咪替丁时，应注意患者的反应。

雷尼替丁与普萘洛尔合用，雷尼替丁对普萘洛尔的代谢和药物影响很小。故普萘洛尔必须与 H₂受体阻滞剂合用时，为减少药物相互作用，可选用雷尼替丁。

2.氢氧化铝凝胶

氢氧化铝凝胶与β受体阻滞剂合用，可使β受体阻滞剂吸收减少，从而影响β受体阻滞剂的疗效，故两药不宜同时服用。

（十一）其他药物

1.氨茶碱

β受体阻滞剂可抑制肝微粒体药物代谢酶系，故氨茶碱与普萘洛尔或美托洛尔合用时，氨茶碱的清除率下降。但氨茶碱的药理作用为抑制磷酸二酯酶、影响环磷酸腺苷的灭活、兴奋β肾上腺素能受体，故可对抗普萘洛尔的作用。同时，普萘洛尔可因阻滞β受体而引起支气管平滑肌痉挛，加剧哮喘，两药合用发生药理拮抗。若氨茶碱类药必须与β受体阻滞剂合用，可选用β₁受体阻滞剂。

2.抗组胺药

普萘洛尔与抗组胺药有拮抗作用。氯苯那敏对抗普萘洛尔有阻断作用，这是因为氯苯那敏可阻断肾上腺素神经摄取递质。但氯苯那敏可加强普萘洛尔的奎尼丁样作用，两药合用对心肌的抑制作用增强。

3.呋喃唑酮

呋喃唑酮与普萘洛尔不宜同时服用，应在停服呋喃唑酮2周后再服用普萘洛尔。

4.麦角生物碱

麦角生物碱具有动脉收缩的作用，临床上经常用于治疗偏头痛，而β受体阻滞剂亦用于预防和治疗偏头痛，不良反应是抑制血管扩张，引起肢体寒冷。两药合用时可致协同效应，故这类药物合用应谨慎。

5.降脂酰胺

降脂酰胺与普萘洛尔合用后，普萘洛尔的β阻断作用减弱；而停用普萘洛尔时，又易发生普萘洛尔停药综合征，表现为心绞痛加重，患者可发生心肌梗死。

6.利福平

利福平可促进美托洛尔的经肝代谢，已使用美托洛尔的患者，再使用或停用利福平时，应注意其对美托洛尔的影响，并适当调整美托洛尔的剂量。

7.乙醇

乙醇对普萘洛尔的血浆浓度无显著影响。两药合用对心率的抑制作用并不比单用普萘洛尔时更强，对血压也无明显影响，有报道β受体阻滞剂可用于治疗醉酒所引起的谵妄和震颤。

四、剂量与用法

(一)剂量

使用任何一种β受体阻滞剂均应从小剂量开始,然后逐渐增加剂量,直到取得满意疗效或出现较明显的不良反应。每一种β受体阻滞剂的常规剂量至今仍无统一的规定,而且每例患者的个体反应不同,也不可能规定统一的用药剂量。例如,国内报道普萘洛尔的用药剂量范围为30～240 mg/d,国外有报告高达 400～800 mg/d。我们使用阿替洛尔治疗心绞痛的剂量为37.5～75 mg/d时,有的患者即可出现心动过缓;而治疗肥厚型心肌病时,用药剂量达 300 mg/d 时,患者未出现不适表现。无论使用多大剂量,都要密切观察治疗反应。逐渐加量和逐渐减量停药是使用β受体阻滞剂的一个重要原则。

(二)疗程

疗程应视治疗目的而定,如治疗心肌梗死的疗程为数月至数年,而治疗肥厚型心肌病和原发性 QT 间期综合征则可能需终生服药。

(仲伟彬)

第四节　血管紧张素转化酶抑制剂

血管紧张素转化酶抑制剂(ACEI)为 20 世纪 70 年代后期发现并广泛用于治疗高血压,特别是治疗肾血管性高血压十分有效的药物。十几年来,随着对肾素-血管紧张素系统的深入研究,ACEI 的应用指征已逐步扩大。20 世纪 80 年代初期开始用于治疗心力衰竭,中期证明可减慢动脉硬化的发展,后期证明 ACEI 对肾血流动力学有特殊影响,有的 ACEI 可延缓慢性肾衰竭的发展。ACEI 可逆转高血压病等所致的左心室肥大,并能减轻、延缓心肌梗死后的左室重塑,从而减少病死率,提高生存质量。

近年来,由于分子生物学的发展,血管紧张素Ⅱ受体亚型已被复制,非肽类受体拮抗剂也已被发现并用于临床,使 ACEI 的作用机制又得到了进一步明确。目前世界上已批准上市的ACEI 有 16 种以上,正在研究的超过 80 种,而且新的与潜在的用途不断开发。

一、肾素-血管紧张素系统(RAS)

(一)概述

传统的观点认为 RAS 是指肾素-血管紧张素-醛固酮系统,与人体内血管舒缩及水电解质平衡调节密切相关。肾素是一种蛋白水解酶;对底物要求极为严格,只作用于血管紧张素原,生成Ang Ⅰ。血浆中的肾素主要来自肾脏靠近入球小动脉壁上的颗粒细胞(球旁细胞)合成的前肾素原。前肾素原经降解(去氨基酸)和修饰(糖化)而形成肾素原,再经尚未查明的蛋白酶水解(去氨基酸)而成为活性的肾素。肾素原和肾素同储存于球旁细胞或进入循环,血浆中肾素原的浓度是肾素浓度的十几倍。促进肾素从球旁细胞分泌的主要因素:①β_1交感活性增加;②低动脉压;③低钠饮食或利尿治疗时远曲小管中钠的重吸收减少。其他参与调节因素尚有 Ang Ⅱ 的负反馈调节机制,血管升压素的抑制作用,抗利尿激素的抑制作用,前列腺素的刺激作用,吲哚美辛抑刺失血和钠耗竭的促分泌,多巴胺、组织胺及低血钾的促分泌释放。肾素分泌的细胞内机制尚不完全清楚,肾素生成细胞内的 cAMP 浓度升高使肾素释放增加,细胞内 Ca^{2+} 浓度升高抑制肾素分泌,钙通道阻滞剂维拉帕米可拮抗抑制肾素分泌作用。

血管紧张素原:血管紧张素原为肾素的底物,属 α_2 球蛋白,在肾素的作用下,转变为 Ang I。主要由肝脏合成后释放入血,平日在肝脏的贮存量很少,但在某些刺激下迅速合成和释放。Ang II 可刺激其合成,肾素则抑制之。此外,雌激素、糖皮质激素、甲状腺素均可加强其合成与释放。

血管紧张素转化酶(AngiotensiN-converting enzyme,ACE):ACE 为肽基二肽水解酶,其基本功能是将 Ang I 转化为 Ang II 和降解缓激肽(BK)。ACE 可分为组织 ACE 和血浆 ACE。组织 ACE 大量存在于血管内皮细胞的膜表面,也存在于血管平滑肌的中层膜内和突触体内。ACE 又称激肽酶 II,是有 2 个含锌基团的蛋白酶,然而只有一个锌原子在高亲和力部位,此部位与 Ang I 或所有 ACEI 发生作用。ACE 不仅催化 Ang I 转化为 Ang II,还催化激肽降解酶、降解缓激肽、吗啡肽、心钠肽、脑钠肽,促黄体生成释放激素 LHRH、神经素等,这些物质都直接或间接的参与了血压的调节。

血管紧张素:迄今已鉴别出数种 Ang,如 Ang I、Ang II、Ang III、Ang V、Ang(1~7)。Ang I 是 Ang II 的前体,无特异受体,也无生物活性。Ang III 作用于 Ang II 受体,其生物效应与 Ang II 相似。Ang(1~7)可由 Ang I 或 Ang II 生成。Ang II 是 RAS 的主要活性肽,作用于 Ang II 受体,产生目前已知的全部 RAS 的生物学效应。

血管紧张素受体:目前研究最多的是 Ang II 受体(AT)。AT 可分为 AT_1、AT_2、AT_3、AT_4 等,其亚型有 AT_{1A}、AT_{1B}、AT_{1C} 等。

(二)局部组织的 RAS

ACEI 的急性降压作用肯定与循环中的 Ang II 水平降低有关。但 ACEI 不仅能治疗高肾素型高血压患者,而且治疗低肾素型高血压患者亦有效,提示 ACEI 有其他降压机制存在。近年来研究发现,除循环 RAS 外,尚存在局部组织 RAS。局部组织生成的 Ang II 反映了肾素——血管紧张素的自分泌和旁分泌作用。血管、肺、心肌、脑、肾脏及睾丸中均发现有局部组织 ACE 活性。

1.肾脏

肾内局部 RAS 对肾脏血流动力学起调节作用。位于近曲小管的 ACE 将 Ang I 转化为 Ang II,通过增加 Na^+、H^+ 交换及其他可能机制促进 Na^+ 在近曲小管吸收。它还参与许多其他重要生理和病理过程,如肾小管-肾小球反馈、肾-肾反射、高蛋白饮食对肾血流动力学的影响及肾小球硬化等。

2.心脏

心肌细胞可产生 Ang II,右心房含量最多,其次为左心房、右心室、左心室。ACE 遍及全心脏,其中在心房、传导系统、血管和心瓣膜分布最多。Ang II 能使心肌细胞肥大。

3.血管

肾素在主动脉、大小动脉及微动脉各层均有分布。在许多血管床中,局部生成的 Ang II 是 Ang II 的主要来源。Ang II 还存在于静脉中。

4.脑

脑内存在肾素、血管紧张素原、ACE、Ang II 及其受体,脑内生成的 Ang II 参与血压的调节。

（三）RAS 与心血管疾病

AngⅡ是 RAS 的主要活性肽，其作用于 AT$_1$、AT$_2$ 等受体，产生下列作用：①直接使小动脉平滑肌收缩，外周阻力增加；②使交感神经冲动发放增加；③刺激肾上腺皮质球状带，使醛固酮分泌增加，从而使肾小管远端集合管钠再吸收加强，导致体内水钠潴留。

RAS 在病理状态下发生下列作用。

1.高血压

肾动脉狭窄后，血浆肾素活性（PRA）及 Ang 水平升高，从而引起肾血管性高血压。肾实质性高血压病因较为复杂，其中肾素依赖型高血压与 RAS 关系更为密切。原发性高血压可分为高肾素型、正常肾素型及低肾素型三类，但 ACEI 治疗均有效，提示局部组织 RAS 可能参与其发病机制。

2.充血性心力衰竭

心力衰竭时，交感神经张力增高，RAS 被激活，心脏前负荷增加，外周阻力增加，形成恶性循环，使心力衰竭加重。

3.心血管重构

心脏与血管系统在受到急慢性损伤（如心肌缺血、心肌梗死、高血压、心力衰竭）时，发生形态学改变，称之为心血管重构或重塑。

（1）心脏重构：①心肌细胞肥大与增生，如高血压、心肌缺血时；②左心室扩大但室壁不增厚，如主动脉返流时；③心肌细胞间质合成增加，如心肌缺血/梗死时；④冠状血管与内皮细胞增生。

（2）血管重构：①血管增生，长出新的血管，原有的血管减少；②平滑肌细胞的数量与大小增加；③血管壁的细胞外间质组成改变。血管重构的功能性变化使血管收缩性增强。

（四）RAS 的研究新进展

细胞生物学和分子生物学研究发现，在心脏和血管组织中存在 RAS 的成分。包括肾素、血管紧张素原、血管紧张素酶、血管紧张素转化酶（ACE）等，因此，在组织局部可以合成 AngⅡ，产生病理生理效应。用 RT-PCR 的方法可以在心脏和血管组织中检测到有少量肾素 mRNA 的表达；心肌单核巨噬细胞中存在肾素样活性，也有肾素的 mRNA 的表达。在心力衰竭时，心肌中的肾素含量远高于循环中的水平，但与心肌肾素含量及局部肾素的 mRNA 表达水平不成比例；进一步研究发现，此是心肌和冠状动脉细胞膜结合和摄取循环中的肾素能力增加所致。心肌、主动脉、肠系膜动脉中含有血管紧张素原的 mRNA 血管平滑肌和血管内皮细胞可以合成 AngⅠ和 AngⅡ，心肌梗死区周围组织中的血管紧张素原 mRNA 表达也增强。

心脏和血管壁中含有丰富的 ACE，主要来自自身的合成，可检测到其 mRNA 的表达。组织中 ACE 含量占总量的 $90\%\sim99\%$，只有 $1\%\sim10\%$ 的 ACE 存于循环中。组织 ACE 主要存在于内皮细胞的腔表，催化基团暴露在细胞表面。组织中的血管紧张素酶使局部生成的 AngⅡ降解，不释放到血液中，因此不增加循环中的 AngⅡ；同时也说明组织 RAS 的产物只在局部产生作用。组织局部的 RAS 及其产物，受循环 RAS 的影响较小。

试验证明，组织 RAS 在心血管疾病的发生和发展中起到了非常重要的作用，这些作用主要是通过 AngⅡ本身和激肽释放酶系统的作用而完成的。AngⅡ有强烈的缩血管作用，提高血管对儿茶酚胺的反应性，促进血管平滑肌细胞的增生、增殖、肥大和迁移，使血管壁增厚，这种作用可被 AT$_1$ 受体拮抗剂抑制，但不受循环压力及循环 RAS 的影响。AngⅡ是细胞凋亡的抑制剂，其含量增加时使细胞凋亡减少，从而使血管中细胞数量增加，促进血管重塑。

组织 RAS 另外的作用途径是经过激肽-激肽释放酶系统产生局部效应。激肽是一种扩血管物质,主要通过 $β_2$ 受体产生效应。缓激肽在组织中由激肽酶Ⅱ降解,而 ACE 有激肽酶Ⅱ的活性;因此,如果 ACE 受抑制,则缓激肽降解减少,缓激肽浓度在局部升高,使血管扩张,产生一定的降压作用。缓激肽还可增加血管内皮细胞中 cGMP 含量,促进内皮依赖性舒张因子(EDRF)的释放,促进一氧化氮(NO)与前列环素(PGI_2)释放;进而使血管舒张,而 $β_2$ 受体阻滞剂可阻断这种效应。缓激肽还作用于环氧化酶,使 PGI_2 生成增加,PGI_2 可显著抑制心脏或纤维细胞的前 a(Ⅰ)和前 a(Ⅲ)型胶原 mRNA 的表达,从而抑制了胶原的合成,$β_2$ 受体阻滞剂 HE140 可阻断这方面的作用。

二、ACEI

ACE 为含 Zn^{2+} 的蛋白,有两个"必须结合部位",一个或几个"附加结合点"ACEI 与 ACE 有一定的结合点,结合的基团可以是巯基(SH^-)、羧基(COO^-)或次磷酸基(POO^-),其共同基本作用是与 ACE 的活性部位 Zn^{2+} 结合,使之失去活性。一般而言,含羧基与次磷酸基的 ACEI 比含 SH 的与 ACE 结合更牢固,故作用强而持久。

目前国外已批准上市的 16 种 ACEI 制剂,可分为三类:一是其结合基团含硫或巯基,如卡托普利;二是其结合基团含羧基,如依那普利;三是其结合基团含次磷酸基,如福辛普利。ACEI 的活性形态是与酶的 Zn^{2+} 结合的基团必须为巯基(SH)或羧基(COOH)者。但许多 ACEI 为前药,此一基团为酯类:$COOC_2H_5$,必须在体内转化为 COOH,如依那普利转化为依那普利酸;含 SR 基因必须在体内转化为 SH,如左芬普利转化为左芬普利酸;而福辛普利必须转化为福辛普利酸等,才能发挥其药理作用。

(一)作用机制

ACEI 的作用机制:①减少 AngⅡ的生成作用。②通过 BK 的作用,激活与 G-蛋白偶联的激肽 B2 受体,进而激活磷酸酯酶 C,产生 IP3,释放细胞内 Ca^{2+},激活 NO 合成酶,产生 NO,同时诱生 PGI_2。NO 与 PGI_2 都有舒张血管、降低心肌耗氧量、抗血小板聚集、防止血栓形成和心血管细胞肥大增生的作用。③抑制交感神经递质的释放。④抗氧化与自由基清除作用。⑤抑制缓激肽降解。⑥调节血脂,抑制血小板凝集。

(二)药理作用

血管紧张素转化酶(ACE)的基本功能是将 AngⅠ转化为 AngⅡ和降解缓激肽。ACE 还催化降解吗啡肽、心钠肽、脑钠肽、促黄体生成释放激素 LHRH、神经素等,它们都直接或间接地参与血压的调节。ACEI 是抑制 ACE 的活性,从而减少了 AngⅡ的生成,使循环和局部组织中 AngⅡ的浓度下降,并使缓激肽等生物活性物质的浓度升高,从而发挥着重要的生理功能和生物学效应。ACEI 对心脏和血管的保护作用主要通过对组织中 ACE 的抑制并作用于激肽-激肽释放酶系统实现的。抑制局部 AngⅡ的生成,心脏和血管中 AT_1 受体表达下降,局部醛固酮生成减少;减少局部缓激肽降解,局部浓度增加;使心脏氧供给平衡,抗动脉粥样硬化,改善心肌缺血,逆转左室肥厚且改善心功能。

1.治疗高血压

ACEI 的降压作用涉及多种机制:①抑制循环内及组织内 RAS;②减少末梢神经释放去甲肾上腺素;③减少内皮细胞形成内皮素;④增加缓激肽、EDRF、PGI_2;⑤减少醛固酮分泌,增加肾血流,减少钠潴留;⑥对中枢的作用,可能与激肽、P 物质、鸦片样多肽、加压素、心钠素等作用有关。

上述作用机制均使血管扩张外周阻力减低,使血压下降。

2.减轻左心室肥厚

左心室肥厚(LVH)是发生心脏事件的重要危险性因素,它增加心源性猝死、心肌缺血、心力衰竭与室性心律失常的发生率。ACEI减轻左室肥厚的机制与其抑制 Ang Ⅱ 生成、阻止缓激肽降解、刺激前列腺素合成及抑制儿茶酚胺释放有关。这些作用的结果,使动脉血管的顺应性增加,并提高了大动脉的缓冲作用,减轻高血压切应力对血管的损害,并使冠状动脉扩张。ACEI抑制新胶原形成和改善心肌纤维化,逆转心肌细胞肥大,从而使心肌肥厚消退,并防止心室扩大。

3.延缓和减轻血管重构

Ang Ⅱ 通过下列机制引起血管重构:①使血管平滑肌细胞肥大、增殖,血管平滑肌从中层向内膜下迁移,并转化为成纤维细胞,产生大量的纤维组织,使血管硬化;胶原含量增加,收缩成分减少,并使血管腔狭窄。②炎性细胞浸润,使血管壁更加硬化。③内皮功能减弱,血管对舒血管物质的反应性降低。④内皮功能减弱,使血小板易在破损的内皮上黏附、聚集,加上脂质浸润、附壁血栓形成,动脉粥样硬化,斑块纤维化、钙化,最终导致动脉壁上动脉粥样硬化形成和血管重构的形成。此外,Ang Ⅱ 尚有增加纤溶酶原激活物抑制物含量,抑制纤溶作用,使血管壁上血栓易于形成。ACEI减少 Ang Ⅱ 的生成,因此能减轻、阻止或逆转上述过程,故能延缓和减轻血管重构过程。

4.治疗心力衰竭

ACEI与利尿剂、洋地黄、β受体阻滞剂合用,是治疗高血压心力衰竭的首选治疗方案。心肌梗死后患者常规使用 ACEI,可减少心力衰竭的发生,尤其是在左心室肥厚的基础上,并有左心室舒张功能障碍者。在已接受地高辛和利尿剂的心力衰竭患者,加用 ACEI 后,心脏指数(CI)增加,而肺楔压、全身血管阻力及平均动脉压下降,降低心室收缩及舒张末期内径,增加冠状窦氧含量,降低心肌氧耗。这些作用可能与其减轻心脏前后负荷、增加左室做功和射血分数有关。同时,与神经体液改变,如增加血浆肾素,降低 Ang Ⅱ、醛固酮、去甲肾上腺素、肾上腺素及加压素等亦有关。

5.治疗左室重构

ACEI对心肌梗死的急性期、亚急性期和慢性期均有良好作用。左室重构是指左心室梗死区的扩张、心室壁变薄、心腔扩大、非梗死区心肌肥厚,这一过程最终可导致心脏泵功能障碍,并使心脏性猝死的发生率增加。ACEI能抑制肾素,Ang Ⅱ 活性,改善室壁膨胀程度,减轻重构过程中的心肌肥厚,改善血流动力学,可使死亡的危险性减少 21%,使充血性心力衰竭的危险性降低 37%。

6.抗动脉粥样硬化

ACEI可降低血压,减少血管平滑肌细胞增生、肥厚、迁移,增加细胞凋亡,保护内弹性板,减少炎性细胞浸润,改善血管舒张,稳定脂质斑块,改善内皮功能,稳定纤溶系统。

ACEI促进内皮细胞保持完整的功能与缓激肽有关。高血压、动脉粥样硬化等情况下,血管内皮细胞内氧自由基生成增加,使 NO 生成减少,血管的内皮依赖性舒张功能受损。ACEI抑制血管局部的 RAS 系统,从而改善了内皮细胞功能;局部 Ang Ⅱ 合成减少使细胞内氧自由基生成减少,同时由于缓激肽降解减少,共同促进了内皮细胞 NO 的合成,促进血管舒张。

7.稳定纤溶系统

Ang Ⅱ 作用于血管内皮细胞的 AT_4 受体,促进细胞分泌纤溶酶原激活物抑制物Ⅰ(PAI-I)增加,而由于 ACE 使缓激肽降解,从而使纤溶系统中另一类重要物质——内皮细胞产生的纤溶酶原激活物(包括尿激酶和组织型纤溶酶原激活物 tPA)减少,因此纤溶系统平衡失调。对急性心肌梗死患者使用小剂量雷米普利治疗的结果表明,ACEI 使患者的 PAI/tPA 比值正常,PAI-I 抗原较治疗前降低 44%,PAI-I 的活性降低 22%,而血浆 tPA 水平无明显变化,表明 ACEI 作用于组织 RAS 时,一方面抑制 Ang II 的生成,另一方面,通过增加缓激肽使纤溶系统保持平衡。

8.抗心肌缺血

ACEI 通过降低血管中的 Ang II,进而降低动脉张力,改善其顺应性,心室张力下降,前后负荷减少,从而使心肌的氧供需平衡。Ang II 引起的冠状动脉收缩是一种急性效应,而治疗的改善效应较慢,这与改善血管内皮细胞功能,改善血小板黏附、聚集,改善冠状动脉重塑及抗动脉粥样硬化有关。ACEI 的抗心肌缺血作用部分是继发于内皮细胞产生的 NO 的效应。

9.改善胰岛素抵抗

一般认为,如果血胰岛素水平增高,而血糖未见相应减低,提示有胰岛素抵抗存在。胰岛素抵抗是机体组织细胞对胰岛素促进血糖摄取作用的敏感性下降,使血糖水平升高,从而进一步刺激胰岛素释放。胰岛素抵抗称之为代谢性心血管综合征(胰岛素抵抗综合征、X 综合征),即肥胖、2 型糖尿病、高血压、动脉粥样硬化、血脂紊乱并存。胰岛素抵抗能引起 LDL 和 TG 水平升高,HDL 降低,并通过其他途径参与冠心病发病。ACEI 能降低胰岛素抵抗,增加胰岛素的敏感性,对防治冠心病有重要作用。

10.保护肾脏

ACEI 能改善或阻止 1、2 型糖尿病患者的肾功能恶化,减轻蛋白尿,阻止肾小球滤过率下降。对轻中度肾功能减退的高血压伴糖尿病患者,ACEI 的肾脏保护作用胜过利尿剂、β 受体阻滞剂、钙通道阻滞剂等。对高血压合并肾功能不全也有保护作用。ACEI 保护肾脏和延缓肾脏病变的可能机制:①降低血压,使肾脏的损害减轻;②降低肾小球毛细血管跨膜压,改善高滤过、高灌注病理状态;③改善肾小球毛细血管选择滤过屏障功能,减少蛋白尿,减轻系膜细胞的吞噬;④减少细胞因子和其他炎症趋化因子产生,减少细胞外基质增生;减少氨的形成,从而减少了补体在肾小管间质聚集。

此外,ACEI 对各种肾损害如肾实质性损害、流行性出血热肾损害、狼疮性肾炎也有较好疗效。

(三)临床应用

1.治疗高血压

ACEI 治疗高血压的作用机制和药理作用详见前述,其适应证:①原发性高血压;②肾实质性高血压;③肾上腺疾病(如醛固酮综合征、嗜铬细胞瘤、肾上腺皮质功能亢进症)引起的高血压;④老年人高血压;⑤心绞痛合并高血压;⑥血脂异常合并高血压;⑦糖尿病合并高血压及 X 综合征;⑧慢性阻塞性肺疾病合并高血压;⑨痛风合并高血压;⑩高血压合并左心室肥厚;⑪高血压合并心肌梗死;⑫高血压合并心力衰竭;⑬高血压合并肾损害。

ACEI 降压作用的特点是作用强、不良反应少,最大优点是对糖代谢及脂代谢有良好影响,对动脉粥样硬化有防治作用,对血管、心肌及肾脏有保护作用。原发性高血压患者中,60%~70%对 ACEI 有降压反应,如同时加用利尿剂,则有 80%~85%的患者可获得降压效果。使用 ACEI 降压时需限盐。ACEI 与 β 受体阻滞剂合用,不及与利尿剂合用。ACEI 与钙通道阻滞剂合用,为合理配伍,因两者对中枢不良反应少,对血脂代谢不良反应少,并且对肾功能有益。ACEI 还适用于重度或顽固性高血压,为糖尿病或痛风合并高血压的首选药物。ACEI 并用利尿剂也是治疗高血压心力衰竭的首选药物。ACEI 是间歇性跛行的最佳治疗之一。ACEI 对减低左心室肥厚最有效,且适用于高、低肾素水平的高血压患者。

ACEI 的主要禁忌证:①高钾血症;②严重肾衰竭;③单肾单侧或双肾双侧肾动脉狭窄;④主动脉狭窄;⑤严重梗阻型心肌病;⑥妊娠女性(因 ACEI 有致畸作用);⑦对 ACEI 过敏或因不良反应而不能耐受者。

2.治疗充血性心力衰竭

ACEI 治疗心力衰竭是近代药理学的一大重要进展。ACEI 能延长患者寿命,改善预后。它能改善心力衰竭患者血流动力学和器官灌流,与利尿剂合用是治疗心力衰竭的最好选择。高血压合并心力衰竭时首选 ACEI 治疗。

ACEI 治疗充血性心力衰竭的一般性作用机制如下。

(1)ACEI 的多种效应:阻止循环中及局部组织中 Ang Ⅰ转化为 Ang Ⅱ,直接或间接通过代偿反应的减退而降低循环中儿茶酚胺含量,降低血浆中增压素含量。此外 ACEI 还抑制具有扩血管作用的缓激肽的降解,提高其血中浓度。缓激肽可激活具有扩血管作用的 PGI_2 和 NO 的合成。

(2)对血流动力学的影响:ACEI 能明显降低全身血管阻力、平均动脉压、肺动脉压、肺楔压及右心房压,略降心率,增加心排血量。同时改善心脏舒张功能,增加脑血流量,降低后负荷、室壁压力及心肌氧耗量,降低肾血管阻力,增加肾血流量。

(3)对其他调节系统的作用:ACEI 可恢复下调的 β 受体至正常量,同时增加 Gs 蛋白量而增加腺苷酸环化酶的活性,使已升高的血浆心钠素浓度恢复正常,增强压力感受器的敏感性而促使心率减慢,同时还能提高副交感神经张力。

(4)阻止心肌及血管壁肥厚的作用:长期使用 ACEI,能有效地阻止心室肥厚与心肌纤维化,逆转已出现的纤维组织和肌层内冠脉壁的增厚,提高血管顺应性。应用 ACEI 后缓激肽含量增加,也有助于阻止心肌肥厚;缓激肽能促进 NO 和 PGI_2 生成,它们有抗有丝分裂(抗生长)作用,故对减轻左室肥厚也发挥着有益作用。

近年来,几个大规模多中心随机对照双盲临床试验证实,ACEI 治疗充血性心力衰竭优于其他血管扩张药,它能缓解或消除症状,改善血流动力学变化与左室功能,提高运动耐力,改进生活质量,逆转心室肥厚等,并且明显降低病死率。

ACEI 几乎适用于任何原因所致的心力衰竭,包括舒张性及收缩性心力衰竭、有或无症状性心力衰竭、心肌或瓣膜性疾病引起的心力衰竭及梗死后心力衰竭。但下列情况应示为禁忌证:原已有低血压、双侧肾动脉狭窄合并高血压性心力衰竭、主动脉狭窄合并充血性心力衰竭及严重心绞痛合并充血性心力衰竭。此外应注意 ACEI 治疗心力衰竭时可对肾功能有不利影响。ACEI 治疗充血性心力衰竭的有效率高达 85%。左心房压很高、血清肌酐升高,经襻利尿剂治疗引起低钠血症的患者,ACEI 治疗可无效,无效者中黑人占有相当比率。使用一种 ACEI 治疗无效时,改用另一种 ACEI 也不会有效;此时改用传统血管扩张剂可能会收到效果。

ACEI 与其他药物联合应用治疗充血性心力衰竭是临床上经常遇到的问题。Kromer 等报告,早期心力衰竭患者在应用利尿剂的基础上给予较短期的 ACEI 治疗要比地高辛疗效好,地高辛对这类患者并不产生效果;推测这些早期心力衰竭患者的主要问题是舒张功能障碍。ACEI 可与地高辛合用,不仅提高运动耐力,而且提高左室射血分数。ACEI 与利尿剂、地高辛合用治疗中、重度心力衰竭的疗效比单一药物疗效更好,从中撤除地高辛会引起心功能恶化。目前认为采用 ACEI、利尿剂、地高辛三联治疗充血性心力衰竭是合理的治疗。现有资料表明,治疗心力衰竭患者时,在上述常规三联治疗的基础上加用 β 受体阻滞剂,可给大部分患者带来益处。

3.治疗冠心病

ACEI 治疗心绞痛的作用未被证实,其抗心律失常作用仍需验证。ACEI 用于心肌梗死后治疗可明显降低病死率,这与阻滞梗死后左室重构、保护心功能、预防充血性心力衰竭和减少再梗死有关。此外,ACEI 的抗动脉硬化和对整个心血管系统的保护作用,都对冠心病的治疗有利。但心肌梗死后何时使用 ACEI 及使用多长时间尚无定论,目前一般主张心肌梗死发病后 24～36 小时内使用 ACEI。急性心肌梗死急性期后,如果患者是大面积袭击梗死,合并心功能不全或出现室壁瘤征象,则应长期服用 ACEI。ACEI 对缺血心肌的保护作用可能与下列机制有关。

(1)ACEI 可减轻 AngⅡ 的缩血管和正性肌力作用,故减低心肌耗氧量;充血性心力衰竭患者使用 ACEI 后,可降低冠状血管阻力和改善心肌的乳酸代谢。

(2)ACEI 具有间接抗肾上腺素能作用,减低血浆去甲肾上腺素水平和血管收缩。临床观察表明,培哚普利可缓解心绞痛,降低心绞痛后左室充盈压;依那普利可改善起搏诱发的心绞痛。

(3)观察表明,卡托普利能防止心肌梗死后心力衰竭和再梗死,减轻 ST 段压低程度和收缩末期容积,降低心肌耗氧量。

(4)ACEI 可减轻心绞痛患者对硝酸盐的耐药性,提高硝酸盐的治疗效果。

4.对糖尿病肾病及其他肾病的疗效

ACEI 能改善或阻止Ⅰ、Ⅱ型糖尿病患者的肾功能恶化,减轻蛋白尿,阻止肾小球滤过率下降。对有轻中度肾功能减退的高血压伴糖尿病患者,ACEI 的肾脏保护作用胜过利尿剂、β 受体阻滞剂,钙通道阻滞剂等,对高血压合并肾功能不全者有保护作用,可减轻蛋白尿。其疗效机制可能与舒张出球小动脉的作用有关。但重度肾功能减退或肾衰竭及伴有肾血管病变(如肾血管阻塞、肾血管硬化)者忌用 ACEI,因 ACEI 舒张出球小动脉可降低肾小球毛细血管压,从而降低肾小球滤过率,加重或诱发肾衰竭。但亦有报告肾衰竭患者口服卡托普利 12.5～25 mg,一天 3 次,3～12 个月患者血压、尿蛋白定性、血肌酐均有不同程度改善,总有效率达 90%。据报道卡托普利、贝那普利对肾脏功能有确切的保护作用。此外,卡托普利对流行性出血热肾损伤、狼疮性肾炎均有较好疗效。

5.防止心脏与血管病理性重构

ACEI 可防治心肌梗死与高血压引起的心室扩大与肥大和血管增生肥厚等心血管重构变化,并且此作用与其他的降压作用无必然联系。ACEI 的这一作用是由缓激肽激活 B_2 受体所介导。ACEI 的抗心肌肥大与血管增生作用具有重要临床意义。

6.其他作用

(1)ACEI 具有抗动脉粥样硬化、抗心肌缺血、保护心肌作用,已如前述。此外 ACEI 还可以提高心力衰竭患者对洋地黄的敏感性,改善胰岛素抵抗患者对胰岛素的敏感性。

(2)由于大脑内可生成血管紧张素原,脑组织中亦有 AngⅡ 受体(AT),且其激活与某些高血压有关,故 ACEI 有可能与这些受体相互作用,并与自主神经和中枢神经系统相互影响。ACEI 通过以下四种机制影响中枢神经功能:①间接影响去甲肾上腺素的释放量;②作用于压力感受器;③调节脑血流;④调节高级神经中枢的情绪活动。但 ACEI 对脑组织的作用及其效应仍有待于进行深入研究。

(3)甲状腺功能亢进症患者服用卡托普利 2～9 周,可使临床症状基本消失,T_3、T_4、γT_3 大多恢复正常水平,临床治愈率达 80%。其作用机制可能是卡托普利抑制某种酶,使 T_3、T_4 降低。

(4)肝硬化腹水患者的肾素-血管紧张素-醛固酮系统比较活跃,ACEI 使 Ang Ⅱ 活性降低,扩张血管,在全身动脉压下降的同时,肝血流量、肝静脉楔压及肾血管阻力下降,有利于腹水的消退和保护肾功能,卡托普利与呋塞米合用,疗效更好。

(5)毛细支气管炎的患者在止咳、祛痰、抗生素、吸氧、有心力衰竭时在使用洋地黄的基础上,加服卡托普利 0.5～1 mg/kg,一天 3 次,有助于缓解症状,可使喘憋消失,肺部哮鸣音消失,总有效率为 78.8%。

(6)慢性活动性肝炎患者在综合治疗的基础上,每天口服卡托普利 75 mg,疗程 3 个月,血清胆红素及转氨酶恢复正常分别为 93.2% 及 93.1%,而对照组分别 50% 和 57.1%。

(7)原发性醛固酮增多症:患者服用卡托普利 25 mg,2 小时后测定血浆肾素活性、Ang Ⅱ 及血醛固酮浓度,有助于鉴别是腺瘤还是增生所致的醛固酮增多症。由增生引起者,服药后 2 小时三项指标显著降低;而腺癌引起者,三项指标无明确变化。此外,卡托普利与螺内酯合用,可使绝大多数增生患者的血压得到控制。

(8)类风湿性关节炎:患者服用卡托普利 25 mg,一天 3 次,4 周后关节肿胀、疼痛减轻或消失,晨僵基本缓解,体温正常或接近正常,血沉恢复正常,总有效率为 91.4%,于治疗 12～16 周后抗核抗体转阴,类风湿因子转阴。

(9)肾移植术后红细胞增高症,患者服用卡托普利 25 mg,一天 3 次,服药 2 周至 2 月,治愈率达 100%,停药后 3 个月无复发。其机制可能是卡托普利抑制肾素-血管紧张素活性,改善肾缺血缺氧状况,从而减少了红细胞生成素的分泌。

(四)不良反应及注意事项

1.咳嗽

咳嗽是 ACEI 最常见的不良反应,发生机制不清楚,可能与 RAS 被抑制有关,也可能与其他机制有关,如 ACEI 对肺组织中炎性介质缓激肽裂解的抑制,以及前列腺素、P 物质等局部炎性介质增加等。咳嗽一般出现在用药后 1 个月,可延迟到停药后 1 个月内才消失。吸烟者及女性多见。咳嗽于夜间加重,有患者咳嗽音质发生改变,如声音嘶哑,有的有咽喉不适。患者常表现为持续性干咳,有时难以忍受而不得不停药。更换另一种 ACEI 有可能消除药源性咳嗽。

新近报道 ACEI 可引起喘息和呼吸困难,常伴发鼻炎、血管神经性水肿和皮肤改变。吸入色甘酸钠可能是治疗 ACEI 引起咳嗽的一种有效治疗方法。

2.皮疹

在用 ACEI 治疗高血压时,皮疹的发生率为 1%～5%。皮疹多呈瘙痒型斑丘疹,好发于上肢及躯干上部。常于治疗 1 个月内出现。可持续数小时或数天,一般不影响 ACEI 的继续使用。在 ACEI 中卡托普利的皮疹发生率最高,曾认为与其所含巯基有关,近来研究认为主要与使用剂量较大有关。其发生机制可能是由于 ACEI 对激肽酶 Ⅱ 的抑制作用,致皮肤内激肽活性增高及产生组胺介导的炎性反应。虽然有时皮疹在 ACEI 之间有交叉反应,但试行更换药物可减少皮疹的发生。

3.低血压

所有 ACEI 均可引起低血压,治疗前患者血浆肾素和 Ang Ⅱ 的浓度越高,越易发生低血压。低钠、利尿、呕吐、腹泻、年老体弱、肾素依赖型肾血管性高血压及充血性心力衰竭者更易发生低血压。先前已有肾功能损害和急性动脉狭窄者,首剂低血压的危险性较大。为防止发生低血压,应在治疗开始时便注意体液监测,纠正脱水、调整或停用利尿药,或先给予短效 ACEI 如卡托普利;已发生严重低血压者应给予对症处理。

4.高钾血症

ACEI 都有减少醛固酮分泌的作用,但其潴钾作用不重,很少引起严重高钾血症。当摄入钾增加或排出减少时容易发生,此种危险多见于先前已存在肾功能不全者。低醛固酮血症也是应用 ACEI 发生高钾血症的一个危险因素。使用保钾利尿剂或补钾有使血钾升高的危险。为避免 ACEI 引起高钾血症,在使用 ACEI 前应充分评价肾功能,避免诱发因素,并及时定期监测血钾水平。

5.急性肾功能损害

ACEI 所致肾功能损害与下列因素有关:持续的低血压致肾灌注量下降及肾小球滤过率降低、Na^+ 和/或体液量丢失、合用利尿剂及非甾体抗炎药等,老年人、即往已有肾功能减退和糖尿病或低血压者,发生急性肾功能减退的危险性更大。ACEI 引起的肾脏损害多是无症状性的,撤药后多可恢复。一旦发现急性肾功能损害,应停用利尿剂,并予补钠,仍无效时,应减少或停用 ACEI。

6.味觉改变

表现为味觉丧失,金属味觉,甜味觉或味觉失真,发生率为 1.6%(卡托普利),大剂量时发生率可达7.3%。味觉障碍通常是可逆的,具有自限性,一般不超过 3 个月,有时会影响患者食欲,生活质量,以致使体重下降。

7.血液系统改变

可发生血红蛋白及血细胞比容下降,白细胞及粒细胞减少症。合并肾病、胶原性血管炎、自身免疫性疾病或使用免疫抑制剂,可使白细胞计数减少的发生率大大增加。

8.肝脏毒性

较为罕见,但较严重。肝损害常有胆汁淤积,一般停药后可恢复。

9.血管神经性水肿

血管神经性水肿发生率为 0.1%～0.2%,以服药第一周内多见,且与剂量无关。目前认为可能与免疫、激肽、遗传或环境等因素有关。血管神经性水肿仅表现轻微症状者,停药数天后便消失,偶可发生喉痉挛、水肿、呼吸衰竭等严重不良反应。

(五)药物相互作用

1.利尿剂

其与噻嗪类利尿剂合用,降压疗效增强,并减少噻嗪类利尿剂所致的低血钾。噻嗪类利尿剂可减少血容量,增加 Na^+ 排泄,但可继发性引起 RAS 活性增强及 Ang Ⅱ 生成增加,故其降压疗效受限,与卡托普利等 ACEI 合用不仅降压作用好,而且 ACEI 还可减轻甚至防止噻嗪类利尿剂造成的糖、脂肪、尿酸等代谢紊乱。文献报告两者合用有效率达 70%～90%。两药合用较单用 ACEI 剂量加倍的疗效要好。两药合用时,ACEI 的剂量应减少。此外,两药合用治疗充血性心力衰竭时其疗效可与地高辛和利尿剂合用相媲美。卡托普利等 ACEI 优于地高辛之处是不易发生缺钾和室性期前收缩,故较安全。ACEI 可使血钾升高,可部分抵消噻嗪类利尿剂引起的低血钾作用,两者合用后不必常规补钾。ACEI 不宜与螺内酯、氨苯蝶啶等保钾利尿剂合用,以防引起高钾血症。卡托普利与呋塞米合用,呋塞米的疗效明显受抑制;但雷米普利及依那普利无类似作用。卡托普利与依他尼酸合用可引起血肌酐升高、肾功能变化,甚至肾衰竭;低钠血症可加剧这一过程。

2.β受体阻滞剂

两药合用治疗高血压是否合理仍在探讨之中。有学者发现,普萘洛尔用于已使用卡托普利的高血压患者,可使原已降低的血压反而升高;而与阿替洛尔合用,则降压效应增强;表明采用非选择性β受体阻滞剂时,松弛血管平滑肌的β受体受到阻断,而使α受体兴奋占优势,故外周阻力增加,血压升高。卡托普利与柳胺苄心定合用治疗高血压有协同作用,因后者兼有α和β受体阻断作用。

3.钙通道阻滞剂

卡托普利与维拉帕未合用,降压疗效增强,两药合用尤其适用于重症高血压,由两药通过不同机制扩张血管,以发挥降压作用。两药合用治疗高血压急症时,维拉帕米可先静脉注射,待血压下降后再改为口服,或只使用一种药物维持治疗。

硝苯地平与ACEI合用降压效果增强。ACEI可减轻硝苯地平引起的心率增快及踝部水肿。对重症高血压,两药合用效果明显;这两种药物降压机制不同,但都是通过调节外周阻力而降低血压,它们的降压最长时间(以卡托普利为例)和血压回升坡度相似,两药合用尚有轻微利尿、利钠作用。两药合用治疗充血性心力衰竭也能取得较好疗效(但有人认为钙通道阻滞剂不适用于治疗心力衰竭),尼群地平或尼卡地平等二氢吡啶类钙通道阻滞剂与ACEI合用治疗高血压均有协同作用,且不会引起反射性心率加快。

对慢性肾功能不全的高血压患者,西拉普利与尼群地平合用降压疗效显著。对糖尿病肾病伴微量蛋白尿者,维拉帕米与西拉普利或赖诺普利合用,减轻蛋白尿的作用明显优于单用任一药物,且此作用与血压的变化无关。ACEI与钙通道阻滞剂均具有减轻动脉粥样硬化及改善动脉壁顺应性的作用,故两药联合,长期治疗是可行的。

4.强心剂

(1)地高辛:早期文献认为,卡托普利与地高辛合用可使地高辛血浓度升高25%,认为是由于卡托普利影响肾小球滤过,并降低肾小管分泌。从而使地高辛清除率和肌酐清除率均降低。但后来的研究未证实这种药代作用。新近对志愿人群的研究表明。雷米普利和赖诺普利对血浆地高辛浓度均无影响。培哚普利也不改变心力衰竭患者的地高辛药代动力学。目前认为,卡托普利对重症心力衰竭患者更易引起肾功能损害,从而导致继发性血浆地高辛浓度上升,而对正常人群及轻度心力衰竭患者影响不大。因此,考虑到ACEI与地高辛之间可能出现的相互作用,应对患者进行肾功能监测。

(2)多巴胺:ACEI与多巴胺合用治疗充血性心力衰竭疗效增强,ACEI阻滞交感神经活性,减慢心率,使心肌耗氧量减少,可部分地抵消多巴胺引起的心动过速、心肌耗氧量增加及外周血管阻力的持续增高效应,并可减少多巴胺的用量。

(3)米力农:米力农的作用与抑制磷酸二酯酶有关,除具有强心作用外还能扩张动脉、减轻心脏后负荷;ACEI可刺激前列腺素释放,减轻心脏前负荷,故两药合用治疗心力衰竭疗效增强,且可减少不良反应。

(4)间羟异丁肾上腺素:间羟异丁肾上腺素具有增强心肌收缩力作用,ACEI有减低心脏负荷作用,故两药合用治疗心力衰竭可取得协同治疗效果。

5.与非甾体抗炎药合用

(1)阿司匹林:ACEI的降压机制之一是使缓激肽水解减少,前列腺素增加,故舒张血管作用强;阿司匹林抑制前列腺素合成,故两药合用后降压疗效减低。

(2)吲哚美辛:吲哚美辛抑制前列腺素合成,故与 ACEI 合用后使 ACEI 降压作用减弱 3%~4%不等。

6.降压药物

(1)哌唑嗪:长期使用哌唑嗪可见肾素活性增加,Ang Ⅱ 及醛固酮水平升高,引起水钠潴留,使降压疗效减低;ACEI 无水钠潴留作用,且可减少醛固酮分泌;故两药合用可产生良好血流动力学效应。两者都扩张小动脉及小静脉,降低心脏前后负荷,均可用于治疗高血压和充血性心力衰竭。

(2)吲达帕胺:吲达帕胺为新的强效和长效降压药,具有利尿和钙拮抗作用,但在降低血压的同时增加心率并减低左心室周径和心肌纤维缩短速率。卡托普利可使左室收缩半径明显缩小,同时减轻吲达帕胺的心率反应,故两药合用对中、重度高血压疗效增强,不良反应减少。

7.抗酸剂

卡托普利与抗酸剂合用时,抗酸剂可降低卡托普利的疗效;其机制可能是胃中 pH 的暂时升高,增加了卡托普利的离子化,影响了卡托普利对膜的穿透,或者是抗酸剂与卡托普利形成了不溶性的铝盐,减少了卡托普利的吸收。故两药应避免合用。

8.别嘌醇

卡托普利与别嘌醇合用可引起阿斯佩格综合征。Jhonl 等报道 2 例长期服用卡托普利的患者,当合用别嘌醇 3~5 周后出现阿斯佩格综合征。这是由于卡托普利促进了别嘌醇的利用所致。故两药合用时应慎重。

三、血管紧张素Ⅱ受体拮抗剂

血管紧张素Ⅱ能强有效地收缩血管、增加心肌收缩力、刺激醛固酮和加压素分泌及促进心脏和血管重构。同时,Ang Ⅱ 与高血压、充血性心力衰竭、冠脉缺血及肾功能不全的病理生理有关。体外实验已鉴定出多种 Ang Ⅱ 受体(AT),主要有 AT_I 和 AT_{II} 两个亚型。AT_I 存在于血管、肾脏、心脏、肾上腺和脑组织中,AT_{II} 主要表达于胚胎组织中。

早年研究的 AT 拮抗剂为肽类物质,如肌丙抗压素,虽有效对抗 Ang Ⅱ 作用,但必须静脉用药,半衰期很短,且有部分激动剂活性,故应用受限。近年来研制的非肽类 AT 拮抗剂,可以口服,对受体有高度选择性,作用时间长,无激动剂活性。目前将 AT 拮抗剂分为 AT_1 拮抗剂、AT_2 拮抗剂及 AT_1/AT_2 拮抗剂三类。迄今已合成数十种高特异性 AT 拮抗剂。

AT_1 拮抗剂可分为以下三类。①联苯四唑类:代表药物有氯沙坦、伊贝沙坦等,化学结构为甲基联苯四唑与杂环。②非联苯四唑类,如 SK&F108566 及 R117289 等。③非杂环类:缬沙坦。

AT_{II} 拮抗剂:代表药物有高度选择性地阻滞 AT_{II},但由于对 AT_2 功能了解甚少,故本类药物目前尚无临床应用价值。

AT_I/AT_{II} 拮抗剂:对 AT_I 和 AT_{II} 均有亲和力和阻断效应。其代表药物有 BIBS39、L-193007和L-159913。

AT_I 和/或 AT_I/AT_{II} 拮抗剂可用于治疗高血压、充血性心力衰竭、缺血性心脏病、脑卒中、肾衰竭、心脏肥大、动脉粥样硬化及血管成型术后再狭窄等心血管疾病的预防治疗。据推测 AT 拮抗剂可避免 ACEI 的许多不良反应,但长期应用是否像真正期望的那样好及其不良反应能否被耐受,有待于今后进行大量临床观察与研究。现重点介绍在我国已上市的 AT_I 拮抗剂氯沙坦、维沙坦和伊贝沙坦。

(一)氯沙坦

氯沙坦为 AT_1 拮抗剂,能全面对抗目前已知的 AngⅡ 的作用。本品具有以下作用特点:具有高亲和力、高选择性、高特异性、无激动剂活性、无 ACEI 作用。可用于治疗各种原因及各种类型的高血压病、充血性心力衰竭,对肾脏有保护作用,具有对抗心脏与血管重构的作用,并能阻滞 AngⅡ 诱发的肾上腺素释放,抑制因刺激肾脏神经引起的肾血管收缩和刺激交感神经引起的缩血管作用。

1.治疗学

(1)药理作用:本品为非肽类 AT_1 拮抗剂,口服后迅速被吸收,经过细胞色素 P_{450}、2Cq 和 3A4 等酶进行代谢。约口服剂量的 14% 转变为有活性的代谢产物 EXP3174。该产物降压作用比氯沙坦强 10~40 倍,半衰期较长,(6~9 个小时),呈非竞争性拮抗作用。大多数降压作用是由于 EXP3174 的拮抗作用所致。通过与 AT_1 受体跨膜区内的氨基酸的相互作用,并占据其螺旋状空间而阻止 AngⅡ 与 AT_1 受体的结合,其对 AT_1 受体具有高度选择性,较 AT_2 受体高 30 000 倍,从而在受体水平阻断了 AngⅡ 的心血管效应。目前已知心脏和血管中部分 AngⅡ 是通过非 ACE 依赖性旁路,即糜蛋白酶等产生的,故 ACEI 对 AngⅡ 的抑制作用不完全,但 ACEI 可加强功能内源性 BK 的作用,故 ACEI 与 AT_1 拮抗剂的作用机制不完全相同。

(2)临床应用如下。

治疗高血压:AT_1 拮抗剂几乎适用于任何原因引起的高血压,本品降压作用平稳而持久,无首剂现象和明显蓄积现象,但应慎用或禁用于血容量不足、肝功能损害、单双侧肾动脉狭窄的患者。抗高血压治疗时,应注意以下问题:①对大多数患者,通常起始和维持量均为 50 mg,1 天 1 次,治疗 3~6 周可达最大抗高血压效应;但部分患者需增加剂量至 100 mg/d;②对血容量不足的患者,可考虑开始剂量为 25 mg/d;③对老年人或肾损害的患者包括血透患者,不必调整剂量;④对肝功能损害的患者,应使用较低剂量;⑤妊娠或哺乳期女性不宜使用本品治疗;⑥本品与利尿剂、β受体阻滞剂或钙通道阻滞剂联合应用时,降压作用出现相加现象;⑦胺碘酮、硫氮䓬酮、酮康唑、硫黄苯唑等能降低本品的降压效应。

治疗充血性心力衰竭:临床初步研究表明,AT_1 受体拮抗剂对充血性心力衰竭患者可产生有益的血流动力学效应。在新近完成的一项大规模多中心临床试验中,722 例老年心力衰竭患者随机服用氯沙坦或卡托普利,48 周的随诊结果表明,氯沙坦使死亡率减少 46%,明显优于卡托普利。

左心室肥厚:左心室肥厚是心血管疾病的独立危险因素。AngⅡ 通过直接作用于心肌和增强交感神经活性而促进左心室肥厚。AT_1 拮抗剂既能降低压力负荷又能拮抗 AngⅡ 刺激生长的作用,故能减轻左室肥厚。目前正在进行一项 8 300 例高血压患者的临床试验,旨在评价 AT_1 拮抗剂对左心室肥厚的影响。

肾脏疾病:已知 ACEI 可减轻蛋白尿、延缓肾脏疾病的进程,故使用特异性 AT_1 受体拮抗剂治疗肾脏疾病应获得同样的效果。目前已有临床研究证明氯沙坦能明显减少伴有糖尿病或肾功能正常的高血压患者的蛋白尿,并有促进尿酸、尿钠排泄的肾脏保护作用。

(3)剂量与用法:1 次口服 50~100 mg,一天 1 次,血容量不足者每次 25 mg,老年人及肾功损害者不必调整剂量,肝功能损害者应减少剂量。

2.不良反应与防治

(1)孕妇及哺乳期女性忌用。

(2)不良反应有头晕、过敏、皮疹、腹泻、偏头痛等。

3.药物相互作用

尚未发现具有临床意义的药物相互作用,本品与氢氯噻嗪、地高辛、华法林、西咪替丁、苯巴比妥、酮康唑合用未见不良相互作用。

4.制剂

片剂:50 mg。

(二)维沙坦

1.治疗学

(1)药理作用:本品为非前体药,几乎无肝脏首过效应,在体内无活性代谢产物,药物相互作用小,故特别适用于轻中度肝功能不全的心血管患者,T_{max} 2～4 小时。与芦沙坦相比较,代文的 AT_1 受体亲和力是前者的 5 倍,故具有高度选择性和更完全的 AT_1 受体阻断作用。

(2)临床应用:本品用于治疗高血压病、糖尿病患者的心、肾及血管并发症、充血性心力衰竭等。

(3)剂量与用法:每天 80～160 mg,可以与其他抗高血压药合用,肾功能不全或无胆道梗阻及胆汁淤积性肝硬化的患者无须调整剂量。可与食物同服或空腹服用。突然停药不会出现血压反跳及临床不良反应。

2.不良反应与防治

(1)对本品过敏者及孕妇禁用。

(2)慎用于低钠、低血压、低血容量患者。

(3)慎用于肾动脉狭窄、严重肾功能不全(肌酐清除率<10 mL/min)。胆汁淤积性肝硬化或胆道梗阻患者及哺乳期女性。

(4)慎用于已使用保钾利尿剂或钾制剂的患者。

(5)服用本品期间应谨慎驾驶和操纵机器。

(6)不良反应少,可出现头痛、头晕、疲劳等,咳嗽发生率明显低于 ACEI。

3.药物相互作用

未发现与下列药物间存在有意义的相互作用:西咪替丁、华法林、呋塞米、地高辛、阿替洛尔、吲哚美辛、氢氯噻嗪、氨氯地平、格列本脲。

4.制剂

胶囊:80 mg、160 mg。

(仲伟彬)

第五节 血管紧张素 Ⅱ 受体阻滞剂

血管紧张素 Ⅱ 受体阻滞剂(ARB)是一类重要的抗高血压药物,疗效肯定而不良反应较少。ARB 也常用于心力衰竭、糖尿病肾病、心肌梗死后及心血管病高危患者。

一、药物的作用机制

(一)血管紧张素Ⅱ(AngⅡ)

肾素-血管紧张素-醛固酮系统在人体血管生物学和心血管系统的病理生理调节中发挥极为重要的作用,AngⅡ则是RAA系统中最主要的效应器。由于AngⅡ水平的异常持续增高与高血压、动脉疾病、心脏肥厚及心力衰竭等的发生发展直接有关,因此,阻断AngⅡ对人体组织的病理性刺激活动能够治疗上述多种心血管疾病。阻断AngⅡ病理性刺激作用的方法之一是采用血管紧张素转换酶抑制剂(ACEI)。已知AngⅡ的前体物质是血管紧张素Ⅰ(AngⅠ),AngⅠ在血管紧张素转换酶(ACE)的作用下降解为AngⅡ。这一经典的转换过程可在血浆和肾、脑、肾上腺等组织中发生。ACEI通过抑制ACE的催化作用能显著减少AngⅡ的生成,其降低心血管病病死率和病残率的效益已经在诸多随机临床试验中得到证实。然而,ACEI的治疗有其不足之处。首先,ACE的特异性不高,除转化AngⅠ为AngⅡ外,还能降解缓激肽等物质;使用ACEI后缓激肽的降解受阻、循环中的浓度增高,可引起咳嗽等不良反应,部分患者由于不能耐受而被迫停药。另外,许多患者在长期接受ACEI治疗后,曾经降低的AngⅡ水平又会渐渐增高,甚至恢复到治疗前水平。这种所谓AngⅡ"逃逸现象"的确切机制及临床意义尚不完全清楚,很可能是因为一些非ACE途径(如胃促胰酶或组织蛋白酶G)也可使AngⅠ转化为AngⅡ。显然,ACEI不能完全阻断AngⅡ的生成,人们开始研发在受体水平上阻断AngⅡ作用的ARB。

(二)AngⅡ受体

AngⅡ必须通过与受体结合才能发挥作用。已经发现AngⅡ受体有四种亚型,分别被命名为AT_1受体、AT_2受体、AT_3受体和AT_4受体。其中,AT_3受体和AT_4受体还缺乏研究。

AT_1受体和AT_2受体都是含有大约360个氨基酸的多肽,七次跨越细胞膜。这两种受体与AngⅡ的亲和力相似,但功能不同,序列同源性仅为30%。目前已知的AngⅡ的不利的生物学作用几乎都通过AT_1受体调节,包括收缩血管、释放醛固酮、激活交感神经和促进细胞生长等。AngⅡ和AT_1受体的结合有以下特点:①高度的结构特异性。②有限的结合容量(饱和度)。③亲和力高。④AT_1受体和AngⅡ的相互作用可转化为细胞反应(信号转导)。⑤结合过程受其生物合成及再循环的调节(上调和下调)。AngⅡ和AT_1受体的特异性、高亲和力结合,是由受体的位于细胞膜外表面的氨基酸及跨膜结构域中的顺序决定的。

AT_2受体在胎儿组织中高度表达,出生后迅速减少,因此人们认为其在胎儿的发育过程中起重要作用。但是最近的研究发现,敲除AT_2受体的小鼠能够正常地发育和生长,提示AT_2受体对于胎儿发育可能并非不可缺少。在成人中,脑、心、肾、肾上腺髓质及生殖组织中存在较低密度的AT_2受体。但是在多种病理情况下,例如,心力衰竭、肾衰竭、心肌梗死、脑损伤、血管损伤和伤口愈合时,AT_2受体的表达会上调。AT_2受体的生理效应尚不完全清楚,可能具有抗增生、扩张血管和促进凋亡的作用。

(三)血管紧张素Ⅱ受体拮抗剂(ARB)

目前临床使用的ARB均为选择性的AT_1受体拮抗剂,以氯沙坦为代表。氯沙坦与AT_1受体跨膜结构域中的氨基酸相互作用,占据了7条螺旋线之间的空间,从而阻止AngⅡ和AT_1受体的结合,阻断了经AT_1受体介导的AngⅡ的病理生理及生物学作用。

氯沙坦对其他AngⅡ受体亚型几乎没有任何作用。但是在AT_1受体被阻断后,循环中AngⅡ的浓度增高、会更多地作用于AT_2受体。AT_2受体的生物学效应大多与AT_1受体相拮抗,因比 ARB 的治疗效益可能部分来自 Ang II 对 AT_2 受体的刺激。但也有研究认为，长期持续刺激 AT_2 受体也可能带来刺激生长、促进炎症和动脉粥样硬化等不良后果。显然，在这一领域中，还需要更多的研究。

与 ACEI 不同，ARB 治疗不增高缓激肽水平，因此很少引起咳嗽，血管性水肿的发生率也更低。但是这一好处是有代价的，因为缓激肽具有血管扩张等心血管保护效益。

二、药物的分类与特点

ARB 可以分为肽类和非肽类。肽类 Ang II 受体拮抗剂最早问世，代表药物为沙拉新。沙拉新非选择性地阻断所有 Ang II 受体，口服效果差，需静脉给药，且维持时间短（半衰期仅几分钟），只能用于高血压急症。该类药物还有内源性 Ang II 受体激动作用，给药后部分患者血压反而升高。以后人们致力于研究非肽类 ARB。氯沙坦 1994 年上市，它高度特异地选择性拮抗 AT_1 受体的作用，口服有效，没有 AT_1 受体激动作用，立即成为"沙坦类"药物的模板，10 多年来已合成的该类药物达 190 多种。其中，经美国食品药物监督管理局（FDA）批准使用的有氯沙坦、缬沙坦、坎地沙坦、厄贝沙坦、替米沙坦、奥美沙坦和伊普沙坦。2011 年 2 月，FDA 又批准了阿奇沙坦的高血压治疗适应证，使临床使用的 ARB 类药物达到八种。除伊普沙坦和阿奇沙坦外，其他六种 ARB 已经在我国上市。

ARB 也可根据其对受体的作用分为非选择性和选择性两类。非选择性药物如沙拉新能阻断所有各型 Ang II 受体；选择性药物又可分为选择性 AT_1 受体拮抗剂和 AT_2 受体拮抗剂等。如前所述，目前临床使用的 ARB 均为选择性 AT_1 受体拮抗剂。

在药代动力学方面，氯沙坦、坎地沙坦西酯和奥美沙坦酯为前体药物，在肝内分别代谢为活性物质 E3174、坎地沙坦和奥美沙坦。氯沙坦的特点是母药和代谢产物都有活性，E3174 的活性比氯沙坦强 10～40 倍；坎地沙坦和奥美沙坦的母药无活性。有研究称坎地沙坦、厄贝沙坦、缬沙坦和替米沙坦抑制 AT_1 受体的作用是不可逆的，而氯沙坦和伊普沙坦则是竞争性可逆的 AT_1 受体拮抗剂。然而这一特征与研究所采用的药理模型有关，不同实验室的结果也不尽相同。

三、不良反应和禁忌证

（一）不良反应

ARB 不良反应较少见。例如在高血压患者的随机双盲研究中，氯沙坦治疗组的不良反应停药率为 2.3%，与安慰剂组（3.7%）没有显著差别。ARB 的咳嗽发生率显著低于 ACEI，使之成为许多需要 ACEI 治疗、但又不能很好耐受的患者的替代药物。近年来在头对头的比较研究中，ARB 的低血压、血钾增高和肾功能恶化等不良反应不比 ACEI 少见。

1.咳嗽

ARB 很少引起咳嗽。

2.低血压

ARB 可引起低血压，包括首剂低血压反应。在伴有左心室肥厚的高血压患者中，缬沙坦长期治疗的低血压发生率为 3%。心力衰竭患者使用 ARB，应从小剂量开始，根据临床情况逐步上调剂量。

3.高钾血症

ARB 影响醛固酮的释放，有增高血钾的倾向，因此不宜与保钾利尿剂同用。肾功能异常的患者使用 ARB 时,应注意发生高钾血症。

4.肾功能恶化

ARB 有可能引起肾功能恶化,其机制与 ACEI 相似。严重心力衰竭、双侧肾动脉狭窄或大剂量利尿剂引起血容量不足的患者须特别注意。

5.血管性水肿

ARB 偶可引起血管性水肿,机制尚不清楚,发生率低于 ACEI。有报道在 39 例 ACEI 引起过敏或血管性水肿的心力衰竭患者中,改用坎地沙坦后仅 3 例发生血管性水肿、其中 1 例需停药。因此,ACEI 引起血管性水肿的患者,或可考虑用 ARB 来替代,但是这种做法必须十分慎重。

(二)绝对禁忌证

1.妊娠女性

孕妇使用直接作用于肾素-血管紧张素系统的药物(包括 ACEI 和 ARB),有可能引起胎儿和新生儿病残或死亡。因此,女性一旦怀孕,应立即停用 ARB。

2.使用 ARB 曾发生致命性不良反应

既往使用 ARB 引起血管性水肿、急性无尿性肾衰竭或其他严重变态反应的患者,终生禁用所有的 ARB。

(三)相对禁忌证

(1)双侧肾动脉狭窄或孤立肾伴肾动脉狭窄。

(2)血清肌酐水平显著增高(>2.5 mg/dL)。

(3)低血压:基线收缩压<12.0 kPa(90 mmHg)的患者,ARB 应慎用。

(4)高血钾症:基线血钾>5.5 mmol/L 的患者,不应使用 ARB。

(5)主动脉瓣狭窄或严重的肥厚性梗阻型心肌病。

四、药物的应用范围与选用原则

(一)应用范围

1.高血压

ARB 是抗高血压治疗的一线药物之一,美国高血压指南提出,ARB 的强适应证为合并有心力衰竭、糖尿病或慢性肾病的患者。在 43 项评价氯沙坦、缬沙坦、厄贝沙坦或坎地沙坦降压疗效的随机临床试验中,与安慰剂相比,ARB 单药治疗可使收缩压和舒张压分别平均降低 1.4~1.6 kPa(10.4~11.8 mmHg)和 1.1~1.2 kPa(8.2~8.9 mmHg);ARB 与氢氯噻嗪合用可使收缩压和舒张压分别降低 2.1~2.7 kPa(16.1~20.6 mmHg)和 1.3~1.8 kPa(9.9~13.6 mmHg)。

2.预防脑卒中

在氯沙坦降低高血压终点事件研究(LIFE)中,与阿替洛尔相比,氯沙坦治疗使主要终点事件(死亡、心肌梗死或脑卒中)的发生率降低 13%($P=0.021$),脑卒中发生率降低 25%($P=0.001$)。在老年认知预后研究(SCOPE)中,4964 例老年高血压患者随机分组接受坎地沙坦或安慰剂治疗。坎地沙坦组非致死性脑卒中发生率降低 27.8%($P=0.04$),但主要终点事件(心血管病死亡、脑卒中或心肌梗死)未显著减少。

3.心力衰竭

ARB 治疗心力衰竭有效,但不优于 ACEI。在直接比较两类药物疗效的氯沙坦心力衰竭生究(ELITE Ⅱ)中,氯沙坦组(50 mg,一天一次)和卡托普利组(50 mg,一天三次)的总病死率分别为 17.7% 和 15.9%,氯沙坦组危险比为 1.13($P=0.16$);心脏猝死发生率分别为 9.0% 和.3%,氯沙坦组危险比为 1.25($P=0.08$)。有人提出,氯沙坦疗效相对较差是因为其剂量偏小。为验证这一说法而设计的氯沙坦心力衰竭终点评估试验(HEAAL)纳入 3 846 例不能耐受ACEI 的收缩性心力衰竭患者,随机分入大剂量(150 mg/d)或小剂量(50 mg/d)氯沙坦治疗组,平均随访 4.7 年。与小剂量组相比,大剂量组主要终点事件(死亡或心力衰竭住院)减少 10%($P=0.027$),病死率降低 6%($P=0.24$),但高血钾症、低血压和肾损害的发生率均显著增高。看来,增加氯沙坦剂量能减少心血管病事件,但也增加不良反应。此外,HEAAL 试验并未直接比较 ARB 与 ACEI 治疗心力衰竭时的相对疗效。

在缬沙坦心力衰竭试验(Val-HeFT)中,缬沙坦组患者的总病死率和安慰剂组相同,但死亡和病残联合终点事件减少 13%($P=0.009$)。坎地沙坦降低心力衰竭病死率病残率研究(CHARM)纳入不能耐受 ACEI 的心力衰竭患者,坎地沙坦治疗平均 33.7 个月使主要终点事件(心血管病死亡或心力衰竭住院)的发生率降低 23%($P=0.000\ 4$)。根据以上试验结果,缬沙坦和坎地沙坦适用于不能耐受 ACEI 的慢性收缩性心力衰竭患者。

4.急性心肌梗死后

心肌梗死后氯沙坦最佳治疗(OPTIMAAL)是一项直接比较 ARB 和 ACEI 疗效的临床试验,5 477 例急性心肌梗死后患者随机分组接受氯沙坦或卡托普利治疗平均 2.7 年。结果显示,两组的总病死率分别为 18.2% 和 16.4%,氯沙坦组的死亡危险比为 1.13($P=0.069$)。在缬沙坦急性心肌梗死试验(VALIANT)中,缬沙坦组和卡托普利组的病死率分别为 19.9% 和 19.5%($P=0.98$)。因此,不能耐受 ACEI 的急性心肌梗死后患者可采用缬沙坦作为替代药物。

5.糖尿病肾病

在厄贝沙坦糖尿病肾病试验(IDNT)中,1 715 例 2 型糖尿病肾病的患者随机分组,接受厄贝沙坦、氨氯地平或安慰剂治疗平均 2.6 年。厄贝沙坦组的主要终点事件发生率(血清肌酐增倍、发生终末期肾病或死亡)比安慰剂组低 20%($P=0.02$)、比氨氯地平组低 23%($P=0.006$),主要获益是降低血清肌酐浓度增倍的危险。氯沙坦减少非胰岛素依赖性糖尿病终点事件研究(RENAAL)纳入 1 513 例 2 型糖尿病肾病患者,随机分组接受氯沙坦或安慰剂治疗平均 3.4 年。氯沙坦组的主要终点事件(血清肌酐浓度增倍、发生终末期肾病或死亡)发生率降低 16%($P=0.02$)。在有微量蛋白尿的 2 型糖尿病患者中,厄贝沙坦 300 mg/d 治疗 2 年能显著降低糖尿病肾病的发生率,但 150 mg/d 治疗效果较差。上述试验表明,ARB 对 2 型糖尿病患者有肾脏保护作用,长期治疗(特别是采用较大剂量时)能显著减慢糖尿病肾病的进展。

6.心血管病高危患者

替米沙坦单用或与雷米普利合用全球终点试验(ONTARGET)纳入 25 620 例有冠心病、脑血管病、外周血管疾病或糖尿病伴靶器官损害、但无心力衰竭的高危患者,随机分入替米沙坦、雷米普利或替米沙坦-雷米普利合用组,平均随访 56 个月。结果显示,3 组的主要终点事件(心血管病死亡、心肌梗死、脑卒中或心力衰竭住院)的发生率无显著差异,分别为 16.7%、16.5% 和16.3%,替米沙坦疗效不次于雷米普利。

(二)选用原则

已经上市的 ARB 制剂都可治疗高血压。但是 FDA 仅批准氯沙坦和厄贝沙坦用于 2 型糖尿病肾病、缬沙坦和坎地沙坦用于心力衰竭、氯沙坦用于预防脑卒中、缬沙坦用于心肌梗死后、替米沙坦用于心血管病高危患者。

关于各种 ARB 制剂的抗高血压效益有无差异,有两种观点。有人认为,在校正安慰剂效应之后,单用氯沙坦、缬沙坦、坎地沙坦、厄贝沙坦或替米沙坦的收缩压和舒张压降低幅度非常相似。也有人指出,厄贝沙坦和坎地沙坦的降压作用有较明显的剂量依赖性,氯沙坦、缬沙坦和替米沙坦的剂量-反应曲线则比较平坦。例如,氯沙坦 50 mg(一天一次)降压效果不明显时,增加剂量为 100 mg(一天一次)的效果可能不如改成 50 mg(一天两次);氯沙坦 50~100 mg(一天一次)的降压效果可能不如大剂量厄贝沙坦[300 mg(一天一次)]或中等剂量坎地沙坦[16 mg(一天一次)]。

五、药物间的相互作用

大多数 ARB 制剂的生物利用度不受食物明显影响,故可空腹服药,也可在进食时服药。ARB 可增加肾小管对锂的重吸收,与锂盐同时使用时有可能增加锂的药理学及毒性作用。ARB 与非甾体抗炎药合用时降压作用可能减弱。在老年、血容量不足或肾功能损害的患者中,ARB 与非甾体抗炎药合用可能增加肾脏损害的危险。

氯沙坦在肝内需经细胞色素 P_{450}(CYP)2C9 和 3A4 同工酶转化成有活性和无活性的代谢产物,是最有可能与其他药物发生药代动力学相互作用的 ARB。例如,氟康唑或西咪替丁可增强氯沙坦的作用,而苯巴比妥和利福平减弱氯沙坦的作用。厄贝沙坦通过 CYP 2C9 进行代谢,故可能存在与氯沙坦相似的药代动力学相互作用问题。替米沙坦与地高辛合用时,可使后者的血浆峰值及谷值浓度分别增高 49% 和 20%。

以下讨论 ARB 与其他常用心血管病治疗药物之间的药效学相互作用问题。

(一)保钾利尿剂

ARB 降低循环中的醛固酮水平,有增高血钾的倾向,因此通常不宜与保钾利尿剂同用。在老年人、高钾饮食、肾功能损害或糖尿病的患者中,ARB 与保钾利尿剂合用时更容易发生高钾血症。

(二)噻嗪类利尿剂

ARB 和噻嗪类利尿剂合用有相加的降压效果。

(三)钙通道阻滞剂

ARB 和钙通道阻滞剂合用也是有效的抗高血压药物组合。

(四)ACEI

ARB 和 ACEI 联合使用的方案,在大多数临床情况下缺乏明确的效益或可能增加不良反应,故不宜推荐。唯一的例外是,经过 ACEI、β 受体阻滞剂等标准药物治疗而仍未能控制症状的慢性心力衰竭患者,可考虑加用 ARB 来帮助改善症状和降低病残率。但若患者已使用 ACEI 和醛固酮拮抗剂,则不能再加用 ARB,以免增加肾脏损害和高钾血症的危险。

(五)β 受体阻滞剂

ARB 与 β 受体阻滞剂不是一种合理的降压药物组合。因不能耐受 ACEI 而改用 ARB 的心力衰竭患者,应合用 β 受体阻滞剂。慢性心力衰竭患者能否同时使用 ACEI、ARB 和 β 受体阻滞剂的问题还需要进一步研究。在 ELITE II 和 Val-HeFT 两项试验的亚组分析中,接受 ACEI 和 β 受体阻滞剂治疗的患者在加用氯沙坦或缬沙坦治疗后反而增高总病死率;但是在评价坎地沙坦疗效的 CHARM 试验中,这三类药物合用未导致不利后果。

(仲伟彬)

第六节　硝酸酯类药

硝酸酯类药物是临床上应用的最古老的心血管药物之一,问世一百多年以来广泛应用于临床。1867年,英国爱丁堡的一名医师Lauder Brunton发现亚硝酸戊酯有扩张小血管的作用,建议用于抗心肌缺血治疗。1879年William Murrell首次将硝酸甘油用于缓解心绞痛发作,并首先在Lancet上发表了硝酸酯类药物缓解心绞痛的文章,这一年也因此被确立为硝酸酯的首次临床应用年,迄今已有一百三十多年的历史。随着时间的推移,人们对硝酸酯类药物的作用机制不断有了新的认识,如扩张冠状动脉血管的作用、扩张静脉血管的作用和抑制血小板聚集作用。近年来随着内皮源性舒张因子(EDRF)的研究进展,一氧化氮的形成在硝酸酯类作用机制中的地位日益受到重视,从而使硝酸酯成为与其他抗心绞痛药物有不同作用机制的一类药物。

随着对其作用机制的逐步认识,硝酸酯类药物的临床应用也越来越广泛。最初仅用于心绞痛的防治,后来扩大到心力衰竭和高血压的治疗。现在临床上硝酸酯类药物主要应用于心肌缺血综合征——心绞痛、冠状动脉痉挛、无痛性心肌缺血、急性心肌梗死等;充血性心力衰竭——急性或慢性;高血压——高血压急症,围术期高血压,老年收缩期高血压等。迄今为止,硝酸酯类药物仍是治疗冠心病中应用最广泛,疗效最可靠的一线药物。

硝酸酯类药物的常用剂型包括口服剂、舌下含化剂、吸入剂、静脉注射剂、经皮贴膜及贴膏等。目前国内外仍不断有新的不同的硝酸酯剂型的研制,硝酸酯在临床的应用仍大有前途。

目前将一氧化氮和不含酯键的硝普钠称为无机硝酸盐,而将含有酯键的硝酸酯类药物称为有机硝酸盐。

一、硝酸酯的作用机制

(一)血管扩张作用

硝酸酯能扩张心外膜狭窄的冠状动脉和侧支循环血管,使冠状动脉血流重新分布,增加缺血区域尤其是心内膜下的血流供应。在临床常用剂量范围内,不引起微动脉扩张,可避免"冠状动脉窃血"现象的发生。同时硝酸酯能降低肺静脉压力和肺毛细血管楔压,增加左心衰竭患者的每搏输出量和心排血量,改善心功能。

不同剂量的硝酸酯类药物作用于血管可产生不同的效应。

1.小剂量

扩张容量血管(静脉),使静脉回流减少,左室舒张末压(LVEDP)下降。

2.中等剂量

扩张传输动脉(如心外膜下的冠状动脉)。

3.大剂量

扩张阻力小动脉,可降低血压。

(二)血管受体作用

硝酸酯是非内皮依赖性的血管扩张剂,无论内皮细胞功能是否正常,均可发挥明确的血管平滑肌舒张效应。因此,"硝酸酯受体"可能位于平滑肌细胞而不是在内皮细胞。硝酸酯进入血液循环后,通过特异性的代谢酶转化为活性的一氧化氮分子(NO),与血管平滑肌细胞膜上 NO 受体结合后,激活细胞内鸟苷酸环化酶(sGC),使环磷酸鸟苷(cGMP)浓度增加,Ca^{2+} 水平下降,引起血管平滑肌舒张。

(三)降低心肌氧耗量

硝酸酯扩张静脉血管,使血液贮存于外周静脉血管床,从而减少回心血量,降低心脏前负荷和室壁张力;扩张外周阻力小动脉,使动脉血压和心脏后负荷下降,从而降低心肌氧耗量。

(四)抗血小板作用

硝酸酯具有抗血小板聚集、抗栓、抗增殖、改善冠脉内皮功能和主动脉顺应性、降低主动脉收缩压等机制,亦可能在硝酸酯的抗缺血和改善心功能等作用中发挥协同效应。

新近研究表明,以治疗剂量静脉滴注硝酸甘油可在健康志愿者、不稳定型心绞痛及急性心肌梗死中抑制血小板聚集,但临床并未能证实其改善了心肌梗死患者的预后,说明硝酸酯这种抗血栓的作用临床意义十分有限。除静脉滴注给药途径外,硝酸甘油贴片亦可有效抑制血小板聚集,但口服硝酸甘油给药途径未能证实有抑制血小板聚集的作用。

二、硝酸酯类药物的分类与特点

(一)硝酸酯的生物利用度和半衰期

不同的硝酸酯剂型有不同的特点,因区别很大必须区别对待。作为一类药物,硝酸酯可以从黏膜、皮肤和胃肠道吸收。其基本剂型硝酸甘油的药代动力学特点很独特,半衰期仅有几分钟,可迅速从血液中消失,大部分在肝脏外转化为更长效的活性二硝基硝酸酯——二硝基异山梨醇酯。但是后者必须首先在肝脏转化为单硝基硝酸酯,其半衰期变为 4～6 小时并最终经肾脏排泄。因此单硝基硝酸酯制剂没有肝脏首过效应,生物利用度完全,目前被临床广泛应用。

(二)硝酸酯的分类与药代动力学特点

1.硝酸甘油

硝酸甘油经皮肤和口腔黏膜吸收,较少从消化道吸收。有舌下含片、静脉、口腔喷剂和透皮贴片等多种剂型。口服硝酸甘油,药物在肝脏内迅速代谢(首过效应),生物利用度极低,约为 10%,因此口服硝酸甘油无效。舌下含服该药吸收迅速完全,生物利用度可达 80%,2～3 分钟起效,5 分钟达最大效应,作用持续 20～30 分钟,半衰期仅数分钟。硝酸甘油在肝脏迅速代谢为几乎无活性的两个中间产物 1,2-二硝酸甘油和 1,3-二硝酸甘油经肾脏排出,血液透析清除率低。

硝酸甘油含片性质不稳定,有效期约 3 个月,需避光保存于密闭的棕色小玻璃瓶中,每 3 个月更换一瓶新药。如舌下黏膜明显干燥需用水或盐水湿润,否则含化无效。含服时应尽可能取坐位,以免加重低血压反应。对心绞痛发作频繁者,应在大便或用力劳动前 5～10 分钟预防性含服。

硝酸甘油注射液须用 5% 的葡萄糖注射液或生理盐水稀释混匀后静脉滴注,不得直接静脉注射,且不能与其他药物混合。由于普通的聚氯乙烯输液器可大量吸附硝酸甘油溶液,使药物浓度损失达 40%～50%,因而需适当增大药物剂量以达到其血药浓度,或选用玻璃瓶及其他非吸附型的特殊输液器,静脉给药时须同时尽量避光。静脉滴注硝酸甘油起效迅速,清除代谢快,剂量易于控制和调整,加之直接进入血液循环,避免了肝脏首过清除效应等优点,因此在急性心肌缺血发作、急性心力衰竭和肺水肿等治疗中占据重要地位,但大量或连续使用可导致耐药,因而需小剂量、间断给药。长期使用后需停药时,应逐渐减量,以免发生反跳性心绞痛等。因药物过量而导致低血压时,应抬高双下肢,增加静脉回流,必要时可补充血容量及加用升高血压药物。

硝酸甘油贴膏是将硝酸甘油贮在容器或膜片中经皮肤吸收向血中释放,给药 60～90 分钟达最大血药浓度,有效血药浓度可持续 2～24 小时或更长。尽管贴膏中硝酸甘油含量不一样,但24 小时内释放的硝酸甘油量取决于贴膏覆盖的面积而不是硝酸甘油的含量。无论其含量如何,在 24 小时内所释放的硝酸甘油总量是 0.5 mg/cm^2。

硝酸甘油喷雾剂释放量为每次 0.4 mg,每瓶含 200 次用量。

2.硝酸异山梨酯

硝酸异山梨酯的常用剂型包括口服平片、缓释片、舌下含片及静脉制剂等。口服吸收完全,肝脏的首过清除效应明显,生物利用度为 20%～25%,平片 15～40 分钟起效,作用持续 2～6 小时;缓释片约 60 分钟起效,作用可持续 12 小时。舌下含服生物利用度约 60%,2～5 分钟起效,15 分钟达最大效应,作用持续 1～2 小时。硝酸异山梨酯母药分子的半衰期约 1 小时,活性低,主要的药理学作用源于肝脏的活性代谢产物 5-单硝酸异山梨酯,半衰期 4～5 小时,而另一个代谢产物 2-单硝酸异山梨酯几乎无临床意义。代谢产物经肾排出,不能经血液透析清除。其静脉注射、舌下含服和口服的半衰期分别为 20 分钟、1 小时和 4 小时。

3.5-单硝基异山梨醇酯

5-单硝酸异山梨酯是晚近研制的新一代硝酸酯药物,临床剂型有口服平片和缓释片,在胃肠道吸收完全,无肝脏首过清除效应,生物利用度近乎 100%。母药无须经肝脏代谢,直接发挥药理学作用,平片 30～60 分钟起效,作用持续 3～6 小时,缓释片 60～90 分钟起效,作用可持续约 12 小时,半衰期为 4～5 小时。在肝脏经脱硝基为无活性产物,主要经肾脏排出,其次为胆汁排出。肝病患者无药物蓄积现象,肾功能受损对本药清除亦无影响,可由血液透析清除。

由于 5-单硝酸异山梨酯口服无肝脏首过清除效应,静脉滴注的起效、达峰和达稳态的时间亦与同等剂量的口服片相似,因此 5-单硝酸异山梨酯静脉剂型缺乏临床应用前景,欧美国家亦无该剂型用于临床。

三、硝酸酯的应用范围与选用原则

(一)冠状动脉粥样硬化性心脏病

1.急性冠状动脉综合征

硝酸酯在急性 ST 段抬高型、非 ST 段抬高型心肌梗死及不稳定性心绞痛中的使用方法相似。对无禁忌证者应立即舌下含服硝酸甘油 0.3～0.6 mg,每 5 分钟重复 1 次,总量不超过1.5 mg,同时评估静脉用药的必要性。在最初 24～48 小时内,进行性缺血、高血压和肺水肿可静脉滴注硝酸甘油,非吸附性输液器起始剂量 5～10 μg/min(普通聚氯乙烯输液器 25 μg/min),每3～5 分钟以 5～10 μg/min 递增剂量,剂量上限一般不超过 200 μg/min。剂量调整主要依据缺血症状和体征的改善及是否达到血压效应。缺血症状或体征一旦减轻,则无须增加剂量,否则逐渐递增剂量至血压效应,既往血压正常者收缩压不应降至 14.7 kPa(110 mmHg)以下,基础为高血压者,平均动脉压的下降幅度不应超过 25%。连续静脉滴注 24 小时,即可产生耐药,临床若需长时间用药,应小剂量间断给药,缺血一旦缓解,即应逐渐减量,并向口服药过渡。在应用硝酸酯抗缺血治疗的同时,应尽可能加用改善预后的 β 受体阻滞剂和/或 ACEI。当出现血压下降等限制上述药物合用的情况时,应首先减停硝酸酯,为 β 受体阻滞剂或 ACEI 的使用提供空间。

在溶栓未成为急性心肌梗死常规治疗前的 10 个随机临床试验结果显示,硝酸酯可使急性心肌梗死病死率降低 35%。而 GISSI-3 和 ISIS-4 两项大规模溶栓临床研究结果显示,在溶栓的基础上,加用硝酸酯没有进一步显著降低急性心肌梗死的病死率。PCI 围术期应用硝酸酯能否降低心肌梗死的病死率尚需更多临床研究证实。但因硝酸酯抗缺血、缓解心绞痛症状、改善心功能等作用明确,因此仍是目前急性心肌梗死抗缺血治疗不可或缺的药物之一。

2.慢性稳定性心绞痛

在慢性稳定性心绞痛的抗缺血治疗中,应首选 β 受体阻滞剂,当其存在禁忌证,或单药疗效欠佳时,可使用硝酸酯或钙通道阻滞剂。临床实践中,通常采用联合用药进行抗心绞痛治疗。β 受体阻滞剂与硝酸酯联合可相互取长补短。硝酸酯降低血压和心脏后负荷后,可反射性增加交感活性,使心肌收缩力增强、心率增快,削弱其降低心肌耗氧量的作用,而 β 受体阻滞剂可抵消这一不良反应;β 受体阻滞剂通过抑制心肌收缩力、减慢心室率等,可显著降低心肌做功和耗氧量,但心率减慢,伴随舒张期延长,回心血量增加,使左心室舒张末期容积和室壁张力增加,部分抵消了其降低心肌氧耗的作用,硝酸酯扩张静脉血管,使回心血量减少,可克服 β 受体阻滞剂的这一不利因素。因此,两者合用较单独使用其中的任何一种可发挥更大的抗缺血效应。表 3-1 列出了用于心绞痛治疗的常用硝酸酯药物及剂量。

表 3-1　常用硝酸酯的抗心绞痛剂量

药物名称	常用剂量(mg)	起效时间(min)	作用持续时间
硝酸甘油			
舌下含服	0.3~0.6 mg	2~3	20~30 分钟
喷剂	0.4 mg	2~3	20~30 分钟
透皮贴片	5~10 mg	30~60	8~12 小时
硝酸异山梨酯			
舌下含服	2.5~15 mg	2~5	1~2 小时
口服平片	5~40 mg,2~3 次/天	15~40	4~6 小时
口服缓释制剂	40~80 mg,1~2 次/天	60~90	10~14 小时
5-单硝酸异山梨酯			
口服平片	10~20 mg,2 次/天	30~60	3~6 小时
口服缓释制剂	60~120 mg,1 次/天	60~90	10~14 小时
	或 50~100 mg,1 次/天	同上	同上

3.无症状性心肌缺血

无症状性心肌缺血亦称隐匿性心肌缺血,是指患者存在明确的缺血客观依据而无相应的临床症状,广泛存在于各类冠心病中。有典型心绞痛症状的心肌缺血仅是临床缺血事件的一小部分,大部分缺血事件均为隐匿性的,尤以老年、糖尿病、女性和合并心力衰竭时多见。大量研究证明,频繁发作的一过性缺血(大部分为隐匿性)是急性冠脉综合征近期和远期不良预后的一个显著独立预测因素,可使死亡、再梗和再次血管重建术的危险增加 3~5 倍。因而,在临床实践中,尤其针对高危患者制定诊断和治疗策略时,只要缺血存在,无论是有症状的,还是隐匿性的,都应使用 β 受体阻滞剂、硝酸酯和/或钙通道阻滞剂等进行长期的抗缺血治疗。

预防和控制缺血发作是各类冠心病治疗的重要目标,硝酸酯是其中的重要组成部分,与改善生活方式,积极控制危险因素,合并使用抗血小板药、他汀、β受体阻滞剂和 ACEI 或 ARB 等药物,以及在高危患者中实施血管重建手术等综合措施联合应用,可明确改善冠心病患者的生活质量和预后。

(二)心力衰竭

1.慢性心力衰竭

在 β 受体阻滞剂、ACEI 或 ARB 及利尿剂等标准治疗的基础上,对仍有明显充血性症状的慢性收缩性心力衰竭患者可加用硝酸酯,以减轻静息或活动时的呼吸困难症状,改善运动耐量。临床研究证实肼屈嗪与硝酸异山梨酯联合应用(H-ISDN)可降低非洲裔美国慢性收缩性心力衰竭患者的病死率。因而目前指南推荐,左室射血分数≤40%的中重度非洲裔美国心力衰竭患者,在 β 受体阻滞剂、ACEI 或 ARB 和利尿剂等标准治疗的基础上,如仍然存在明显临床症状,可加用 H-ISDN 改善预后。对于因低血压或肾功能不全无法耐受 ACEI 或 ARB 的有症状性心力衰竭患者,可选用 H-ISDN 作为替代治疗。但对于既往未使用过 ACEI 或 ARB,或对其可良好耐受者,不应以 H-ISDN 取而代之。硝酸酯亦可减轻左室射血分数正常的舒张性心功能不全患者的呼吸困难等症状。

2.急性心力衰竭

硝酸甘油对不同原因包括 AMI 引起的急性肺水肿,有显著的疗效,但也含有加重血压下降及引起心动过速或过缓的危险。静脉硝酸甘油主要通过扩张静脉血管,降低心脏前负荷而迅速减轻肺瘀血,是治疗急性心力衰竭最为广泛的血管扩张药物之一,尤其适宜于合并高血压、冠状动脉缺血和重度二尖瓣关闭不全者。静脉应用硝酸甘油可以迅速根据临床和血流动力学反应增加或减少滴入量,常以 $10\sim20~\mu g/min$ 作为起始剂量,最高可增至 $200~\mu g/min$。硝酸酯与常规方法联合应用治疗急性肺水肿已经成为临床常规疗法。

(三)高血压危象和围术期高血压

静脉硝酸甘油是指南推荐的为数不多的治疗高血压危象的静脉制剂之一,$5~\mu g/min$ 为起始剂量,用药过程中持续严密监测血压,逐渐递增剂量,上限一般为 $100~\mu g/min$,尤其适用于冠状动脉缺血伴高血压危象者,但切忌使血压急剧过度下降。静脉硝酸甘油亦常用于围术期的急性高血压治疗,尤其是实施冠状动脉旁路移植术者。

(四)不良反应与硝酸酯耐药性

1.不良反应及硝酸酯治疗无效

无效的原因很多,或因心绞痛严重性增加;或由于患者对硝酸酯治疗心肌缺血产生耐药性;也可能由于药片失效;或用法不当(有些含化剂不能口服,有些口服剂不能含化);动脉低氧血症,特别是在慢性肺部疾病(由于静脉血混入增加引起);以及不能耐受(通常由于头痛)。也可能因口腔黏膜干燥影响药物吸收。硝酸酯若能在预计心绞痛发作前给予则更有效。当由于心动过速而影响硝酸酯疗效时,加用 β 受体阻滞剂结果更佳。在预防性应用长效作用硝酸酯时,耐受性往往是失效的原因。硝酸酯的常见不良反应见表 3-2。

使用长效硝酸酯失效的两个主要原因如下。

(1)出现耐药性:处理办法是逐渐减少给药剂量和次数直到造成没有硝酸甘油的间期。

(2)病情加重:处理办法是在去除诱因如高血压、心房颤动或贫血的同时联合用药,以及考虑介入或手术治疗。

表 3-2　硝酸酯应用中的不良反应与禁忌证

项目	分类	内容
不良反应		
	严重不良反应	前后负荷减少可引起晕厥和低血压;若饮酒或与其他血管扩张剂合用尤甚,须平卧治疗。心动过速常见,但偶在 AMI 时见到意外的心动过缓。低血压可引起脑缺血。长期大剂量应用可引起罕见正铁血红蛋白血症,须用静脉亚甲蓝治疗。大剂量静脉硝酸酯,可引起对肝素的耐药性
	其他不良反应	头痛、面潮红等,舌下用药可引起口臭,少见的皮疹
	产生耐受性	连续性疗法及大剂量频繁疗法可导致耐受性,低剂量间断疗法可避免,不同类型的硝酸酯之间存在交叉耐受性
	减药综合征	已见于军火工人,减去硝酸酯后可加重症状及猝死,临床也可见到类似证据因此,长期硝酸酯治疗必须逐渐停药。用偏心剂量法时,停药间期心绞痛复发率很低
禁忌证		
	绝对禁忌证	对硝酸酯过敏;急性下壁合并右室心肌梗死;收缩压<12.0 kPa(90 mmHg)的严重低血压状态;肥厚性梗阻型心肌病伴左心室流出道重度固定梗阻;重度主动脉瓣和二尖瓣狭窄;心脏压塞或缩窄性心包;已使用磷酸二酯酶抑制剂者;颅内压增高
	相对禁忌证	循环低灌注状态;心室率<50 次/分,或>110 次/分;青光眼;肺心病合并动脉低氧血症;重度贫血

2.硝酸酯耐药性

硝酸酯的耐药性是指连续使用硝酸酯后血流动力学和抗缺血效应的迅速减弱乃至消失的现象。可分为假性耐药、真性耐药亦称血管性耐药及交叉性耐药三类。假性耐药发生于短期(1 天)连续使用后,可能与交感-肾素-血管紧张素-醛固酮系统等神经激素的反向调节和血管容量增加有关。血管性耐药最为普遍,发生于长期(3 天以上)连续使用后引起血管结构和功能的改变。交叉性耐药是指使用一种硝酸酯后,抑制或削弱其他硝酸酯或 NO 供体性血管扩张剂及内源性 NO 等的作用,两者发生机制相似,可能与血管内过氧化物生成过多及生物活化/转化过程异常等有关,如巯基耗竭可导致硝酸酯在血管内的生物转化异常而引发耐药。硝酸酯一旦发生耐药不仅影响临床疗效,而且可能加剧内皮功能损害,对预后产生不利影响,因此长期使用硝酸酯时必须采用非耐药方法给药。

任何剂型的硝酸酯使用不正确均可导致耐药,如连续 24 小时静脉滴注硝酸甘油,或不撤除透皮贴剂,以非耐药方式口服几个剂量的硝酸异山梨酯或 5-单硝酸异山梨酯等。早在 1888 年这一现象即被报告,随着硝酸酯的广泛应用,这一问题日益突出,但确切机制目前仍未明确。已有大量的证据说明,如果持续维持血液中高浓度硝酸酯则必定出现对硝酸酯的耐药性,因此偏心剂量法间歇治疗已成为标准治疗法。

3.硝酸酯耐药性的预防

预防硝酸酯耐药性的常用方法如下。

(1)小剂量、间断使用静脉硝酸甘油及硝酸异山梨酯,每天提供 10～12 小时的无药期。

(2)每天使用 12 小时硝酸甘油透皮贴剂后及时撤除。

(3)偏心方法口服硝酸酯,保证 10～12 小时的无硝酸酯浓度期或低硝酸酯浓度期,给药方法可参考表 3-3。上述方法疗效确切,在临床中使用最为广泛。

表 3-3　避免硝酸酯耐药性的偏心给药方法

药物名称	给药方法
硝酸甘油	
静脉滴注	连续点滴 12 小时后停药,空出 10～12 小时的无药期
透皮贴片	贴敷 10～12 小时后撤除,空出 10～12 小时的无药期
硝酸异山梨酯	
静脉滴注	连续点滴 12 小时后停药,空出 10～12 小时的无药期
口服平片	一天三次给药,每次给药间隔 5 小时;如 8 AM,1 PM,6 PM
	一天四次给药,每次给药间隔 4 小时;如 8 AM,12 AM,4 M,8 PM
口服缓释制剂	一天二次给药:8 AM,2 PM
5-单硝酸异山梨酯	
口服平片	一天两次给药间隔 7～8 小时;如 8 AM,3 PM
口服缓释制剂	一天一次给药;如 8 AM

* AM:上午,PM:下午

（4）有研究表明,巯基供体类药物、β 受体阻滞剂、他汀、ACEI 或 ARB 及肼屈嗪等药物可能对预防硝酸酯的耐药性有益,同时这些又多是改善冠心病和心力衰竭预后的重要药物,因此提倡合并使用。在无硝酸酯覆盖的时段可加用 β 受体阻滞剂,钙通道阻滞剂等预防心绞痛和血管效应,心绞痛一旦发作可临时舌下含服硝酸甘油等终止发作。

四、药物间的相互作用

（一）药代动力学相互作用引起低血压

硝酸酯的药物相互作用主要是药代动力学方面的,如心绞痛三联疗法（硝酸酯、β 受体阻滞剂和钙通道阻滞剂）的合用疗效可能因其降压作用相加导致低血压而减弱,这种反应的个体差异很大。有时仅用两种抗心绞痛药如地尔硫䓬和硝酸酯就可以引起中度低血压。另外常见的低血压反应是在急性心肌梗死,如发病早期 ACEI 与硝酸酯合用时,在下壁心肌梗死或与 β 受体阻滞剂或溶栓剂合用时。

（二）与西地那非（伟哥）相互作用

硝酸酯与伟哥合用可引起严重的低血压,以至于伟哥的药物说明书中将其合用列为禁忌证。伟哥的降低血压作用平均可以达到 1.1/0.7 kPa(8.4/5.5 mmHg),当与硝酸酯合用时下降更多。性交的过程本身对心血管系统是增加负荷,若同时应用两药导致低血压时,偶可引起急性心肌梗死的发生。慎用伟哥的患者包括有心肌梗死史、卒中史、低血压、高血压 22.7/14.7 kPa(170/110 mmHg)及心力衰竭或不稳定心绞痛史者。当硝酸酯与伟哥合用发生低血压反应时,α 受体阻滞剂或甚至肾上腺素的应用都有必要。近期服用伟哥的患者发生急性冠脉综合征包括不稳定心绞痛时,24 小时内最好不要用硝酸酯以防止低血压不良反应的发生。

（三）大剂量时与肝素相互作用

在不稳定心绞痛硝酸酯与肝素合用时,肝素的用量有可能会加大,原因是静脉硝酸酯制剂常含有丙二醇,大剂量应用可引起肝素抵抗。如静脉硝酸甘油 $>350\ \mu g/min$ 时,会见到上述反应,而低剂量如 $50～60\ \mu g/min$ 或用二硝酸异山梨酯时,均未见到肝素抵抗现象。

(四)与 tPA 的相互作用

有报告应用 tPA 溶栓的过程中,如果静脉应用较大剂量硝酸甘油($>100\ \mu g/min$)时,tPA 疗效下降,再灌注率减低,临床事件增多,但尚需要更多的临床资料证实。

(仲伟彬)

第七节　抗心律失常药

心律失常的治疗目的是减轻症状或延长生命,只有症状明显时心律失常才需要治疗。而对心律失常的有效治疗则来源于对心律失常的发生机制及抗心律失常药物的电生理特性之了解。

一、心脏电生理特性及其离子流基础

根据生物电特性,心肌细胞可分为快反应细胞和慢反应细胞,前者包括浦肯野纤维、束支、希氏束、心房肌、心室肌及房室间异常传导纤维;后者包括窦房结、房室结、房室环的心肌纤维、二尖瓣和三尖瓣的瓣叶。心肌细胞的电生理特性包括自律性、兴奋性和传导性,其基础都是细胞膜的离子运动。静息状态下心肌细胞内电位比膜外电位要负(窦房结$-60\ mV$,房室结$-90\ mV$),称静息电位(resting membrane potential,RMP),主要是钾离子跨膜运动达到膜内外电位平衡形成。当心肌受到刺激引起兴奋便可出现动作电位(action potential,AP),通常按时间顺序分为 0、1、2、3 和 4 五相。

0 相为除极化期。快钠通道开放,大量钠离子由细胞外快速进入细胞内(快钠内流,I_{Na}),膜内电位由负值迅速变为$+20\sim+30\ mV$。慢反应细胞的 0 相除极则依赖于钙离子为主的缓慢内向电流。

1 相为快速复极初期。钠通道关闭,钾离子外流,Cl^-离子内流,使膜内电位迅速降至 0 mV。

2 相为缓慢复极期,平台期。慢通道开放,钙离子及少量钠离子内流,与外流的钾离子处于平衡状态,使膜内电位停滞于 0 mV。

3 相为快速复极期。钙离子内流停止,钾离子外流增强,膜内电位较快的恢复到静息水平。

4 相:静息期。细胞膜通过离子泵 Na^+、Ca^{2+} 主动转运机制排出 Na^+、Ca^{2+},摄回 K^+,使细胞内外各种离子浓度恢复到兴奋前状态。非自律细胞的膜电位维持一个相对稳定的水平;而自律细胞在复极达到最大舒张电位(MDP)后开始逐渐递增的缓慢自动除极,直至膜电位达到阈电位形成一次动作电位。这种舒张期自动除极的形成,在慢反应细胞以 K^+ 外向电流的衰减为基础,有超极化激活的非特异性 Na^+ 内向离子流(If)及 Na^+、Ca^{2+} 交换引起的缓慢内向电流($I_{Na/ca}$)参与形成;在快反应细胞则主要是 Na^+ 内向离子流(If)引起。

心肌细胞传导性的重要决定因素是 0 相上升速度与幅度(V_{max}),快反应细胞取决于 Na^+ 的内流速度。0 相上升速度快,振幅大,除极扩布的速度即激动传导速度也快。

心肌细胞的自律性取决于舒张期自动除极化速度,常以 4 相坡度表示。快反应细胞主要是 Na^+ 内向离子流引起,慢反应细胞则以 K^+ 外向电流的衰减及 Ca^{2+} 内流为基础。

心肌细胞的兴奋性呈周期性变化,动作电位时程(APD)代表了心肌除极后膜电位的恢复时间,可分为以下各期:从 0 相开始到复极达$-60\ mV$的期间刺激心肌细胞不能引起可以扩布的动作电位,称为有效不应期(ERP),ERP 代表了心肌激动后兴奋性的恢复时间。ERP 延长,ERP/APD 比值增大,折返兴奋到达时不应期尚未完毕,利于折返激动消除。从 ERP 完毕至复极基本完成(−80 mV)为相对不应期(RRP),强化刺激可引起扩布性期前兴奋,但其传导慢,不应期短。在 RRP 开始的很短时间内,心肌各细胞群的应激性恢复有先后不同,故易形成折返而引起心肌颤动,称易损期。RRP 延长,易损期亦延长,是易致心律失常因素。从 −90～−80 mV 为超常期,表现为兴奋性增高。

临床心律失常的产生可由于激动起源和/或传导异常引起,不管其机制如何,最终均与心肌细胞膜上离子转运过程的异常有关,而绝大多数的抗心律失常药也是通过对不同的离子通道的不同作用达到治疗目的。

根据电生理特性和功能的不同,国际药理联合会对 Na^+、K^+、Ca^{2+} 三大类细胞膜离子通道进行了最新命名。其中 Na^+ 通道分为 Ⅰ、Ⅱ、Ⅲ、μ_1 和 h_1 型,除 h_1 型外,均对河豚毒素敏感,当细胞电位低于 −90～−80 mV 时很容易激活,而高于 −50 mV 时则迅速灭活。在一定的刺激下表现为较大的快速内向电流,与动作电位 0 相除极的产生和传导密切相关。

细胞膜钙离子通道分为 L、N、T、P 型,N 型和 P 型主要存在于神经系统组织中,在心血管系统中意义不大。T 型通道是低电压(通常为 −100～−60 mV)时钙离子进入细胞的通道,与细胞的自律性和起搏有关。L 型通道是高电压激活的通道,当膜电位处于 −40 mV 时很容易激活,是细胞钙离子内流的主要通道,也是迄今为止研究最多的钙离子通道。

细胞膜钾离子通道种类很多,已命名的功能明确的亚型有十余个,其活性也多受膜电位影响,如延迟整流钾离子通道(RV)的主要功能是启动复极化过程,在膜电位高于 −50 mV 时方能激活;快速延迟整流性钾流(I_{Kr})是心动过缓时主要复极电流,而缓慢延迟整流性钾流(I_{Ks})则在心动过速时加大;再如内向整流钾电流 I_R(IR),随着超极化程度的增加,内向电流的幅度增加,而除极化时,则变为外向电流,这对保持稳定的膜电位水平至关重要。另外,除了瞬间外向钾离子通道(K_A)外,多数钾离子通道不能自动失活,必须使膜电位复极化导致通道失活。

每种离子通道均具有激活、灭活和静息三种状态,与此相对应,心肌细胞也经历应激、绝对不应期和相对不应期的周期性改变。药物可选择性的作用于一种或多种状态的离子通道,并表现其阻断特性。这种阻断作用可随离子通道的开、关频率而改变,称为频率依赖性或使用依赖性。一般来说,钠通道阻滞剂对舒张期时处于静息状态的钠通道亲和力低,而对激活或灭活状态下(相当于动作电位的平台期)的通道亲和力高。每次激动可使药物与通道受体结合,而静息时从结合中解离。不同的药物对钠通道受体的结合和解离速率亦不一样,以利多卡因为代表的 I_b 类药物的动力学速率最快,1 秒;以氟卡尼为代表的 I_c 类药的动力学速率最慢,16 秒;以奎尼丁为代表的 I_a 类药物则处于中间为 5～10 秒。因此心率越快可使越多的药物与通道结合,而没有足够的时间解离,从而使 V_{max} 下降,兴奋性和传导性降低,使心律失常终止。钙通道阻滞剂维拉帕米与 L 型通道的结合部位已经发现位于 L 型通道细胞膜的内侧,在除极化刺激引起通道开放时,维拉帕米经通道进入细胞膜,与通道蛋白结合并阻塞通道,因此心率增快,钙离子通道开放频率增加,药物的通道阻断作用增加。

二、抗心律失常药物分类

目前,国际上应用最为广泛的抗心律失常药物的分类方法是 1970 年由 Vaughan Wil-liams 提出,1983 年经 Harrison 加以改良,主要根据药物对心肌细胞的电生理效应特点,将众多药物划分为 4 大类：膜稳定剂、β 受体阻滞剂、延长动作电位时程药及钙通道阻滞剂。需要指出的是，许多抗心律失常药物的作用不是单一的，如奎尼丁是 Ⅰ 类药的代表性药物，又有 Ⅲ 类药物作用；索他洛尔既是 β 受体阻滞剂（Ⅱ 类），同时兼具延长 QT 间期作用（Ⅲ 类）。

三、抗心律失常的药物治疗选择

（一）心律失常的处理原则

心律失常的治疗目的是减轻症状或延长生命，因此治疗时必须做到以下几点。

（1）对极快或极慢的严重心律失常，应尽快明确其性质、发生机制，选择有效治疗措施尽快终止发作。选择何种药物进行治疗，应根据医师自己对心律失常的认识水平及对使用药物的掌握情况而定。

（2）寻找病因和诱发因素，给予及时的治疗，并避免再发。

（3）及时纠正心律失常引起的循环障碍和心肌供血不足，减少危害，避免发生严重后果。

（4）有些心律失常需选用非药物治疗，如射频消融术（适用于阵发性室上性心动过速、室上性心动过速伴预激综合征、室上性心动过速、心房扑动和心房颤动）。改良窦房结术、电复律术（心室颤动和心室扑动、心房颤动、心房扑动、室性心动过速和室上性心动过速等）。人工心脏起搏术（缓慢心律失常）及带有自动除颤功能的起搏器（AICD）。

（二）抗心律失常的药物选择

1.窦性心动过速

可用镇静剂、β 受体阻滞剂、维拉帕米和地尔硫䓬。有心功能不全者，首选洋地黄制剂。

2.期前收缩

（1）无自觉症状，无心脏病者的良性、偶发期前收缩，可不予治疗。必须时可服用镇静剂、小檗碱、β 受体阻滞剂、普罗帕酮和安他唑啉（每次 0.1～0.25 mg，一天 3 次）等。

（2）伴有心力衰竭患者的期前收缩，首选洋地黄制剂。

（3）风湿性心脏病二尖瓣病变后期发生的频发房性期前收缩，可能是心房颤动的先兆，如有心功能不全，首选洋地黄制剂。如心功能尚好，可选用维拉帕未、胺碘酮、β 受体阻滞剂、丙吡胺、奎尼丁，亦可选用妥卡尼、安他唑啉和普罗帕酮等。

（4）频发、连发、多形、多源和 R-on-T 形室性期前收缩，明确不伴有器质性心脏病的不主张常规抗心律失常药物治疗，可使用镇静剂或小剂量 β 受体阻滞剂。个别需要者可短时间选用美西律、阿普林定、丙吡胺、安他唑啉和普罗帕酮等。伴有器质性心脏病的患者应首先治疗原发病，祛除诱发因素，在此基础上可选用 β 受体阻滞剂、胺碘酮，非心肌梗死的器质性心脏病患者可选用普罗帕酮、美心律。

（5）急性心肌梗死急性期伴发的室性期前收缩，首选 β 受体阻滞剂、利多卡因。以后可选用胺碘酮、索他洛尔等，不宜选用 Ⅰc 类药物、如普罗帕酮等。

（6）洋地黄中毒引起的室性期前收缩，首选苯妥英钠，亦可选用利多卡因、美西律等。

3.阵发性室上性心动过速

终止发作应首选非药物治疗方法。抗心律失常药物首选维拉帕米、普罗帕酮。亦可选用 ATP、β 受体阻滞剂、阿普林定、丙吡胺、普鲁卡因胺和毛花苷 C 等。上述药物无效者，可选用胺碘酮；还可联合用药。预激综合征合并室上速时，不宜使用洋地黄制剂及维拉帕未。

4.心房颤动

控制心室率时,可选用洋地黄制剂(如毛花苷 C 静脉注射)、β受体阻滞剂、维拉帕米、地尔硫草等。若洋地黄与维拉帕米或地尔硫草合用时,洋地黄的剂量应减少 1/3。药物转复心房颤动时,有器质性心脏病的患者可首选胺碘酮,不伴有器质性心脏病的患者可首选Ⅰ类药。

5.心房扑动

药物治疗原则同房颤。洋地黄制剂转复成功率为 40%～60%,奎尼丁转复成功率为 30%～60%。减慢心室率可选用洋地黄制剂、β受体阻滞剂或维拉帕米等。

6.室性心动过速

室性心动过速伴明显血流动力学障碍,对抗心律失常药物治疗反应不佳者,应及时行同步直流电转复。药物复律胺碘酮安全有效,心功能正常者可选用利多卡因、普罗帕酮、普鲁卡因胺。无器质性心脏病的患者可选用维拉帕米、普罗帕酮、β受体阻滞剂、利多卡因。尖端扭转型室性心动过速病因各异,治疗方法各不相同,发作时首先寻找并处理诱发因素,药物转律首选硫酸镁,其次利多卡因、美心律或苯妥英,无效行心脏起搏。获得性 Q-T 延长综合征、心动过缓所致扭转型室性心动过速无心脏起搏条件者可慎用异丙肾上腺素。

7.心室颤动

首选溴苄胺。亦可选用胺碘酮、利多卡因,但心室颤动波纤细者可选用肾上腺素,使其转变为粗颤波。心室颤动最有效的治疗方法是非同步电除颤。

8.缓美西律失常

可选用阿托品、山莨菪碱、异丙肾上腺素;病窦综合征患者,还可选用烟酰胺、氨茶碱、硝苯砒啶、肼苯达嗪等。

四、抗心律失常药物的致心律失常作用

早在 20 世纪 60 年代已认识到奎尼丁所致晕厥是由于尖端扭转型室速、心室颤动引起,多发生于用药早期。80 年代初期,临床及电生理检查证实,应用抗心律失常药物后患者可出现新的心律失常,或原有的心律失常恶化,并可危及生命。1987 年 ACC 会议将其命名为致心律失常作用,但以往认为发生率低而被忽视。1989 年心律失常抑制试验(Cardiac Arrhythmia Suppression Trial,CAST)结果发表,对心脏病学界产生了强烈震动,使传统的药物治疗观念发生了明显改变。CAST 的目的是评价心肌梗死后抗心律失常药物的治疗效果及对预后的影响,美国 10 个心血管病研究中心选用恩卡尼、氟卡尼和莫雷西嗪治疗心肌梗死后 6 个月至 2 年内伴有室性心律失常的患者,经过长期、随机、双盲对照观察,结论是用药组室性心律失常能被有效控制,但病死率比对照组高 3 倍。这种结果提示致心律失常作用并非只发生在用药初期,某些短期应用疗效很好的药物却在长期治疗中室性期前收缩明显减少时诱发致命性心律失常,并引起死亡率增加。

迄今为止,还没有一种药物只有抗心律失常作用而没有致心律失常作用,致心律失常作用的发生率为 5%～15%,并且药物促发的心律失常可以表现为所有的心律失常的临床类型,如缓慢性心律失常(窦性心动过缓、窦性停搏、窦房传导阻滞及房室传导阻滞等)和快速性心律失常(室上性和室性)。大多数的抗心律失常药物均可以引起缓慢性心律失常,如β受体阻滞剂,钙通道阻滞剂。Ⅰ类及Ⅲ类药物、洋地黄常引起在传导障碍基础上的快速心律失常,最具代表性的是房性心动过速伴房室传导阻滞、非阵发性交界性心动过速伴房室分离及多形性室性期前收缩二联

律。引起室性心律失常的药物多为延长 QT 间期药物(如Ⅰa类和Ⅲ类,以及强力快钠通道抑制剂,如Ⅰc类),室性心动过速是最常见的表现,特别是尖端扭转型室性心动过速,常常有致命的危险。Dhein 等试验观察常用抗心律失常药物低、中、高治疗浓度的致心律失常作用,证实致心律失常作用的排列顺序:氟卡尼>普罗帕酮>奎尼丁>阿吗灵>丙吡胺>美西律>利多卡因>索他洛尔,并发现普萘洛尔可降低氟卡尼的致心律失常作用。近年来,加拿大及欧洲相继应用胺碘酮治疗心肌梗死后伴室性期前收缩患者,观察结果令人鼓舞,认为可显著抑制室性期前收缩,并可降低死亡率。

致心律失常作用的发生机制涉及心律失常产生的所有机制,如冲动的产生异常和/或传导异常。主要机制有两种:①QT 间期延长(Ⅰa类药物及Ⅲ类药物),QT 间期延长本身是药物有效治疗作用的一个组成部分,但若延长>500 毫秒或 Q-Tc>440 毫秒时,尤其是合并电解质紊乱(如低血钾、低血镁)或与其他延长 QT 间期的药物合用时,可引起早期后除极触发尖端扭转型室速;②传导减慢促使折返发生,Ⅰc类药物可强有力的抑制快钠通道,导致心肌电生理效应的不均一性增加,产生折返活动,形成单向宽大畸形的室性心动过速。

致心律失常作用的诱发因素:①心功能状态,心力衰竭时抗心律失常药物的疗效减低,而致心律失常作用的发生率明显增加,可能与组织器官灌注不足,药物在体内分布、代谢与排泄受阻有关。因此,心力衰竭合并心律失常时治疗的重点应着重于改善患者心功能,纠正缺氧、感染、低钾、低镁及冠脉供血不足等诱发因素,如确实需要使用抗心律失常药物时,应在严密观察下选用有关药物。②电解质紊乱,低钾、低镁等可引起 QT 间期延长、增高异位节律点的自律性,诱发包括扭转型室速、室颤在内的恶性心律失常。低钾也可引起房室传导阻滞。低钾、低镁患者服用Ⅰa类药物、胺碘酮或洋地黄时,致心律失常作用明显增加。③药物的相互作用,抗心律失常药物联合应用时,致心律失常作用明显增加。已知奎尼丁、维拉帕米和胺碘酮等与地高辛合用,可明显增高地高辛的血浓度,诱发洋地黄中毒。维拉帕米与胺碘酮合用、维拉帕米与普萘洛尔合用、硫氮草酮与地高辛或美西律合用,都有诱发窦性停搏等严重心律失常的报告。Ⅰa类与Ⅰc类合用,Ⅰa类与Ⅲ类药合用,洋地黄与钙通道阻滞剂合用及抗心律失常药与强利尿剂合用时都有可能发生致心律失常作用。④血药浓度过高,包括药物剂量过大或加量过速,或虽按常规剂量给药,但患者存在药物代谢及排泄障碍。如肝、肾功能不全时,易发生药物蓄积作用。⑤急性心肌缺血、缺氧,如急性心肌梗死早期,由于存在心肌电不稳定性,易发生药物致心律失常作用。肺心病时由于明显低氧血症,抗心律失常药也极易出现致心律失常作用。⑥其他,包括心脏自主神经功能紊乱及药物的心脏致敏作用。

致心律失常作用的诊断主要根据临床表现进行判断。在应用某种药物的过程中,出现新的心律失常或原有的心律失常加重或恶化,特别是其发生与消失同药物剂量的改变、药代动力学密切相关时,应高度怀疑是药物的致心律失常作用。当出现以下情况时,则大致可以肯定为致心律失常作用:室性期前收缩增加3~10 倍,室性心动过速的周期缩短10%,出现多形性室速或扭转型室速,非持续性室速变为持续性室速及用药过程中出现的病窦综合征、房室传导阻滞等。

为预防药物致心律失常作用的发生应严格掌握抗心律失常药物的适应证,对无器质性的心脏病的室性心律失常,经长期观察无血流动力学症状者不应抗心律失常治疗。对潜在致命性或致命性室性心律失常应积极治疗,包括纠正心力衰竭、心肌缺血和电解质紊乱等,但预后不良。对有可能发生致心律失常作用和心律失常猝死的患者,应最大程度限制使用抗心律失常药物。由于β受体阻滞剂是目前唯一被证实对心肌梗死后室性心律失常和死亡率有积极作用的抗心律失常药,有人建议心肌梗死患者应首选β受体阻滞剂,其次为胺碘酮,无效可分别依次试用Ⅰa、Ⅰc或仍无效可以Ⅰb类药物分别与上述药物联合应用或考虑非药物治疗。用药"个体化",根据病情慎重选择药物及剂量,防止不恰当的联合用药。用药过程中应密切监测血钾、血镁、血钙及血药浓度,常规监测心电图 QT 间期、QRS 间期、P-R 间期及心率与心律的改变。

致心律失常作用一经确定,应立即停用有关药物,注意纠正可能的诱发因素,心肌缺血、低氧血症、心功能不全等,低钾、低镁应迅速纠正。对症处理,缓美西律失常可给予阿托品或异丙基肾上腺素,无效应考虑安置人工心脏起搏器。尖端扭转型室性心动过速应用缩短 QT 间期的药物,如异丙肾上腺素和硫酸镁,但注意异丙肾上腺素对缺血性心脏病和先天性 QT 间期综合征属于禁用药,临时心脏起搏器对尖端扭转型室性心动过速效果肯定、安全。快速性室性心律失常如伴有明显血流动力学障碍应尽快电复律,并坚持持续人工心肺复苏,才可能挽救患者生命。

五、妊娠期间抗心律失常药物的选择

(一)妊娠期间药代动力学变化

妊娠期间影响药物浓度的主要因素如下。

(1)妊娠期间孕妇血容量增加,药物要达到治疗水平的血浆浓度就必须增加药物的负荷剂量。

(2)血浆浓度下降可减少药物-蛋白的结合,导致药物总浓度下降,而其游离的药物浓度不变。

(3)妊娠期间,随着心排血量的增加,伴随肾血流量增加,使肾脏的药物清除率上升。

(4)黄体酮的激活使肝脏的代谢增加,故也增加了某些药物的清除率。

(5)由于胃肠吸收发生变化,从而导致药物血浆浓度升高或降低。

妊娠期间没有任何药物是绝对安全的,所以应尽量避免药物治疗。但是,若药物治疗是必须的,则最好静脉治疗,这样可使药物迅速达到有效治疗浓度,妊娠期间使用抗心律失常药物的最大顾虑是药物的致畸作用。胚胎期间(即受精后的前 8 周)药物的致畸危险性最大,以后因胎儿的器官已基本形成,对胎儿的危险性也就降低了。

(二)妊娠期间抗心律失常药物的选择

1.Ⅰ类抗心律失常药物

奎尼丁、普鲁卡因胺、利多卡因、氟卡尼、普罗帕酮比较安全,苯妥英钠有致畸作用,故禁止在妊娠期间使用。

2.Ⅱ类抗心律失常药物

β受体阻滞剂可用于妊娠女性,β_1受体阻滞剂(美多心安和阿替洛尔)更适合于妊娠期间使用。但有报告普萘洛尔可引起胎儿宫内生长迟缓、心动过缓、低血糖、呼吸暂停、高胆红素血症,并能增加子宫活力,有引起早产的可能,但与对照组比较差异无显著性。

3.Ⅲ类抗心律失常药物

索他洛尔比较安全;溴苄胺对胎儿的影响所知甚少;胺碘酮可引起胎儿甲低、生长迟缓和早产,故不宜使用。

4.Ⅳ类抗心律失常药物

维拉帕米已用于治疗母子室上性心动过速,但可引起母体或胎儿心动过缓,心脏传导阻滞,心肌收缩抑制和低血压,并可使子宫的血流量减少,故妊娠期间应尽量避免使用,尤其是在使用过腺苷的情况下。

5.其他药物

地高辛相当安全,腺苷也常用于母子室上性心动过速,其剂量为 6~18 mg 于 0.5 分钟内静脉注射。

六、各类抗快速性心律失常药物

(一)膜稳定剂

膜稳定剂亦称钠通道阻滞剂。主要作用抑制钠离子通道的开放,降低细胞膜对钠离子的通透性,使动作电位 V_{max} 降低,传导延缓,应激阈值增高,心房和心室肌的兴奋性降低,延长有效不应期,使 ERP/APD 比值增大,使舒张末期膜电位的负值更大,有利于折返激动的消除。通过阻滞 Na^+ 的 4 相回流,减慢几乎所有自律细胞的舒张期自动除极化速度,抑制细胞自律性而消除异位心律。

由于窦房结的正常起搏活动主要通过缓慢的内向钙离子流完成,因此大多不受 Ⅰ 类药物影响。

1.药理作用

对钠离子、钾离子通道同时具较强的抑制作用。其抑制钠通道开放的作用,可使快反应纤维的动作电位 V_{max} 减慢,异位起搏点细胞动作电位 4 相坡度减低;而由于钾离子通道的阻滞,使细胞复极化减慢,同时延长 ERP 和 APD,但在延长程度上 APD<ERP,ERP/APD 比值增大,变单向阻滞为双向阻滞。对受损的或快反应心肌细胞部分除极引起的缓慢传导,Ⅰa 类药物的抑制作用更为明显,因而可使发生于缺血部位心肌的折返活动得到终止。另外,此类药物还可使房室附加通路(旁路)的不应期延长,传导速度减慢,抑制预激综合征合并的室上性心动过速,在预激综合征伴心房扑动或心房颤动时可减慢心室率。

由于钾离子通道的阻滞作用可使 APD 延长,导致 QT 间期延长,T 波增宽、低平,在某些敏感患者可能诱发尖端扭转型室性心动过速或多形性室性心动过速,最为严重的反应即为"奎尼丁晕厥"。

Ⅰa 类药物均可竞争性抑制毒蕈碱型胆碱受体,具有抗迷走神经和轻度的 α 受体阻滞作用,其电生理效应明显受其受体阻断作用影响。对于慢反应纤维,电生理作用微弱,抗胆碱作用较明显,尤其是在血药浓度较低时,可以引起窦性心动过速,促进房室传导,在心房扑动或心房颤动时增加心室率。当血药浓度达到稳态后,其对快反应纤维的电生理作用趋于优势,但其抗胆碱效应常成为临床不良反应的主要原因。

Ⅰa 类药物可抑制心肌收缩力,其作用以丙吡胺最强,奎尼丁次之,普鲁卡因胺只有轻度的抑制作用。对心功能损害的患者可引起左心室舒张末压的明显升高和心排血量的降低,而导致严重的心力衰竭。只有 N-乙酰卡尼作用相反,具正性肌力作用。

Ⅰa 类药物对外周血管的作用并不一致,奎尼丁与普鲁卡因胺可抑制血管平滑肌,引起外周血管阻力降低,这种外周血管的扩张作用部分是由于 α 肾上腺素受体的阻断。外周血管阻力降低伴心排血量减少可使动脉压降低。丙吡胺对外周血管有直接收缩作用,可使外周血管阻力增加,尽管同样的心脏抑制作用使心排血量降低,但动脉血压仍可得到良好的维持。

2.临床应用

Ⅰa 类药物具有广谱的抗心律失常作用,可用于消除房性、交界性和室性期前收缩;转复和预防心房扑动、心房颤动；对许多包括预激综合征在内产生的室上性心动过速有效，在预激综合征并心房扑动或心房颤动时可减慢心室率；还可用于预防和终止室性心动过速。

根据 Hondeghem 的调节受体理论，Ⅰa 类药物与钠通道的结合与解离速率相对较为缓慢，因此药物与受体结合的动力状态的不同，决定了临床效应亦有所不同，奎尼丁主要阻滞激活状态的钠通道，结合于动作电位 0 位相，常作为转复房扑和房颤的药物，并用于复律后维持正常窦律。普鲁卡因胺、丙吡胺等对失活钠通道的亲和力最大，失活＞激活＞静息，对房性心律失常作用较弱，而主要用于治疗各种室性期前收缩和室性心动过速（在美国丙吡胺仅允许用于室性心律失常），可预防室性心动过速／心室颤动的发生，在急性心肌梗死患者疗效不亚于利多卡因；也可用于治疗预激综合征合并的心律失常，预防复发性房性心律失常，包括心房颤动电转复后的复发。

Ⅰa 类药物的禁忌证：QT 间期延长引起的室性心律失常，严重窦房结病变，房室传导阻滞，双束支或三束支室内传导阻滞，充血性心力衰竭和低血压，洋地黄中毒，高血钾，重症肌无力及妊娠期女性。

3.不良反应与防治

Ⅰa 类药物的心脏毒性作用主要包括抑制心血管及促心律失常作用。其负性肌力作用对于已有心功能损害的患者可能诱发或加重心力衰竭。外周血管舒张引起低血压常发生于静脉用药时，主要是过量和/或给药速度过快所致。对心肌传导的抑制可引起室内传导阻滞、心室复极明显延迟、室性心律失常，严重者出现尖端扭转型室性心动过速，可发展为心室颤动或心脏停搏，而导致患者晕厥或心律失常性猝死。其发生可能与低血钾、心功能不全或对药物敏感等因素有关，与剂量关系不明确。预防的方法是用药期间连续测定心电图的 QRS 时间和 QT 间期，若前者超过 140 毫秒或较用药前延长 25%，QT 间期或 QTC 超过 500 毫秒或较用药前延长 35%～50%时应停药。注意补钾、补镁。一旦发生尖端扭转型室性心动过速应立即进行心肺复苏处理，静脉应用异丙基肾上腺素、阿托品、硫酸镁、氯化钾治疗，持续发作者可临时心脏起搏或电复律治疗。

治疗剂量时最常见的不良反应是胃肠道反应（腹泻、恶心、呕吐等）和神经系统症状（头晕、头痛等），个别患者可有皮疹、血小板计数减少、白细胞计数减少、低血糖、肝功能损害等。

（二）β 受体阻滞剂

β 受体阻滞剂的出现是近 30 多年来药理学的一大进展，迄今已有 20 余种，且新品还在不断研制成功。此类药物通过竞争性阻断心脏 β 肾上腺素受体，抑制外源性及内源性交感胺（儿茶酚胺）对心脏的影响而间接发挥抗心律失常作用。其共同的药理特征是通过抑制腺苷酸环化酶的激活，抑制了钙离子通道的开放，使心肌细胞，尤其是慢反应细胞 4 相自动除极化速率降低，V_{max}减慢，激动的传导减慢，缩短或不改变 APD，相应延长 ERP（尤其是房室结），使 ERP/APD 比值增加，所以能消除因自律性增高和折返激动所致的室上性及室性心律失常，抑制窦性节律和房室结传导。由于此作用是通过竞争性阻滞出现的，因此用药期间安静状态下窦性心律无明显下降，只有当交感神经明显兴奋如运动和紧张状态，窦性心律的升高才被抑制。对希-浦系统及心室肌的不应期及传导性影响不大，但在长期用药、大剂量或缺血缺氧状态下可使之有意义的延长及减慢，明显的提高心室致颤阈值。其中的某些药物尚具有直接膜抑制性，但需要较高的浓度才可出现，在抗心律失常作用中可能具有一定的临床意义。心脏选择性、内源性拟交感活性对抗心律失常作用意义不大。唯一的一个例外是索他洛尔，它具有抑制复极化、延长动作电位时程的作用，已归于Ⅲ类抗心律失常药物范围。

β 受体阻滞剂还具有抑制心肌收缩力，降低心肌耗氧量作用，常用于治疗心绞痛和高血压。

作为抗心律失常药物，β受体阻滞剂适用于下列情况：①不适当的窦性心动过速；②情绪激动或运动引起的阵发性房性心动过速；③运动诱发的室性心律失常；④甲状腺功能亢进和嗜铬细胞瘤引起的心律失常；⑤遗传性QT间期延长综合征；⑥二尖瓣脱垂或肥厚型心肌病引起的快速性心律失常；⑦心房扑动、心房颤动时用以减慢心室率。另外，β受体阻滞剂特别适用于高血压、劳累性心绞痛和心肌梗死后患者的心律失常。虽然β受体阻滞剂抑制心室异位活动的作用较弱，近期效果不如其他抗心律失常药，但经过几个大系列的临床试验，发现其不良反应少，几乎没有致心律失常作用，特别是它可明确的减少心肌梗死后心律失常事件、缺血事件的发生率和死亡率，是目前确认的可降低急性心肌梗死存活者猝死率的抗心律失常药，因此若无禁忌证，可广泛应用。但需注意长期用药不可突然停药以避免发生突然停药综合征。

β受体阻滞剂禁用于：①缓慢性心律失常如严重窦性心动过缓、窦房传导阻滞、窦性静止、慢快综合征和高度房室传导阻滞；②心源性休克；③非选择性药物如普萘洛尔禁用于支气管哮喘；④重度糖尿病、肾功能不全患者应慎用；⑤慢性充血性心力衰竭与低血压不是β受体阻滞剂的禁忌证，但应用宜谨慎。

常用β受体阻滞剂的用法用量如下。

普萘洛尔：10～20 mg，3～4次/天。

美托洛尔：12.5～100 mg，2次/天，静脉注射总量0.15 mg/kg，分次注射。

阿替洛尔：12.5～200 mg，1次/天。静脉注射每次2.5 mg，总量＜10 mg。

比索洛尔：2.5～20 mg，1次/天。

醋丁洛尔：100～600 mg，2次/天。

噻吗洛尔：5～10 mg，2次/天，可增至40 mg/d。

吲哚洛尔：5～10 mg，2～3次/天，最大量60 mg/d。

氧烯洛尔：40～80 mg，2～3次/天，最大量480 mg/d。

阿普洛尔：25～50 mg，3次/天。最大量400 mg/d。静脉注射每次5 mg，注射速度＜1 mg/min。

艾司洛尔：负荷量0.5 mg/kg，1分钟内静脉注射，继以每分钟50 μg/kg滴注维持，无效5分钟后重复负荷量，并将维持量增加50 μg。最大维持量200 μg/(kg·min)，连续应用不超过48小时。

氟司洛尔：静脉注射每分钟5～10 μg/kg体重。

(三)延长动作电位时程药物

1.药理作用

延长动作电位时程药又称复极化抑制药，对钾、钠和钙离子通道均有一定抑制作用，对电压依赖性钾离子通道的抑制作用最强。主要通过对延迟整流钾离子流 I_k（平台期外向钾流）的阻滞作用，可使2相平台期延长，动作电位时程延长，同时ERP也随心肌复极过程的受抑制而延长，尤其是原来APD较短的组织延长更为明显，从而使心肌细胞间的不应期差异缩小，动作电位趋于一致，有利于消除折返性心律失常。该类药物对房室旁路组织的作用更强，无论前传逆传都受到抑制，临床上常作为预激综合征的治疗用药。该类药物还可提高心室致颤阈值，预防恶性室性心律失常转为心室颤动或猝死。另外，该类药物往往兼有其他的作用效应，如胺碘酮同时具有Ⅰ、Ⅱ、Ⅲ、Ⅳ类药物作用特点，另一药物索他洛尔兼有Ⅱ、Ⅲ类抗心律失常药作用特点。而溴苄胺的突出特点是提高心室致颤阈而具有化学性除颤作用，它对交感神经具双重作用。

Ⅲ类药物对血流动力学的影响不尽一致。胺碘酮对血管平滑肌有特异性松弛作用,大剂量静脉注射时有负性肌力作用,口服剂量对心功能无明显影响。索他洛尔兼有β受体阻滞剂的作用,但有轻度的正性肌力作用,可能由于动作电位延长、钙内流时间增加,胞质内钙增高所致。溴苄胺亦可增加心肌收缩力,但对心肌梗死患者可导致心肌耗氧增加而加重心肌缺血,其对交感神经的双重作用可能导致暂时的血压升高,但以延迟出现的低血压更为常见,对心排血量及肺毛细血管楔压并无明显影响。

2.临床应用

Ⅲ类药物属于广谱抗心律失常药物,是迄今认为最有效的抗心律失常药,对预防致命性室速、室颤、复发性心房扑动、心房颤动、阵发性室上性心动过速及预激综合征伴发的心律失常均高度有效。CAST试验显示Ⅰ类药物用于心肌梗死后患者,非但没有降低死亡率,相反还增加了死亡的危险性。多项临床药物研究均显示Ⅲ类药物可使心肌梗死后猝死率降低。

Ⅲ类药物的禁忌证:显著心动过缓、心脏传导阻滞、Q-T延长综合征、低血压、心源性休克患者禁用。另外,甲状腺功能障碍及碘过敏患者禁用胺碘酮。

3.不良反应与防治

Ⅲ类药物的不良反应,与剂量大小及用药时间长短成正比。窦性心动过缓很常见,窦房传导阻滞、房室传导阻滞亦有发生。索他洛尔由于具有相反的频率依赖性,当心动过缓时,APD的延长更明显,因此比较容易引起尖端扭转型室性心动过速。Ⅲ类药物静脉注射过快可导致低血压,加重心力衰竭相对罕见。

Ⅲ类药物的心外不良反应主要为消化道症状(如恶心、便秘、口干、腹胀、食欲缺乏、肝损害、肝大等)和中枢神经系统反应(头痛、头晕、乏力等)。

(四)钙通道阻滞剂

这一类药品种繁多,达几十种,主要用于抗高血压等。用于抗心律失常的钙通道阻滞剂主要包括苯烷基胺类如维拉帕米、苯噻氮䓬类如地尔硫䓬,以及苄普地尔,它们能选择性阻滞细胞膜L型通道,防止细胞外钙离子进入细胞内,阻止细胞内储存的钙离子释放。因为慢反应细胞的电生理活动主要依赖缓慢内向的Ca^{2+}流,因而它们的电生理作用表现为抑制窦房结、房室结,降低4相自动除极斜率,升高除极阈值,使窦房结的自律性下降,心率减慢(这一作用可因外围血管扩张,血压下降,交感神经张力反射性升高而抵消)。抑制V_{max},减慢冲动的传导,延长房室结有效不应期,变单向阻滞为双向阻滞,从而终止折返激动,但对房室旁路无明显抑制作用。抑制触发激动,阻断早期后除极的除极电流,减轻延迟后除极的细胞内钙超负荷,对部分由于触发激动而产生的室性心律失常有效。当心房肌因缺血等致膜电位降低而转变为慢反应细胞时,钙通道阻滞剂亦有一定疗效。苄普地尔对房室旁路有抑制作用,同时具有膜稳定作用,尚可抑制钾外流而延长动作电位时程及不应期,因而抗心律失常作用较强。

钙通道阻滞剂还具有扩张外周血管及冠状动脉,抑制心肌收缩力的作用,可用于降血压及冠心病心绞痛(尤其是变异性心绞痛)的治疗,但可能会使心力衰竭加重。

钙通道阻滞剂主要用于室上性心律失常,终止房室结折返所致的阵发性室上性心动过速极为有效,对预激综合征合并的无QRS波群增宽的室上性心动过速亦有较好疗效。对房性和交界性期前收缩有一定效果。对心房扑动和心房颤动可减慢心室率,但复律的可能性较小。对触发活动导致的室性心律失常,如急性心肌梗死、运动诱发的室性心律失常,分支型室性心动过速(无心脏病证据,发作时心电图呈右束支传导阻滞合并电轴左偏图形,或呈左束支传导阻滞伴电轴右偏或左偏),维拉帕米静脉注射可取得理想效果。地尔硫䓬则认为对迟发后除极引起的室性心律失常有效,尤其是心肌缺血引起者。对大多数折返机制引起的室性心律失常,钙通道阻滞剂无效甚至有害(苄普地尔除外)。

钙通道阻滞剂的禁忌证:病态窦房结综合征、二度或三度房室传导阻滞,心力衰竭、心源性休克患者忌用。预激综合征合并心房扑动、心房颤动时,由于钙通道阻滞剂仅抑制房室结传导而不影响旁路的传导,从而使更多的心房激动经旁路传入心室导致心室率增加,患者血流动力学状态恶化,甚至诱发心室颤动,因此应属禁忌。

常用钙通道阻滞剂的用法用量如下。

维拉帕米:40~120 mg,3 次/天,可增至 240~320 mg/d。缓释剂 240 mg,1~2 次/天。最大剂量 480 mg/d。静脉注射每次 5~10 mg,缓慢注射,必要时 15 分钟后可重复 5 mg,静脉注射。

地尔硫䓬:每次 30~90 mg,3 次/天。静脉注射 0.25~0.35 mg/kg,稀释后缓慢注射,随后 5~15 mg/h 静脉滴注维持,静脉应用过程中应监测血压。

(五)其他药物

1.洋地黄类

洋地黄类药物的品种繁多,历史久远,对心律失常的治疗作用主要源自其电生理效应和拟自主神经作用,治疗剂量的洋地黄可增强迷走神经张力和心肌对乙酰胆碱的敏感性,降低窦房结自律性,降低心房肌应激性,缩短心房肌的不应期,而延长房室结细胞的有效不应期,减慢房室传导(延长 A-H 间期);缩短房室旁路的有效不应期增加其传导;降低浦肯野细胞和心室肌细胞膜钾离子通透性,延长复极时间。大剂量可刺激交感神经、释放心源性儿茶酚胺使窦房结以下起搏点自律性明显增强,浦肯野纤维及心室肌细胞膜钾离子通透性增加,复极加快,舒张期除极坡度变陡,后电位振荡幅度增大,而诱发异位性心律失常。

洋地黄适用于阵发性室上性心动过速,快速室率的心房颤动或扑动及心力衰竭所致的各种快速性心律失常。

由于洋地黄可使房室旁路的传导增快,因此禁用于预激综合征伴发的室上性心动过速、心房颤动或心房扑动。洋地黄还禁用于病窦综合征、二至三度房室传导阻滞、室性心动过速和肥厚型梗阻性心肌病等。

常用洋地黄的用法用量如下。

毛花苷 C:0.4~0.8 mg,静脉注射,必要时 2~4 小时后重复注射 0.2~0.4 mg。24 小时不超过 1.2 mg。

地高辛:0.25 mg,1~2 次/天,维持量 0.125~0.25 mg/d。

甲基地高辛:负荷量 0.9 mg,分 2~3 天服用,维持量 0.1~0.2 mg/d。

2.硫酸镁

镁是人体中仅次于钾、钠、钙位居第 4 位的阳离子,是细胞内仅次于钾的重要阳离子。可激活各种酶系,参与体内多种代谢过程,是心肌细胞膜上 Na^+-K^+-ATD 酶的激活剂,具有阻断钾、钙离子通道,保持细胞内钾含量、减少钙流作用。对心肌细胞的直接电生理作用是抑制窦房结自律性和传导性,抑制房内、室内及房室结的传导性,抑制折返和触发活动引起的心律失常。镁对交感神经有阻滞作用,可提高心室颤动、室性期前收缩阈值,有利于控制异位心律。

镁制剂对洋地黄中毒引起的快速性心律失常及尖端扭转型室性心动过速疗效甚好,有人认为尖端扭转型室速可首选硫酸镁。对心房扑动和心房颤动可部分转复,对各种抗心律失常药物疗效不佳的顽固性室性期前收缩可能有效,对原有低镁血症者疗效更佳。

镁制剂禁用于肾功能不全、高镁血症、昏迷和呼吸循环中枢抑制的患者。

临床常用的镁制剂为硫酸镁,一般采用 10%～20% 硫酸镁 20 mL 稀释 1 倍后缓慢注射,以后 2～3 g/d 静脉滴注,连用几天。

镁盐使用过量可致中毒,引起血压下降,严重者导致呼吸抑制、麻痹、甚至死亡。钙剂是镁中毒的拮抗剂,可对抗镁引起的呼吸、循环抑制。用法:10% 葡萄糖酸钙或氯化钙 10 mL,稀释后静脉注射。

七、治疗缓美西律失常药物

(一)抗胆碱能药物

抗胆碱能药物阻断 M 型胆碱反应,消除迷走神经对心脏抑制作用,缩短窦房结恢复时间,改善心房内和房室间传导,从而使心率增加,适用于迷走神经兴奋性增高所致的窦性心动过缓、窦性静止、窦房传导阻滞和房室传导阻滞及 QT 间期延长所伴随的室性心律失常。

用药方法:阿托品 0.3～0.6 mg,口服,3 次/天;1 mg,皮下或静脉注射。山莨菪碱 5～10 mg,口服,3 次/天;10～20 mg,静脉注射或静脉滴注。溴丙胺太林 10～30 mg,口服,3 次/天。

(二)β 受体兴奋剂

β 受体兴奋剂增强心肌收缩力,加快心率和房室传导,增加心排血量,降低周围血管阻力。此外尚有扩张支气管平滑肌作用。适用于窦房结功能低下所致的缓美西律失常如窦性心动过缓、窦性静止、窦房传导阻滞及房室传导阻滞。其中异丙肾上腺素兴奋心脏作用强烈,可消除复极不匀,促使延长的 QT 间期恢复,还可用于治疗缓慢室性心律失常和 Q-T 延长引起的尖端扭转性室性心动过速。沙丁胺醇的心脏兴奋作用较弱,仅为异丙肾上腺素的 1/10～1/7,而作用时间较长,宜于口服。

用药方法:异丙肾上腺素 1～2 mg 入液静脉滴注,滴速 1～3 μg/min;10 mg 吞下含化,3～4 次/天。沙丁胺醇 2.4 mg,口服,3～4 次/天。

(三)糖皮质激素

糖皮质激素具有抑制炎症反应,减轻局部炎症水肿的作用;故临床上常用于治疗急性病窦综合征、急性房室传导阻滞等。常用药物有地塞米松:10～20 mg 加入液体中静脉注射,一天 1～2 次。首次最大剂量可用至 80 mg。连用不应超过 7 天,否则应逐渐减量,缓慢停药。亦可给予相当剂量的氢化可的松静脉滴注或泼尼松口服。

(仲伟彬)

第四章

呼吸系统疾病用药

第一节 镇 咳 药

咳嗽是呼吸道受到刺激时所产生的一种保护性反射活动,即呼吸道感受器(化学感受器、机械感受器和牵张感受器)受到刺激时,神经冲动沿迷走神经传到咳嗽中枢,咳嗽中枢被兴奋后,其神经冲动又沿迷走神经和运动神经传到效应器(呼吸道平滑肌、呼吸肌和喉头肌),并引发咳嗽。

轻度咳嗽有利于排痰,一般不需用镇咳药。但严重的咳嗽,特别是剧烈无痰的干咳可影响休息与睡眠,甚至使病情加重或引起其他并发症。此时须在对因治疗的同时,加用镇咳药。由于可能引起痰液增稠和潴留,止咳药应避免用于慢性肺部感染,由于可能增加呼吸抑制的风险也应避免用于哮喘。

一般说来,药物抑制咳嗽反射的任一环节均可产生镇咳作用。目前常用的镇咳药按其作用部位可分为两大类。①中枢性镇咳药:此类药直接抑制延脑咳嗽中枢而产生镇咳作用,其中吗啡类生物碱及其衍生物如可待因、福尔可定、羟蒂巴酚等因具有成瘾性而又称为依赖性或成瘾性止咳药,此类药物往往还具有较强的呼吸抑制作用;而右美沙芬、喷托维林、氯哌司汀、普罗吗酯等,则属于非成瘾性或非依赖性中枢镇咳药,且在治疗剂量条件下对呼吸中枢的抑制作用不明显。中枢性镇咳药多用于无痰的干咳。②外周性(末梢性)镇咳药:凡抑制咳嗽反射弧中感受器、传入神经、传出神经及效应器中任何一环节而止咳者,均属此类。如甘草流浸膏、糖浆可保护呼吸道黏膜;祛痰药可减少痰液对呼吸道的刺激而止咳;平喘药可缓解支气管痉挛而止咳;那可丁、苯佐那酯的局麻作用可麻醉呼吸道黏膜上的牵张感受器而发挥止咳作用等。有些药如苯丙哌林兼具中枢性及外周性镇咳作用。

一、可待因

(一)其他名称

甲基吗啡,Methylmorphine,PAVERAL。

(二)性状

常用其磷酸盐,为白色细微的针状结晶性粉末。无臭,有风化性,水溶液显酸性反应。在水中易溶,在酒精中微溶,在三氯甲烷或乙醚中极微溶解。

(三)药理学

能直接抑制延脑的咳嗽中枢,止咳作用迅速而强大,其作用强度约为吗啡的 1/4。也有镇痛作用,约为吗啡的 1/12～1/7,但强于一般解热镇痛药。其镇静、呼吸抑制、便秘、耐受性及成瘾性等作用均较吗啡弱。

口服吸收快而完全,其生物利用度为 40%～70%。一次口服后,约 1 小时血药浓度达高峰,$t_{1/2}$ 为 3～4 小时。易于透过血-脑屏障及胎盘,主要在肝脏与葡萄糖醛酸结合,约 15% 经脱甲基变为吗啡。其代谢产物主要经尿排泄。

(四)适应证

(1)各种原因引起的剧烈干咳和刺激性咳嗽,尤适用于伴有胸痛的剧烈干咳。由于本品能抑制呼吸道腺体分泌和纤毛运动,故对有少量痰液的剧烈咳嗽,应与祛痰药并用。

(2)可用于中等度疼痛的镇痛。

(3)局部麻醉或全身麻醉时的辅助用药,具有镇静作用。

(五)用法和用量

(1)成人。①常用量:口服或皮下注射,一次 15～30 mg,一天 30～90 mg。缓释片剂一次 1 片(45 mg),一天 2 次。②极量:一次 100 mg,一天 250 mg。

(2)儿童:镇痛,口服,每次 0.5～1.0 mg/kg,一天 3 次,或一天 3 mg/kg;镇咳,为镇痛剂量的1/3～1/2。

(六)不良反应

一次口服剂量超过 60 mg 时,一些患者可出现兴奋、烦躁不安、瞳孔缩小、呼吸抑制、低血压、心率过缓。小儿过量可致惊厥,可用纳洛酮对抗。亦可见恶心、呕吐、便秘及眩晕。

(七)禁忌证

多痰患者禁用,以防因抑制咳嗽反射,使大量痰液阻塞呼吸道,继发感染而加重病情。

(八)注意

(1)长期应用亦可产生耐受性、成瘾性。

(2)妊娠期应用本品可透过胎盘使胎儿成瘾,引起新生儿戒断症状,如腹泻、呕吐、打哈欠、过度啼哭等。分娩期应用可致新生儿呼吸抑制。

(3)缓释片必须整片吞服,不可嚼碎或掰开。

(九)药物相互作用

(1)本品与抗胆碱药合用时,可加重便秘或尿潴留的不良反应。

(2)与美沙酮或其他吗啡类中枢抑制药合用时,可加重中枢性呼吸抑制作用。

(3)与肌肉松弛药合用时,呼吸抑制更为显著。

(4)本品抑制齐多夫定代谢,避免两者合用。

(5)与甲喹酮合用,可增强本品的镇咳和镇痛作用。

(6)本品可增强解热镇痛药的镇痛作用。

(7)与巴比妥类药物合用,可加重中枢抑制作用。

(8)与西咪替丁合用,可诱发精神错乱,定向力障碍及呼吸急促。

(十)制剂

普通片剂:每片 15 mg;30 mg。缓释片剂:每片 45 mg。注射液:每支 15 mg(1 mL);30 mg

(1 mL)。糖浆剂:0.5%,10 mL,100 mL。

含有可待因的复方制剂。①可愈糖浆:每 10 mL 中含磷酸可待因 20 mg,愈创甘油醚 200 mg。②菲迪克止咳糖浆:每 5 mL 含磷酸可待因 5 mg,盐酸麻黄碱(或伪麻黄碱)7 mg,愈创木酚磺酸钾 70 mg,盐酸曲普利定 0.7 mg。③联邦止咳露糖浆:每 5 mL 溶液中含磷酸可待因 5 mg,盐酸麻黄碱 4 mg,氯苯那敏 1 mg,氯化铵 110 mg。④联邦小儿止咳露:每 5 mL 溶液中含磷酸可待因 5 mg,盐酸异丙嗪 5 mg,盐酸麻黄碱 4 mg,愈创木酚磺酸钾 50 mg。

二、福尔可定

(一)其他名称

吗啉吗啡,福可定,吗啉乙基吗啡,Morpholinylethylmorphine,Homocodeine,PHOLCOD,ETHNINE,PHOLDINE,ADAPHOL,PHOLEVAN。

(二)性状

本品为白色或类白色的结晶性粉末;无臭,味苦;水溶液显碱性反应。在乙醇、丙酮或三氯甲烷中易溶,在水中略溶,在乙醚中微溶,在稀盐酸中溶解。

(三)药理学

本品与磷酸可待因相似,具有中枢性镇咳作用,也有镇静和镇痛作用,但成瘾性较磷酸可待因弱。

(四)适应证

用于剧烈干咳和中等度疼痛。

(五)不良反应

偶见恶心、嗜睡等。可致依赖性。

(六)禁忌证

禁用于痰多者。

(七)用法和用量

口服:常用量,一次 5~10 mg,一天 3~4 次;极量,一天 60 mg。

(八)注意

新生儿和儿童易于耐受此药,不致引起便秘和消化紊乱。

(九)制剂

片剂:每片 5 mg;10 mg;15 mg;30 mg。

(十)贮法

本品有引湿性,遇光易变质。应密封,在干燥处避光保存。

复方福尔可定口服溶液:每 1 mL 含福尔可定 1 mg,盐酸苯丙烯啶 0.12 mg,盐酸伪麻黄碱 3 mg,愈创甘油醚 10 mg,海葱流浸液 0.001 mL,远志流浸液 0.001 mL。

复方福尔可定口服液:每支 10 mL 含福尔可定 10 mg,盐酸伪麻黄碱 30 mg,马来酸氯苯那敏 4 mg。

三、喷托维林

(一)其他名称

维静宁,咳必清,托可拉斯,Carbetapentane,TOCLASE。

（二）性状

常用其枸橼酸盐，为白色或类白色的结晶性或颗粒性粉末；无臭，味苦。在水中易溶，在乙醇中溶解，在三氯甲烷中略溶，在乙醚中几乎不溶。熔点 88～93 ℃。

（三）药理学

本品对咳嗽中枢有选择性抑制作用，尚有轻度的阿托品样作用和局麻作用，大剂量对支气管平滑肌有解痉作用，故它兼有中枢性和外周性镇咳作用。其镇咳作用的强度约为可待因的 1/3。但无成瘾性。一次给药作用可持续 4～6 小时。

（四）适应证

用于上呼吸道感染引起的无痰干咳和百日咳等，对小儿疗效优于成人。

（五）用法和用量

口服，成人，每次 25 mg，一天 3～4 次。

（六）不良反应

偶有轻度头晕、口干、恶心、腹胀、便秘等不良反应，乃其阿托品样作用所致。

（七）注意

（1）青光眼及心功能不全伴有肺淤血的患者慎用。

（2）痰多者宜与祛痰药合用。

（八）制剂

片剂：每片 25 mg。滴丸：每丸 25 mg。冲剂：每袋 10 g。糖浆剂：0.145%；0.2%；0.25%。

喷托维林氯化铵糖浆：每 100 mL 内含喷托维林 0.2 g，氯化铵 3 g（含 25 mg 喷托维林）。口服，一次10 mL，一天 3 或 4 次。

喷托维林愈创甘油醚片：含枸橼酸喷托维林 25 mg，愈创甘油醚 0.15 g。口服，一次 1 片，一天 3 次。

四、氯哌斯汀

（一）其他名称

氯哌啶，氯苯息定，咳平，咳安宁。

（二）性状

为白色或类白色结晶性粉末，无臭，味苦有麻木感。在水中易溶解。熔点 145～156 ℃。

（三）药理学

为非成瘾性中枢性镇咳药，主要抑制咳嗽中枢，还具有 H_1 受体拮抗作用，能轻度缓解支气管平滑肌痉挛及支气管黏膜充血、水肿，这亦有助于其镇咳作用。本品镇咳作用较可待因弱，但无耐受性及成瘾性。服药后 20～30 分钟生效，作用可维持 3～4 小时。

（四）适应证

用于急性上呼吸道炎症、慢性支气管炎、肺结核及肺癌所致的频繁咳嗽。

（五）不良反应

偶有轻度口干、嗜睡等不良反应。

（六）用法和用量

口服：成人，每次 10～30 mg，一天 3 次；儿童，每次 0.5～1 mg/kg，一天 3 次。

（七）制剂

片剂：每片 5 mg；10 mg。

（八）贮法

遮光密封保存。

五、苯丙哌林

（一）其他名称

咳快好，咳哌宁，二苯哌丙烷，咳福乐，COFREL，PIREXYL，BLASCORID。

（二）性状

常用其磷酸盐，为白色或类白色粉末；微带特臭，味苦。在水中易溶，在乙醇、三氯甲烷或苯中略溶，在乙醚或丙酮中不溶。熔点 148～153 ℃。

（三）药理学

本品为非麻醉性镇咳剂，具有较强镇咳作用。药理研究结果证明，狗口服或静脉注射本品 2 mg/kg 可完全抑制多种刺激引起的咳嗽，其作用较可待因强 2～4 倍。本品除抑制咳嗽中枢外，尚可阻断肺-胸膜的牵张感受器产生的肺-迷走神经反射，并具有罂粟碱样平滑肌解痉作用，故其镇咳作用兼具中枢性和末梢性双重机制。

本品口服易吸收，服后 15～20 分钟即生效，镇咳作用可持续 4～7 小时。本品不抑制呼吸，不引起胆道及十二指肠痉挛或收缩，不引起便秘，未发现耐受性及成瘾性。

（四）适应证

用于治疗急性支气管炎及各种原因如感染、吸烟、刺激物、过敏等引起的咳嗽，对刺激性干咳效佳。有报道本品的镇咳疗效优于磷酸可待因。

（五）不良反应

偶见口干、胃部烧灼感、食欲缺乏、乏力、头晕和药疹等不良反应。

（六）用法和用量

成人，口服，一次 20～40 mg，一天 3 次；缓释片一次 1 片，一天 2 次。儿童用量酌减。

（七）禁忌证

对本品过敏者禁用。

（八）注意

（1）服用时需整片吞服，切勿嚼碎，以免引起口腔麻木。

（2）妊娠期女性应在医师指导下应用。

（九）制剂

片（胶囊）剂：每片（粒）20 mg。泡腾片：每片 20 mg。缓释片剂：每片 40 mg。口服液：10 mg/10 mL；20 mg/10 mL。冲剂：每袋 20 mg。

（十）贮法

密闭、避光保存。

六、二氧丙嗪

（一）其他名称

双氧异丙嗪，克咳敏，Oxymeprazine，PROTHANON。

（二）性状

其盐酸盐为白色至微黄色粉末或结晶性粉末；无臭，味苦。在水中溶解，在乙醇中极微溶解。

（三）药理学

本品具有较强的镇咳作用，并具有抗组胺、解除平滑肌痉挛、抗炎和局部麻醉作用，还可增加免疫功能，尤其是细胞免疫。

（四）适应证

用于慢性支气管炎，镇咳疗效显著。双盲法对照试验指出，本品 10 mg 的镇咳作用约与可待因 15 mg 相当。多于服药后 30～60 分钟显效，作用持续 4～6 小时或更长。尚可用于过敏性哮喘、荨麻疹、皮肤瘙痒症等。未见耐药性与成瘾性。

（五）用法和用量

口服。常用量：每次 5 mg，一天 2 次或 3 次；极量：一次 10 mg，一天 30 mg。

（六）不良反应

常见困倦、乏力等不良反应。

（七）禁忌证

高空作业及驾驶车辆、操纵机器者禁用。

（八）注意

（1）治疗量与中毒量接近，不得超过极量。

（2）癫痫、肝功能不全者慎用。

（九）制剂

片剂：每片 5 mg。颗粒剂：每袋 3 g（含 1.5 mg 二氧丙嗪）。复方二氧丙嗪茶碱片：每片含盐酸二氧丙嗪 5 mg，茶碱 55 mg，盐酸克仑特罗 15 μg。

七、右美沙芬

（一）其他名称

美沙芬，右甲吗喃，Dexmetrorphen，ROMILAR，TUSSADE，SEDATUSS，Mothorphan。

（二）性状

本品氢溴酸盐为白色或类白色结晶性粉末，无味或微苦，溶于水、乙醇，不溶于乙醚。熔点 125 ℃左右。

（三）药理学

本品为吗啡类左吗喃甲基醚的右旋异构体，通过抑制延髓咳嗽中枢而发挥中枢性镇咳作用。其镇咳强度与可待因相等或略强。无镇痛作用，长期应用未见耐受性和成瘾性。治疗剂量不抑制呼吸。

口服吸收好，15～30 分钟起效，作用可维持 3～6 小时。血浆中原形药物浓度很低。其主要活性代谢产物 3-甲氧吗啡烷在血浆中浓度高，$t_{1/2}$ 为 5 小时。

（四）适应证

用于干咳，适用于感冒、急性或慢性支气管炎、支气管哮喘、咽喉炎、肺结核及其他上呼吸道感染时的咳嗽。

（五）用法和用量

口服，成人，每次 10～30 mg，一天 3 次。一天最大剂量 120 mg。

(六)不良反应

偶有头晕、轻度嗜睡、口干、便秘等不良反应。

(七)禁忌证

妊娠 3 个月内女性及有精神病史者禁用。

(八)注意

妊娠期女性及痰多患者慎用。

(九)药物相互作用

(1)与奎尼丁、胺碘酮合用,可增高本品的血药浓度,出现中毒反应。

(2)与氟西汀、帕罗西汀合用,可加重本品的不良反应。

(3)与单胺氧化酶抑制剂并用时,可致高热、昏迷等症状。

(4)与其他中枢抑制药合用可增强本品的中枢抑制作用。

(5)乙醇可增强本品的中枢抑制作用。

(十)制剂

普通片剂:每片 10 mg;15 mg。分散片:每片 15 mg。缓释片:每片 15 mg;30 mg。胶囊剂:每粒15 mg。颗粒剂:每袋 7.5 mg;15 mg。糖浆剂:每瓶 15 mg(20 mL);150 mg(100 mL)。注射剂:每支 5 mg。

复方美沙芬片:每片含对乙酰氨基酚 0.5 g、氢溴酸右美沙芬 15 mg、盐酸苯丙醇胺 12.5 mg、氯苯那敏 2 mg。用于流行性感冒、普通感冒及上呼吸道感染,可减轻发热、咳嗽、咽痛、头痛、周身痛、流涕、打喷嚏、眼部发痒、流泪、鼻塞等症状。口服,每次 1～2 片,一天 3～4 次。12 岁以下儿童遵医嘱服。主要不良反应为嗜睡,偶有头晕、口干、胃不适及一过性转氨酶(ALT)升高。肝病患者慎用。

复方氢溴酸右美沙芬糖浆:每 10 mL 内含氢溴酸右美沙芬 30 mg,愈创甘油醚 0.2 g。

(十一)贮法

遮光密闭保存。

八、福米诺苯

(一)其他名称

胺酰苯吗啉,OLEPTAN,NOLEPTAN,FINATEN。

(二)性状

白色或类白色粉末,无臭,味苦,具强烈刺激味。在酸中易溶,在乙醇中略溶,在三氯甲烷中微溶,在水中极微溶解。熔点 206～208 ℃(熔融时分解)。

(三)药理学

本品镇咳特点是抑制咳嗽中枢的同时,具有呼吸中枢兴奋作用。其镇咳作用与可待因接近。呼吸道阻塞和呼吸功能不全者使用本品后,可改善换气功能,使动脉氧分压升高,二氧化碳分压降低。

(四)适应证

用于各种原因引起的慢性咳嗽及呼吸困难。用于小儿顽固性百日咳,奏效较二氢可待因快,且无成瘾性。在某些病例本品还能促进支气管的分泌,降低痰液的黏滞性,有利于咳痰。

（五）用法和用量

口服，每次 80～160 mg，一天 2～3 次。静脉注射，40～80 mg，加入 25％葡萄糖溶液中缓慢注入。

（六）注意

大剂量时可致血压降低。

（七）制剂

片剂：每片 80 mg。注射剂：每支 40 mg(1 mL)。

九、苯佐那酯

（一）其他名称

退嗽，退嗽露，TESSALONTE，VENTUSSIN。

（二）性状

为淡黄色黏稠液体，可溶于冷水，但不溶于热水。能溶于大多数有机溶剂内。

（三）药理学

本品化学结构与丁卡因相似，故具有较强的局部麻醉作用。吸收后分布于呼吸道，对肺脏的牵张感受器及感觉神经末梢有明显抑制作用，抑制肺-迷走神经反射，从而阻断咳嗽反射的传入冲动，产生镇咳作用。本品镇咳作用强度略低于可待因，但不抑制呼吸，支气管哮喘患者用药后，反能使呼吸加深加快，每分通气量增加。口服后 10～20 分钟开始产生作用，持续 2～8 小时。

（四）适应证

用于急性支气管炎、支气管哮喘、肺炎、肺癌所引起的刺激性干咳、阵咳等，也可用于支气管镜、喉镜或支气管造影前预防咳嗽。

（五）用法和用量

口服，每次 50～100 mg，一天 3 次。

（六）不良反应

有时可引起嗜睡、恶心、眩晕、胸部紧迫感和麻木感、皮疹等不良反应。

（七）禁忌证

多痰患者禁用。

（八）注意

服用时勿嚼碎，以免引起口腔麻木。

（九）制剂

糖衣丸或胶囊剂：每粒 25 mg；50 mg；100 mg。

十、那可丁

（一）其他名称

Noscapine。

（二）性状

为白色结晶性粉末或有光泽的棱柱状结晶，无臭。常用其盐酸盐。在三氯甲烷中易溶，苯中略溶，乙醇或乙醚中微溶，在水中几乎不溶。熔点 174～177 ℃。

(三)药理学

本品通过抑制肺牵张反射、解除支气管平滑肌痉挛,而产生外周性镇咳作用。尚具有呼吸中枢兴奋作用。无成瘾性。

(四)适应证

用于阵发性咳嗽。

(五)用法和用量

口服,每次 15～30 mg,一天 2～3 次,剧咳可用至每次 60 mg。

(六)不良反应

偶有恶心、头痛、嗜睡等反应。

(七)注意

大剂量可引起支气管痉挛。不宜用于多痰患者。

(八)制剂

片剂:每片 10 mg、15 mg。糖浆剂:每瓶 100 mL。

阿斯美胶囊(强力安喘通胶囊):每粒胶囊含那可丁 7 mg,盐酸甲氧那明 12.5 mg,氨茶碱 25 mg,氯苯那敏 2 mg。口服,成人,一次 2 粒,一天 3 次;15 岁以下儿童减半。

十一、左丙氧芬

左旋扑嗽芬,挪尔外,NOVRAD。

为非成瘾性中枢镇咳药,其作用约为可待因的 1/5,无镇痛和抑制呼吸作用。每次服 50～100 mg,一天 3 次。偶有头痛、头晕、恶心等反应。片剂(胶囊):50 mg。

十二、布他米酯

咳息定,SINECOD。

为中枢性镇咳药,镇咳效力强于可待因,适用于各种原因所致干咳。每次服 10 mg,一天 3 次。偶有恶心、腹泻等反应。片剂:10 mg。

十三、地美索酯

咳散,咳舒,咳吩嗪,咳舒平,COTHERA。

镇咳作用比可待因弱,兼有局麻及微弱的解痉作用,无成瘾性。口服 5～10 分钟即起效,维持 3～7 小时。对急性呼吸道炎症引起的咳嗽效果较好,亦可用于支气管镜检查时的剧咳。

每次服 25～50 mg,一天 3 次。有头晕、唇麻、嗜睡等不良反应;不宜用于多痰患者;肝功能减退者慎用。片剂:25 mg。

十四、替培啶

安嗽灵,必嗽定,双噻哌啶,阿斯维林,压嗽灵,Tipedine,ASVERIN,ANTUPEX。

有较强的镇咳作用,同时也有祛痰作用,能促进支气管分泌及气管纤毛的运动而使痰液变稀并易于咳出。适用于急慢性支气管炎引起的咳嗽。每次服 30 mg(枸橼酸盐),一天 3 次。偶有头晕、胃不适、嗜睡、瘙痒等反应。片剂:15 mg、30 mg。

十五、依普拉酮

双苯丙哌酮,易咳嗪,咳净酮,MUCITUX,RESPLENE。

兼具中枢性和外周性镇咳作用。其等效镇咳剂量约为可待因的 2 倍。尚具镇静作用、局麻作用、抗组胺和抗胆碱作用。此外,尚有较强的黏痰溶解作用。用于急慢性支气管炎、肺炎、肺结核等症。每次服 40～80 mg,一天 3 次或 4 次。偶有头晕、口干、恶心、胃不适等不良反应。片剂:40 mg。

十六、地布酸钠

咳宁,双丁萘磺钠,KEUTEN,BECANTEX。

除抑制咳嗽中枢外,本品还能抑制咳嗽冲动的传入途径,并有一定的祛痰作用,无成瘾性。适用于上呼吸道感染引起的咳嗽。每次 30～100 mg,一天 3 次,餐后及睡前服,必要时可增至一天6次,最大剂量可用至每天 1～2 g。大剂量能引起呕吐、腹泻、食欲缺乏等症状。片剂:30 mg。

十七、氯苯达诺

敌退咳,氯苯胺丙醇,Chlophedianol,TUSSIPLEGYL,DETIGON。

除有中枢性镇咳作用外,还有抗组胺作用和阿托品样作用,能减轻支气管痉挛和黏膜充血性水肿,无成瘾性。适用于呼吸道急性感染引起的干咳或阵咳,常与祛痰药合用。每次服 25～50 mg,一天 3～4 次。小儿酌减。偶有荨麻疹、头晕、恶心等反应。不宜单独用于多痰的患者。片剂:25 mg。

十八、异米尼尔

异丙苯戊腈,咳得平,PEROGAN,DIMYRIL,MUCALAN。

其止咳作用主要通过抑制咳嗽中枢,其局麻作用和松弛支气管平滑肌作用亦与止咳作用有关。无成瘾性。用于各种原因引起的咳嗽。每次服 40 mg,一天 3 次。偶有恶心、食欲缺乏、便秘等胃肠道反应及药疹。片剂:20 mg、40 mg。

十九、羟蒂巴酚

羟甲吗喃醇,羟甲吗啡,Oxymethebanol,METEBANYL。

成瘾性中枢性镇咳药,其镇咳有效量仅为可待因的 1/10,作用迅速而持久,口服作用可持续6～8小时,皮下注射作用可持续 4～8 小时。其成瘾性、抑制呼吸等不良反应较可待因弱。对急慢性支气管炎、肺结核、肺癌引起的咳嗽有效,尤适用于干咳。口服,每次 2 mg,一天 3 次。皮下或肌内注射,每次 2 mg,一天 2 次。偶有口干、食欲缺乏、恶心、呕吐、便秘、眩晕、嗜睡、头痛等不良反应。片剂:2 mg。注射剂:2 mg。

二十、普诺地嗪

哌乙唑,LIBEXIN,TIBEXIN,VAROXIL。

为末梢性镇咳药,镇咳作用可能与其局麻作用和解除支气管平滑肌痉挛作用有关。用于上呼吸道感染、慢性支气管炎、支气管肺炎、哮喘及肺气肿所致咳嗽。也可与阿托品并用于气管镜检查。成人每次 100 mg，儿童每次 25～50 mg，一天 3 次。服用时不可嚼碎，以免引起口腔黏膜麻木感。片剂：25 mg、100 mg。

二十一、普罗吗酯

咳必定，咳吗宁，Morphethylbutyne，MEBUTUS。

为非成瘾性中枢性镇咳药，其镇咳作用强度较可待因弱。本品尚能缓解气管平滑肌痉挛，并有一定的镇静作用。用于治疗各种原因引起的咳嗽，对轻、中度咳嗽的疗效较重度者为好。口服，每次 200～250 mg，一天 3 次。偶有口干，恶心，胃部不适。片剂：250 mg。胶囊剂：200 mg。

二十二、奥昔拉定

咳乃定，压咳定，NEOBEX，PECTAMOL，SILOPENTOL，PECTAMON。

非成瘾性中枢性镇咳药，能选择性地抑制咳嗽中枢，而对呼吸中枢无抑制作用。尚有表面麻醉作用和罂粟碱样解痉作用。可用于各种原因引起的咳嗽，其镇咳疗效不如可待因。口服，每次 10～20 mg，一天 4 次。可引起恶心、嗜睡、头晕等不良反应，心功能不全及肺淤血患者慎用。片剂 10 mg、20 mg。

二十三、左羟丙哌嗪

为新型外周性镇咳药，兼有抗过敏和抑制支气管收缩作用，中枢及心血管不良反应较羟丙哌嗪少。用于各种原因所致咳嗽。口服，每次 60 mg，一天 3 次。胶囊：60 mg。

二十四、齐培丙醇

镇咳嗪，双苯哌丙醇，MIRSOL，RESPILENE。

为非麻醉性中枢性镇咳药，其镇咳作用不及可待因，但优于喷托维林。尚有局麻作用和松弛支气管平滑肌作用，并有较弱的抗胆碱、抗组胺作用。本品在体外尚有黏痰溶解作用。用于各种原因引起的咳嗽。口服，每次 75 mg，一天 3 次。片剂：75 mg。

（付　燕）

第二节　祛　痰　药

痰是呼吸道炎症的产物，可刺激呼吸道黏膜引起咳嗽，并可加重感染。祛痰药可稀释痰液或液化黏痰，使之易于咳出。按其作用方式可将祛痰药分为三类。①恶心性祛痰药和刺激性祛痰药：前者如氯化铵、碘化钾、愈创甘油醚、桔梗流浸膏、远志流浸膏等口服后可刺激胃黏膜，引起轻微的恶心，反射性地促进呼吸道腺体分泌增加，使痰液稀释，易于咳出。后者是一些挥发性物质，如桉叶油、安息香酊等加入沸水中，其蒸气亦可刺激呼吸道黏膜，增加腺体分泌，使痰液变稀，易于咳出。②黏痰溶解剂：如氨溴索、乙酰半胱氨酸、沙雷肽酶等可分解痰液的黏性成分如黏多糖和黏蛋白，使黏痰液化，黏滞性降低而易于咳出。③黏液稀释剂：如羧甲司坦、稀化黏素等主要作用于气管、支气管的黏液产生细胞,促其分泌黏滞性低的分泌物,使呼吸道分泌的流变性恢复正常,痰液由黏变稀,易于咳出。

一、氯化铵

(一)其他名称

氯化铔、卤砂、Ammonium Muriate、SALMAIC。

(二)性状

为无色结晶或白色结晶性粉末,无臭,味咸、凉。有引湿性。在水中易溶,在乙醇中微溶。

(三)药理学

口服后刺激胃黏膜的迷走神经末梢,引起轻度的恶心,反射性地引起气管、支气管腺体分泌增加。部分氯化铵吸收入血后,经呼吸道排出,由于盐类的渗透压作用而带出水分,使痰液稀释,易于咳出。能增加肾小管氯离子浓度,因而增加钠和水的排出,具利尿作用。口服吸收完全,其氯离子吸收入血后可酸化体液和尿液,并可纠正代谢性碱中毒。

(四)适应证

用于急性呼吸道炎症时痰黏稠不易咳出的病例。常与其他止咳祛痰药配成复方制剂应用。纠正代谢性碱中毒(碱血症)。其酸化尿液作用可使一些需在酸性尿液中显效的药物如乌洛托品产生作用;也可增强汞剂的利尿作用及四环素和青霉素的抗菌作用;还可促进碱性药物如哌替啶、苯丙胺、普鲁卡因的排泄。

(五)用法和用量

(1)祛痰:口服,成人一次 0.3～0.6 g,一天 3 次。

(2)治疗代谢性碱中毒或酸化尿液:静脉滴注,每天 2～20 g,每小时不超过 5 g。

(六)不良反应

(1)吞服片剂或剂量过大可引起恶心、呕吐、胃痛等胃刺激症状,宜溶于水中、餐后服用。

(2)本品可增加血氨浓度,于肝功能不全者可能诱发肝性脑病。

(七)禁忌证

(1)肝、肾功能不全者禁用。

(2)应用过量或长期服用易致高氯性酸中毒,代谢性酸血症患者禁用。

(八)注意

静脉滴注速度过快,可致惊厥或呼吸停止。溃疡病患者慎用。

(九)药物相互作用

(1)与阿司匹林合用,本品可减慢阿司匹林排泄,增强其疗效。

(2)与氯磺丙脲合用,可增强氯磺丙脲的降血糖作用。

(3)与氟卡尼合用,可减弱氟卡尼的抗心律失常作用。

(4)本品可促进美沙酮的体内清除,降低其疗效。

(5)本品可增加氟卡尼的排泄,降低其疗效。

(6)本品不宜与排钾利尿药、磺胺嘧啶、呋喃妥因等合用。

(十)制剂

片剂:每片 0.3 g。注射液:每支 5 g(500 mL)。

二、溴己新

(一)其他名称

溴己铵、必消痰、必嗽平、溴苄环己铵。

(二)性状

本品为鸭嘴花碱经结构改造得到的半合成品,常用其盐酸盐。白色或类白色结晶性粉末;无臭,无味。在乙醇或三氯甲烷中微溶,在水中极微溶解。熔点 239～243 ℃。

(三)药理学

本品具有较强的黏痰溶解作用。主要作用于气管、支气管黏膜的黏液产生细胞,抑制痰液中酸性黏多糖蛋白的合成,并可使痰中的黏蛋白纤维断裂,因此使气管、支气管分泌的流变学特性恢复正常,黏痰减少,痰液稀释易于咳出。本品的祛痰作用尚与其促进呼吸道黏膜的纤毛运动及具有恶心性祛痰作用有关。服药后约 1 小时起效,4～5 小时作用达高峰,疗效维持 6～8 小时。

(四)适应证

用于慢性支气管炎、哮喘、支气管扩张、硅沉着病等有白色黏痰又不易咳出的患者。脓性痰患者需加用抗生素控制感染。

(五)用法和用量

口服:成人一次 8～16 mg。肌内注射:一次 4～8 mg,一天 2 次。静脉滴注:一天 4～8 mg,加入 5% 葡萄糖氯化钠溶液 500 mL。气雾吸入:一次 2 mL,一天 2～3 次。

(六)不良反应

偶有恶心、胃部不适,减量或停药后可消失。

严重的不良反应为皮疹、遗尿。

(七)禁忌证

对本药过敏者禁用。

(八)注意

本品宜餐后服用,胃溃疡患者慎用。

(九)药物相互作用

本品能增加阿莫西林、四环素类抗生素在肺内或支气管的分布浓度,合用时能增强抗菌疗效。

(十)制剂

片剂:每片 4 mg、8 mg。注射液:每支 0.2%,2 mg(1 mL);4 mg(2 mL)。气雾剂:0.2% 溶液。

复方氯丙那林溴己新片:含盐酸氯丙那林 5 mg、盐酸溴己新 10 mg、盐酸去氯羟嗪 25 mg。

复方氯丙那林溴己新胶囊:含盐酸氯丙那林 5 mg、盐酸溴己新 10 mg、盐酸去氯羟嗪 25 mg。

三、氨溴索

(一)其他名称

溴环己胺醇、沐舒坦、美舒咳、安布索、百沫舒、平坦、瑞艾乐、兰苏、兰勃素。

(二)性状

常用其盐酸盐。白色或类白色结晶性粉末,无臭。溶于甲醇,在水或乙醇中微溶。

（三）药理学

本品为溴己新在体内的活性代谢产物。能促进肺表面活性物质的分泌及气道液体分泌,使痰中的黏多糖蛋白纤维断裂,促进黏痰溶解,显著降低痰黏度,增强支气管黏膜纤毛运动,促进痰液排出。改善通气功能和呼吸困难状况。其祛痰作用显著超过溴己新,且毒性小,耐受性好。

雾化吸入或口服后 1 小时内生效,作用维持 3～6 小时。

（四）适应证

用于急、慢性支气管炎及支气管哮喘、支气管扩张、肺气肿、肺结核、肺尘埃沉着病、手术后的咳痰困难等。注射给药可用于术后肺部并发症的预防及早产儿、新生儿呼吸窘迫综合征的治疗。

本品高剂量(每次 250～500 mg,一天 2 次)有降低血浆尿酸浓度和促进尿酸排泄的作用,可用于治疗痛风。

（五）用法和用量

口服:成人及 12 岁以上儿童每次 30 mg,每天 3 次。长期使用(14 天后)剂量可减半。静脉注射、肌内注射及皮下注射:成人每次 15 mg,每天 2 次。亦可加入生理盐水或葡萄糖溶液中静脉点滴。

（六）不良反应

不良反应较少,仅少数患者出现轻微的胃肠道反应如胃部不适、胃痛、腹泻等。偶见皮疹等变态反应,出现过敏症状应立即停药。

（七）禁忌证

对本品过敏者禁用。

（八）注意

妊娠第 1～3 个月女性慎用。注射液不应与 pH＞6.3 的其他溶液混合。

（九）药物相互作用

(1)本品与阿莫西林、阿莫西林克拉维酸钾、氨苄西林、头孢呋辛、红霉素、多西环素等抗生素合用,可增加这些抗生素在肺内的分布浓度,增强其抗菌疗效。

(2)本品与 β_2 受体激动剂及茶碱等支气管扩张剂合用有协同作用。

（十）制剂

片剂:每片 15 mg、30 mg。胶囊剂:每粒 30 mg。缓释胶囊:每粒 75 mg。口服溶液剂:每支 15 mg（5 mL）、180 mg（60 mL）、300 mg（100 mL）、600 mg（100 mL）。气雾剂:每瓶 15 mg（2 mL）。注射液:每支 15 mg（2 mL）。

氨溴特罗口服液:每 100 mL(含盐酸氨溴索 150 mg,盐酸克伦特罗 0.1 mg)。一次 20 mL,一天 2 次。

（十一）贮法

遮光、密闭保存。

四、溴凡克新

（一）其他名称

溴环己酰胺,BROVAN,BRONQUIMUCIL,BROVAXINE。

（二）药理学

本品亦为溴己新的活性代谢物,可使痰中酸性黏多糖纤维断裂,降低痰液黏度,使其液化而易于咳出,同时改善肺通气功能。本品口服或直肠给药吸收良好,服后 3～4 小时,血浓度达到最高峰。毒性低。

(三)适应证

用于急、慢性支气管炎。

(四)用法和用量

口服,成人每次 15～30 mg,一天 3 次。

(五)制剂

片剂:每片 15 mg;30 mg。

五、乙酰半胱氨酸

(一)其他名称

痰易净,易咳净,富露施,MUCOMYST,AIRBRON,FLUIMUCIL,MUCOFILIN,MUCISOL。

(二)性状

为白色结晶性粉末,有类似蒜的臭气,味酸,有引湿性。在水或乙醇中易溶。熔点 101～107 ℃。

(三)药理学

本品具有较强的黏痰溶解作用。其分子中所含巯基($-SH$)能使白色黏痰中的黏多糖蛋白多肽链中的二硫键($-S-S-$)断裂,还可通过分解核糖核酸酶,使脓性痰中的 DNA 纤维断裂,故不仅能溶解白色黏痰而且也能溶解脓性痰,从而降低痰的黏滞性,并使之液化,易于咳出。此外,本品进入细胞内后,可脱去乙酰基形成 L-半胱氨酸,参与谷胱甘肽(GSH)的合成,故有助于保护细胞免受氧自由基等毒性物质的损害。

(四)适应证

(1)用于手术后、急性和慢性支气管炎、支气管扩张、肺结核、肺炎、肺气肿等引起的黏稠分泌物过多所致的咳痰困难。

(2)可用于对乙酰氨基酚中毒的解毒及环磷酰胺引起的出血性膀胱炎的治疗。

(五)用法和用量

(1)喷雾吸入:仅用于非应急情况下。临用前用氯化钠溶液使其溶解成 10% 溶液,每次 1～3 mL,一天2～3 次。

(2)气管滴入:急救时以 5% 溶液经气管插管或气管套管直接滴入气管内,每次 0.5～2 mL,一天 2～4 次。

(3)气管注入:急救时以 5% 溶液用 1 mL 注射器自气管的甲状软骨环骨膜处注入气管腔内,每次0.5～2 mL(婴儿每次 0.5 mL,儿童每次 1 mL,成人每次 2 mL)。

(4)口服:成人一次 200 mg,一天 2～3 次。

(六)不良反应

可引起咳呛、支气管痉挛、恶心、呕吐、胃炎等不良反应,减量即可缓解,如遇恶心、呕吐,可暂停给药。支气管痉挛可用异丙肾上腺素缓解。

(七)禁忌证

支气管哮喘者禁用。

（八）注意

（1）本品直接滴入呼吸道可产生大量痰液,需用吸痰器吸引排痰。

（2）不宜与金属、橡皮、氧化剂、氧气接触,故喷雾器须用玻璃或塑料制作。

（3）本品应临用前配制,用剩的溶液应严封贮于冰箱中,48小时内用完。

（九）药物相互作用

（1）本品可减弱青霉素、四环素、头孢菌素类的抗菌活性,故不宜同时应用;必要时间隔4小时交替使用。

（2）与硝酸甘油合用可增加低血压和头痛的发生。

（3）与金制剂合用,可增加金制剂的排泄。

（4）与异丙肾上腺素合用或交替使用可提高药效,减少不良反应。

（5）与碘化油、糜蛋白酶、胰蛋白酶有配伍禁忌。

（十）制剂

片剂:每片200 mg、500 mg。喷雾剂:每瓶0.5 g、1.0 g。颗粒剂:每袋100 mg。泡腾片:每片600 mg。

六、羧甲司坦

（一）其他名称

羧甲基半胱氨酸,贝莱,费立,卡立宁,康普利,强利灵,强利痰灵,美咳片,Carboxymethyl Cysteine,MUCODYNE,MUCOTAB,MUCOCIS,LOVISCOL,TRANSBRONCHIN。

（二）性状

为白色结晶性粉末,无臭。在热水中略溶,在水中极微溶解,在乙醇或丙酮中不溶,在酸或碱溶液中易溶。

（三）药理学

为黏液稀释剂,主要在细胞水平影响支气管腺体的分泌,使低黏度的唾液黏蛋白分泌增加,而高黏度的岩藻黏蛋白产生减少,因而使痰液的黏滞性降低,易于咳出。本品口服有效,起效快,服后4小时即可见明显疗效。

（四）适应证

用于慢性支气管炎、支气管哮喘等疾病引起的痰液黏稠、咳痰困难和痰阻气管等。亦可用于防治手术后咳痰困难和肺炎并发症。用于小儿非化脓性中耳炎,有预防耳聋效果。

（五）用法和用量

口服,成人每次0.25～0.50 g,一天3次。儿童一天30 mg/kg。

（六）不良反应

偶有轻头晕、恶心、胃部不适、腹泻、胃肠道出血、皮疹等不良反应。

（七）注意

（1）本品与强效镇咳药合用,会导致稀化的痰液堵塞气道。

（2）有消化道溃疡病史者慎用。

（3）有慢性肝脏疾病的老年患者应减量。

（八）制剂

口服液:每支0.2 g（10 mL）、0.5 g（10 mL）。糖浆剂:2%（20 mg/mL）。片剂:每片0.25 g。

泡腾剂:每包 0.25 g。

(九)贮法
密闭,于阴凉干燥处保存。

七、沙雷肽酶

(一)其他名称
舍雷肽酶,达先,敦净,释炎达,DASEN。

(二)性状
从沙雷杆菌提取的蛋白水解酶,是稍有特殊臭味的灰白色到淡褐色粉末。

(三)药理学
本品具有很强的抗炎症、消肿胀作用和分解变性蛋白质、缓激肽、纤维蛋白凝块作用,故可加速痰、脓和血肿液化与排出,促进血管、淋巴管对分解物的吸收,改善炎症病灶的循环,从而起到消炎、消肿作用,还能增加抗生素在感染灶和血中的浓度,从而增强抗生素的作用。

(四)适应证
用于手术后和外伤后消炎及鼻窦炎、乳腺淤积、膀胱炎、附睾炎、牙周炎、牙槽肿胀等疾病的消炎,还可用于支气管炎、肺结核、支气管哮喘、麻醉后的排痰困难等。国外报道本品可用于治疗儿童耳炎。

(五)用法和用量
口服:成人每次 5～10 mg,每天 3 次,餐后服。

(六)不良反应
(1)偶见黄疸、转氨酶(ALT、AST、γ-GTP)升高、厌食、恶心、呕吐、腹泻等。

(2)偶见鼻出血、血痰等出血倾向。

(3)偶见皮肤发红,瘙痒、药疹等变态反应。

(七)注意
(1)有严重肝、肾功能障碍和血液凝固异常者慎用。

(2)使用本品时应让患者及时咳出痰液,呼吸道插管患者应及时吸出痰液,以防止痰液阻塞呼吸道。

(八)药物相互作用
(1)本品增加青霉素、氨苄西林、磺苄西林等抗生素在感染灶和血中的浓度,增强抗生素的作用。

(2)与抗凝血药合用时,可增强抗凝血药的作用。

(3)与促凝血药合用时可产生部分药理性拮抗作用。

(九)制剂
肠溶片:每片 5 mg(10 000 U);10 mg(20 000 U)。

八、脱氧核糖核酸酶

(一)其他名称
胰去氧核糖核酸酶,胰道酶,DNA 酶,Pancreatic,Dornase,DORNAVAC,DNAase。

（二）性状

为白色粉末,可溶于水。溶液 pH 为 6～7 时活性最大。在室温中或过度稀释可迅速灭活。

（三）药理学

本品是从哺乳动物胰脏中提取的一种核酸内切酶,可使脓痰中的大分子脱氧核糖核酸（DNA）迅速水解成平均链长为 4 个单位的核苷酸,并使原来与 DNA 结合的蛋白质失去保护,进而产生继发性蛋白溶解作用,使痰液黏度降低,易于咳出。与抗生素合用,可使抗生素易于达到感染灶,充分发挥其抗菌作用。

（四）适应证

用于有大量脓痰的呼吸系统感染患者。

（五）用法和用量

气雾吸入:每次（5～10）×10⁴ U,溶于 2～3 mL 的 10％丙二醇或生理盐水中,一天 3～4 次,可连续用药 4～6 天。腔内注射:每次 5×10⁴ U。

（六）不良反应

咽部疼痛,每次喷雾后应立即漱口。长期应用可见皮疹、发热等变态反应。

（七）禁忌证

急性化脓性蜂窝组织炎及有支气管胸腔瘘管的活动性结核患者禁用。

（八）注意

本品应临用前新鲜配制。

（九）制剂

注射用脱氧核糖核酸酶:每支 10×10⁴ U。

九、稀化黏素

为桃金娘科植物蓝桉、樟科植物樟树叶提取物的复方制剂。每粒胶囊含桃金娘油 300 mg,其中至少含 α-松油萜（α-pinene）30 mg、柠檬烯 75 mg、桉油精 75 mg。

（一）其他名称

吉诺通,强力稀化黏素,标准桃金娘油,复方桃金娘油,OleumEucalypti,Myrtol,MYRTENOL,GELOMYRTOLFORTE。

（二）性状

本品为无色或微黄色的澄清液体,有特异的芳香气,微似樟脑,味辛,凉。贮存日久,色稍变深。在 70％乙醇中易溶。

（三）药理学

本品为脂溶性挥发油,口服给药经小肠吸收后,再经呼吸道排出。可在呼吸道黏膜发挥溶解黏液、促进腺体分泌的作用。亦可产生 β 拟交感神经效应,刺激黏膜纤毛运动,增加黏液移动速度,有助于痰液排出。本品尚具有轻度抗炎作用,通过减轻支气管黏膜肿胀而舒张支气管,减轻气道阻塞所致呼吸困难。

（四）适应证

用于急性和慢性支气管炎、鼻窦炎、支气管扩张、肺结核、硅沉着病及各种原因所致慢性阻塞性肺疾病。亦可用于支气管造影术后,以促进造影剂的排出。

(五)用法和用量

口服。成人:每次 300 mg,一天 2～3 次。4～10 岁儿童:每次 120 mg、一天 2 次。

(六)不良反应

偶见恶心、胃肠道不适。

(七)禁忌证

妊娠期女性禁用。

(八)注意

胶囊不可打开或嚼破后服用。宜在餐前 30 分钟整粒吞服。

(九)制剂

胶囊剂:每粒 120 mg、300 mg。

十、碘化钾

为刺激性祛痰剂,可使痰液变稀,易于咳出,并可增加支气管分泌。又配成含碘食盐(含本品 0.001％～0.020％)供食用,可预防地方性甲状腺肿。合剂:每 100 mL 中含碘化钾 5 g,碳酸氢钠 2.5 g,三氯甲烷适量。遇酸性药物能游离出碘。口服:每次 6～10 mL,一天 3 次。

十一、愈创甘油醚

愈创木酚甘油醚,Guaiphenesin,Guaiacol GlycerolEther。

为恶心祛痰剂,并有轻度的镇咳、防腐作用,大剂量尚有平滑肌松弛作用。用于慢性气管炎的多痰咳嗽,多与其他镇咳平喘药合用或配成复方应用。可见头晕、嗜睡、恶心、胃肠不适及变态反应等不良反应。片剂:每片 0.2 g,每次 0.2 g,一天 3～4 次。糖浆剂:2％(120 mL),每次 10～20 mL,一天 3 次。

十二、愈创木酚磺酸钾

刺激性祛痰药,促进支气管分泌,使痰液变稀易于咳出。尚有微弱抗炎作用。用于慢性支气管炎、支气管扩张等。多与其他镇咳、平喘药配成复方应用。口服:每次 0.5～1.0 g,一天 3 次。

十三、半胱甲酯

半胱氨酸甲酯,美司坦,Methyl Cysteine,ACDRILE。

为黏痰溶解剂,用于大量黏痰引起的呼吸困难。不良反应参见乙酰半胱氨酸。雾化吸入:每次 10％溶液 1～3 mL,一天 2～3 次;气管滴入或注入:每次 5％溶液 0.5～2.0 mL,一天 2 次;口服:每次 0.1 g,一天2～3 次。片剂:0.1 g。粉剂:0.5 g、1.0 g。

十四、厄多司坦

黏痰溶解剂,通过使支气管分泌液中糖蛋白二硫键断裂而降低黏液黏性,并保护 α_1-抗胰蛋白酶使之不被氧化失活。用于急性和慢性支气管炎、鼻窦炎、耳炎、咽炎和感冒等引起的呼吸道阻塞及痰液黏稠。偶见轻微的头痛和口干、腹隐痛、恶心、呕吐、腹泻等胃肠道反应。

胶囊剂:100 mg、300 mg。口服:成人,每次 300 mg,每天 2 次。儿童,每天 10 mg/kg,分 2 次餐后服。

十五、美司钠

巯乙磺酸，MISTABRON，MUCOFLUID。

供局部吸入或滴入的速效、强效黏痰溶解剂。作用机制与乙酰半胱氨酸相似。疗效较乙酰半胱氨酸强 2 倍。用于慢性支气管炎、肺炎、肺癌患者痰液黏稠、术后肺不张等所致咳痰困难者。雾化吸入或气管内滴入，每次 20% 溶液 1～2 mL。有局部刺激作用，可引起咳嗽及支气管痉挛。不宜与红霉素、四环素、氨茶碱合用。气雾剂：0.2 g/mL。溶液剂：10% 水溶液。

（付　燕）

第三节　平　喘　药

喘息是呼吸系统疾病的常见症状之一，尤多见于支气管哮喘和喘息性支气管炎，是支气管平滑肌痉挛和支气管黏膜炎症引起的分泌物增加和黏膜水肿所致的小气道阻塞的结果。

哮喘的发病机制包括遗传和环境因素，多数人的哮喘发作包括两个时相，即速发相和迟发相。速发相多与 I 型（速发型）变态反应有关。哮喘患者接触抗原后，体内产生抗体免疫球蛋白 E，IgE），并结合于肥大细胞表面，使肥大细胞致敏。再次吸入抗原后，抗原与致敏肥大细胞表面的抗体结合，使肥大细胞裂解脱颗粒，释放变态反应介质如组胺、白三烯 C_4 和 D_4（LTC_4 和 LTD_4）、前列腺素 D_2（PGD_2）、嗜酸性粒细胞趋化因子 A（ECF-A）等。这些介质引起血管通透性增加，黏膜下多种炎性细胞如巨噬细胞、嗜酸性粒细胞和多形核粒细胞浸润，刺激支气管平滑肌痉挛，气道黏膜水肿、黏液分泌增加，从而导致气道狭窄、阻塞，甚至气道构形重建。哮喘的迟发相反应可在夜间出现，是继发于速发相的进展性炎症反应，主要是患者支气管黏膜的 Th_2 细胞活化，生成 Th_2 型细胞因子，进一步吸引其他炎症细胞如嗜酸性粒细胞到黏膜表面。迟发相的炎症介质有半胱氨酰白三烯，白介素 IL-3、IL-5 和 IL-8，毒性蛋白，嗜酸性粒细胞阳离子蛋白，主要碱性蛋白及嗜酸性粒细胞衍生的神经毒素。这些介质在迟发相反应中起重要作用，毒性蛋白引起上皮细胞的损伤和缺失。此外，腺苷、诱导型 NO 和神经肽也可能涉及迟发相反应。

当支气管黏膜炎症时，中性粒细胞、嗜酸性粒细胞及肥大细胞释放的溶酶体酶、炎性细胞因子产生的活性氧自由基等可损伤支气管上皮细胞，分布在黏膜的感觉传入神经纤维暴露，并使气管上皮舒张因子（EpDRF）生成减少，遇冷空气、灰尘及致敏原刺激时，感觉传入神经通过轴索反射，释放出 P 物质、神经激肽 A（neurokinin A）和降钙素基因相关肽（CGRP），引起气道高反应性（bronchial 小时 yperresponsi veness，BHR），则更易诱发和加重喘息。

对哮喘发病机制的解释尚有受体学说，即认为喘息发作时 β 受体功能低下，这可能与哮喘患者血清中存在 $β_2$ 受体的自身抗体，并因此导致肺中 $β_2$ 受体密度降低有关。由于在肺中 $β_2$ 受体密度降低的同时，还发现 α 受体密度增加，故亦有哮喘发病时的 α 受体功能亢进学说。根据哮喘患者的呼吸道对乙酰胆碱具有高反应性，还提出了哮喘发病的 M 胆碱受体功能亢进学说。

平喘药是指能作用于哮喘发病的不同环节，以缓解或预防哮喘发作的药物。常用平喘药可分为以下六类：①β 肾上腺素受体激动剂；② M 胆碱受体拮抗剂；③黄嘌呤类药物；④过敏介质阻释剂；⑤肾上腺糖皮质激素类；⑥抗白三烯类药物。近年来的发展趋势是将上述几类药物制成吸入型制剂或配伍制成复方制剂,以增强呼吸道局部疗效并减少全身用药的不良反应。

一、β肾上腺素受体激动剂

(一)麻黄碱

麻黄碱是从中药麻黄中提取的生物碱,可人工合成。

1.其他名称

麻黄素,SANEDRINE,EPHETONIN。

2.性状

常用其盐酸盐,为白色针状结晶或结晶性粉末;无臭,味苦。在水中易溶,在乙醇中溶解,在氯仿或乙醚中不溶。熔点 217~220 ℃。

3.药理学

可直接激动肾上腺素受体,也可通过促使肾上腺素能神经末梢释放去甲肾上腺素而间接激动肾上腺素受体,对 α 和 β 受体均有激动作用。①心血管系统:使皮肤、黏膜和内脏血管收缩,血流量减少;冠脉和脑血管扩张,血流量增加。用药后血压升高,脉压加大。使心收缩力增强,心排血量增加。由于血压升高反射性地兴奋迷走神经,故心率不变或稍慢。②支气管:松弛支气管平滑肌;其 α 效应尚可使支气管黏膜血管收缩,减轻充血水肿,有利于改善小气道阻塞。但长期应用反致黏膜血管过度收缩,毛细血管压增加,充血水肿反加重。此外,α 效应尚可加重支气管平滑肌痉挛。③中枢神经系统:兴奋大脑皮层和皮层下中枢,产生精神兴奋、失眠、不安和震颤等。

口服后易自肠吸收,可通过血-脑屏障进入脑脊液。V_d 为 3~4 L/kg,吸收后仅少量脱胺氧化,79%以原形经尿排泄。作用较肾上腺素弱而持久,$t_{1/2}$ 为 3~4 小时。

4.适应证

(1)预防支气管哮喘发作和缓解轻度哮喘发作,对急性重度哮喘发作效不佳。

(2)用于蛛网膜下腔麻醉或硬膜外麻醉引起的低血压及慢性低血压症。

(3)治疗各种原因引起的鼻黏膜充血、肿胀引起的鼻塞。

5.用法和用量

(1)支气管哮喘。①口服:成人,常用量一次 15~30 mg,一天 45~90 mg;极量,一次 60 mg,一天150 mg。②皮下或肌内注射:成人,常用量一次 15~30 mg,一天 45~60 mg;极量,一次 60 mg,一天 150 mg。

(2)蛛网膜下腔麻醉或硬膜外麻醉时维持血压:麻醉前皮下或肌内注射 20~50 mg。慢性低血压症,每次口服 20~50 mg,一天 2 次或 3 次。

(3)解除鼻黏膜充血、水肿:以 0.5%~1.0%溶液滴鼻。

6.不良反应

大量长期使用可引起震颤、焦虑、失眠、头痛、心悸、发热感、出汗等不良反应。晚间服用时,常加服镇静催眠药(如苯巴比妥)以防失眠。

7.禁忌证

甲状腺功能亢进症、高血压、动脉硬化、心绞痛等患者禁用。

8.注意

短期反复使用可致快速耐受现象,作用减弱,停药数小时可恢复。

9.药物相互作用

(1)麻黄碱与巴比妥类、苯海拉明、氨茶碱合用,通过后者的中枢抑制、抗过敏、抗胆碱、解除支气管痉挛及减少腺体分泌作用。

(2)忌与优降宁等单胺氧化酶抑制剂合用,以免引起血压过高。

10.制剂

片剂:每片 15 mg、25 mg、30 mg。注射液:每支 30 mg(1 mL)、50 mg(1 mL)。滴鼻剂:0.5%(小儿)、1%(成人)、2%(检查、手术或止血时用)。

(二)异丙肾上腺素

1.其他名称

喘息定,治喘灵,Isoproterenol,ISUPREL,ALUDRINE。

2.性状

常用其盐酸盐,为白色或类白色结晶性粉末;无臭,味微苦,遇光和空气渐变色,在碱性溶液中更易变色。在水中易溶,在乙醇中略溶,在三氯甲烷或乙醚中不溶。熔点 165~170 ℃。

3.药理学

为非选择性肾上腺素 β 受体激动剂,对 β_1 和 β_2 受体均有强大的激动作用,对 α 受体几乎无作用。主要作用如下:①作用于心脏 β_1 受体,使心收缩力增强,心率加快,传导加速,心排血量和心肌耗氧量增加。②作用于血管平滑肌 β_2 受体,使骨骼肌血管明显舒张,肾、肠系膜血管及冠状动脉亦不同程度舒张,血管总外周阻力降低。其心血管作用导致收缩压升高,舒张压降低,脉压变大。③作用于支气管平滑肌 β_2 受体,使支气管平滑肌松弛。④促进糖原和脂肪分解,增加组织耗氧量。

本品口服无效。临床多采用气雾吸入给药,亦可舌下含服,在 2~5 分钟内经舌下静脉丛吸收而迅速奏效。其生物利用度为 80%~100%。有效血浓度为 0.5~2.5 mg/mL, V_d 为 0.7 L/kg。在肝脏与硫酸结合,在其他组织被儿茶酚氧位甲基转移酶甲基化代谢灭活。静脉给药后,尿中排泄原形药物和甲基化代谢产物各占 50%。气雾吸入后,尿中排泄物全部为甲基化代谢产物。

4.适应证

(1)支气管哮喘:适用于控制哮喘急性发作,常气雾吸入给药,作用快而强,但持续时间短。

(2)心搏骤停:治疗各种原因如溺水、电击、手术意外和药物中毒等引起的心搏骤停。必要时可与肾上腺素和去甲肾上腺素配伍使用。

(3)房室传导阻滞。

(4)抗休克:心源性休克和感染性休克。对中心静脉压高、心排血量低者,应在补足血容量的基础上再用本品。

5.用法和用量

(1)支气管哮喘:舌下含服,成人常用量,一次 10~15 mg,一天 3 次;极量,一次 20 mg,一天 60 mg。气雾剂吸入,常用量,一次 0.1~0.4 mg;极量,一次 0.4 mg,一天 2.4 mg。重复使用的间隔时间不应少于2小时。

(2)心搏骤停:心腔内注射 0.5~1.0 mg。

(3)房室传导阻滞:二度者采用舌下含片,每次 10 mg,每 4 小时 1 次;三度者如心率低于 40 次/分时,可用 0.5~1.0 mg 溶于 5%葡萄糖溶液 200~300 mL 缓慢静脉滴注。

(4)抗休克:以 0.5～1.0 mg 加于 5% 葡萄糖溶液 200 mL 中,静脉滴注,滴速 0.5～2.0 μg/min,根据心率调整滴速,使收缩压维持在 12 kPa(90 mmHg),脉压在 2.7 kPa(20 mmHg)以上,心率 120 次/分以下。

6.不良反应

(1)常见心悸、头痛、头晕、喉干、恶心、软弱无力及出汗等不良反应。

(2)在已有明显缺氧的哮喘患者,用量过大,易致心肌耗氧量增加,易致心律失常,甚至可致室性心动过速及心室颤动。成人心率超过 120 次/分,小儿心率超过 140～160 次/分时,应慎用。

7.禁忌证

冠心病、心绞痛、心肌梗死、嗜铬细胞瘤及甲状腺功能亢进患者禁用。

8.注意

(1)舌下含服时,宜将药片嚼碎;含于舌下,否则达不到速效。

(2)过多、反复应用气雾剂可产生耐受性,此时,不仅 β 受体激动剂之间有交叉耐受性,而且对内源性肾上腺素能递质也产生耐受性,使支气管痉挛加重,疗效降低,甚至增加死亡率。故应限制吸入次数和吸入量。

9.药物相互作用

(1)与其他拟肾上腺素药有相加作用,但不良反应也增多。

(2)与普萘洛尔合用时,可拮抗本品的作用。

(3)三环类抗抑郁药可能增强其作用。

(4)三环类抗抑郁药丙咪嗪、丙卡巴肼合用可增加本品的不良反应。

(5)与洋地黄类药物合用,可加剧心动过速。

(6)钾盐引起血钾增高,增强本品对心肌的兴奋作用,易致心律失常,禁止合用。

(7)与茶碱合用可降低茶碱的血药浓度。

10.制剂

片剂:每片 10 mg。纸片:每片 5 mg。气雾剂:浓度为 0.25%,每瓶可喷吸 200 次左右,每撤约 0.175 mg。注射液:每支 1 mg(2 mL)。

复方盐酸异丙肾上腺素气雾剂(愈喘气雾剂):每瓶含盐酸异丙肾上腺素 56 mg 和愈创甘油醚 70 mg,按盐酸异丙肾上腺素计算,每次喷雾吸入 0.1～0.4 mg,每次极量 0.4 mg,每天 2.4 mg。

(三)沙丁胺醇

1.其他名称

舒喘灵,索布氨,阿布叔醇,羟甲叔丁肾上腺素,柳丁氨醇,嗽必妥,万托林,爱纳灵。

2.性状

常用其硫酸盐,为白色或类白色的粉末;无臭,味微苦。在水中易溶,在乙醇中极微溶解,在乙醚或三氯甲烷中几乎不溶。

3.药理学

为选择性 β_2 受体激动剂,能选择性激动支气管平滑肌的 β_2 受体,有较强的支气管扩张作用。于哮喘患者,其支气管扩张作用比异丙肾上腺素强约 10 倍。抑制肥大细胞等致敏细胞释放变态反应介质亦与其支气管平滑肌解痉作用有关。对心脏的 β_1 受体的激动作用较弱,故其增加心率作用仅及异丙肾上腺素的 1/10。

因不易被消化道的硫酸酯酶和组织中的儿茶酚氧位甲基转移酶破坏,故本品口服有效,作用持续时间较长。口服生物利用度为 30％,服后 15～30 分钟生效,2～4 小时作用达高峰,持续 6 小时以上。气雾吸入的生物利用度为 10％,吸入后 1～5 分钟生效,1 小时作用达高峰,可持续 4～6 小时,维持时间亦为同等剂量异丙肾上腺素的 3 倍。V_d 为 1 L/kg。大部分在肠壁和肝脏代谢,进入循环的原形药物少于 20％。主要经肾排泄。

4.适应证

用于防治支气管哮喘,哮喘型支气管炎和肺气肿患者的支气管痉挛。制止发作多用气雾吸入,预防发作则可口服。

5.用法和用量

口服:成人,每次 2～4 mg,一天 3 次。气雾吸入:每次 0.1～0.2 mg(即喷吸 1～2 次),必要时每 4 小时重复 1 次,但 24 小时内不宜超过 8 次,粉雾吸入,成人每次吸入 0.4 mg,一天 3～4 次。静脉注射:一次 0.4 mg,用 5％葡萄糖注射液 20 mL 或氯化钠注射液 2 mL 稀释后缓慢注射。静脉滴注:1 次 0.4 mg,用 5％葡萄糖注射液 100 mL 稀释后滴注。肌内注射:一次 0.4 mg,必要时 4 小时可重复注射。

6.不良反应

偶见恶心、头痛、头晕、心悸、手指震颤等不良反应。剂量过大时,可见心动过速和血压波动。一般减量即恢复,严重时应停药。罕见肌肉痉挛,变态反应。

7.禁忌证

对本品及其他肾上腺素受体激动剂过敏者禁用。

8.注意

(1)心血管功能不全、高血压、糖尿病、甲状腺功能亢进患者及妊娠期女性慎用。

(2)对氟利昂过敏者禁用本品气雾剂。

(3)长期用药亦可形成耐受性,不仅疗效降低,且可能使哮喘加重。

(4)本品缓释片不能咀嚼,应整片吞服。

9.药物相互作用

(1)与其他肾上腺素受体激动剂或茶碱类药物合用,其支气管扩张作用增强,但不良反应也可能加重。

(2)β受体阻滞剂如普萘洛尔能拮抗本品的支气管扩张作用,故不宜合用。

(3)单胺氧化酶抑制剂、三环抗抑郁药、抗组胺药、左甲状腺素等可增加本品的不良反应。

(4)与甲基多巴合用时可致严重急性低血压反应。

(5)与洋地黄类药物合用,可增加洋地黄诱发心动过速的危险性。

(6)在产科手术中与氟烷合用,可加重宫缩无力,引起大出血。

10.制剂

片(胶囊)剂:每片(粒)0.5 mg、2 mg。缓释片(胶囊)剂:每粒 4 mg、8 mg。气雾剂:溶液型,药液浓度 0.2％(g/g),每瓶 28 mg,每撤 0.14 mg;混悬型,药液浓度 0.2％(g/g),每瓶 20 mg(200 撤),每撤 0.1 mg。粉雾剂胶囊:每粒 0.2 mg;0.4 mg,用粉雾吸入器吸入。注射液:每支 0.4 mg(2 mL)。糖浆剂:4 mg(1 mL)。

(四)特布他林

1.其他名称

间羟叔丁肾上腺素,间羟舒喘灵,间羟舒喘宁,间羟嗽必妥,叔丁喘宁,比艾,博利康尼,喘康速,BRINCANYL,BRETHINE,BRISTURIN。

2.性状

常用其硫酸盐,为白色或类白色结晶性粉末;无臭,或微有醋酸味;遇光后渐变色。熔点255 ℃。易溶于水,在甲醇或己醇中微溶,在乙醚、丙酮或三氯甲烷中几乎不溶。

3.药理学

为选择性 β_2 受体激动剂,其支气管扩张作用与沙丁胺醇相近。于哮喘患者,本品 2.5 mg 的平喘作用与 25 mg 麻黄碱相当。动物或人的离体试验证明,其对心脏 β_1 受体的作用极小,其对心脏的兴奋作用比沙丁胺醇小 7～10 倍,仅及异丙肾上腺素的 1/100。但临床应用时,特别是大量或注射给药仍有明显心血管系统不良反应,这除与它直接激动心脏 β_1 受体有关外,尚与其激动血管平滑肌 β_2 受体,舒张血管,血流量增加,通过压力感受器反射地兴奋心脏有关。

口服生物利用度为 15％±6％,约 30 分钟出现平喘作用,有效血浆浓度为 3 $\mu g/mL$,血浆蛋白结合率为 25％。因不易被儿茶酚氧位甲基转移酶、单胺氧化酶或硫酸酯酶代谢,故作用持久。2～4 小时作用达高峰,可持续 4～7 小时。V_d 为(1.4±0.4)L/kg。皮下注射或气雾吸入后 5～15 分钟生效,0.5～1.0 小时作用达高峰,作用维持 1.5～4.0 小时。

4.适应证

(1)用于支气管哮喘、哮喘型支气管炎和慢性阻塞性肺部疾病时的支气管痉挛。

(2)连续静脉滴注本品可激动子宫平滑肌 β_2 受体,抑制自发性子宫收缩和催产素引起的子宫收缩,预防早产。同样原理亦可用于胎儿窒息。

5.用法和用量

口服:成人,每次 2.5～5.0 mg,一天 3 次,一天中总量不超过 15 mg。静脉注射:一次 0.25 mg,如15～30 分钟无明显临床改善,可重复注射一次,但 4 小时中总量不能超过 0.5 mg。气雾吸入:成人,每次 0.25～0.50 mg,一天 3～4 次。

6.不良反应

少数病例可见手指震颤、头痛、头晕、失眠、心悸及胃肠障碍,偶见血糖及血乳酸升高。口服 5 mg时,手指震颤发生率可达 20％～33％。故应以吸入给药为主,只在重症哮喘发作时才考虑静脉应用。

7.禁忌证

(1)对本品及其他肾上腺素受体激动剂过敏者。

(2)严重心功能损害者。

8.注意

高血压病、冠心病、糖尿病、甲状腺功能亢进、癫痫患者及妊娠期女性慎用。

9.药物相互作用

(1)与其他肾上腺素受体激动剂合用可使疗效增加,但不良反应也增多。

(2)β受体阻滞剂如普萘洛尔、醋丁洛尔、阿替洛尔、美托洛尔等可拮抗本品的作用,使疗效降低,并可致严重的支气管痉挛。

(3)与茶碱类药合用,可增加松弛支气管平滑肌作用,但心悸等不良反应也增加。

(4)单胺氧化酶抑制药、三环抗抑郁药、抗组胺药、左甲状腺素等可增加本品的不良反应。

10.制剂

片剂:每片 1.25 mg、2.5 mg、5 mg。胶囊:每粒 1.25 mg、2.5 mg。注射剂:每支 0.25 mg

（1 mL）。气雾剂:每瓶 50 mg(200 喷);100 mg(400 喷),每喷 0.25 mg。粉雾剂:0.5 mg(每吸)。

(五)氯丙那林

1.其他名称

氯喘通,氯喘,喘通,邻氯喘息定,邻氯异丙肾上腺素,soprophenamine,ASTHONE。

2.性状

常用其盐酸盐,为白色或类白色结晶性粉末;无臭,味苦。在水或乙醇中易溶,在三氯甲烷中溶解,在丙酮中微溶,在乙醚中不溶。熔点 165~169 ℃。

3.药理学

为选择性 β_2 受体激动剂,但其对 β_2 受体的选择性低于沙丁胺醇。有明显的支气管扩张作用,对心脏的兴奋作用较弱,仅为异丙肾上腺素的 1/3。口服后 15~30 分钟生效,约 1 小时达最大效应,作用持续 4~6 小时。气雾吸入 5 分钟左右即可见哮喘症状缓解。

4.适应证

用于支气管哮喘、哮喘型支气管炎、慢性支气管炎合并肺气肿,可止喘并改善肺功能。

5.用法和用量

口服,每次 5~10 mg,一天 3 次。预防夜间发作可于睡前服 5~10 mg。气雾吸入,每次 6~10 mg。

6.不良反应

用药初 1~3 天,个别患者可见心悸、手指震颤、头痛及胃肠道反应。继续服药,多能自行消失。

7.禁忌证

对本品过敏者禁用。

8.注意

心律失常、高血压、肾功能不全、甲状腺功能亢进及老年患者慎用。

9.药物相互作用

(1)与茶碱类及抗胆碱能支气管扩张药合用,其支气管扩张作用增强,不良反应也增强。

(2)与其他肾上腺素 β_2 受体激动剂有相加作用,但不良反应(如手指震颤等)也增多。

(3)β 受体阻滞剂如普萘洛尔可拮抗本品的作用。

(4)三环类抗抑郁药可能增强其作用。

10.制剂

片剂:每片 5 mg;10 mg。气雾剂:2% 溶液。

复方氯喘通(复方氯丙那林)片:每片含盐酸氯丙那林 5 mg、盐酸溴己新 10 mg、盐酸去氯羟嗪 25 mg。用于祛痰、平喘、抗过敏,每次 1 片,一天 3 次。

(六)海索那林

六甲双喘定,息喘酚,哮平灵,己双肾上腺素,BRONALIN,DELAPREM,ETOSCOL,LEANOL。

选择性 β_2 受体激动剂,平喘作用似异丙肾上腺素且持久。其心脏兴奋作用仅及异丙肾上腺素的 1/10。用于支气管哮喘,尤适用于伴有高血压者。口服,每次 0.5~1.0 mg,一天 3 次或 4 次。少数人有心悸、震颤、头痛、恶心、食欲缺乏等不良反应。片剂:0.5 mg。

(七)奥西那林

对 β_2 受体的作用弱于沙丁胺醇,但对心脏的兴奋作用相对较弱。吸入给药时,其支气管扩张作用与异丙肾上腺素相似,因其不被儿茶酚氧位甲基转移酶代谢灭活,故作用持续时间较异丙肾上腺素长。用于支气管哮喘和哮喘型支气管炎、慢性阻塞性肺疾病所致支气管痉挛。亦可静脉滴注用于房室传导阻滞。支气管哮喘:口服,成人,每次 10~20 mg,一天 3 或 4 次;儿童,每天7.5~30.0 mg。气雾吸入,每次 0.65~1.95 mg,一天 4~6 次,每天最大量 7.8 mg。房室传导阻滞:静脉滴注,每次 5~20 mg 加入 250 mL 氯化钠注射液或葡萄糖注射液中,以每分钟 8 滴的速度滴入。过量可致心悸、心动过速、高血压、震颤、头痛、恶心等,亦可能引起排尿困难。冠心病、心功能不全、高血压病、甲状腺功能亢进和糖尿病患者慎用。

片剂:每片 10 mg、20 mg。气雾剂:每瓶含本品 225 mg,每喷一次约含本品 0.65 mg。注射剂:0.5 mg(1 mL)。

(八)福莫特罗

1.其他名称

安咳通,安通克,奥克斯都保,ATOCK,OXISTURBUHALER。

2.性状

本品为富马酸盐。白色或黄白色结晶状粉末;无臭或微带特异臭。在冰醋酸、二甲基二酰胺中易溶,在甲醇中微溶,在水、丙酮、三氯甲烷或乙醚中几乎不溶。熔点 138 ℃。

3.药理学

为长效选择性 β_2 受体激动剂,对支气管的松弛作用较沙丁胺醇强且较持久,其作用机制可能是刺激肾上腺素能 β_2 受体而使气管平滑肌中的 cAMP 上升。本品尚具有明显的抗炎作用,可明显抑制抗原诱发的嗜酸性粒细胞聚集与浸润、血管通透性增高及速发性与迟发性哮喘反应,对血小板激活因子(PAF)诱发的嗜酸性粒细胞聚集亦能抑制,这是其他选择性 β_2 受体激动剂所没有的。还能抑制人嗜碱性粒细胞与肺肥大细胞由过敏或非过敏因子介导的组胺释放。对吸入组胺引起的微血管渗漏与肺水肿也有明显保护作用。

本品口服吸收迅速,0.5~1.0 小时血药浓度达峰值。口服 80 μg,4 小时后支气管扩张作用最强。吸入后约 2 分钟起效,2 小时达高峰,单剂量吸入后作用持续 12 小时左右。本品与血浆蛋白结合率为 50%。通过葡萄糖醛酸化和氧位去甲基代谢后,部分经尿排泄,部分经胆汁排泄,提示有肠肝循环。

4.适应证

用于慢性哮喘与慢性阻塞性肺疾病的维持治疗与预防发作,因其为长效制剂,特别适用于哮喘夜间发作患者,疗效尤佳。能有效地预防运动性哮喘的发作。

5.用法和用量

口服:成人每次 40~80 μg,一天 2 次。气雾吸入:成人每次 4.5~9.0 μg,每天 2 次。

6.不良反应

偶见心动过速、室性期前收缩、面部潮红、胸部压迫感、头痛、头晕、发热、嗜睡、盗汗、震颤、腹痛、皮疹等。

7.注意

(1)高血压、甲状腺功能亢进症、心脏病及糖尿病患者慎用。妊娠及哺乳期女性慎用。

(2)与肾上腺素及异丙肾上腺素等儿茶酚胺类合用时可诱发心律失常,甚至心搏停止,应避免合用。

8.药物相互作用

（1）本品与肾上腺素、异丙肾上腺素合用时，易致心律不齐，甚至引起心搏骤停。

（2）本品与茶碱、氨茶碱、肾上腺皮质激素、利尿药（呋塞米、螺内酯等）合用，可能因低血钾引起心律不齐。

（3）与洋地黄类药物合用，可增加洋地黄诱发心律失常的危险性。

（4）与单胺氧化酶抑制药合用，可增加室性心律失常发生率，并可加重高血压。

（5）本品可增强泮库溴胺、维库溴胺神经肌肉阻滞作用。

9.制剂

片剂：每片 20 μg、40 μg。干糖浆：20 μg（0.5 g）。气雾剂：每瓶 60 喷（每喷含本品 9 μg）。片剂：每片含本品 20 μg。干粉吸入剂：每瓶 60 喷（每喷含本品 4.5 μg）；每瓶 60 喷（每喷含本品 9 μg）。

（九）克仑特罗

1.其他名称

氨必妥，双氯醇胺，氨哮素，克喘素，氨双氯喘通，SPIROPENT。

2.性状

常用其盐酸盐，为白色或类白色的结晶性粉末；无臭，味略苦。在水或乙醇中溶解，在三氯甲烷或丙酮中微溶，在乙醚中不溶。熔点 172～176 ℃。

3.药理学

为强效选择性 β_2 受体激动剂，其松弛支气管平滑肌作用强而持久，而对心血管系统影响较小。其支气管扩张作用约为沙丁胺醇的 100 倍，故用药量极小。哮喘患者每次口服本品 30 μg，即可明显增加每秒肺活量（FEV$_1$）和最大呼气流速（FEF），降低气道阻力，其平喘疗效与特布他林（每次 5 mg，一天 3 次）相近，即较后者强 165 倍。本品尚能增强纤毛运动和促进痰液排出，这也有助于提高平喘疗效。

本品口服后 10～20 分钟起效，2～3 小时达最高血浆浓度，作用维持 5 小时以上。气雾吸入后 5～10 分钟起效，作用维持 2～4 小时。直肠给药后 10～30 分钟起效，作用持续 8～24 小时。

4.适应证

用于防治支气管哮喘及哮喘型慢性支气管炎、肺气肿等呼吸系统疾病所致的支气管痉挛。

5.用法和用量

口服，每次 20～40 μg，一天 3 次。舌下含服，每次 60～120 μg，先舌下含服，待哮喘缓解后，将所余部分用温开水送下。气雾吸入，每次 10～20 μg，一天 3～4 次。直肠给药，每次 60 μg，一天 2 次，也可于睡前给药一次。

6.不良反应

少数患者可见轻度心悸、手指震颤、头晕等不良反应，一般于用药过程中自行消失。

7.禁忌证

对本品过敏者禁用。

8.注意

心律失常、高血压、嗜铬细胞瘤和甲状腺功能亢进症患者慎用。

9.药物相互作用

与单胺氧化酶抑制药合用，可使心动过速或轻度躁狂等的发生率增加。

10.制剂

片剂:每片含本品 20 μg、40 μg。膜剂:每片含本品 60 μg、120 μg(其中 1/3 为速效膜,2/3 为缓释长效膜;前者舌下含服,后者吞服)。气雾剂:每瓶含本品 2 mg。栓剂:每粒含本品 60 μg。

喘立平气雾剂:每瓶含本品 1.5 mg 及洋金花总碱 5 mg。每天吸入 3～4 次。

喘立平栓剂:每个含本品 40 μg 和洋金花总碱 0.4 mg。每次 1 粒塞入肛门,1 天 1～2 次。起效较慢,但疗效维持时间长。

舒喘平胶囊:由克仑特罗、二羟丙茶碱、山莨菪碱、盐酸去氯羟嗪和溴己新组成的平喘、祛痰复方制剂。发作时,口服,每次 1～2 粒,1 天 3 次;症状缓解后,改为一天 1 次。青光眼、心动过速、高血压病、甲状腺功能亢进、前列腺肥大患者须在医师指导下使用。

(十)丙卡特罗

1.其他名称

普鲁卡地鲁,川迪,曼普特,美喘清,美普清,MEPTIN。

2.性状

常用其盐酸盐,为白色或类白色结晶性粉末,无臭,味涩。在水和甲醇中溶解,在乙醇中微溶,在三氯甲烷、乙醚或丙酮中几乎不溶,在甲酸中溶解。熔点 193～198 ℃。

3.药理学

为选择性 β_2 受体激动剂,对支气管的 β_2 受体具有较高选择性,其支气管扩张作用强而持久。尚具有较强抗过敏作用,不仅可抑制速发型的气道阻力增加,而且可抑制迟发型的气道反应性增高。本品尚可促进呼吸道纤毛运动。

口服本品 100 μg 后,代谢衰减模式呈二相型,第一相(分布相)的 $t_{1/2}$ 为 3 小时,第二相(消除相)的 $t_{1/2}$ 为 8.4 小时。

4.适应证

用于防治支气管哮喘、喘息性支气管炎和慢性阻塞性肺疾病所致的喘息症状。

5.用法和用量

口服,成人,每晚睡前 1 次服 50 μg,或每次 25～50 μg,早晚(睡前)各服 1 次。

6.不良反应

偶见心悸、心律失常、面部潮红、失眠、头痛、眩晕、耳鸣、肌肉颤动、恶心或胃不适、口渴、鼻塞、疲倦和皮疹。

7.注意

(1)甲状腺功能亢进症、高血压病、心脏病和糖尿病患者慎用。

(2)由于本品对妊娠期女性和婴幼儿的安全性尚未确定,故亦应慎用。

(3)本品有抗过敏作用,故评估其他药皮试反应时,应考虑本品对皮试的影响。

8.药物相互作用

(1)与其他肾上腺素受体激动剂及茶碱类合用,可引起心律失常,甚至心搏骤停。

(2)与茶碱类及抗胆碱能支气管扩张药合用,其支气管扩张作用增强,但可能产生降低血钾作用,并因此影响心率。

9.制剂

片剂(胶囊):每片(粒)含本品 25 μg、50 μg。口服液:0.15 mg(30 mL)。气雾剂:2 mg,每撤含 10 μg。

(十一)沙美特罗

1.其他名称

祺泰,司多米,平特,施立稳,QITAI,SEREVENT。

2.药理学

为新型选择性长效 β_2 受体激动剂。吸入本品 25 μg,其支气管扩张作用与吸入 200 μg 沙丁胺醇相当。尚有强大的抑制肺肥大细胞释放组胺、白三烯、前列腺素等变态反应介质作用,可抑制吸入抗原诱发的早期和迟发相反应,降低气道高反应性。

单次吸入本品 50 μg 或 400 μg 后,5～15 分钟达血药峰浓度。用药后 10～20 分钟出现支气管扩张作用,持续 12 小时。

3.适应证

用于哮喘(包括夜间哮喘和运动性哮喘)、喘息性支气管炎和可逆性气道阻塞。

4.用法和用量

粉雾吸入:成人,每次 50 μg,一天 2 次;儿童,每次 25 μg,一天 2 次。气雾吸入:剂量用法同上。

5.不良反应

偶见恶心、呕吐、震颤、心悸、头痛及口咽部刺激症状。

6.禁忌证

(1)对本药过敏者。

(2)主动脉瓣狭窄患者。

(3)心动过速者。

(4)严重甲状腺功能亢进者。

(5)重症及有重症倾向的哮喘患者。

7.注意

(1)吸入本品有时可产生异常的支气管痉挛,加重哮喘,此时应立即停用,并使用有效的短效 β_2 受体激动剂。

(2)不宜同时使用非选择性 β 受体阻滞剂、单胺氧化酶抑制剂及三环类抗抑郁药。

(3)本品不适用于急性哮喘发作患者,此时应先用短效 β_2 受体激动剂。

8.制剂

粉雾剂胶囊:每粒含本品 50 μg。气雾剂:每喷含本品 25 μg(60 喷、120 喷、200 喷)。

舒利迭干粉吸入剂(SERETIDE):每喷含沙美特罗 50 μg、丙酸氟替卡松 100 μg(60 喷)或沙美特罗 50 μg、丙酸氟替卡松 250 μg(60 喷)。

(十二)班布特罗

1.其他名称

邦尼,邦备,贝合健,BAMBEC,Bambuterol。

2.药理学

新型选择性长效 β_2 受体激动剂。本品为特布他林的前体药物,吸收后在体内经肝脏代谢成为有活性的特布他林。本品亲脂性强,与肺组织有很高的亲和力,产生扩张支气管、抑制内源性变态反应介质释放、减轻水肿及腺体分泌,从而降低气道高反应性,改善肺及支气管通气功能。

3.适应证

用于支气管哮喘、慢性喘息性支气管炎、阻塞性肺气肿及其他伴有支气管痉挛的肺部疾病。

4.用法和用量

每晚睡前口服1次,成人一次10 mg,12岁以下儿童一次5 mg。

5.不良反应

可致震颤、头痛、强直性肌肉痉挛及心悸。

6.禁忌证

(1)对本品、特布他林及β受体激动剂过敏者。

(2)特发性肥厚性主动脉瓣下狭窄患者。

(3)快速型心律失常患者。

(4)肝硬化或肝功能不全患者。

7.注意

(1)高血压、缺血性心脏病、快速性心律失常、严重心力衰竭、甲状腺功能亢进等患者慎用。

(2)肝功能不全患者不宜应用。

8.制剂

片剂(胶囊):每片(粒)10 mg、20 mg。口服液:10 mg(10 mL)。

(十三)妥洛特罗

1.其他名称

喘舒,妥布特罗,丁氯喘,叔丁氯喘通,氯丁喘安,CHLOBAMOL,LOBUTEROL。

2.性状

常用其盐酸盐,为白色或类白色的结晶性粉末,无臭,味苦。熔点161～163 ℃。溶于水、乙醇,微溶于丙酮,不溶于乙醚。

3.药理学

为选择性β₂受体激动剂,对支气管平滑肌具有较强而持久的扩张作用,对心脏的兴奋作用较弱。离体动物实验证明,本品松弛气管平滑肌作用是氯丙那林的2～10倍,而对心脏的兴奋作用是异丙肾上腺素的1/1 000,作用维持时间较异丙肾上腺素长10倍。临床试用表明,本品除有明显的平喘作用外,还有一定的止咳、祛痰作用,而对心脏的兴奋作用极微。一般口服后5～10分钟起效,作用可维持4～6小时。

4.适应证

用于防治支气管哮喘、哮喘型支气管炎等。

5.用法和用量

口服,每次0.5～2.0 mg,一天3次。

6.不良反应

偶有心悸、手指震颤、心动过速、头晕、恶心、胃部不适等反应,一般停药后即消失。偶见变态反应。

7.注意

冠心病、心功能不全、肝肾功能不全、高血压病、甲状腺功能亢进症、糖尿病患者慎用。

8.药物相互作用

(1)与肾上腺素、异丙肾上腺素合用易致心律失常。

（2）与单胺氧化酶抑制药合用可出现心动过速、躁狂等不良反应。

9.制剂

片剂：每片 0.5 mg、1 mg。

复方妥洛特罗片（复方叔丁氯喘通片）：每片含盐酸妥洛特罗 1.5 mg、盐酸溴己新 15 mg、盐酸异丙嗪 6 mg。每次 1 片，一天 2 或 3 次。

小儿复方盐酸妥洛特罗片：盐酸妥洛特罗 0.5 mg,盐酸溴己新 5 mg,盐酸异丙嗪 3 mg。

（十四）非诺特罗

酚间羟异丙肾上腺素,备劳特。选择性作用于 β₂ 受体,扩张支气管平滑肌。尚可抑制肺组织中过敏慢反应物质释放,也能抑制白细胞释放组胺。本品还可促进支气管纤毛运动,有利于排痰。口服,一次2.5～7.5 mg,一天 3 次。气雾吸入,每次 1～2 揿,一天 3 次。偶有心动过速、心悸、眩晕、头痛、焦虑、肌肉震颤等不良反应。片剂:2.5 mg。气雾剂:0.67 mg(300 喷)。

（十五）甲氧那明

喘咳宁,甲氧苯丙甲胺,奥索克斯。主要激动 β 受体,对 α 受体作用极弱。平喘作用较麻黄碱强,心血管系统不良反应较少。用于支气管哮喘特别是不能耐受麻黄碱者。尚用于咳嗽、过敏性鼻炎和荨麻疹。口服,每次 50～100 mg,1 天 3 次。5 岁以上儿童,每次 25～50 mg。偶有口干、恶心、失眠、心悸等不良反应。片剂:50 mg。复方甲氧那明胶囊:盐酸甲氧那明 12.5 mg,那可丁 7 mg,氨茶碱 25 mg,马来酸氯苯那敏 2 mg。

二、M 胆碱受体拮抗剂

（一）异丙托溴铵

1.其他名称

异丙阿托品,溴化异丙托品,爱全乐,爱喘乐,ATROVENT。

2.性状

常用其溴化物,为白色结晶性粉末,味苦。溶于水,略溶于乙醇,不溶于其他有机溶剂。熔点232～233 ℃。

3.药理学

药理学是对支气管平滑肌 M 受体有较高选择性的强效抗胆碱药,松弛支气管平滑肌作用较强,对呼吸道腺体和心血管系统的作用较弱。其扩张支气管的剂量仅及抑制腺体分泌和加快心率剂量的 1/20～1/10。气雾吸入本品 40 μg 或 80 μg 对哮喘患者的疗效相当于气雾吸入 2 mg阿托品、70～200 μg 异丙肾上腺素或 200 μg 沙丁胺醇的疗效。用药后痰量和痰液的黏滞性均无明显改变,但国外报道,本品可促进支气管黏膜的纤毛运动,利于痰液排出。本品为季铵盐,口服不易吸收。气雾吸入后 5 分钟左右起效,30～60 分钟作用达峰值,维持 4～6 小时。

4.适应证

（1）用于缓解慢性阻塞性肺疾病（COPD）引起的支气管痉挛、喘息症状。

（2）防治哮喘、尤适用于因用 β 受体激动剂产生肌肉震颤、心动过速而不能耐受此类药物的患者。

5.用法和用量

用量如下。①气雾吸入:成人,一次 40～80 μg,每天 3～4 次。②雾化吸入:成人,一次100～500 μg(14 岁以下儿童50～250 μg),用生理盐水稀释到 3～4 mL,置雾化器中吸入。

6.不良反应

常见口干、头痛、鼻黏膜干燥、咳嗽、震颤。偶见心悸、支气管痉挛、眼干、眼调节障碍、尿潴留。极少见变态反应。

7.禁忌证

(1)对本品及阿托品类药物过敏者。

(2)幽门梗阻者。

8.注意

(1)青光眼、前列腺增生患者慎用。

(2)雾化吸入时避免药物进入眼内。

(3)在窄角青光眼患者,本品与β受体激动剂合用可增加青光眼急性发作的危险性。

(4)使用与β受体激动剂组成的复方制剂时,须同时注意两者的禁忌证。

9.药物相互作用

(1)与β受体激动剂(沙丁胺醇、非诺特罗)、茶碱、色甘酸钠合用可相互增强疗效。

(2)金刚烷胺、吩噻嗪类抗精神病药、三环抗抑郁药、单胺氧化酶抑制药及抗组胺药可增强本品的作用。

10.制剂

(1)气雾剂:每喷 20 μg、40 μg;每瓶 200 喷(10 mL)。

(2)吸入溶液剂:2 mL,异丙托溴铵 500 μg。

(3)雾化溶液剂:50 μg(2 mL)、250 μg(2 mL)、500 μg(2 mL)、500 μg(20 mL)。

(4)复方异丙托溴铵气雾剂(可必特,Combivent):每瓶 14 g(10 mL),含异丙托溴铵(以无水物计)4 mg、硫酸沙丁胺醇 24 mg,每揿含异丙托溴铵(以无水物计)20 μg、硫酸沙丁胺醇 120 μg。每瓶总揿次为 200 喷。

(二)噻托溴铵

思力华,SPIRIVA。是季胺类抗胆碱药,对 $M_1 \sim M_5$ 受体均有相似的亲和力,可与支气管平滑肌上的 M_3 受体结合产生支气管扩张作用,作用维持时间较异丙托溴铵长。用于防治慢性阻塞性肺病及支气管哮喘,对于急性哮喘发作无效。噻托溴铵粉吸入剂(胶囊):每粒 18 μg。每次应用药粉吸入器吸入 1 粒胶囊。一天 1 次。常见的不良反应有口干、声音嘶哑,少数老年患者可发生便秘及尿潴留。老年患者慎用。

(三)氧托溴铵

溴乙东莨菪碱,氧托品,VENTILAT。

本品为东莨菪碱衍生物。对支气管平滑肌具有较高选择性。作用维持时间较长,可达 8 小时以上。无阿托品的中枢性不良反应,治疗剂量对心血管系统无明显影响。本品为季铵盐,口服不易由胃肠道吸收,须采用气雾吸入给药。用于支气管哮喘、慢性喘息性支气管炎和慢性阻塞性肺病。气雾吸入:成人和学龄儿童每天吸入 2 次,每次 2 揿,每揿约为 100 μg。

(四)异丙东莨菪碱

异丙东碱,溴化异丙东莨菪碱。为东莨菪碱的异丙基衍生物,其抗胆碱作用与东莨菪碱和溴化异丙阿托品相似,具有较强的支气管扩张作用。哮喘患者吸入本品的平喘疗效与异丙阿托品相似。用于支气管哮喘和哮喘型慢性支气管炎。气雾吸入,每次 180 μg(相当于喷 3 次),一天 2~4 次。极少数患者有轻度口干、恶心不良反应。气雾剂:每瓶 14 g(含本品 12 mg)。

三、黄嘌呤类药物

(一)氨茶碱

1.其他名称

茶碱乙烯双胺,茶碱乙二胺盐,AMINODUR,Diaphylline,Theophylline,Euphyllin,Ethylenediamine。

2.性状

为白色至微黄色的颗粒或粉末;易结块;微有氨臭,味苦。在空气中吸收二氧化碳,并分解成茶碱。水溶液呈碱性反应。在水中溶解,在乙醇中微溶,在乙醚中几乎不溶。熔点269~274 ℃。

3.药理学

本品为茶碱和乙二胺的复合物,含茶碱77%~83%。乙二胺可增加茶碱的水溶性,并增强其作用。主要作用如下:①松弛支气管平滑肌,抑制过敏介质释放。在解痉的同时还可减轻支气管黏膜的充血和水肿。②增强呼吸肌如膈肌、肋间肌的收缩力,减少呼吸肌疲劳。③增强心肌收缩力,增加心排血量,低剂量一般不加快心率。④舒张冠状动脉、外周血管和胆管平滑肌。⑤增加肾血流量,提高肾小球滤过率,减少肾小管对钠和水的重吸收,具有利尿作用。⑥中枢神经兴奋作用。

茶碱口服吸收完全,其生物利用度为96%。用药后 1~3 小时血浆浓度达峰值,有效血浓度为10~20 μg/mL。血浆蛋白结合率约60%。V_d 为(0.50±0.16)L/kg。80%~90%的药物在体内被肝脏的混合功能氧化酶代谢。本品的大部分代谢物及约10%原形药均经肾脏排出。正常人 $t_{1/2}$ 为(9±2.1)小时,早产儿、新生儿、肝硬化、充血性心功能不全、肺炎、肺心病等 $t_{1/2}$ 延长,如肝硬化患者 $t_{1/2}$ 为 7~60 小时,急性心功能不全患者 $t_{1/2}$ 为 3~80 小时。

4.适应证

适应证:①支气管哮喘和喘息性支气管炎,与 β 受体激动剂合用可提高疗效。在哮喘持续状态,常选用本品与肾上腺皮质激素配伍进行治疗。②治疗急性心功能不全和心源性哮喘。③胆绞痛。

5.用法和用量

用法和用量。①口服:成人,常用量,每次 0.1~0.2 g,一天 0.3~0.6 g;极量,一次 0.5 g,一天 1 g。②肌内注射或静脉注射:成人,常用量,每次 0.25~0.50 g,1 天 0.5~1.0 g;极量,一次0.5 g。以 50%葡萄糖注射液20~40 mL稀释后缓慢静脉注射(不得少于 10 分钟)。③静脉滴注:以 5%葡萄糖注射液 500 mL 稀释后滴注。④直肠给药:栓剂或保留灌肠,每次 0.3~0.5 g,每天 1~2 次。

6.不良反应

常见恶心、呕吐、胃部不适、食欲减退、头痛、烦躁、易激动、失眠等。少数患者可出现皮肤变态反应。

7.禁忌证

禁用于:①对本品、乙二胺或茶碱过敏者。②急性心肌梗死伴有血压显著降低者。③严重心律失常者。④活动性消化性溃疡者。

8.注意

(1)本品呈较强碱性,局部刺激作用强。口服可致恶心、呕吐。一次口服最大耐受量 0.5 g。餐后服药、与氢氧化铝同服,或服用肠衣片均可减轻其局部刺激作用。肌内注射可引起局部红肿、疼痛,现已极少用。

（2）静脉滴注过快或浓度过高（血浓度＞25 μg/mL）可强烈兴奋心脏,引起头晕、心悸、心律失常、血压剧降,严重者可致惊厥。故必须稀释后缓慢注射。

（3）其中枢兴奋作用可使少数患者发生激动不安、失眠等。剂量过大时可发生谵妄、惊厥。可用镇静药对抗。

（4）肝、肾功能不全,甲状腺功能亢进症患者慎用。

（5）可进入胎盘及乳汁,故妊娠期女性及乳母慎用。

（6）不可露置空气中,以免变黄失效。

9.药物相互作用

（1）红霉素、罗红霉素、四环素类、依诺沙星、环丙沙星、氧氟沙星、克拉霉素、林可霉素等可降低氨茶碱清除率,增高其血药浓度。

（2）苯巴比妥、苯妥英、利福平、西咪替丁、雷尼替丁等可刺激氨茶碱在肝中代谢,使其清除率增加;氨茶碱也可干扰苯妥英的吸收,两者血浆浓度均下降,合用时应调整剂量。

（3）维拉帕米可干扰氨茶碱在肝内的代谢,增加血药浓度和毒性。

（4）氨茶碱可加速肾脏对锂的排泄,降低锂盐疗效。

（5）咖啡因或其他黄嘌呤类药物可增加氨茶碱作用和毒性。

（6）本品可提高心肌对洋地黄类药物的敏感性,合用时后者的心脏毒性增强。

（7）普萘洛尔可抑制氨茶碱的支气管扩张作用。

（8）稀盐酸可减少氨茶碱在小肠吸收。酸性药物可增加其排泄,碱性药物减少其排泄。

（9）静脉输液时,应避免与维生素C、促皮质激素、去甲肾上腺素、四环素族盐酸盐配伍。

10.制剂

片剂:每片0.05 g、0.1 g、0.2 g。肠溶片:每片0.05 g、0.1 g。注射液:①肌内注射用每支0.125 g（2 mL）、0.25 g（2 mL）、0.5 g（2 mL）。②静脉注射用每支0.25 g（10 mL）。栓剂:每粒0.25 g。

氨茶碱缓释片:每片0.1 g、0.2 g。每12小时口服一次,每次0.2～0.3 g。

复方长效氨茶碱片:白色外层含氨茶碱100 mg、氯苯那敏2 mg、苯巴比妥15 mg、氢氧化铝30 mg;棕色内层含氨茶碱和茶碱各100 mg。外层在胃液内迅速崩解,而呈速效;内层为缓释层,在肠液内缓慢崩解以维持药效。口服,每次1片,一天1或2次。

阿斯美胶囊剂:每粒含氨茶碱25 mg,那可丁7 mg,盐酸甲氧那明12.5 mg,氯苯那敏2 mg。口服,成人每次2粒,一天3次。15岁以下儿童剂量减半。

止喘栓:成人用,每个含氨茶碱0.4 g,盐酸异丙嗪0.025 g,苯佐卡因0.045 g;小儿用,每个含量减半,每次1个,睡前塞入肛门。喘静片:含氨茶碱、咖啡因、苯巴比妥、盐酸麻黄碱、远志流浸膏。每次1～2片,一天3次。极量,每天8片。

（二）多索茶碱

1.其他名称

枢维新,ANSIMAR。

2.性状

多索茶碱是茶碱的N-7位上接1,3-二氧环戊基-2-甲基的衍生物。本品为白色针状结晶粉末,在水、丙酮、乙酸乙酯、三氯甲烷、苯溶剂中可溶解1%,加热可溶于甲醇和乙醇,不溶于乙醚和石油醚。

3.药理学

本品对磷酸二酯酶有显著抑制作用。其支气管平滑肌松弛作用较氨茶碱强10～15倍,并有镇咳作用,且作用时间长,无依赖性。本品为非腺苷受体拮抗剂,因此无类似茶碱所致的中枢和胃肠道等肺外系统的不良反应,也不影响心功能。但大剂量给药后可引起血压下降。

4.适应证

用于支气管哮喘、喘息性支气管炎及其他伴支气管痉挛的肺部疾病。

5.用法和用量

口服:每天2片或每12小时1～2粒胶囊,或每天1～3包散剂冲服。急症可先注射100 mg,然后每6小时静脉注射1次,也可每天静脉点滴300 mg。

6.不良反应

少数人用药后可见头痛、失眠、易怒、心悸、心动过速、期前收缩、食欲缺乏、恶心、呕吐上腹不适或疼痛、高血糖及尿蛋白。

7.制剂

规格。①片剂:每片200 mg、300 mg、400 mg。②胶囊剂:每粒200 mg、300 mg。③散剂:每包200 mg。④注射液:每支100 mg(10 mL)。⑤葡萄糖注射液:每瓶0.3 g与葡萄糖5 g(100 mL)。

(三)二羟丙茶碱

1.其他名称

喘定,甘油茶碱,Dyphylline,Glyphylline,Neothylline,Lufyllin。

2.性状

本品为白色粉末或颗粒,无臭,味苦。在水中易溶,在乙醇中微溶,在三氯甲烷或乙醚中极微溶解。熔点160～164 ℃。

3.药理学

平喘作用与氨茶碱相似。本品pH近中性,对胃肠刺激性较小,口服易耐受。肌内注射疼痛反应轻。心脏兴奋作用仅为氨茶碱的1/20～1/10。

4.适应证

用于支气管哮喘、喘息性支气管炎,尤适用于伴有心动过速的哮喘患者。亦可用于心源性肺水肿引起的喘息。

5.用法和用量

用法和用量。①口服:每次0.1～0.2 g,一天3次。极量,一次0.5 g,一天1.5 g。②肌内注射:每次0.25～0.5 g。③静脉滴注:用于严重哮喘发作,每天0.5～1 g加于5%葡萄糖液1 500～2 000 mL中滴入。④直肠给药:每次0.25～0.5 g。

6.不良反应

偶有口干、恶心、头痛、烦躁、失眠、易激动、心悸、心动过速、期前收缩、食欲减退、呕吐、上腹不适或疼痛、高血糖及尿蛋白。

7.注意

(1)哮喘急性发作的患者不宜首选本品。

(2)静脉滴注速度过快可致一过性低血压和周围循环衰竭。

(3)大剂量可致中枢兴奋,甚至诱发惊厥,预服镇静药可防止。

8.药物相互作用

(1)与拟交感胺类支气管扩张药合用具有协同作用。

(2)苯妥英钠、卡马西平、西咪替丁、咖啡因及其他黄嘌呤类合用可增强本品的作用和毒性。

(3)克林霉素、林可霉素、大环内酯类及喹诺酮类抗菌药可降低本品的肝脏清除率,使血药浓度升高,甚至出现毒性反应。

(4)碳酸锂加速本品清除,降低本品疗效。本药也可使锂从肾脏排泄增加,影响其疗效。

(5)与普萘洛尔合用可降低本品的疗效。

9.制剂

片剂:每片 0.1 g、0.2 g。注射液:每支 0.25 g(2 mL)。葡萄糖注射液:每瓶 0.25 g 与葡萄糖 5 g(100 mL)。栓剂:每粒 0.25 g。

(四)复方茶碱片

每片含茶碱 25 mg,盐酸麻黄碱 10 mg,非那西丁 100 mg,苯巴比妥 10 mg,氨基比林 100 mg,咖啡因 15 mg,可可碱 25 mg,颠茄浸膏 2 mg。口服,每次 1 片,1 天 2 次。

(五)胆茶碱

为茶碱的胆碱盐,含无水茶碱 64%,作用与氨茶碱相似。口服易吸收,对胃的刺激性小,可耐受较大剂量。对心脏和神经系统的影响较小。适应证同氨茶碱。口服:成人每次 0.1～0.2 g,一天 3 次。极量,一次 0.5 g,一天 1 g。小儿一天 10～15 mg/kg,分 3～4 次服。偶有口干、恶心、心悸、多尿等不良反应。片剂:0.1 g、0.2 g。糖浆剂:1.24%。

(六)甘氨酸茶碱钠

又称甘非林。作用与氨茶碱相似,口服易吸收,对胃的刺激性小,可耐受较大剂量。用途同氨茶碱。口服,每次 1 片,一日 3 次。片剂:每片 330 mg,内含茶碱 165 mg。

(七)赖氨酸茶碱

作用与氨茶碱相似,用途同氨茶碱,是儿科用的茶碱制剂。6 个月以下幼儿,2～3 mg/kg;6 个月至 4 岁,3～4 mg/kg;4 岁以上,4～5 mg/kg。每 6 小时一次。偶见胃肠道反应及激动、不安,皮疹、瘙痒。禁用于低血压及对本品过敏者。肝病、心力衰竭、急性肺炎患者慎用。片剂:182 mg(含无水茶碱100 mg)。滴剂:72.5 mg/mL(含无水茶碱 40 mg)。

四、过敏介质阻释剂

(一)色甘酸钠

1.其他名称

色甘酸二钠,咽泰,咳乐钠,CromolynSodium,INTAL,NALCROM。

2.性状

为白色结晶性粉末;无臭,有引湿性,遇光易变色。在水中溶解,在乙醇或氯仿中不溶。

3.药理学

本品无松弛支气管平滑肌作用和 β 受体激动作用,亦无直接拮抗组胺、白三烯等过敏介质作用和抗炎症作用。但在抗原攻击前给药,可预防速发型和迟发型过敏性哮喘,亦可预防运动和其他刺激诱发的哮喘。目前认为其平喘的作用机制可能是通过:①稳定肥大细胞膜,阻止肥大细胞释放过敏介质:可抑制肺组织肥大细胞中磷酸二酯酶活性,致使肥大细胞中 cAMP 水平增高,减少 Ca^{2+} 向细胞内转运,从而稳定肥大细胞膜,抑制肥大细胞裂解、脱颗粒,阻止组胺、白三烯、

5-羟色胺、缓激肽及慢反应物质等过敏介质释放,从而预防变态反应的发生。②直接抑制由于兴奋刺激感受器而引起的神经反射,抑制反射性支气管痉挛。③抑制非特异性支气管高反应性(BHR)。④抑制血小板活化因子(PAF)引起的支气管痉挛。

本品口服极少吸收。干粉喷雾吸入时,其生物利用度约10%。吸入剂量的80%以上沉着于口腔和咽部,并被吞咽入胃肠道。吸入后 10～20 分钟即达峰血浆浓度(正常人为 14～91 ng/mL,哮喘患者为1～36 ng/mL)。血浆蛋白结合率为 60%～75%。迅速分布到组织中,特别是肝和肾。V_d 为 0.13L/kg。血浆 $t_{1/2}$ 为 1.0～1.5 小时。经胆汁和尿排泄。

4.适应证

(1)支气管哮喘:可用于预防各型哮喘发作。对外源性哮喘疗效显著,特别是对已知抗原的年轻患者疗效更佳。对内源性哮喘和慢性哮喘亦有一定疗效,约半数患者的症状改善或完全控制。对依赖肾上腺皮质激素的哮喘患者,经用本品后可减少或完全停用肾上腺皮质激素。运动性哮喘患者预先给药几乎可防止全部病例发作。一般应于接触抗原前 1 周给药,但运动性哮喘可在运动前 15 分钟给药。与 β 肾上腺素受体激动剂合用可提高疗效。

(2)过敏性鼻炎,季节性花粉症,春季角膜、结膜炎,过敏性湿疹及某些皮肤瘙痒症。

(3)溃疡性结肠炎和直肠炎:本品灌肠后可改善症状,内镜检和活检均可见炎症及损伤减轻。

5.用法和用量

(1)支气管哮喘:粉雾吸入,每次 20 mg,一天 4 次;症状减轻后,一天 40～60 mg;维持量,一天20 mg。气雾吸入,每次 3.5～7.0 mg,一天 3～4 次,每天最大剂量 32 mg。

(2)过敏性鼻炎:干粉吸入或吹入鼻腔,每次 10 mg,一天 4 次。

(3)季节性花粉症和春季角膜、结膜炎:滴眼,2%溶液,每次 2 滴,一天数次。

(4)过敏性湿疹、皮肤瘙痒症:外用 5%～10%软膏。

(5)溃疡性结肠炎、直肠炎:灌肠,每次 200 mg。

6.不良反应

少数患者因吸入的干粉刺激,出现口干、咽喉干痒、呛咳、胸部紧迫感,甚至诱发哮喘,预先吸入 β 肾上腺素受体激动剂可避免其发生。

7.禁忌证

对本品过敏者禁用。

8.注意

(1)原来用肾上腺皮质激素或其他平喘药治疗者,用本品后应继续用原药至少 1 周或至症状明显改善后,才能逐渐减量或停用原用药物。

(2)获明显疗效后,可减少给药次数。如需停药,亦应逐步减量后再停。不能突然停药,以防哮喘复发。

(3)用药过程中如遇哮喘急性发作,应立即改用其他常规治疗如吸入 β 肾上腺素受体激动剂等,并停用本品。

(4)肝、肾功能不全者和妊娠期女性慎用。

9.制剂

粉雾剂胶囊:每粒 20 mg,装于专用喷雾器内吸入。气雾剂:每瓶 700 mg(200 揿),每揿3.5 mg。软膏:5%～10%。滴眼剂:0.16 g/8 mL(2%)。

(二)酮替芬

1.其他名称

噻喘酮,甲哌噻庚酮,Benzocycloheptathiophene,ZADITEN,ZASTEN。

2.性状

常用其富马酸盐,为类白色结晶性粉末;无臭,味苦。在甲醇中溶解,在水或乙醇中微溶,在丙酮或三氯甲烷中极微溶解。熔点191~195 ℃。

3.药理学

为强效抗组胺和过敏介质阻释剂。本品不仅能抑制抗原诱发的人肺和支气管组织肥大细胞释放组胺和白三烯等炎症介质,还可抑制抗原、血清或钙离子介导的人嗜碱性粒细胞及中性粒细胞释放组胺及白三烯。还有强大的 H_1 受体拮抗作用。此外,本品还抑制哮喘患者的气道高反应性,但其不改变痰的性质,亦不影响黏液纤毛运动。

口服迅速从胃肠道吸收,3~4 小时达血药浓度峰值,作用持续时间较长,一天仅需给药 2 次。

4.适应证

(1)支气管哮喘,对过敏性、感染性和混合性哮喘均有预防发作效果。

(2)喘息性支气管炎、过敏性咳嗽。

(3)过敏性鼻炎、过敏性结膜炎及过敏性皮炎。

5.用法和用量

(1)口服:①片剂,成人及儿童均为每次 1 mg,一天 2 次,早、晚服用。②小儿可服其口服溶液,一天1~2 次(一次量:4~6 岁,2 mL;6~9 岁,2.5 mL;9~14 岁,3 mL)。

(2)滴鼻:一次 1~2 滴,一天 1~3 次。

(3)滴眼:滴入结膜囊,一天 2 次,一次 1 滴,或每 8~12 小时滴 1 次。

6.不良反应

口服或滴鼻后可见镇静、嗜睡、疲倦、乏力、头晕、口(鼻)干等不良反应,少数患者出现变态反应,表现为皮肤瘙痒、皮疹、局部水肿等。

7.禁忌证

禁用于对本品过敏者。

8.注意

(1)妊娠期女性慎用。3 岁以下儿童不推荐使用。

(2)用药期间不宜驾驶车辆、操作精密机器、高空作业等。

(3)出现严重不良反应时,可暂将本品剂量减半,待不良反应消失后再恢复原剂量。

(4)应用本品滴眼剂期间不宜佩戴隐形眼镜。

9.药物相互作用

(1)本品与抗组胺药有协同作用。

(2)与乙醇及镇静催眠药合用可增强困倦、乏力等症状,应避免合用。

(3)与抗胆碱药合用可增加后者的不良反应。

(4)与口服降血糖药合用时,少数糖尿病患者可见血小板减少,故两者不宜合用。

(5)本品抑制齐多夫定肝内代谢,避免合用。

10.制剂

片剂:每片 0.5 mg、1 mg。胶囊剂:每粒 0.5 mg、1 mg。口服溶液:1 mg(5 mL)。滴鼻液:

15 mg(10 mL)。滴眼液:2.5 mg(5 mL)。

(三)曲尼司特

1.其他名称

利喘贝,肉桂氨茴酸,利喘平,Rizaben。

2.性状

为带微黄色的白色结晶性粉末,无臭、无味。不溶于水,可溶于碱性水溶液。

3.药理学

可稳定肥大细胞和嗜碱性粒细胞膜,阻止细胞裂解脱颗粒,从而抑制组胺、白三烯及 5-羟色胺等变态反应介质释放,但对组胺、乙酰胆碱、5-羟色胺无直接对抗作用。对于 IgE 引起的大鼠皮肤变态反应和实验性哮喘有显著抑制作用。本品的中枢抑制作用弱于酮替芬。

口服易吸收,服药后 2~3 小时血药浓度达峰值,$t_{1/2}$ 为 8.6 小时,24 小时血药浓度明显降低。体内代谢产物主要是曲尼司特 4 位脱甲基与硫酸及葡萄糖醛酸的结合物。

4.适应证

用于防治支气管哮喘、过敏性鼻炎。亦可用于荨麻疹、血管神经性水肿及过敏性皮肤瘙痒症的治疗。

5.用法和用量

口服,成人,每次 0.1 g,一天 3 次。儿童,每天 5 mg/kg,分 3 次服。

6.不良反应

可见食欲缺乏、恶心、呕吐、便秘;偶见头痛、眩晕、嗜睡及尿频、尿痛、血尿等膀胱刺激症状。偶见肝功能异常如丙氨酸氨基转移酶(ALT)活性升高、黄疸等。尚有红细胞及血红蛋白减少,变态反应。

7.禁忌证

对本品过敏者、妊娠期女性禁用。

8.注意

(1)本品对已发作的哮喘不能迅速起效,应先合用β受体激动剂或肾上腺皮质激素类 1~4 周,然后逐渐减少合用药的剂量,以致撤除而单用本品。

(2)对有肾上腺皮质激素依赖性的哮喘患者,加用本品可减少皮质激素的用量。

(3)肝、肾功能不全者慎用。

9.制剂

片剂(胶囊剂):每片(粒)0.1 g。

10.贮法

密封、遮光保存。

复方曲尼司特胶囊:每粒胶囊含曲尼司特 80 mg,硫酸沙丁胺醇 2.4 mg。

(四)氮司汀

1.其他名称

ALLERGODIL,AZEPTIN,PHINOLAST。

2.性状

其盐酸盐为白色结晶性粉末,无臭,味苦,溶于三氯甲烷、二氯甲烷和冰醋酸,略溶于甲醇,微溶于水或无水乙醇,不溶于丙酮和乙醚。

3.药理学

属吩噻嗪类衍生物,结构式相似于酮替芬,药理作用和机制也相似。为第二代组胺(H₁)受体阻滞剂,兼有较强的抗炎、抗过敏作用。

本品通过抑制脂氧酶活性、升高细胞内 cAMP 水平、增加细胞膜稳定性、阻止钙离子进入肥大细胞和嗜碱性粒细胞,从而抑制白三烯和组胺等过敏介质的产生和释放。也能直接拮抗白三烯、组胺和缓激肽等过敏介质引起的气管和肠道平滑肌收缩,抑制实验性哮喘和局部过敏症。

4.适应证

用于治疗支气管哮喘、过敏性鼻炎或过敏性结膜炎。

5.用法和用量

(1)支气管哮喘:口服,成人每次 2～4 mg,6～12 岁儿童每次 1 mg,一天 2 次

(2)过敏性鼻炎:口服,每次 1 mg,一天 2 次,在早餐后及睡前各服 1 次;喷鼻,每次 1 喷,一天2～4 次。

(3)过敏性结膜炎:滴眼,每次1 滴,一天 2～4 次。

6.不良反应

口服可有嗜睡、困倦、口苦、食欲缺乏、恶心、呕吐及便秘等,也可见丙氨酸氨基转移酶(ALT)活性升高及皮疹等变态反应。

7.注意

(1)服药期间不宜从事驾驶机动车、高空作业等具有危险性的机械操作。

(2)避免与乙醇或其他中枢抑制药同时服用。

(3)妊娠期女性及婴幼儿慎用。

(4)应用本品滴眼剂期间不宜佩戴隐形眼镜。

8.制剂

片剂:每片 1 mg、2 mg。颗粒剂:0.2％。喷鼻剂:10 mg(10 mL)。滴眼液:2.5 mg(5 mL)。

(五)色羟丙钠

其药理作用、作用强度与机制均似色甘酸钠,用于防治春季角膜结膜炎、过敏性鼻炎和过敏性哮喘,亦可用于食物过敏等胃肠道变态反应。滴眼,每次 1～2 滴,一天 4～6 次。滴鼻,每次5～6 滴,一天5～6 次。滴眼剂:160 mg(8 mL);滴鼻剂:160 mg(8 mL)。

(六)奈多罗米

可抑制来自呼吸道的各种细胞的炎症介质释放,具有特异的抗炎作用。可拮抗运动、吸入抗原、冷空气和大气污染物所致的支气管痉挛。降低阻塞性肺疾病患者的气道高反应性。用于预防性治疗各种原因诱发的哮喘和哮喘型慢性支气管炎。吸入,成人及 12 岁以上儿童,每次 2 喷,一天2 次,必要时可增加至一天4 次。主要不良反应为头痛、恶心,但均较轻,可自行消失。气雾剂:每瓶 112 mg(56 喷);24 mg(112 喷),每喷 2 mg。

(七)托普司特

敏喘宁,苯氮嘌呤酮。其药理作用与作用机制似色甘酸钠,但作用较之强。用于支气管哮喘、哮喘型慢性支气管炎。对过敏性鼻炎和过敏性皮炎也有效。口服,每次 20 mg,一天 3 次。少数病例有口干、恶心、胸闷等反应。片剂:20 mg。

五、肾上腺皮质激素

(一)倍氯米松

1.其他名称

倍氯松,必可酮,双丙酸酯,二丙酸倍氯松,AKDECIN,Proctisone,BECONASE,BECOTIDE。

2.性状

本品为倍氯米松的二丙酸酯。白色或类白色粉末,无臭。在丙酮或三氯甲烷中易溶,在甲醇中溶解,在乙醇中略溶,在水中几乎不溶。

3.药理学

本品是局部应用的强效肾上腺糖皮质激素。因其亲脂性强,气雾吸入后,可迅速透过呼吸道和肺组织而发挥平喘作用。其局部抗炎、抗过敏疗效是泼尼松的 75 倍,是氢化可的松的 300 倍。每天 200～400 μg 即能有效地控制哮喘发作,平喘作用可持续 4～6 小时。

本品气雾吸入方式给药后,进入呼吸道并经肺吸收入血,其生物利用度为 10%～20%。另有部分沉积于咽部,咽下后在胃肠道吸收,40%～50% 经肝脏首过效应灭活。本品在循环中由肝脏连续代谢而逐渐减少。因其含有亲脂性基团利于透过肝细胞膜,更易与细胞色素 P_{450} 药物代谢酶结合,故具有较高清除率,较之口服用药的糖皮质激素类高 3～5 倍,因而全身不良反应较小。V_d 为 0.3 L/kg。$t_{1/2}$ 为 3 小时,肝脏疾病时可延长。其代谢产物 70% 经胆汁、10%～15% 经尿排泄。

4.适应证

适用于:①本品吸入给药可用于慢性哮喘患者。②鼻喷用于过敏性鼻炎。③外用治疗过敏所致炎症性皮肤病如湿疹、神经性或接触性皮炎、瘙痒症等。

5.用法和用量

气雾吸入,成人开始剂量每次 50～200 μg,一天 2 次或 3 次,每天最大剂量 1 mg。儿童用量依年龄酌减,每天最大剂量 0.8 mg。长期吸入的维持量应个体化,以减至最低剂量又能控制症状为准。

粉雾吸入,成人每次 200 μg,一天 3～4 次。儿童每次 100 μg,一天 2 次或遵医嘱。

6.不良反应

少数患者发生声音嘶哑和口腔咽喉部念珠菌感染。每次用药后漱口,不使药液残留于咽喉部可减少发病率。

7.注意

(1)在依赖口服肾上腺皮质激素的哮喘患者,由于本品奏效较慢,在吸入本品后,仍需继续口服肾上腺皮质激素,数天后再逐渐减少肾上腺皮质激素的口服量。

(2)哮喘持续状态患者,因不能吸入足够的药物,疗效常不佳,不宜用。

(3)长期大量吸入时(每天超过 1 000 μg),仍可抑制下丘脑-垂体-肾上腺皮质轴,导致继发性肾上腺皮质功能不全等不良反应。

(4)活动性肺结核患者慎用。

8.制剂

气雾剂:每瓶 200 喷(每喷 50 μg、80 μg、100 μg、200 μg、250 μg);每瓶 80 喷(每喷 250 μg)。粉雾剂胶囊:每粒 50 μg、100 μg、200 μg。喷鼻剂:每瓶 10 mg(每喷 50 μg)。软膏剂:

2.5 mg/10 g。霜剂:2.5 mg/10 g。

(二)布地奈德

1.其他名称

普米克,普米克令舒,英福美,PULMICORT,PULMICORTRESPULES,INFLAMMIDE。

2.性状

为白色或类白色粉末,无臭,几乎不溶于水,略溶于乙醇,易溶于二氯甲烷。

3.药理学

本品是局部应用的不含卤素的肾上腺糖皮质激素类药物。因与糖皮质激素受体的亲和力较强,故局部抗炎作用更强,约为丙酸倍氯米松的 2 倍,氢化可的松的 600 倍。其肝脏代谢清除率亦高,成人消除 $t_{1/2}$ 约为 2 小时,儿童约 1.5 小时,因而几无全身肾上腺皮质激素作用。

4.适应证

(1)用于肾上腺皮质激素依赖性或非依赖性支气管哮喘及喘息性支气管炎患者,可有效地减少口服肾上腺皮质激素的用量,有助于减轻肾上腺皮质激素的不良反应。

(2)用于慢性阻塞性肺疾病。

5.用法和用量

气雾吸入:成人,开始剂量每次 200～800 μg,一天 2 次,维持量因人而异,通常为每次 200～400 μg,一天 2 次;儿童,开始剂量每次 100～200 μg,一天 2 次,维持量亦应个体化,以减至最低剂量又能控制症状为准。

6.不良反应

(1)吸入后偶见咳嗽、声音嘶哑和口腔咽喉部念珠菌感染。每次用药后漱口,不使药液残留于咽喉部可减少发病率。

(2)偶有变态反应,表现为皮疹、荨麻疹、血管神经性水肿等。

(3)极少数患者喷鼻后,出现鼻黏膜溃疡和鼻中隔穿孔。

7.禁忌证

对本品过敏者。中度及重度支气管扩张症患者。

8.注意

活动性肺结核及呼吸道真菌、病毒感染者慎用。

9.制剂

气雾剂:每瓶 10 mg(100 喷、200 喷),每喷 100 μg、50 μg;每瓶 20 mg(100 喷),每喷 200 μg;每瓶60 mg(300 喷),每喷 200 μg。粉雾剂:每瓶 20 mg、40 mg,每喷 200 μg。

(三)氟替卡松

1.其他名称

辅舒酮,辅舒良,FLOVENT,FLIXOTIDE,FLIXONASE。

2.药理学

本品为局部用强效肾上腺糖皮质激素药物。其脂溶性在目前已知吸入型糖皮质激素类药物中为最高,易于穿透细胞膜与细胞内糖皮质激素受体结合,与受体具有高度亲和力。本品在呼吸道内浓度和存留时间较长,故其局部抗炎活性更强。吸入后 30 分钟作用达高峰,起效较布地奈德快 60 分钟。口服生物利用度仅为 21%,分别是布地奈德的 1/10 和倍氯米松的 1/20。肝清除率亦高,吸收后大部分经肝脏首过效应转化成为无活性代谢物,消除半衰期为 3.1 小时。全身不良反应在常规剂量下很少。

3.适应证

雾化吸入用于慢性持续性哮喘的长期治疗,亦可治疗过敏性鼻炎。

4.用法和用量

(1)支气管哮喘:雾化吸入,成人和16岁以上青少年起始剂量如下。①轻度持续,一天200~500 μg,分2次给予。②中度持续,一天500~1 000 μg,分2次给予。③重度持续,一天1 000~2 000 μg,分2次给予。16岁以下儿童起始剂量,根据病情及身体发育情况酌情给予,一天100~400 μg;5岁以下一天100~200 μg。维持量亦应个体化,以减至最低剂量又能控制症状为准。

(2)过敏性鼻炎:鼻喷,一次50~200 μg,一天2次。

5.不良反应

同其他吸入性糖皮质激素类药物。

6.注意

同其他吸入性糖皮质激素类药物。

7.制剂

气雾剂:每瓶60喷、120喷(每喷25 μg、50 μg、125 μg;250 μg)。喷鼻剂:每瓶120喷(每喷50 μg)。舒利迭复方干粉吸入剂(SERETIDE):每瓶60喷、120喷(每喷含昔萘酸沙美特罗/丙酸氟替卡松分别为50 μg/100 μg、50 μg/250 μg、50 μg/500 μg)。

六、抗白三烯类药物

(一)扎鲁司特

1.其他名称

扎非鲁卡,安可来,ACCOLATE。

2.药理学

本品为长效口服的高度选择性半胱氨酰白三烯 Cys-LTs)受体拮抗剂,能与 LTC$_4$、LTD$_4$、LTE$_4$ 受体选择性结合而拮抗其作用。本品既可拮抗白三烯的促炎症活性,也可拮抗白三烯引起的支气管平滑肌收缩,从而减轻哮喘有关症状和改善肺功能。使用本品不改变平滑肌对 β$_2$ 受体的反应,对抗原、阿司匹林、运动及冷空气等所致的支气管收缩痉挛均有良好疗效,可减少激素与 β 受体激动剂用量。

3.适应证

用于:①慢性轻至中度支气管哮喘的预防和治疗,尤其适于对阿司匹林敏感或有阿司匹林哮喘的患者或伴有上呼吸道疾病(如鼻息肉、过敏性鼻炎)者,但不宜用于治疗急性哮喘。②激素抵抗型哮喘或拒绝使用激素的哮喘患。③严重哮喘时加用本品以维持控制哮喘发作或用以减少激素用量。

4.用法和用量

口服:成人及12岁以上儿童,每次20 mg,每天2次,餐前1小时或餐后2小时服。用于预防哮喘时,应持续用药。

5.不良反应

可有轻微头痛、咽炎、鼻炎及胃肠道反应。偶见转氨酶、胆红素升高、皮疹、创伤后凝血功能障碍、粒细胞缺乏。罕见变态反应。

6.注意

(1)少数服用本品的激素依赖型哮喘患者,在撤除激素治疗时可出现嗜酸性粒细胞增多、心肌病、肺浸润和以全身血管炎为特点的 Churg-Strauss 综合征(变应性脉管炎和肉芽肿病)。

(2)妊娠及哺乳期女性及肝功能不全者慎用。

7.药物相互作用

(1)扎鲁司特在肝脏经 CYP2C9 药酶代谢,并抑制 CYP2C9 活性,可升高其他 CYP2C9 抑制剂如抗真菌药氟康唑、他汀类调血脂药氟伐他汀血药浓度。

(2)本品亦可抑制 CYP2D6 活性,使经该药酶代谢的 β 受体阻滞剂、抗抑郁药和抗精神病药的血药浓度升高。

(3)阿司匹林可使扎鲁斯特血药浓度升高。

(4)与华法林合用可增高华法林的血药浓度,使凝血酶原时间延长。

(5)红霉素、茶碱及特非那定可降低本品的血药浓度。

8.制剂

片剂:每片 20 mg、40 mg。

(二)孟鲁司特钠

1.其他名称

蒙泰路特钠,蒙鲁司特,顺尔宁,SINGULAIR。

2.药理学

本品为高选择性半胱氨酰白三烯(Cys-LTs)受体拮抗剂,通过抑制 LTC_4、LTE_4 与受体的结合,可缓解白三烯介导的支气管炎症和痉挛状态,减轻白三烯所致的激惹症状,改善肺功能。

本品口服吸收迅速而完全。成人空腹服用 10 mg 薄膜包衣片后,于 3 小时达到峰血浆浓度。平均口服生物利用度为 64%。普通饮食对口服生物利用度和 C_{max} 无影响。99% 的本品与血浆蛋白结合。本品几乎被完全代谢,细胞色素 P4503A4 和 2C9 与其代谢有关。本品及其代谢物几乎全经由胆汁排泄,在健康受试者本品平均血浆半衰期为 2.7~5.5 小时。

3.适应证

用于预防支气管哮喘和支气管哮喘的长期治疗。也用于治疗阿司匹林敏感的哮喘,预防运动性哮喘。对激素已耐药的患者本品亦有效。

4.用法和用量

口服:成人 10 mg,一天 1 次,每晚睡前服。6~14 岁儿童 5 mg,一天 1 次。2~6 岁儿童 4 mg,一天 1 次。

5.不良反应

有轻度头痛、头晕、嗜睡、兴奋、激惹、烦躁不安、失眠、感觉异常/触觉障碍及较罕见的癫痫发作、恶心、呕吐、腹痛、转氨酶升高等反应。

6.注意

(1)本品对哮喘急性发作无效,故不可骤然使用本品取代吸入型或口服糖皮质激素。

(2)本品与支气管扩张剂及肾上腺皮质激素合用可减少后者的剂量。

(3)妊娠、哺乳期女性及幼儿慎用。

7.药物相互作用

(1)孟鲁司特钠经肝脏 CYP3A 药酶代谢,可使经该肝药酶代谢的药特非那定、阿司咪唑、西沙必利、咪哒唑仑或三唑仑的血药浓度升高或毒性增加。

(2)依非韦伦、茚地那韦可诱导 CYP3A 活性,合用时可降低本品血药浓度。

(3)克拉霉素、红霉素、酮康唑、齐多夫定、沙奎那韦可抑制 CYP3A 活性,合用时升高本品血药浓度或毒性反应。

8.制剂

片剂:每片 4 mg、5 mg。包衣片:10 mg。

（王淑华）

第五章

消化系统疾病用药

第一节 抗酸及治疗消化性溃疡药

一、复方氢氧化铝

（一）别名

达胃宁，胃舒平。

（二）作用与特点

本品有抗酸、吸附、局部止血、保护溃疡面等作用，效力较弱、缓慢而持久。

（三）适应证

主要用于胃酸过多、胃及十二指肠溃疡、反流性食管炎及上消化道出血等。由于铝离子在肠内与磷酸盐结合成不溶解的磷酸铝自粪便排出，故尿毒症患者服用大剂量氢氧化铝后可减少磷酸盐的吸收，减轻酸血症。鸟粪石型尿结石患者服用本品，可因磷酸盐吸收减少而减缓结石的生长或防止其复发。也可用于治疗甲状旁腺功能减退症和肾病型骨软化症患者，以调节钙磷平衡。

（四）用法与用量

口服：每次 2～4 片，每天 3 次，饭前 30 分钟或胃痛发作时嚼碎后服。

（五）不良反应与注意事项

可致便秘。因本品能妨碍磷的吸收，故不宜长期大剂量使用。便秘者、肾功能不全者慎用。

（六）药物相互作用

本品含多价铝离子，可与四环素类形成络合物而影响其吸收，故不宜合用。可通过多种机制干扰地高辛、华法林、双香豆素、奎宁、奎尼丁、氯丙嗪、普萘洛尔、吲哚美辛、异烟肼、维生素及巴比妥类的吸收或消除，使上述药物的疗效受到影响，应尽量避免同时使用。

（七）制剂与规格

片剂：每片含氢氧化铝 0.245 g、三硅酸镁 0.105 g、颠茄流浸膏 0.002 6 mL。

（八）医保类型及剂型

甲类：口服常释剂。

二、碳酸氢钠

(一)别名
重碳酸钠,酸式碳酸钠,重曹,小苏打。

(二)作用与特点
本药口服后能迅速中和胃中过剩的胃酸,减轻疼痛,但作用持续时间较短。口服易吸收,能碱化尿液,与某些磺胺药同服,可防止磺胺在尿中结晶析出。

(三)适应证
胃痛;苯巴比妥、阿司匹林等的中毒解救;代谢性酸血症、高钾血症及各种原因引起的伴有酸中毒症状的休克;早期脑栓塞以及严重哮喘持续状态经其他药物治疗无效者;真菌性阴道炎。

(四)用法与用量
口服:每次 0.5～2 g,每天 3 次,饭前服用。静脉滴注:5% 溶液,成人每次 100～200 mL,小儿5 mL/kg。4% 溶液阴道冲洗或坐浴:每晚 1 次,每次 500～1 000 mL,连用 7 天。

(五)不良反应与注意事项
不良反应可引起继发性胃酸分泌增加,长期大量服用可能引起碱血症。静脉滴注本品时,低钙血症患者可能产生阵发性抽搐,而对缺钾患者可能产生低钾血症的症状。严重胃溃疡患者慎用,充血性心力衰竭、水肿和肾衰竭的酸中毒患者,使用本品应慎重。

(六)药物相互作用
不宜与胃蛋白酶合剂,维生素 C 等酸性药物合用,不宜与重酒石酸间羟胺、庆大霉素、四环素、肾上腺素、多巴酚丁胺、苯妥英钠、钙盐等同瓶静脉滴注。

(七)制剂与规格
(1)片剂:每片 0.3 g,0.5 g。
(2)注射液:0.5 g/10 mL,12.5 g/250 mL。

(八)医保类型及剂型
甲类:口服常释剂。

三、硫糖铝

(一)别名
胃溃宁、素得。

(二)作用与特点
其能与胃蛋白酶络合,抑制该酶分解蛋白质;并能与胃黏膜的蛋白质(主要为清蛋白及纤维蛋白)络合形成保护膜,覆盖溃疡面,阻止胃酸、胃蛋白酶和胆汁酸的渗透、侵蚀,从而利于黏膜再生和溃疡愈合。本品在溃疡区的沉积能诱导表皮生长因子积聚,促进溃疡愈合。同时本品还能刺激胃黏膜合成前列腺素,改善黏液质量,加速组织修复。服用本品后,仅 2%～5% 的硫酸二糖被吸收,并由尿排出。

(三)适应证
胃及十二指肠溃疡。

(四)用法与用量
口服:每次 1 g,每天 3～4 次,饭前 1 小时及睡前服用。

（五）不良反应与注意事项

不良反应主要为便秘。个别患者可出现口干、恶心、胃痛等。治疗收效后,应继续服药数月,以免复发。

（六）药物相互作用

不宜与多酶片合用,否则两者疗效均降低。与西咪替丁合用时可能使本品疗效降低。

（七）制剂与规格

(1)片剂:0.25 g,0.5 g。

(2)分散片:0.5 g。

(3)胶囊剂:0.25 g。

(4)悬胶剂:5 mL(含硫糖铝 1 g)。

（八）医保类型及剂型

乙类:口服常释剂、口服液体剂。

四、铝碳酸镁

（一）别名

铝碳酸镁。

（二）作用与特点

本品为抗酸药。抗酸作用迅速且作用温和,可避免 pH 过高引起的胃酸分泌加剧。作用持久是本品的另一特点。

（三）适应证

胃及十二指肠溃疡。

（四）用法与用量

一般每次 1 g,每天 3 次,饭后 1 小时服用。十二指肠壶腹部溃疡 6 周为 1 个疗程,胃溃疡 8 周为 1 个疗程。

（五）不良反应与注意事项

本品不良反应轻微,但有个别患者可能出现腹泻。

（六）药物相互作用

本品含有铝、镁等多价金属离子,与四环素类合用时应错开服药时间。

（七）制剂与规格

片剂:0.5 g。

（八）医保类型及剂型

乙类:口服常释剂。

五、奥美拉唑

（一）别名

洛赛克。

（二）作用与特点

本品高度选择性地抑制壁细胞中的 H^+-K^+-ATP 酶(质子泵),使胃酸分泌减少。其作用依赖于剂量。本品对乙酰胆碱或组胺受体均无影响。除了本品对酸分泌的作用之外,临床上未观察到明显的药效学作用。本品起效迅速,每天服 1 次即能可逆地控制胃酸分泌,持续约 24 小时。本品口服后 3 小时达血药浓度峰值。血浆蛋白结合率为 95％,分布容积 0.34～0.37 L/kg。本品主要由肝脏代谢后由尿及粪中排出。其血药浓度与胃酸抑制作用无明显相关性。每天服用 1 次即能可逆地控制胃酸分泌,持续约 24 小时。

(三)适应证

十二指肠溃疡、胃溃疡、反流性食管炎、卓-艾综合征(促胃液素瘤)。

(四)用法与用量

口服:每次 20 mg,每天 1 次。十二指肠溃疡患者,能迅速缓解症状,大多数病例在 2 周内愈合。第 1 疗程未能完全愈合者,再治疗 2 周通常能愈合。①胃溃疡和反流性食管炎患者,能迅速缓解症状,多数病例在 4 周内愈合。第 1 疗程后未完全愈合者,再治疗 4 周通常可愈合。对一般剂量无效者,改每天服用本品 1 次,40 mg,可能愈合。②卓-艾综合征:建议的初始剂量为 60 mg,每天 1 次。剂量应个别调整。每天剂量超过 80 mg 时,应分 2 次服用。

(五)不良反应与注意事项

本品耐受性良好,罕见恶心、头痛、腹泻、便秘和肠胃胀气,少数出现皮疹。这些作用均较短暂且轻微,并与治疗无关。因酸分泌明显减少,理论上可增加肠道感染的危险。本品尚无已知的禁忌证。孕妇及儿童用药安全性未确立,本品能延长地西泮和苯妥英的消除。与经 P_{450} 酶系代谢的其他药物如华法林,可能有相互作用。

(六)制剂与规格

胶囊剂:20 mg。

(七)医保类型及剂型

乙类:口服常释剂、注射剂。

六、泮托拉唑

(一)别名

潘妥洛克,泰美尼克。

(二)作用与特点

泮托拉唑是第 3 个能与 H^+-K^+-ATP 酶产生共价结合并发挥作用的质子泵抑制药,它与奥美拉唑和兰索拉唑同属苯并咪唑的衍生物,与奥美拉唑和兰索拉唑相比,泮托拉唑与质子泵的结合选择性更高,而且更为稳定。泮托拉唑口服生物利用度为 77％,达峰时间为 2.5 小时,$t_{1/2}$ 为 0.9～1.9 小时,但抑制胃酸的作用一旦出现,即使药物已经从循环中被清除以后,仍可维持较长时间。泮托拉唑无论单次、多次口服或静脉给药,药动学均呈剂量依赖性关系。

(三)适应证

本品主要用于胃及十二指肠溃疡、胃-食管反流性疾病、卓-艾综合征等。

(四)用法与用量

常用量每次 40 mg,每天 1 次,早餐时间服用,不可嚼碎;个别对其他药物无反应的病例可每天服用 2 次。老年患者及肝功能受损者每天剂量不得超过 40 mg。十二指肠溃疡疗程 2 周,必要时再服 2 周;胃溃疡及反流性食管炎疗程 4 周,必要时再服 4 周。总疗程不超过 8 周。

(五)不良反应与注意事项

偶可引起头痛和腹泻,极少引起恶心、上腹痛、腹胀、皮疹、瘙痒及头晕等。个别病例出现水肿、发热和一过性视力障碍。神经性消化不良等轻微胃肠疾病不建议使用本品;用药前必须排除胃与食管恶性病变。肝功能不良患者慎用;妊娠头 3 个月和哺乳期女性禁用本品。

(六)制剂与规格

肠溶片:40 mg。

(七)医保类型及剂型

乙类:口服常释剂、注射剂。

七、法莫替丁

(一)作用与特点

本品拮抗胃黏膜壁细胞的组胺 H_2 受体而显示强大而持久的胃酸分泌抑制作用。本品的安全范围广,又无抗雄激素作用及抑制药物代谢的作用。本品的 H_2 受体拮抗作用比西咪替丁强 10～148 倍,对组胺刺激胃酸分泌的抑制作用比西咪替丁约强 40 倍,持续时间长 3～15 倍。能显著抑制应激所致大鼠胃黏膜中糖蛋白含量的减少。对大鼠试验性胃溃疡或十二指肠溃疡的发生,其抑制作用比西咪替丁强,连续给药能促进愈合,效力比西咪替丁强。对失血及给予组胺所致大鼠胃出血具有抑制作用。本品口服后2～3 小时达血浓度峰值,口服及静脉给药 $t_{1/2}$ 均约 3 小时。尿中仅见原形及其氧化物,口服时,后者占尿中总排量的 5%～15%,静脉给药时占 80%,人给药后 24 小时内原形药物的尿排泄率,口服时为35%～44%,静脉给药为 88%～91%。

(二)适应证

口服用于胃溃疡、十二指肠溃疡、吻合口溃疡、反流性食管炎;口服或静脉注射用于上消化道出血(消化性溃疡、急性应激性溃疡、出血性胃炎所致)及卓-艾综合征。

(三)用法与用量

口服:每次 20 mg,每天 2 次(早餐后、晚餐后或临睡前)。静脉注射或滴注:每次 20 mg 溶于生理盐水或葡萄糖注射液 20 mL 中缓慢静脉注射或滴注,每天 2 次,通常 1 周内起效,患者可口服时改口服。

(四)不良反应与注意事项

不良反应较少。最常见的有头痛、头晕、便秘和腹泻,发生率分别为 4.7%、1.3%、1.2%、1.7%。偶见皮疹、荨麻疹(应停药)、白细胞数减少、氨基转移酶升高等。罕见腹部胀满感、食欲缺乏及心率增加、血压上升、颜面潮红、月经不调等。本品慎用于有药物过敏史、肾衰竭或肝病患者。孕妇慎用。哺乳期女性使用时应停止哺乳。对小儿的安全性尚未确立。本品应在排除恶性肿瘤后再行给药。

(五)制剂与规格

(1)片剂:10 mg,20 mg。

(2)注射剂:20 mg/2 mL。

(3)胶囊剂:20 mg。

(六)医保类型及剂型

乙类:口服常释剂、注射剂。

八、西咪替丁

(一)别名
西咪替丁。

(二)作用与特点
本品属组胺 H_2 受体拮抗剂的代表性药品,能抑制基础胃酸及各种刺激引起的胃酸分泌,并能减少胃蛋白酶的分泌。本品口服生物利用度约 70%,口服后吸收迅速,1.5 小时血药浓度达峰值,$t_{1/2}$ 约为 2 小时,小部分在肝脏氧化为亚砜化合物或 5-羟甲基化合物,50%～70% 以原形从尿中排出,可排出口服量的 80%～90%。

(三)适应证
适用于治疗十二指肠溃疡、胃溃疡、反流性食管炎、复发性溃疡病等;本品对皮肤瘙痒症也有一定疗效。

(四)用法与用量
口服:每次 200 mg,每天 3 次,睡前加用 400 mg。注射:用葡萄糖注射液或葡萄糖氯化钠注射液稀释后静脉滴注,每次 200～600 mg;或用上述溶液 20 mL 稀释后缓慢静脉注射,每次 200 mg,4～6 小时 1 次。每天剂量不宜超过 2 g。也可直接肌内注射。

(五)不良反应与注意事项
少数患者可能有轻度腹泻、眩晕、嗜睡、面部潮红、出汗等。停药后可恢复。极少数患者有白细胞计数减少或全血细胞计数减少等。少数肾功能不全或患有脑病的老年患者可有轻微精神障碍。少数患者可出现中毒性肝炎,转氨酶一过性升高,血肌酐轻度升高或蛋白尿等,一般停药后可恢复正常。肝、肾功能不全者慎用,应根据肌酐清除率指标调整给药剂量。肌酐清除率为 0～15 mL/min 者忌用。

(六)药物相互作用
本品为一种强效肝微粒体酶抑制药,可降低华法林、苯妥英钠、普萘洛尔、地西泮、茶碱、卡马西平、美托洛尔、地高辛、奎尼丁、咖啡因等药物在肝内的代谢,延迟这些药物的排泄,导致其血药浓度明显升高,合并用药时需减少上述药物的剂量。

(七)制剂与规格
(1)片剂:每片 200 mg。

(2)注射剂:每支 200 mg。

(八)医保类型及剂型
甲类:口服常释剂、注射剂

九、大黄碳酸氢钠

(一)作用与特点
有抗酸、健胃作用。

(二)适应证
用于胃酸过多、消化不良、食欲缺乏等。

(三)用法与用量
口服,每次 1～3 片,每天 3 次,饭前服。

(四)制剂与规格

片剂:每片含碳酸氢钠、大黄粉各 0.15 g,薄荷油适量。

(五)医保类型及剂型

甲类:口服常释剂。

十、碳酸钙

(一)别名

兰达。

(二)作用与特点

本品为中和胃酸药,可中和或缓冲胃酸,作用缓和而持久,但对胃酸分泌无直接抑制作用,并可因提高胃酸 pH 而消除胃酸对壁细胞分泌的反馈性抑制。本品与胃酸作用产生二氧化碳与氯化钙,前者可引起嗳气,后者在碱性液中再形成碳酸钙、磷酸钙而引起便秘。本品在胃酸中转化为氯化钙,小肠吸收部分钙,由尿排泄,其中大部分由肾小管重吸收。本品口服后约 85% 转化为不溶性钙盐如磷酸钙、碳酸钙,由粪便排出。

(三)适应证

缓解由胃酸过多引起的上腹痛、反酸、胃部烧灼感和上腹不适。

(四)用法与用量

2～5 岁儿童(11～21.9 kg)每次 59.2 mg,6～11 岁儿童(22～43.9 kg)每次 118.4 mg,饭后 1 小时或需要时口服 1 次,每天不超过 3 次,连续服用最大推荐剂量不超过 14 天。

(五)不良反应与注意事项

偶见嗳气、便秘。大剂量服用可发生高钙血症。心肾功能不全者慎用。长期大量服用本品应定期测血钙浓度。

(六)药物相互作用

与噻嗪类利尿药合用,可增加肾小管对钙的重吸收。慎与洋地黄类药物联合使用。

(七)制剂与规格

(1)混悬剂:11.84 g×148 mL。

(2)片剂:0.5 g。

十一、盐酸雷尼替丁

(一)别名

西斯塔,兰百幸,欧化达,善卫得。

(二)作用与特点

本品为一选择性的 H 受体拮抗剂,能有效地抑制组胺、五肽胃泌素及食物刺激后引起的胃酸分泌,降低胃酸和胃酶的活性,但对胃泌素的分泌无影响。作用比西咪替丁强 5～8 倍,对胃及十二指肠溃疡的疗效高,具有速效和长效的特点。本品口服生物利用度约 50%,$t_{1/2}$ 为 2～2.7 小时,静脉注射 1 mg/kg,瞬间血药浓度为 3 000 ng/mL,维持在 100 ng/mL 以上可达 4 小时。大部分以原形药物从肾排泄。

(三)适应证

临床上主要用于治疗十二指肠溃疡、良性溃疡病、术后溃疡、反流性食管炎及卓-艾综合征等。

（四）用法与用量

口服：每天 2 次，每次 150 mg，早晚饭时服。

（五）不良反应与注意事项

较轻，偶见头痛、皮疹和腹泻。个别患者有白细胞或血小板减少。有过敏史者禁用。除必要外，妊娠哺乳女性不用本品。8 岁以下儿童禁用。肝、肾功能不全者慎用。对肝有一定毒性反应，个别患者转氨酶升高，但停药后即可恢复。

（六）药物相互作用

本品与普鲁卡因、N-乙酰普鲁卡因合用，可减慢后者从肾的清除速率。本品还能减少肝血流，使经肝代谢的普萘洛尔、利多卡因、美托洛尔的代谢减慢，作用增强。

（七）制剂与规格

（1）片剂：0.15 g。

（2）胶囊剂：0.15 g。

（八）医保类型及剂型

甲类：口服常释剂、注射剂。

十二、尼扎替定

（一）别名

爱希。

（二）作用与特点

本药是一种组胺 H_2 受体拮抗剂，和组胺竞争性地与组胺 H_2 受体相结合，可逆性地抑制其功能，特别是对胃壁细胞上的 H_2 受体，可显著抑制夜间胃酸分泌达 12 小时，亦显著抑制食物、咖啡因、倍他唑（氨乙吡唑）和五肽胃泌素刺激的胃酸分泌。口服后并不影响胃分泌液中胃蛋白酶的活性，但总的胃蛋白酶分泌量随胃液分泌量的减少相应的减少，此外可增加他唑刺激的内因子分泌，本药不影响基础胃泌素分泌。口服生物利用度为 70% 以上。口服 150 mg，0.5～3 小时后达到血药浓度峰值，为 700～1 800 $\mu g/L$，与血浆蛋白结合率约为 35%，$t_{1/2}\beta$ 为 1～2 小时。90% 以上口服剂量的尼扎替定在 12 小时内从尿中排出，其中约 60% 以原形排出。

（三）适应证

活动性十二指肠溃疡。胃食管反流性疾病，包括糜烂或溃疡性食管炎，缓解胃灼热症状。良性活动性胃溃疡。

（四）用法与用量

（1）活动性十二指肠溃疡及良性活动性胃溃疡：300 mg/d，分 1～2 次服用；维持治疗时 150 mg，每天 1 次。

（2）胃食管反流性疾病：150 mg，每天 2 次。中、重度肾功能损害者剂量酌减。

（五）不良反应与注意事项

可有头痛，腹痛，肌痛，无力，背痛，胸痛，感染和发热，以及消化系统、神经系统、呼吸系统不良反应，偶有皮疹及瘙痒。罕见肝功异常，贫血，血小板减少症及变态反应。开始治疗前应先排除恶性溃疡的可能性。对本品过敏者及对其他 H_2 受体拮抗剂有过敏史者禁用。

（六）药物相互作用

本药不抑制细胞色素 P_{450} 关联的药物代谢酶系统。与大剂量阿司匹林合用会增加水杨酸盐的血浓度。

（七）制剂与规格

胶囊剂：150 mg。

十三、雷贝拉唑钠

（一）别名

波利特。

（二）作用与特点

本品具有很强的 H^+-K^+-ATP 酶抑制作用，胃酸分泌抑制作用以及抗溃疡作用。健康成年男子在禁食情况下口服本剂 20 mg，3.6 小时后达血药浓度峰值 437 ng/mL，$t_{1/2}$ 为 1.49 小时。

（三）适应证

胃溃疡、十二指肠溃疡、吻合口溃疡、反流性食管炎、卓-艾综合征。

（四）用法与用量

成人推荐剂量为每次 10～20 mg，每天 1 次。胃溃疡、吻合口溃疡、反流性食管炎的疗程一般以 8 周为限，十二指肠溃疡的疗程以 6 周为限。

（五）不良反应与注意事项

严重的不良反应有休克，血常规检查异常，视力障碍。其他不良反应有过敏症，血液系统异常，肝功异常，循环系统、精神神经系统异常。此外有水肿，总胆固醇、中性脂肪、BUN 升高，蛋白尿。

（六）药物相互作用

与地高辛合用时，可升高其血中浓度。与含氢氧化铝凝胶、氢氧化镁的制酸剂同时或其后 1 小时服用，本药平均血药浓度和药时曲线下面积分别下降 8％和 6％。

（七）制剂与规格

薄膜衣片：10 mg，20 mg。

十四、枸橼酸铋钾

（一）别名

胶体次枸橼酸铋，德诺，丽珠得乐，得乐，可维加。

（二）作用与特点

本品在胃酸条件下，以极微沉淀覆盖在溃疡表面形成一层保护膜，从而隔绝了胃酸、酶及食物对溃疡黏膜的侵蚀，促进黏膜再生，使溃疡愈合。本品还有良好的抗幽门螺杆菌作用。因而本品具有明显的抗溃疡作用，给药后在胃底、胃窦部、十二指肠、空肠及回肠均有铋的吸收，其中以小肠吸收为多。血药浓度与给药剂量呈相关性，一般于给药后 4 周血药浓度达稳态。血浆浓度通常＜50 μg/L。分布主要聚集在肾脏（占吸收的 60％）。有关本品吸收后的代谢与排泄资料较少。一些铋剂中毒患者血与尿的排泄半衰期分别为 4.5 天和 5.2 天，脑脊液中可达 13.9 天。

（三）适应证

适用于治疗胃溃疡、十二指肠壶腹部溃疡、多发溃疡及吻合口溃疡等多种消化性溃疡。

（四）用法与用量

480 mg/d，分 2～4 次服用。除特殊情况，疗程不得超过 2 个月。若需继续用药，在开始下1 个疗程前 2 个月须禁服任何含铋制剂。

（五）不良反应与注意事项

不良反应主要表现为胃肠道症状，如恶心、呕吐、便秘和腹泻。偶见一些轻度变态反应。服药期间舌及大便可呈灰黑色。肾功能不全者禁用。

（六）药物相互作用

其与四环素同时服用会影响四环素的吸收。不得与其他含铋制剂同服。不宜与制酸药及牛奶合用，因牛奶及制酸药可干扰其作用。

（七）制剂与规格

（1）片剂：120 mg。

（2）胶囊剂：120 mg。

（3）颗粒剂：每小包 1.2 g（含本品 300 mg）。

（八）医保类型及剂型

乙类：口服常释剂、颗粒剂。

十五、米索前列醇

（一）作用与特点

本品为最早进入临床的合成前列腺素 E_1 的衍生物。能抑制基础胃酸分泌和由组胺、五肽胃泌素、食物或咖啡所引起的胃酸分泌。有局部和全身两者相结合的作用，其局部作用是主要的。其抑制胃酸分泌的机制是由于直接抑制了壁细胞。本品还显示有细胞保护作用。本品口服吸收良好，由于本品口服后迅速代谢为有药理活性的游离酸，因而不能测定原药的血药浓度。本品分布以大肠、胃和小肠组织及血浆中最多。其游离酸在血浆 $t_{1/2}$ 为（20.6±0.9）分钟；本品主要经肾途径排泄，给药后 24 小时内，约 80% 从尿和粪便中排出，尿中的排泄量为粪便中的 2 倍。本品在临床应用中未观察到有药物相互作用。

（二）适应证

十二指肠溃疡和胃溃疡。

（三）用法与用量

口服：每次 200 μg，在餐前或睡前服用，每天 1 次，4～8 周为 1 个疗程。

（四）不良反应与注意事项

轻度而短暂地腹泻、恶心、头痛、眩晕和腹部不适；本品禁用于已知对前列腺素类药物过敏者及孕妇；如在服用时怀孕，应立即停药。脑血管或冠状动脉疾病的患者应慎用。

（五）制剂与规格

片剂：200 μg。

十六、替普瑞酮

（一）别名

戊四烯酮，施维舒，E0671。

（二）作用与特点

本品能促进胃黏膜及胃黏液层中主要的黏膜修复因子即高分子糖蛋白的合成,提高黏液中的磷脂质浓度,提高黏膜的防御能力。本品还能防止胃黏膜病变时黏膜增殖区细胞增殖能力的下降。因此本品已证明对难治的溃疡也有良好效果,使已修复的黏膜壁显示正常迹象,也有防止复发的作用。本品不影响胃液分泌和运动等胃的生理功能,但对各种实验性溃疡(寒冷应激性、阿司匹林、利血平、乙酸、烧灼所致)已证明其均具有较强的抗溃疡作用。

（三）适应证

胃溃疡。

（四）用法与用量

口服:饭后 30 分钟以内口服,每次 50 mg,每天 3 次。

（五）不良反应与注意事项

不良反应偶见头痛、便秘、腹胀及肝转氨酶轻度上升、总胆固醇值升高、皮疹等,但停药后均迅速消失。妊娠期用药的安全性尚未确立,故孕妇应权衡利弊慎重用药。小儿用药的安全性也尚未确立。

（六）制剂与规格

(1)胶囊剂:50 mg。

(2)细粒剂:100 mg/g。

（李　伟）

第二节　促胃肠动力药

一、多潘立酮

（一）剂型规格

片剂:10 mg。分散片:10 mg。栓剂:10 mg、30 mg、60 mg。注射液:2 mL∶10 mg。滴剂:1 mL∶10 mg。混悬液:1 mL∶1 mg。

（二）适应证

由胃排空延缓、胃-食管反流、慢性胃炎、食管炎引起的消化不良。外科、妇科手术后的恶心、呕吐。抗帕金森综合征药物引起的胃肠道症状和多巴胺受体激动药所致的不良反应。抗癌药引起的呕吐。但对氮芥等强效致吐药引起的呕吐疗效较差。胃炎、肝炎、胰腺炎等引起的呕吐,及其他疾病,如偏头痛、痛经、颅脑外伤、尿毒症等、胃镜检查和血液透析、放射治疗引起的恶心、呕吐。儿童各种原因(如感染等)引起的急性和持续性呕吐。

（三）用法用量

肌内注射:每次 10 mg,必要时可重复给药。口服:每次 10～20 mg,每天 3 次,饭前服。直肠给药:每次 60 mg,每天 2～3 次。

（四）注意事项

1 岁以下小儿慎用、哺乳期女性慎用。

（五）不良反应

不良反应偶见头痛、头晕、嗜睡、倦怠、神经过敏等。如使用较大剂量可能引起非哺乳期泌乳，并且在一些更年期后女性及男性患者中出现乳房胀痛现象；也可致月经失调。消化系统偶有口干、便秘、腹泻、短时的腹部痉挛性疼痛现象。皮肤偶见一过性皮疹或瘙痒症状。

（六）禁忌证

对本药过敏者、嗜铬细胞瘤、乳腺癌、机械性肠梗阻、胃肠道出血、孕妇。

（七）药物相互作用

增加对乙酰氨基酚、氨苄西林、左旋多巴、四环素等药物的吸收速度。对服用对乙酰氨基酚的患者，不影响其血药浓度。胃肠解痉药与本药合用，可能发生药理拮抗作用，减弱本药的治疗作用，两者不宜联用。与 H_2 受体拮抗药合用，由于 H_2 受体拮抗药改变了胃内 pH，减少本药在胃肠道的吸收，故两者不宜合用。维生素 B_6 可抑制催乳素的分泌，减轻本药泌乳反应。制酸药可以降低本药的口服生物利用度，不宜合用。口服含铝盐或铋盐的药物（如硫糖铝、胶体枸橼酸铋钾、复方碳酸铋等）后能与胃黏膜蛋白结合，形成络合物以保护胃壁，本药能增强胃部蠕动，促进胃内排空，缩短该类药物在胃内的作用时间，降低药物的疗效。

（八）药物过量

用药过量可出现困倦、嗜睡、心律失常、方向感丧失、锥体外系反应及低血压等症状，但以上反应多数是自限性的，通常在 24 小时内消失。本药过量时无特殊的解药或特效药。应予对症支持治疗，并密切监测。给患者洗胃和/或使用药用炭，可加速药物清除。使用抗胆碱药、抗帕金森病药以及具有抗副交感神经生理作用的抗组胺药，有助于控制与本药毒性有关的锥体外系反应。

二、西沙比利

（一）剂型规格

片剂：5 mg、10 mg。胶囊：5 mg。干混悬剂：100 mg。

（二）适应证

本品可用于由神经损伤、神经性食欲缺乏、迷走神经切断术或部分胃切除引起的胃轻瘫。也用于 X 线、内镜检查呈阴性的上消化道不适；对胃-食管反流和食管炎也有良好作用，其疗效与雷尼替丁相同，与后者合用时其疗效可能得到加强；还可用于假性肠梗阻导致的推进性蠕动不足和胃肠内容物滞留及慢性便秘；对于采取体位和饮食措施仍不能控制的幼儿慢性、过多性反胃及呕吐也可试用本品治疗。

（三）注意事项

由于本品促进胃肠活动，可能发生瞬时性腹部痉挛、腹鸣或腹泻，此时可考虑酌减剂量。当幼儿或婴儿发生腹泻时应酌减剂量。本品对胃肠道功能增加的患者可能有害，必须使用时应注意观察。本品可能引起心电图 QT 间期延长、昏厥和严重的心律失常。当过量服用或与酮康唑同服时可引起严重的尖端扭转型室性心动过速。本品无胚胎毒性，也无致畸作用，但小于 34 周的早产儿应慎重用药。对于老年人，由于半衰期延长，故治疗剂量应酌减。肝、肾功能不全患者开始剂量可减半，以后可根据治疗结果及可能发生的不良反应及时调整剂量。本品虽不影响精神运动功能，不引起镇静和嗜睡，但加速中枢抑制剂如巴比妥类和乙醇等的吸收，因此使用时应注意。

（四）不良反应

曾有过敏、轻度短暂头痛或头晕的报道。偶见可逆性肝功能异常，并可能伴有胆汁淤积。罕见惊厥性癫痫、锥体外系反应及尿频等。

(五)禁忌证

对本品过敏者禁用,哺乳期女性勿用本品。

(六)药物相互作用

由于本品系通过促进肠肌层节后神经释放乙酰胆碱而发挥胃肠动力作用,因此抗胆碱药可降低本品效应。服用本品后,胃排空速率加快,如同服经胃吸收的药物,其吸收速率可能降低,而经小肠吸收的药物其吸收速率可能会增加(如苯二氮䓬类、抗凝剂、对乙酰氨基酚及 H_2 受体阻滞药等)。对于个别与本品相关的药物需确定其剂量时,最好监测其血药浓度。

三、伊托必利

(一)剂型规格

片剂:50 mg。

(二)适应证

本品主要适用于功能性消化不良引起的各种症状,如上腹部不适、餐后饱胀、早饱、食欲缺乏、恶心、呕吐等。

(三)用法用量

口服,成人每天 3 次,每次 1 片,饭前服用。可根据年龄、症状适当增减或遵医嘱。

(四)注意事项

高龄患者用药时易出现不良反应,用时注意。严重肝功能不全者、肾功能不全者、孕妇及哺乳期女性慎用,儿童不宜使用。

(五)不良反应

主要不良反应有过敏症状,如皮疹、发热、瘙痒感等;消化道症状,如腹泻、腹痛、便秘、唾液增加等;神经系统症状,如头痛、刺痛感、睡眠障碍等;血液系统症状,如白细胞计数减少,当确认异常时应停药。偶见 BUN 或肌酐升高、胸背部疼痛、疲劳、手指发麻和手抖等。

(六)禁忌证

对本药过敏者。胃肠道出血穿孔、机械性梗阻、的患者禁用。

(七)药物相互作用

抗胆碱药可能会对抗伊托必利的作用,故两者不宜合用;本品可能增强乙酰胆碱的作用,使用时应注意。

(八)药物过量

药物过量表现为出现乙酰胆碱作用亢进症状,应采取对症治疗,可采用阿托品解救。

四、莫沙必利

(一)剂型规格

片剂:5 mg。

(二)适应证

慢性胃炎或功能性消化不良引起的消化道症状,如上腹部胀满感、腹胀、上腹部疼痛;嗳气、恶心、呕吐、胃烧灼感等。

(三)用法用量

常用剂量每次 5 mg,每天 3 次,饭前或饭后服用。

(四)注意事项

服用本品 2 周后,如消化道症状无变化,应停止服用。孕妇和哺乳期女性、儿童及青少年、有肝肾功能障碍的老年患者慎用。

(五)不良反应

不良反应的发生率约为 4%。主要表现为腹泻、腹痛、口干、皮疹、倦怠、头晕、不适、心悸等。另有约 3.8% 的患者出现检验指标异常变化,表现为嗜酸性粒细胞数增多、三酰甘油升高、ALT 升高等。

(六)禁忌证

对本药过敏者,胃肠道出血者或肠梗阻患者。

(七)药物相互作用

其与抗胆碱药物合用可能减弱本品的作用。

(向 杨)

第三节 助消化药

一、胃蛋白酶

(一)制剂

片剂:每片 0.1 g。

(二)适应证

常用于因食蛋白性食物过多所致消化不良、病后恢复期消化功能减退及慢性萎缩性胃炎、胃癌、恶性贫血所致的胃蛋白酶缺乏。

(三)用法用量

饭时或饭前服 0.3～0.6 g,同时服稀盐酸 0.5～2 mL。

(四)注意事项

(1)不宜与抗酸药同服,因胃内 pH 升高而使其活力降低。

(2)本品的药理作用与硫糖铝相拮抗,两者亦不宜合用。

二、胰酶

(一)制剂

肠溶片:每片 0.3 g;0.5 g。

(二)适应证

用于各种原因引起的胰腺外分泌功能不足的替代治疗,以缓解消化不良或食欲减退等症状。

(三)用法用量

每次 0.3～0.6 g,每天 3 次,饭前服。

(四)注意事项

不宜与酸性药同服。与等量碳酸氢钠同服可增加疗效。急性胰腺炎早期患者禁用。

(孙　艳)

第四节　泻　　药

泻药是促进排便反射或使排便顺利的药物。按其作用原理可分为溶剂性泻药、刺激性泻药、滑润性泻药和软化性泻药。

一、硫酸镁(硫苦,泻盐)

(一)制剂

注射剂:1 g/10 mL;2.5 g/10 mL。溶液剂:33 g/100 mL

(二)适应证

(1)导泻,肠内异常发酵,也可与驱虫药并用;与活性炭合用,可治疗食物或药物中毒。

(2)阻塞性黄疸及慢性胆囊炎。

(3)惊厥、子痫、尿毒症、破伤风、高血压脑病及急性肾性高血压危象等。

(4)外用热敷消炎去肿。

(三)用法用量

(1)导泻:每次口服 5～20 g,清晨空腹服,同时饮水 100～400 mL,也可用水溶解后服用。

(2)利胆:每次 2～5 g,每天 3 次,饭前或两餐间服。也可服用 33% 溶液,每次 10 mL。

(3)抗惊厥、降血压:肌内注射,每次 1 g,10% 溶液每次 10 mL。静脉滴注,每次 1～2.5 g。

(四)注意事项

(1)注射须缓慢,并注意患者的呼吸与血压。静脉滴注过快可引起血压降低及呼吸暂停。

(2)肠道出血患者、急腹症患者及孕妇、经期女性禁用本品导泻。

(3)中枢抑制药(如苯巴比妥)中毒患者不宜使用本品导泻排除毒物,以防加重中枢抑制。

二、酚酞(果导)

(一)制剂

片剂:每片 50 mg;100 mg。

(二)适应证

适用于习惯性顽固便秘。也可在各种肠道检查前用作肠道清洁剂。

(三)用法用量

睡前口服 0.05～0.2 g,经 8～10 小时排便。

(四)注意事项

(1)本品如与碳酸氢钠及氧化镁等碱性药并用,能引起变色。

(2)婴儿禁用,幼儿及孕妇慎用。

三、甘油(丙三醇)

(一)制剂

栓剂:大号每个约重 3 g,小号每个约重 1.5 g。甘油溶液:50%甘油盐水溶液。

(二)适应证

用于便秘,也可用于降低眼压和颅内压。

(三)用法用量

(1)便秘:使用栓剂,每次 1 个塞入肛门(成人用大号栓,小儿用小号栓),对小儿及年老体弱者较为适宜。也可用本品 50%溶液灌肠。

(2)降眼压和降颅内压:口服 50%甘油溶液(含 0.9%氯化钠),每次 200 mL,每天 1 次,必要时每天2次,但要间隔6~8小时。

(四)注意事项

口服有轻微不良反应,如头痛、咽部不适、口渴、恶心、呕吐、腹泻及血压轻微下降等。空腹服用不良反应较明显。

四、开塞露

(一)制剂

开塞露(含山梨醇、硫酸镁):含山梨醇 45%~50%(g/g),硫酸镁 10%(g/mL),羟苯乙酯 0.05%、苯甲酸钠 0.1%。开塞露(含甘油):本品含甘油 55%(mL/mL)。

(二)适应证

主要用于便秘。

(三)用法用量

成人用量每次 20 mL(1 支),小儿酌减。

(四)注意事项

本品为治疗便秘的直肠用溶液剂。用时将容器顶端刺破,外面涂油脂少许,徐徐插入肛门,然后将药液挤入直肠内,引起排便。

(祝珍芳)

第五节　止　泻　药

止泻药是通过减少肠道蠕动或保护肠道免受刺激而达到止泻作用。适用于剧烈腹泻或长期慢性腹泻,以防止机体过度脱水、电解质紊乱、消化及营养障碍。

一、地芬诺酯(苯乙哌啶,氰苯哌酯,止泻宁)

(一)制剂

复方地芬诺酯片:每片含盐酸地芬诺酯 2.5 mg,硫酸阿托品 0.025 mg。

(二)适应证

适用于急、慢性功能性腹泻及慢性肠炎等。

(三)用法用量

口服:每次 2.5～5 mg,每天 2～4 次。至腹泻被控制时,应立即减少剂量。

(四)注意事项

(1)服药后偶尔见口干、腹部不适、恶心、呕吐、思睡、烦躁、失眠等,减量或停药后即消失。

(2)肝功能不全患者及正在服用成瘾性药物患者宜慎用。

(3)哺乳期女性慎用。

二、洛哌丁胺(氯苯哌酰胺,苯丁哌胺,易蒙停)

(一)制剂

胶囊:每胶囊 2 mg。

(二)适应证

适用于急性腹泻及各种病因引起的慢性腹泻。本品尤其适用于临床上应用其他止泻药效果不显著的慢性功能性腹泻。

(三)用法用量

成人首次口服 4 mg,以后每腹泻一次服 2 mg,直到腹泻停止或用量达每天 16～20 mg,连续 5 天,若无效则停服。儿童首次服 2 mg,以后每腹泻一次服 2 mg,至腹泻停止,最大用量为每天8～12 mg。空腹或饭前半小时服药可提高疗效。慢性腹泻待显效后每天给予 4～8 mg(成人),长期维持。

(四)注意事项

(1)严重中毒性或感染性腹泻慎用;重症肝损害者慎用;因用抗生素而导致假膜性大肠炎患者不宜用。

(2)1 岁以下婴儿和肠梗阻、亚肠梗阻或便秘患者禁用;发生胃肠胀气或严重脱水的小儿禁用;孕妇和哺乳女性慎用。

(3)本品不能单独用于伴有发热和便血的细菌性痢疾患者。

三、双八面体蒙脱石(思密达)

(一)制剂

散剂:每小袋内含双八面体蒙脱石 3 g,葡萄糖 0.749 g,糖精钠 0.007 g,香兰素 0.004 g。

(二)适应证

主要用于急、慢性腹泻,尤其对儿童急慢性腹泻疗效为佳,也用于食管炎及胃、十二指肠、结肠疾病有关的疼痛的对症治疗。

(三)用法用量

成人每天 3 次,每次 1 袋;2 岁以上幼儿每天 2～3 次,每次 1 袋;1～2 岁幼儿每天 1～2 次,每次 1 袋;1 岁以下幼儿每天 1 袋,分 2 次服用。治疗急性腹泻首剂量应加倍。食管炎患者宜于饭后服用,其他患者于饭前服用。将本品溶于半杯温水送服。

(四)注意事项

(1)本品可能影响其他药物的吸收,必须合用时应在服用本品之前 1 小时服用其他药物。

(2)少数患者如出现轻微便秘,可减少剂量继续服用。

(葛艳萍)

第六章

内分泌系统疾病用药

第一节　垂体激素类药物

临床上常用的垂体激素类药物主要以基因重组人生长激素为代表。本品以基因工程技术由哺乳动物细胞产生,与天然人生长激素相同。

一、其他名称

思真,Somatotrophin。

二、性状

本品为白色或类白色粉末。

三、药理学

本品具有与人生长激素同等的作用,即能促进骨骼、内脏和全身生长,促进蛋白质合成,影响脂肪和矿物质代谢,在人体生长发育中起着关键性作用。肌内注射 3 小时后达到平均峰浓度,皮下注射后约 80% 被吸收,4~6 小时后达峰浓度,$t_{1/2}$ 约为 4 小时,两种给药途径的 AUC 十分接近。在肝、肾代谢,通过胆汁排泄。

四、适应证

主要用于内源性生长激素分泌不足所致的生长障碍,性腺发育不全所致的生长障碍(特纳综合征)。此外,尚可用于治疗伴恶病质的艾滋病、短肠综合征等疾病。

五、用法和用量

人生长激素的国际标准,rDNA 来源的人生长激素的定义是每 1 安瓿内含有 1.95 mg 蛋白质,每 1 mg 含有活性成分 3 U。1 mg 无水的生长激素 USP 约等于 3 USP 生长激素单位。商品化的制剂在每 1 mg 含有的单位数量上会有所不同,不同的制造商在评价生长激素 U/mg 值时有所差异,因此给药剂量必须个体化,采用肌内注射或皮下注射。①内源性生长激素分泌不足所致的生长障碍:一般用量为每周 4 mg(12 U)/m²,或每周 0.2 mg(0.6 U)/kg,分 3 次肌内注射,皮下注射分 6 次或 7 次给药,最好晚上给药。②性腺发育不全所致的生长障碍:每周 6 mg(18 U)/m²,或每周 0.2~0.23 mg(0.6~0.7 U)/kg,治疗的第二年剂量可增至 8 mg(24 U)/m²,或每周 0.27~0.33 mg(0.8~1 U)/kg,分 7 次单剂量于晚上皮下注射给药。

六、不良反应

偶可引起注射部位疼痛、麻木、发红和肿胀等。

七、禁忌证

任何有进展迹象的潜在性脑肿瘤患者、妊娠期和哺乳期女性均禁用。不得用于骨骺已闭合的儿童患儿。

八、注意

(1)糖尿病为相对禁忌证,给糖尿病患者应用时应进行严格的医学及实验室监控。
(2)脑肿瘤引起的垂体侏儒病患者、心脏或肾脏病患者慎用。
(3)使用前,需对脑垂体功能做详细检查,准确诊断后才能应用。
(4)应临用时配制,用注射用水或含苯甲醇的生理盐水溶解,轻轻摇动,切勿振荡,以免变性。

九、药物相互作用

大剂量糖皮质激素可能会抑制本品的作用。

十、制剂

注射用粉针:每瓶 1.33 mg(4 U);3.33 mg(10 U)。

十一、储法

避光于 2~8 ℃保存。以生理盐水溶解后应立即使用,未用完的药液应弃去。以含苯甲醇的生理盐水溶解的药液可于 2~8 ℃下保存 14 天。

（李　伟）

第二节　甲状腺激素及抗甲状腺药

一、甲状腺激素

甲状腺激素为碘化酪氨酸的衍生物,包括甲状腺素(T_4)和三碘甲状腺原氨酸(T_3)。
(一)甲状腺激素的合成、贮存、分泌与调节
1.合成
甲状腺激素的合成是在甲状腺球蛋白(TG)上进行的,其过程如下。

（1）甲状腺细胞摄取血液中的碘化物。

（2）碘化物在过氧化物酶的作用下被氧化成活性碘。活性碘与 TG 上的酪氨酸残基结合，生成一碘酪氨酸（MIT）和二碘酪氨酸（DIT）。

（3）在过氧化物酶作用下，一分子 MIT 和一分子 DIT 耦联生成 T_3，二分子 DIT 耦联成 T_4。

2.贮存

合成的 T_3、T_4 贮存于甲状腺滤泡腔内。

3.分泌

TG 在蛋白水解酶作用下分解为 T_3、T_4 进入血液。

4.调节

垂体前叶分泌的促甲状腺激素（TSH）可促进 T_3、T_4 合成、释放。然而，当血液中 T_3、T_4 水平增加可反馈性抑制垂体前叶合成 T_3、T_4。此外，碘也可调节甲状腺激素合成，缺碘时可增强摄碘能力，T_3、T_4 合成及释放增多。

（二）药物作用

1.维持生长发育

甲状腺激素分泌不足或过量都可引起疾病。婴幼儿甲状腺功能不足时，躯体与智力发育均受影响，可致呆小病（克汀病）；成人甲状腺功能不全时，可致黏液性水肿。

2.促进代谢

促进物质氧化，增加氧耗，提高基础代谢率，使产热增多。甲状腺功能亢进时有怕热、多汗等症状。

3.增加交感神经系统敏感性

甲状腺激素可增强心脏对儿茶酚胺的敏感性，甲状腺功能亢进时出现震颤、神经过敏、急躁、心率加快等现象。

甲状腺激素可通过胎盘和进入乳汁、妊娠和哺乳期女性应注意。

（三）临床用途

主要用于甲状腺功能低下的替代补充疗法。

1.呆小病

应尽早用药，发育仍可恢复正常。若治疗过晚，则智力仍然低下。

2.黏液性水肿

一般服用甲状腺片，从小量开始，逐渐增大至足量。剂量不宜过大，以免增加心脏负担而加重心脏疾病。

3.单纯性甲状腺肿

其治疗取决于病因。由于缺碘所致者应补碘。临床上无明显发病原因者可给予适量甲状腺激素，以补充内源性激素的不足，并可抑制甲状腺激素过多分泌，以缓解甲状腺组织代偿性增生肥大。

（四）不良反应

过量可引起甲状腺功能亢进的临床表现，在老人和心脏病患者中，可发生心绞痛和心肌梗死，宜用 β 受体阻滞剂对抗，并应停用甲状腺激素。

二、抗甲状腺药

甲状腺功能亢进，简称甲亢，是多种原因所致的以甲状腺激素分泌过多引发代谢紊乱为特征的一种综合征。抗甲状腺药是一类能干扰甲状腺合成和释放,消除甲状腺功能症状的药物。目前常用的抗甲状腺药物有硫脲类、碘化物、放射性碘及β受体阻滞剂。

(一)硫脲类

硫脲类是常用的抗甲状腺药物,可分为两类:①硫氧嘧啶类,如甲硫氧嘧啶、丙硫氧嘧啶。②咪唑类,如甲巯咪唑(他巴唑)、卡比马唑(甲亢平)。

1.药物作用

(1)抑制甲状腺激素合成。该类药物本身作为过氧化物酶的底物而被碘化,使氧化碘不能结合到甲状腺球蛋白上,从而抑制甲状腺激素的生物合成。硫脲类药物对已合成的甲状腺激素无效,须待已合成的激素被消耗后才能完全生效。一般用药$2\sim3$周甲状腺功能亢进症状开始减轻,$1\sim3$个月基础代谢率才恢复正常。

(2)丙硫氧嘧啶还能抑制外周组织的T_4转化为T_3,能迅速控制血清中生物活性较强的T_3水平,故在重症甲状腺功能亢进、甲状腺危象时该药可列为首选。

(3)此外,硫脲类药物尚有免疫抑制作用,能使血液中甲状腺刺激性免疫球蛋白下降,对病因也有一定的治疗作用。

2.临床用途

(1)内科药物治疗:适用于轻症和不宜手术或^{131}I治疗者,如儿童、青少年及术后复发而不适于^{131}I治疗者可用。

(2)手术前准备:甲状腺功能亢进术前服用硫脲类药物,可使甲状腺功能恢复或接近正常,从而可减少患者在麻醉。

(3)甲状腺危象的治疗:甲状腺功能亢进患者在感染、手术等诱因下,可使甲状腺激素大量释放,患者出现高热、虚脱、心力衰竭、电解质紊乱等现象,称甲状腺危象。此时除主要应用大剂量碘剂和采取其他措施外,大剂量硫脲类可抑制甲状腺激素的合成,并且可阻断外周组织的T_4转化为T_3。

3.不良反应

变态反应较常见,如出现瘙痒、药疹等,多数不需停药即可消失。严重不良反应有粒细胞缺乏症。一般发生在治疗后的$2\sim3$个月,故应定期检查血常规,若用药后出现咽痛或发热,立即停药则可恢复。此外,本类药物长期应用后可出现甲状腺肿。因药物可进入乳汁及通过胎盘,孕妇慎用,哺乳期女性禁用;甲状腺癌患者禁用。

(二)碘和碘化物

碘和碘化物是治疗甲状腺病最古老的药物。常用的有碘化钾、碘化钠和复方碘溶液等。

1.药物作用

不同剂量的碘化物对甲状腺功能可产生不同的作用。小剂量的碘是合成甲状腺素的原料,可用于治疗单纯性甲状腺肿。大剂量碘产生抗甲状腺作用,可能与抑制蛋白水解酶,减少T_3、T_4释放有关,作用快而强,用药$1\sim2$天起效,$10\sim15$天达最大效应。此外还可抑制TSH所致的腺体增生。

2.临床用途

大剂量碘的应用只限于以下情况:①甲状腺功能亢进术前准备,一般在术前2周给予复方碘溶液(卢戈液)以使甲状腺组织缩小、血管减少、组织变硬,以利于手术进行。②甲状腺危象的治疗,将碘化物加到10%葡萄糖注射液中静脉滴注,可有效地控制症状,但要注意同时配合服用硫脲类药物。

3.不良反应

(1)急性反应:可于用药后立即或几小时后发生,主要表现为血管神经性水肿,严重出现喉头水肿而窒息。

(2)慢性碘中毒:一般为黏膜刺激症状,表现为口腔及咽喉烧灼感、唾液分泌增多等。

(3)甲状腺功能紊乱:长期服用碘化物可诱发甲状腺功能亢进。碘还可进入乳汁并通过胎盘引起新生儿甲状腺肿,故孕妇及哺乳期女性应慎用。

(三)放射性碘

临床应用的放射性碘是^{131}I,其半衰期为 8 天。

1.药物作用

^{131}I 可被甲状腺摄取,产生 β 射线(占 99%)和 γ 射线(占 1%)。由于 β 射线在组织内的射程不超过 2 mm,因此其辐射作用限于甲状腺内,只破坏甲状腺组织,而很少破坏周围组织,故适宜剂量^{131}I,可获得类似手术切除效果。

2.临床用途

(1)甲状腺功能亢进的治疗:^{131}I 用于治疗不宜手术、手术后复发及对抗甲状腺药物过敏或无效者。一般用药后 1 个月见效,3 个月后甲状腺功能恢复正常。

(2)甲状腺功能检查:^{131}I 释放的 γ 射线可在体表测到,可用于检查甲状腺功能。甲状腺功能亢进时,摄碘率高,摄碘高峰时间前移。反之,摄碘率低,摄碘高峰时间后延。

3.不良反应

主要为甲状腺功能低下,故应严格掌握剂量和密切观察,一旦发生甲状腺功能低下症状,应及时停药,并补充甲状腺激素。

(四)用药监测与护理

1.用药监测

用药期间,应定期监测患者心率、血压及甲状腺功能(T_3、T_4 水平)。每次用药前应测脉搏和血压,当脉搏超过 100 次/分,或有节律不齐等异常改变时,应报告医师。

2.用药护理

(1)甲状腺素类药物的用药护理:①甲状腺功能低下的患者很多伴有心血管方面的疾病,如心收缩力减弱、心功能不全等,此类患者对甲状腺素颇为敏感,应从小剂量开始用药。②给药后应严密观察患者有无心血管方面的不良反应,尤其是老年人或心脏病的患者,若心率超过100 次/分,应暂停给药,及时通知医师。③对患有糖尿病的患者应用甲状腺素时,可能会使血糖的水平难以控制,故要密切监测血糖。④甲状腺素药物可增强抗凝药的作用,要观察患者有无不正常的出血和紫癜等。如有异常,要及时提醒医师,以便及时调整抗凝药的剂量。⑤鼓励患者多进食黄豆、花生、萝卜类、菠菜、桃、梨、草莓等可促进甲状腺素分泌的食物,有利于疾病的治疗。

(2)抗甲状腺药物的用药护理:①因甲状腺功能亢进患者代谢率快,疲乏,烦躁,难以入眠,故要尽量减少噪声和外界刺激,保证患者的休息。②硫脲类药物应用时应定期检查血象及肝功能,如出现明显白细胞减少或肝炎症状时,应立即报告医师。③服药期间若发现怀孕,应及时通知医师,中止或调整药物剂量,避免对隐瞒造成不必要的损害。④患者饮食应遵循多食多餐的原则,以防止体重下降,保证摄入足够的维生素、矿物质、蛋白质,以满足身体代谢的需求,但应避免咖啡、茶、可乐类的饮料。

(3)碘剂的用药护理:①碘剂应饭后服,并要用大量的水送下,也可将碘剂溶在果汁或牛奶里,用吸管服用可改善口感,并减少刺激。②碘剂为光敏物质,应放在棕色瓶内避光保存,碘剂具有一定的毒性和刺激性,要存放在安全的地方。③观察患者有无变态反应,如发生应先停药,立即报告医师做相应处理。④对碘剂过敏引起的皮肤瘙痒,可用碳酸钠溶液泡澡,降低室内温度等方式缓解。⑤学会观察患者碘中毒的症状,如口腔溃疡,唾液分泌过多,齿龈肿痛,巩膜发红,眼睑水肿等。

(4)放射性碘剂的用药护理:①对接受放射性碘剂治疗的患者,要详细解释用药的目的、可能的不良反应等,消除患者和家人对放射性碘剂的担忧。②要密切观察患者有无变态反应,治疗时做好救治准备,特别对有过敏体质的患者。③患者应保护体液平衡,以避免放射性碘在体内蓄积,引起对机体的损害。④在家接受放射性碘治疗患者,应教育患者熟悉甲状腺功能亢进及低下的症状与体征,告之在治疗的第 1 周,应避免接触儿童或与他人同睡一室;对其排泄物应进行专门存放和管理等。

(李　伟)

第三节　胰岛素及口服降糖药

糖尿病是由于胰岛素分泌和/或作用缺陷导致的糖、脂肪、蛋白质代谢紊乱,出现以高血糖为特征的慢性、全身性疾病。可分为 1 型糖尿病、2 型糖尿病、妊娠期糖尿病和其他类型糖尿病四类。其中 1 型和 2 型占总数的 95% 以上,尤其是 2 型糖尿病最为多见。糖尿病药物治疗的目的是控制血糖、纠正代谢紊乱,防止或延缓各种并发症,降低病死率,提高生活质量。临床常用药物有胰岛素和口服降血糖药两类。

一、胰岛素

胰岛素是由胰岛 B 细胞合成、分泌的一种多肽类激素,药用胰岛素有动物胰岛素(从猪、牛的胰腺中提取)和人胰岛素(通过基因重组技术生产)两类。胰岛素口服易被消化酶破坏,故必须注射给药。皮下注射吸收快,与血浆蛋白结合率低于 10%,主要在肝、肾经水解灭活,$t_{1/2}$ 短。但胰岛素与组织结合后,作用可维持数小时。为延长其作用时间,可用碱性蛋白质与之结合,并加入微量锌使其稳定,制成中效和长效制剂。中、长效制剂均为混悬剂,不能静脉注射。另外,现在已研制出非注射用的胰岛素制剂,如胰岛素喷雾剂。

常用注射用胰岛素制剂的分类及特点见表 6-1。

(一)作用

胰岛素对代谢过程有广泛影响。

1.降低血糖

胰岛素可加速葡萄糖的无氧酵解和有氧氧化,促进糖原的合成及储存;抑制糖原分解及糖异生,从而降低血糖。

2.促进脂肪合成

胰岛素能促进脂肪合成,抑制脂肪分解,减少游离脂肪酸和酮体的生成。

表 6-1　常用注射用胰岛素制剂的分类及特点

分类	药物	注射途径	作用时间(h)			给药时间
			开始	高峰	维持	
短效	正规胰岛素	静脉注射	立即	1/2	2	饭前 0.5 小时注射,3～4 次/天
		皮下注射	1/2～1	2～4	6～8	
中效	低精蛋白锌胰岛素	皮下注射	3～4	8～12	18～24	早餐前 0.5 小时注射 1 次,必要时晚餐前加 1 次
	珠蛋白锌胰岛素	皮下注射	2～4	6～10	12～18	
长效	精蛋白锌胰岛素	皮下注射	3～6	16～18	24～36	早餐前或晚餐前 1 小时注射

3.促进蛋白质合成

胰岛素可增加氨基酸的转运和促进蛋白质合成,抑制蛋白质的分解。

4.促进 K^+ 转运

促进 K^+ 从细胞外进入细胞内,降低血 K^+,增加细胞内 K^+ 浓度。

(二)用途

1.糖尿病

胰岛素对各型糖尿病均有效。主要用于:①1 型糖尿病(胰岛素依赖型糖尿病);②出现并发症,如酮症酸中毒、高渗性昏迷;③2 型糖尿病经饮食控制和口服降血糖药治疗失败者;④出现并发症,如严重感染、高热、创伤及分娩等。

2.纠正细胞内缺钾

与氯化钾、葡萄糖组成极化液(GIK),用于防治心肌梗死时的心律失常。此外,胰岛素还可与 ATP、辅酶 A 组成能量合剂,用于心、肝、肾疾病的辅助治疗。

胰岛素的作用和用途见图 6-1。

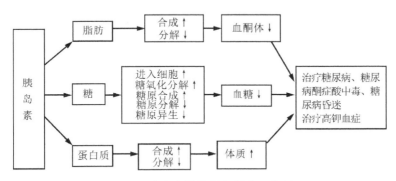

图 6-1　胰岛素的作用和用途示意图

(三)不良反应及应用注意

1.低血糖反应

多为胰岛素过量或未能按时进餐所致。胰岛素能迅速降低血糖,出现饥饿感、出汗、心悸、震颤等症状,严重者可引起昏迷、惊厥及休克,甚至死亡。低血糖反应的防治:①用药与进餐配合。②发生低血糖时应及时处理,轻微者可进食少量饼干、面包等,严重低血糖时应立即静脉注射 50% 葡萄糖。长效胰岛素降低血糖作用缓慢,一般不出现上述症状,而主要表现为头痛、精神情绪失常和运动障碍。

为防止低血糖反应引起严重后果,应向患者宣传防治知识,以便及早发现并采取摄食或饮糖水等措施。低血糖性昏迷必须与酮症酸中毒性昏迷及非酮症糖尿病昏迷相鉴别。

2.变态反应

一般反应为皮疹、血管神经性水肿,偶有过敏性休克。因多数为牛胰岛素所致,可改用猪胰岛素或人胰岛素。

3.局部反应

表现为红肿、皮下结节或皮下脂肪萎缩:见于多次肌内注射部位,人胰岛素则较少见。应有计划地更换注射部位,可尽量减少组织损伤及避免吸收不良。

4.胰岛素耐受性

机体对胰岛素的敏感性降低称为胰岛素耐受性,又称胰岛素抵抗,分为两型。①急性型:常由于创伤、感染、手术、情绪激动等应激状态引起,血中抗胰岛素物质增多,需短时间内增加大剂量胰岛素,并纠正酸碱平衡和电解质紊乱,常可取得较好疗效。②慢性型:与体内产生胰岛素抗体或体内胰岛素数目减少等有关,宜更换胰岛素制剂或加用口服降血糖药。

5.药物相互作用

肾上腺皮质激素、噻嗪类利尿药、胰高血糖素等均可升高血糖浓度,合用时可降低胰岛素的降糖作用;普萘洛尔等 β 受体阻滞剂与胰岛素合用则可增加低血糖的危险,并可掩盖低血糖的某些症状,延长低血糖时间,故应注意调整胰岛素用量。华法林、水杨酸盐、磺胺类药、甲氨蝶呤等可与胰岛素竞争血浆蛋白结合,从而增加血中游离型胰岛素而增强作用。

6.应用胰岛素注意事项

必须注意定期检查尿糖、血糖、肾功能、眼底视网膜血管、血压和心电图等,以便了解病情及并发症。

二、口服降糖药

(一)胰岛素促泌药

胰岛素促泌药主要有磺酰脲类和苯甲酸类(格列奈类)。磺酰脲类第 1 代有甲苯磺丁脲和氯磺丙脲,第 2 代常用的有格列本脲(优降糖)、格列齐特(达美康)、格列喹酮(糖适平)、格列吡嗪(美吡达)、格列美脲。苯甲酸类主要有瑞格列奈和那格列奈。

1.磺酰脲类

磺酰脲类口服吸收迅速而完全,与血浆蛋白结合率很高,故起效慢,维持时间长。多数药物在肝脏代谢并经肾脏排泄,但格列喹酮经肾排出小于 5%。

磺酰脲类的药动学特点见表 6-2。

表 6-2　磺酰脲类的药动学特点

药物	$t_{1/2}$ (h)	24 小时肾排泄率 (%)	蛋白结合率 (%)	作用时间 (h)	等效剂量 (mg)	日用次数 (次/天)
甲苯磺丁脲	5	100	95	6~12	1 000	2~3
氯磺丙脲	35	80	90	24~72	250	1
格列本脲	6	65	99	16~24	5	1~2
格列吡嗪	4	75	95	12~24	705	1~2

续表

药物	$t_{1/2}$ (h)	24小时肾排泄率 (%)	蛋白结合率 (%)	作用时间 (h)	等效剂量 (mg)	日用次数 (次/天)
格列齐特	12			12～24	80	1～2
格列喹酮	1.5	<5			30	1～2
格列美脲	5	60	99.5		2	1～2

(1)作用。①降血糖作用：其作用主要是通过促进已合成的胰岛素释放入血而发挥降血糖作用，对胰岛素的合成无影响，因此，对胰腺尚有一定胰岛素合成能力的患者有效，对1型糖尿病及胰腺切除者单独应用无效。②抗利尿作用：氯磺丙脲能促进抗利尿激素分泌，减少水的排泄。③对凝血功能的影响：格列齐特能降低血小板黏附力，刺激纤溶酶原的合成，恢复纤溶活性，改善微循环，对预防或减轻糖尿病患者微血管并发症有一定作用。

(2)用途。①糖尿病：用于2型糖尿病；胰岛功能尚存且单用饮食控制无效者；用于对胰岛素产生耐受者，可减少胰岛素的用量。②尿崩症：氯磺丙脲可使尿量减少，与氢氯噻嗪合用可提高疗效。

(3)不良反应及应用注意。①常见不良反应：胃肠不适、恶心、腹痛、腹泻，以及皮肤过敏。也可致黄疸及肝损害，应定期检查肝功能。②少数人出现粒细胞、血小板减少，应定期检查血常规。③低血糖反应：药物过量可发生持续性低血糖，老年人及肝、肾功能不良者尤易发生。格列本脲、格列齐特等第2代药物较少引起低血糖。④中枢神经系统反应：大剂量氯磺丙脲可引起精神错乱、嗜睡、眩晕和共济失调等症状。⑤其他：本类药大部分从肾排泄会加重肾负担，应注意多饮水。格列喹酮主要随胆汁经消化道排泄，所以轻、中度肾功能不良者应选用格列喹酮。⑥药物相互作用：磺酰脲类血浆蛋白结合率很高，因此可与其他药物（如磺胺类药、青霉素、吲哚美辛、双香豆素等）竞争与血浆蛋白结合，使其游离型药物浓度上升而引起低血糖反应。药酶抑制剂如氯霉素、西咪替丁等也能增强磺酰脲类的降糖作用。此外，氢氯噻嗪、糖皮质激素、口服避孕药、苯妥英钠、利福平等因抑制胰岛素释放，拮抗胰岛素作用或诱导肝药酶而降低磺酰脲类药的疗效。

2.苯甲酸类

瑞格列奈和那格列奈为苯甲酸类药，其作用机制同磺脲类，特点是促进胰岛素分泌，起效快，餐时或餐后立即服药，在餐后血糖升高时恰好促进胰岛素分泌增多，故又称速效餐时血糖调节剂。本类药维持时间短，在空腹时不再刺激胰岛素分泌，既可降低餐后血糖，又极少发生低血糖。适用于2型糖尿病降低餐后血糖，与双胍类药有协同作用；瑞格列奈经肾排泄仅8%，主要随胆汁经消化道排泄，故可用于轻、中度肾功能不良者。

(二)胰岛素增敏药

噻唑烷二酮类（格列酮类）为胰岛素增敏药，常用药物有罗格列酮、吡格列酮等。

罗格列酮（文迪雅）和吡格列酮（安可妥）除能特异性提高机体（肝脏、肌肉和脂肪组织）对胰岛素的敏感性外，还可保护胰岛β细胞功能，有效降低血糖、血脂，对大血管亦有保护作用，是治疗伴有胰岛素抵抗的2型糖尿病的一线用药。无论是单独（较弱）还是联合用药（可与磺酰脲类或二甲双胍合用）都能取得较好的降糖效果，但无内源性胰岛素存在时无效。

主要不良反应是损害肝功能，用药前需检查肝功能，转氨酶升高超过正常上限2.5倍者禁用。用药期间定期检查肝功能，用药第1年每2个月1次，以后每6个月1次。此外，本类药可致体重增加。心功能不全者禁用或慎用。

(三)双胍类

主要有二甲双胍。

1.作用和用途

二甲双胍对 2 型糖尿病有降血糖作用,对正常人血糖几无影响,不会引起低血糖。作用机制:①增强机体组织对胰岛素的敏感性(即促进组织细胞对葡萄糖的摄取和利用)。②减少肝脏产生葡萄糖。③抑制肠道对葡萄糖的吸收,从而有效降低血糖。④改善糖尿病患者的血管功能。主要用于 2 型糖尿病,尤其是肥胖型(首选,兼有减肥效果)。

2.不良反应及应用注意

(1)胃肠道反应:主要是食欲缺乏、恶心、呕吐、腹泻、口苦、金属味等,饭后服可减轻,减量或停药后即消失。

(2)乳酸血症:因促进糖无氧酵解,产生乳酸,尤其在肝、肾功能不全及心力衰竭等缺氧情况下,易诱发乳酸性酸中毒(苯乙双胍的发生率比二甲双胍高 10 倍,故前者已基本不用),可危及生命。

(3)禁忌证:肝、肾功能不良者禁用。

(四)α-葡萄糖苷酶抑制药

其中主要为阿卡波糖,伏格列波糖。

1.作用和用途

阿卡波糖、伏格列波糖为新型的口服降血糖药。作用机制:通过竞争性抑制小肠葡萄糖苷酶的活性,使淀粉类转化为单糖的过程减慢,从而延缓葡萄糖的吸收,降低餐后血糖,单独使用不引起低血糖反应。临床主要用于治疗糖尿病餐后高血糖。既可单独使用也可与其他降血糖药合用治疗 2 型糖尿病。

2.不良反应及应用注意

本类药因延缓糖类的吸收,所以腹胀,排气多、腹泻等胃肠道反应较常见。必须与前几口食物一起嚼服才有效。如果在服药后很长时间才进餐,则疗效差或无效。服药期间增加淀粉类比例,并限制单糖摄入量可提高疗效。若与其他降糖药合用出现低血糖时,应先减少降糖药药量;严重低血糖时应直接补充葡萄糖。应避免与抗酸药及消化酶制剂同时服用。18 岁以下者、孕妇、哺乳期女性,以及有明显消化、吸收障碍者禁用。

(李　伟)

第七章

泌尿系统疾病用药

第一节 呋 塞 米

一、药物名称

中文通用名称：呋塞米。

英文通用名称：Furosemide。

二、作用机制

本药为强效的襻利尿药，能增加水和电解质（如钠、氯、钾、钙、镁、磷等）的排泄。主要通过抑制肾小管髓襻厚壁段对 NaCl 的主动重吸收，使管腔液 Na^+、Cl^- 浓度升高，而髓质间液 Na^+、Cl^- 浓度降低，从而渗透压梯度差降低，肾小管浓缩功能下降，导致水、Na^+、Cl^- 排泄增多。由于 Na^+ 重吸收减少，远端小管 Na^+ 浓度升高，促进 Na^+-K^+、Na^+-H^+ 交换增加，K^+、H^+ 排出增多。本药抑制肾小管髓襻升支粗段重吸收 Cl^- 的机制：该部位基底膜外侧存在与 Na^+-K^+-ATP 酶有关的 Na^+、Cl^- 配对转运系统，呋塞米通过抑制该系统功能而减少 Na^+、Cl^- 的重吸收。另外，本药还可能抑制近曲小管和远曲小管对 Na^+、Cl^- 的重吸收，促进远曲小管分泌 K^+。本药通过抑制亨氏襻对 Ca^{2+}、Mg^{2+} 的重吸收而增加 Ca^{2+}、Mg^{2+} 排泄。短期使用本药可增加尿酸排泄，但长期用药可引起高尿酸血症。

本药对血流动力学的影响表现在：抑制前列腺素分解酶的活性，使前列腺素含量升高，从而扩张肾血管，降低肾血管阻力，使肾血流量尤其是肾皮质深部血流量增加，这在其利尿作用中具有重要意义，也是本药用于预防急性肾衰竭的理论基础。另外，与其他利尿药不同，本药在使肾小管液流量增加的同时而不降低肾小球滤过率，原因可能是流经致密斑的 Cl^- 减少，从而减弱或阻断球-管平衡。本药能扩张肺部容量静脉，降低肺毛细血管通透性，结合其利尿作用，使回心血量减少，左心室舒张末期压力降低，有助于治疗急性左心衰竭。由于本药可降低肺毛细血管通透性，为其治疗成人呼吸窘迫综合征提供了理论依据。

三、临床应用

(1)用于水肿性疾病,包括充血性心力衰竭、肝硬化、肾脏疾病(肾炎、肾病及各种原因所致的急、慢性肾衰竭),尤其是在其他利尿药效果不佳时,应用本药可能有效。本药也可与其他药物合用于治疗急性肺水肿和急性脑水肿等。

(2)治疗高血压。本药不作为治疗原发性高血压的首选药物,但当噻嗪类药物疗效不佳,尤其当伴有肾功能不全或出现高血压危象时,本药尤为适用。

(3)预防急性肾衰竭。用于各种原因(失水、休克、中毒、麻醉意外及循环功能不全等)导致肾血流灌注不足时,在纠正血容量不足的同时及时应用本药,可减少急性肾小管坏死的机会。

(4)用于高钾血症及高钙血症。

(5)用于稀释性低钠血症,尤其是当血钠浓度低于 120 mmol/L 时。

(6)用于抗利尿激素分泌失调综合征。

(7)用于急性药物、毒物中毒,如巴比妥类药物中毒等。

四、注意事项

(一)交叉过敏

对磺胺药或噻嗪类利尿药过敏者,对本药也可能过敏。

(二)适应证

低钾血症、肝性脑病、超量服用洋地黄。

(三)慎用

(1)无尿或严重肾功能损害者。

(2)糖尿病患者。

(3)高尿酸血症或有痛风病史者。

(4)严重肝功能损害者(因水、电解质紊乱可诱发肝性脑病)。

(5)急性心肌梗死者(过度利尿可促发休克)。

(6)胰腺炎或有此病史者。

(7)有低钾血症倾向者(尤其是应用洋地黄类药物或有室性心律失常者)。

(8)红斑狼疮患者(因本药可加重病情或诱发狼疮活动)。

(9)前列腺增生者。

(四)药物对儿童的影响

本药在新生儿体内半衰期明显延长,故新生儿用药间期应延长。

(五)药物对老年人的影响

老年人应用本药时发生低血压、电解质紊乱,致血栓形成和肾功能损害的机会增多。

(六)药物对妊娠的影响

本药可通过胎盘屏障,孕妇(尤其是妊娠早期)应尽量避免使用。且本药对妊娠高血压综合征无预防作用。动物试验表明本药可致流产、胎仔肾盂积水,使胎仔死亡率升高。美国药品和食品管理局(FDA)对本药的妊娠安全性分级为 C 级。

(七)药物对 NS1 的影响

本药可经乳汁分泌,哺乳女性应慎用。

（八）用药前后及用药时应当检查或监测

用药期间随访检查：①血电解质，尤其是合用洋地黄类药物或皮质激素类药物、肝肾功能损害者；②血压，尤其是用于降压、大剂量应用或用于老年人时；③肾功能；④肝功能；⑤血糖；⑥血尿酸；⑦酸碱平衡情况；⑧听力。

五、不良反应

（一）代谢/内分泌系统

水、电解质紊乱（尤其是大剂量或长期应用时）较常见，如低钾血症、低氯血症、低氯性碱中毒、低钠血症、低钙血症，以及与此有关的口渴、乏力、肌肉酸痛、心律失常等。高血糖症较少见，可致血糖升高、尿糖阳性，尤其是糖尿病或糖尿病前期患者，可使原有糖尿病加重。

（二）心血管系统

大剂量或长期应用时可见直立性低血压、休克。

（三）消化系统

食欲减退、恶心、呕吐、腹痛、腹泻、胰腺炎等较少见。长期应用还可致胃及十二指肠溃疡。

（四）肝脏

肝功能损害较少见。

（五）泌尿生殖系统

高尿酸血症较少见，过度脱水可使血尿酸和尿素氮水平暂时性升高。在高钙血症时用本药，可引起肾结石。

（六）血液系统

可使骨髓抑制而导致粒细胞减少、血小板减少性紫癜和再生障碍性贫血，但较少见。

（七）中枢神经系统

少见头晕、头痛、指趾感觉异常。

（八）眼

少见视物模糊、黄视症、光敏感。

（九）耳

耳鸣、听力障碍多见于大剂量静脉快速注射本药时（注射速度在 $4 \sim 15$ mg/min），多为暂时性，少数为不可逆性（尤其是与其他有耳毒性的药物合用时）。

（十）肌肉骨骼

肌肉强直较少见。

（十一）变态反应

较少见。可出现皮疹、间质性肾炎，重者可致心脏停搏。

（十二）其他

尚有报道，本药可加重特发性水肿。

六、药物相互作用

（一）药物-药物相互作用

（1）与多巴胺合用，本药利尿作用加强。

（2）与氯贝丁酯（安妥明）合用，两药的作用均增强，并可出现肌肉酸痛、强直。

（3）本药能增强降压药的作用,合用时,降压药的用量应适当减少。

（4）本药可加强非去极化肌松药的作用（如氯化筒箭毒碱）,这与血钾浓度下降有关。手术中如用筒箭毒碱作为肌松药,则应于术前1周停用本药。

（5）与两性霉素、氨基糖苷类合用,肾毒性和耳毒性增加,尤其是原有肾功能损害时。

（6）与锂剂合用时肾毒性明显增加,应尽量避免合用。

（7）与抗组胺药物合用时耳毒性增加,易出现耳鸣、头晕、眩晕。

（8）与碳酸氢钠合用发生低氯性碱中毒机会增加。

（9）本药可增强头孢噻啶、头孢噻吩和头孢乙腈的肾脏毒性。

（10）与巴比妥类药物、麻醉药合用,易引起直立性低血压。

（11）本药易引起电解质紊乱（如低钾血症）,故与洋地黄类强心苷合用易致心律失常。两者合用时应补钾。

（12）服用水合氯醛后静脉注射本药,可致出汗、面色潮红和血压升高,这与甲状腺素由结合状态转为游离状态增多,从而导致分解代谢加强有关。

（13）本药与阿司匹林相互竞争肾小管分泌,故两药合用可使后者排泄减少。

（14）与卡托普利合用偶可致肾功能恶化。

（15）肾上腺皮质激素、促皮质素及雌激素能降低本药的利尿作用,并增加电解质紊乱（尤其是低钾血症）的发生率。

（16）非甾体抗炎药能降低本药的利尿作用,增加肾损害机会,这与前者抑制前列腺素合成、减少肾血流量有关。与吲哚美辛合用,可影响后者在肠道的吸收并对抗后者的升血压作用。

（17）与拟交感神经药物及抗惊厥药物合用,本药利尿作用减弱。

（18）与苯妥英钠合用,可降低本药的利尿效应达50%。

（19）丙磺舒可减弱本药的利尿作用。

（20）本药可使尿酸排泄减少、血尿酸升高,故与治疗痛风的药物合用时,后者的剂量应适当调整。

（21）本药可降低降血糖药的疗效。

（22）本药可降低抗凝药和抗纤溶药的作用。主要与利尿后血容量下降、血中凝血因子浓度升高,以及肝脏血液供应改善、肝脏合成凝血因子增多有关。

（二）药物-乙醇/尼古丁相互作用

饮酒及含乙醇制剂能增强本药的利尿和降压作用。

（三）药物-食物相互作用

使用本药时摄入味精可协同排钾,导致低钾、低钠血症。

七、用法与用量

（一）成人

1.口服给药

（1）水肿性疾病:起始剂量为一次20～40 mg,一天1次,必要时6～8小时后追加20～40 mg,直至出现满意利尿效果。一天最大剂量可达600 mg,但一般应控制在100 mg以内,分2～3次服用。部分患者可减少至一次20～40 mg,隔天1次（或一天20～40 mg,每周连续服药2～4天）。

（2）高血压:起始剂量为一天40～80 mg,分2次服用,并酌情调整剂量。

（3）高钙血症：一天 80～120 mg，分 1～3 次服用。

2.静脉注射

（1）水肿性疾病。①一般剂量：开始剂量为 20～40 mg，必要时每 2 小时追加剂量，直至出现满意疗效。维持用药阶段可分次给药。②急性左心衰竭：起始剂量为 40 mg，必要时每 1 小时追加 80 mg，直至出现满意疗效。③慢性肾功能不全：一天剂量一般为 40～120 mg。

（2）高血压危象：起始剂量为 40～80 mg，伴急性左心衰竭或急性肾衰竭时，可酌情增加用量。

（3）高钙血症：一次 20～80 mg。

3.静脉滴注

急性肾衰竭：以本药 200～400 mg 加入氯化钠注射液 100 mL 中，滴注速度不超过 4 mg/min。有效者可按原剂量重复应用或酌情调整剂量，一天总量不超过 1 g。利尿效果差时不宜再增加剂量，以免出现肾毒性，对急性肾衰竭功能恢复不利。

（二）儿童

（1）口服给药：水肿性疾病：起始剂量为 2 mg/kg，必要时每 4～6 小时追加 1～2 mg/kg。

（2）静脉注射：水肿性疾病：起始剂量为 1 mg/kg，必要时每 2 小时追加 1 mg/kg。一天最大剂量可达 6 mg/kg。

八、制剂与规格

呋塞米片：①20 mg。②40 mg。
贮法：避光、密闭，干燥处保存。
呋塞米注射液 2 mL：20 mg。
贮法：避光、密闭，干燥处保存。

（李　伟）

第二节　螺　内　酯

一、药物名称

中文通用名称：螺内酯。
英文通用名称：Spimnolactone。

二、作用机制

本药为低效利尿药，结构与醛固酮相似，为醛固酮的竞争性抑制剂。作用于远曲小管和集合管的皮质段部位，阻断 Na^+-K^+ 和 Na^+-H^+ 交换，使 Na^+、Cl^- 和水排泄增多，K^+、Mg^{2+} 和 H^+ 排泄减少，但对 Ca^{2+} 和 P^{3+} 的作用不定。由于本药仅作用于远曲小管和集合管，对肾小管其他各段无作用，故利尿作用较弱。此外，本药对肾小管以外的醛固酮靶器官也有作用，对血液中醛固酮增高的水肿患者作用较好，反之，醛固酮浓度不高时则作用较弱。

三、临床应用

(1)与其他利尿药合用,治疗心源性水肿、肝硬化腹水、肾性水肿等(其目的在于纠正上述疾病伴发的继发性醛固酮分泌增多),也用于特发性水肿的治疗。

(2)用于原发性醛固酮增多症的诊断和治疗。

(3)用于高血压的辅助治疗。

(4)与噻嗪类利尿药合用,增强利尿效应,预防低钾血症。

四、注意事项

(1)适应证:①高钾血症;②肾衰竭。

(2)慎用:①无尿或肾功能不全者;②肝功能不全者(因本药引起电解质紊乱,可诱发肝性脑病);③低钠血症者;④酸中毒者(一方面酸中毒可加重或促发本药所致的高钾血症,另一方面本药可加重酸中毒);⑤乳房增大或月经失调者。

(3)药物对老年人的影响:老年人用本药较易发生高钾血症和利尿过度,应慎用。

(4)药物对妊娠的影响:本药可通过胎盘,但对胎儿的影响尚不清楚,孕妇慎用为宜,且用药时间宜短。美国药品和食品管理局(FDA)对本药的妊娠安全性分级为 C 级。

(5)药物对哺乳的影响:本药的代谢物坎利酮可从乳汁分泌,哺乳女性慎用。

(6)药物对检验值或诊断的影响:本药可使荧光法测定血浆皮质醇浓度升高,故取血前4~7天应停用本药或改用其他测定方法。

(7)用药前后及用药时应当检查或监测:用药前应检查患者血钾浓度(但在某些情况血钾浓度并不能代表机体内钾含量,如酸中毒时钾从细胞内转移至细胞外而易出现高钾血症,酸中毒纠正后血钾即可下降)。用药期间也必须密切随访血钾浓度和心电图。

五、不良反应

(1)常见的不良反应:①高钾血症最为常见,尤其是单独用药、进食高钾饮食、与钾剂或含钾药物(如青霉素钾等)合用及存在肾功能损害、少尿、无尿时。②胃肠道反应,如恶心、呕吐、胃痉挛和腹泻,尚有报道可致消化性溃疡。

(2)少见的不良反应有以下几项。①低钠血症:单用时少见,与其他利尿药合用时发生率增高。②抗雄激素样作用或对其他内分泌系统的影响,如长期服用本药可致男性乳房发育、阳痿、性功能低下;可致女性乳房胀痛、声音变粗、毛发增多、月经失调、性功能下降。

(3)中枢神经系统:如长期或大剂量服用本药可发生行走不协调、头痛等。

(4)罕见的不良反应:①变态反应,出现皮疹、呼吸困难。②暂时性血清肌酸酐、尿素氮升高,主要与过度利尿、有效血容量不足、肾小球滤过率下降有关。③轻度高氯性酸中毒。④有长期服用本药和氢氯噻嗪后发生乳腺癌的报道。

(5)此外,本药尚可使血浆肾素、血镁、血钾升高,尿钙排泄可能增多,而尿钠排泄减少。

六、药物相互作用

药物-药物相互作用如下。

(1)多巴胺能增强本药的利尿作用。

(2)与引起血压下降的药物合用,可增强利尿和降压作用。

(3)与噻嗪类利尿药或汞剂利尿药合用可增强利尿作用,并可抵消噻嗪类利尿药的排钾作用。

(4)与下列药物合用时,高钾血症发生率增加,如含钾药物、库存血(含钾 30 mmol/L,如库存 10 天以上含钾可达 65 mmol/L)、血管紧张素转换酶抑制剂、血管紧张素Ⅱ受体拮抗药、环孢素等。

(5)本药可使地高辛等强心苷的半衰期延长而引起中毒。

(6)与氯化铵、考来烯胺合用易发生代谢性酸中毒。

(7)与锂盐合用时,由于近端小管对钠离子和锂离子的重吸收,可使血锂浓度升高,应避免合用。

(8)与肾毒性药物合用,可增加肾毒性。

(9)非甾体抗炎药(尤其是吲哚美辛)能降低本药的利尿作用,两者合用时肾毒性增加。

(10)与葡萄糖胰岛素液、碱剂、钠型降钾交换树脂合用,可减少高钾血症的发生。

(11)肾上腺皮质激素(尤其是具有较强盐皮质激素作用者)、促皮质素能减弱本药的利尿作用,而拮抗本药的保钾作用。

(12)雌激素可引起水钠潴留,合用时会减弱本药的利尿作用。

(13)甘珀酸钠、甘草类制剂具有醛固酮样作用,可降低本药的利尿作用。

(14)拟交感神经药物可降低本药的降压作用。

(15)本药可使血糖升高,不宜与抗糖尿病药合用。

(16)本药能明显降低口服双香豆素的抗凝血作用,应避免同时使用。

(17)与右丙氧芬合用,可出现男性乳房女性化和皮疹。

七、用法与用量

(一)成人

口服给药。

1.水肿性疾病

开始时,一天 40～120 mg,分 2～4 次服用,至少连服 5 天,以后酌情调整剂量。

2.高血压

开始时,一天 40～80 mg,分次服用,至少用药 2 周,以后酌情调整剂量(但不宜与血管紧张素转换酶抑制剂合用,以免增加高钾血症的发生率)。

3.原发性醛固酮增多症

手术前患者,一天 100～400 mg,分 2～4 次服用。不宜手术的患者,则选用较小剂量维持。

4.诊断原发性醛固酮增多症

长期试验,一天 400 mg,分 2～4 次服用,连用 3～4 周。短期试验,一天 400 mg,分 2～4 次服用,连用 4 天。

(二)老年人

老年人对本药较敏感,开始用量宜偏小。

(三)儿童

口服给药:治疗水肿性疾病:开始时,一天 1～3 mg/kg 或 30～90 mg/m^2,单次或分 2～4 次服用,连用 5 天后酌情调整剂量。一天最大剂量为 3～9 mg/kg 或 90～270 mg/m²。

八、制剂与规格

螺内酯片 20 mg。

贮法:密封,置干燥处保存。

螺内酯胶囊 20 mg。

贮法:遮光、密封保存。

（李　伟）

第三节　氢氯噻嗪

一、药物名称

中文通用名称:氢氯噻嗪。

英文通用名称:Hydrochlorothiazide。

二、作用机制

(1)对水、电解质排泄的影响,表现在本药可增加肾脏对尿钠、钾、氯、磷和镁等离子的排泄,减少对尿钙的排泄。本药主要抑制远曲小管前段和近曲小管(作用较轻)对氯化钠的重吸收,从而增加远曲小管和集合管的 Na^+-K^+ 交换,使 K^+ 分泌增多。其对近曲小管的作用可能与抑制碳酸酐酶的活性有关。本药还能抑制磷酸二酯酶活性,减少肾小管对脂肪酸的摄取和线粒体氧耗,从而抑制肾小管对 Na^+、Cl^- 的主动重吸收。除利尿排钠作用外,本药可能还有肾外作用机制参与降压,可能是增加胃肠道对 Na^+ 的排泄。

(2)本药对肾血流动力学和肾小球滤过功能也有影响。由于肾小管对水、Na^+ 的重吸收减少,肾小管内压力升高,以及流经远曲小管的水和 Na^+ 增多,刺激致密斑通过管-球反射,使肾内肾素、血管紧张素分泌增加,引起肾血管收缩,肾血流量下降,肾小球入球和出球小动脉收缩,肾小球滤过率也随之下降。

三、临床应用

(1)用于水肿性疾病(如充血性心力衰竭、肝硬化腹水、肾病综合征、急慢性肾炎水肿、慢性肾衰竭早期、肾上腺皮质激素和雌激素治疗所致的水钠潴留),可排泄体内过多的钠和水,减少细胞外液容量,消除水肿。

(2)用于原发性高血压,可单独应用于轻度高血压,或作为基础降压药与其他降压药配合使用。

(3)用于中枢性或肾性尿崩症。

(4)用于肾结石,主要是预防钙盐形成的结石。

四、注意事项

（1）交叉过敏：本药与磺胺类药物、呋塞米、布美他尼、碳酸酐酶抑制药等存在交叉过敏。

（2）适应证：对本药、磺胺类药物过敏者（国外资料）。

（3）慎用：①无尿或严重肾功能减退者（本药大剂量应用时可致药物蓄积，毒性增加）；②糖尿病患者；③高尿酸血症或有痛风病史者；④严重肝功能损害者（因本药可导致水、电解质紊乱，从而诱发肝性脑病）；⑤高钙血症患者；⑥低钠血症患者；⑦红斑狼疮患者（因本药可加重病情或诱发狼疮活动）；⑧胰腺炎患者；⑨交感神经切除者（因本药可致降压作用加强）。

（4）药物对儿童的影响：儿童用药无特殊注意事项，但慎用于患有黄疸的婴儿，因本药可使血胆红素升高。

（5）药物对老年人的影响：老年人应用本药较易发生低血压、电解质紊乱和肾功能损害。

（6）药物对妊娠的影响：本药能通过胎盘屏障，对高血压综合征无预防作用，且有可能使胎儿及新生儿产生黄疸、血小板减少等。虽然动物试验发现几倍于人类的剂量对胎仔尚未产生不良反应，但孕妇仍应慎用。美国药品和食品管理局（FDA）对本药的妊娠安全性分级为 B 级或 D 级。

（7）药物对哺乳的影响：本药可自乳汁分泌，故哺乳期女性不宜服用。

（8）药物对检验值或诊断的影响：可干扰蛋白结合碘的测定。

（9）用药前后及用药时应当检查或监测：用药期间应随访检查血电解质、血糖、血尿酸、血肌酸酐、血尿素氮、血压。

五、不良反应

本药大多数不良反应与剂量和疗程有关。

（一）代谢/内分泌系统

水、电解质紊乱较常见，表现为口干、恶心、呕吐和极度疲乏无力、肌肉痉挛、肌肉痛、腱反射消失等，应即停药或减量。①低钾血症：是最常见的不良反应，与噻嗪类利尿药排钾作用有关，长期缺钾可损伤肾小管，严重失钾可引起肾小管上皮的空泡变性，以及引起严重快速性心律失常等异位心律。为预防应采取间歇疗法或与保钾利尿药合用或及时补充钾盐。②低氯性碱中毒或低氯、低钾性碱中毒：噻嗪类特别是氢氯噻嗪常明显增加氯化物的排泄。③低钠血症：亦不罕见，导致中枢神经系统症状及加重肾损害。④氮质血症：本药可降低肾小球滤过率，减少血容量，可加重氮质血症，对于肾功能严重损害者，可诱发肾衰竭。⑤升高血氨：本药有弱的抑制碳酸酐酶的作用，长期应用时，H^+ 分泌减少，尿液偏碱性。在碱性环境中，肾小管腔内的 NH_3 不能转变为 NH_4^+ 排出体外，血氨随之升高。对于肝脏功能严重损害者，有诱发肝性脑病的危险。⑥脱水，可造成血容量和肾血流量减少，也可使肾小球滤过率降低。⑦其他：可见血钙浓度升高，血磷、镁及尿钙浓度降低。

本药可使糖耐量降低、血糖和尿糖升高，可能与抑制胰岛素释放有关。一般患者停药即可恢复，但糖尿病患者病情可加重。

本药可干扰肾小管排泄尿酸，引起高尿酸血症，一般患者为可逆性，临床意义不大；有痛风史者可致痛风发作，由于通常无关节疼痛，高尿酸血症易被忽视。

长期用药可致血胆固醇、三酰甘油、低密度脂蛋白和极低密度脂蛋白水平升高，高密度脂蛋白降低,有促进动脉粥样硬化的可能。

(二)变态反应

如皮疹、荨麻疹等,但较为少见。

(三)血液

少见中性粒细胞减少、血小板减少性紫癜等。

(四)其他

可见胆囊炎、胰腺炎、性功能减退、光敏性皮炎、色觉障碍等,但较罕见。曾有发生肝内阻塞性黄疸而致死的报道。长期应用可出现乏力、倦怠、眩晕、食欲缺乏、恶心、呕吐、腹泻及血压降低等症状,减量或调节电解质失衡后症状即可消失。

六、药物相互作用

(一)药物-药物相互作用

(1)与降压药(如利舍平、胍乙啶、可乐定等)合用,利尿、降压作用均加强。

(2)与多巴胺合用,利尿作用加强。

(3)与单胺氧化酶抑制药合用,可加强降压效果。

(4)与阿替洛尔有协同降压作用,两药联用控制心率效果优于单独应用阿替洛尔。

(5)溴丙胺太林可明显增加本药的胃肠道吸收。

(6)与非去极化肌松药(如氯化筒箭毒碱)合用,可增强后者的作用。其机制与本药使血钾降低有关。

(7)与维生素 D 合用,可升高血钙浓度。

(8)与二氮嗪合用,可加重血糖增高。

(9)与 β 受体阻滞剂合用,可增强对血脂、尿酸和血糖的影响。

(10)与锂制剂合用,可减少肾脏对锂的清除,升高血清锂浓度,加重锂的肾毒性。

(11)与碳酸氢钠合用,可增加发生低氯性碱中毒的危险。

(12)与金刚烷胺合用,可产生肾毒性。

(13)与酮色林合用,可发生室性心律不齐。

(14)与吩噻嗪类药物合用,可导致严重的低血压或休克。

(15)与巴比妥类药、血管紧张素转换酶抑制药合用,可引起直立性低血压。

(16)肾上腺皮质激素、促皮质素、雌激素、两性霉素 B(静脉用药)等药物能降低本药的利尿作用,增加发生电解质紊乱(尤其是低钾血症)的危险。

(17)非甾体抗炎药(尤其是吲哚美辛),能降低本药的利尿作用,其作用机制可能与前者抑制前列腺素合成有关;与吲哚美辛合用时,还可引起急性肾衰竭。本药与阿司匹林合用,可引起或加重痛风。

(18)考来烯胺(消胆胺)能减少胃肠道对本药的吸收,故应在口服考来烯胺 1 小时前或 4 小时后服用本药。

(19)与拟交感胺类药合用,利尿作用减弱。

(20)与氯磺丙脲合用,可降低血钠浓度。

(21)本药可降低抗凝药的抗凝作用,主要是因为利尿后机体血容量下降,血中凝血因子浓度升高,以及利尿使肝脏血液供应改善,合成凝血因子增多。

(22)本药可升高血糖水平,同用降血糖药时应注意调整剂量。

(23)与乌洛托品合用,乌洛托品转化为甲醛受抑制,疗效下降。

(24)因本药可干扰肾小管排泄尿酸,使血尿酸升高,故本药与抗痛风药合用时,应调整后者剂量。

(25)在用本药期间给予静脉麻醉药羟丁酸钠,或与利托君、洋地黄类药物、胺碘酮等合用可导致严重的低钾血症。本药引起的低血钾可增强洋地黄类药物、胺碘酮等的毒性。

(26)与甲氧苄啶合用,易发生低钠血症。

(27)可降低丙磺舒作用,两药合用时应加大丙磺舒的用量。

(28)过多输入氯化钠溶液可消除本药的降压利尿作用。

(二)药物-乙醇和/或尼古丁相互作用

乙醇与本药合用,因扩张血管降低循环血流量,易发生直立性低血压。

(三)药物-食物相互作用

(1)食物能增加本药吸收量,这可能与药物在小肠的滞留时间延长有关。

(2)咸食可拮抗本药的降压利尿作用。

七、用法与用量

(一)成人

口服给药。

1.水肿性疾病

(1)一般用量:一天 25～100 mg,分 1～3 次服用,需要时可增至一天 100～200 mg,分 2～3 次服用。为预防电解质紊乱及血容量骤降,宜从小剂量(一天 12.5～25 mg)用起,以后根据利尿情况逐步加量。近年多主张间歇用药,即隔天用药或每周 1～2 次用药,或连续服药 3～4 天,停药 3～4 天,以减少不良反应。

(2)心源性水肿:开始用小剂量,一天 12.5～25 mg,以免因盐及水分排泄过快而引起循环障碍或其他症状;同时注意调整洋地黄量,以免因钾的丢失而导致洋地黄中毒。

2.高血压病

单用本药时,一天 25～100 mg,分 1～2 次服用,并按降压效果调整剂量;与其他抗高血压药合用时,一次 10 mg,一天 1～2 次。

(二)老年人

老年人可从一次 12.5 mg,一天 1 次开始,并按降压效果调整剂量。

(三)儿童

口服给药:一天 1～2 mg/kg 或 30～60 mg/m²,分 1～2 次服用,并按疗效调整剂量。小于 6 个月的婴儿剂量可按一天 3 mg/kg。

八、制剂与规格

氢氯噻嗪片:①10 mg。②25 mg。③50 mg。

贮法:遮光、密闭保存。

(李　伟)

第四节 氨 苯 蝶 啶

一、药物名称

中文通用名称:氨苯蝶啶。

英文通用名称:Triamterene。

二、作用机制

本药为保钾利尿药,其作用部位及保钾排钠作用同螺内酯,但作用机制与后者不同。本药不是醛固酮拮抗剂,而是直接抑制肾脏远端小管和集合管的 Na^+-K^+ 交换,从而使 Na^+、Cl^-、水排泄增多,而 K^+ 排泄减少。

三、临床应用

(1)主要治疗水肿性疾病,包括充血性心力衰竭、肝硬化腹水、肾病综合征等,以及肾上腺皮质激素治疗过程中发生的水钠潴留。主要目的在于纠正上述情况时的继发性醛固酮分泌增多,并拮抗其他利尿药的排钾作用。常因患者对氢氯噻嗪疗效不明显时加用本药。

(2)也可用于治疗特发性水肿。

四、注意事项

(1)适应证:①高钾血症;②严重或进行性加重的肾脏疾病;③严重肝脏疾病。

(2)慎用:①肝、肾功能不全;②糖尿病;③低钠血症;④酸中毒;⑤高尿酸血症或有痛风病史者;⑥肾结石或有此病史者。

(3)药物对老年人的影响:老年人应用本药较易发生高钾血症和肾损害。

(4)药物对妊娠的影响:动物试验显示本药能透过胎盘,但在人类的情况尚不清楚,孕妇应慎用。美国药品和食品管理局(FDA)对本药的妊娠安全性分级为 B 级。

(5)药物对哺乳的影响:母牛试验显示本药可由乳汁分泌,但在人类的情况尚不清楚,哺乳女性应慎用。

(6)药物对检验值或诊断的影响:①可干扰血奎尼丁浓度的荧光法测定结果。②使下列测定值升高:血糖(尤其是糖尿病患者)、血肌酸酐和尿素氮(尤其是肾功能损害时)、血浆肾素、血钾、血镁、血尿酸及尿中尿酸排泄量。③血钠下降。

(7)用药前后及用药时应当检查或监测:①用药前应监测血钾浓度(但在某些情况下血钾浓度并不能真正反映体内钾潴量,如酸中毒时钾从细胞内转移至细胞外而易出现高钾血症,酸中毒纠正后血钾浓度即可下降)。②长期应用时,应定期检查血尿素氮。

五、不良反应

(1)常见:高钾血症。

（2）少见：①胃肠道反应，如恶心、呕吐、腹泻和胃痉挛等。②低钠血症。③头晕、头痛。④光敏感。

（3）罕见：①变态反应，如皮疹、呼吸困难等。②血液系统反应，如粒细胞减少甚至粒细胞缺乏、血小板减少性紫癜、巨幼细胞性贫血（干扰叶酸代谢）。③肾结石，有报道长期服用本药者肾结石的发生率为1/1 500。其作用机制可能是由于本药及其代谢产物在尿中浓度过饱和，析出结晶并与蛋白基质结合，从而形成肾结石。

六、药物相互作用

（一）药物-药物相互作用

（1）本药可使血尿酸升高，与噻嗪类和襻利尿药合用，可使血尿酸进一步升高，故必要时应加用治疗痛风的药物。

（2）与β受体阻滞剂合用，可增强对血脂、尿酸和血糖浓度的影响。

（3）与完全胃肠道外营养合用可致代谢性酸中毒。

（4）与锂剂合用，可加强锂的肾毒性作用。

（5）与甲氨蝶呤合用，可增强后者毒性。

（6）本药可使血糖升高，与降糖药合用时，后者剂量应适当加大。

（7）与洋地黄毒苷合用，可使其生物转化增加，疗效降低。且合用时禁止补钾，以防血钾过高。

（8）雷尼替丁可减少本药在肠道的吸收，抑制其在肝脏的代谢，并降低肾清除率。

（9）其他参见螺内酯的药物相互作用内容。

（二）药物-食物相互作用

同时摄入本药和富含钾的食物会增加高钾血症的发生率（特别是在已有肾功能不全时）。

七、用法与用量

（一）成人

口服给药：开始时，一天25～100 mg，分2次服。与其他利尿药合用时，剂量应减少。维持阶段可改为隔天疗法。一天最大剂量不超过300 mg。

（二）儿童

口服给药：一天2～4 mg/kg 或 120 mg/m²，分2次服，每天或隔天服用，以后酌情调整剂量。一天最大剂量不超过6 mg/kg 或 300 mg/m²。

八、制剂与规格

氨苯蝶啶片50 mg。

贮法：密闭保存。

（李　伟）

第八章

感染性疾病用药

第一节　β-内酰胺类抗生素

一、青霉素类

本类药物包括以下几点：①天然青霉素，主要作用于革兰阳性菌、革兰阴性球菌和某些革兰阴性杆菌如嗜血杆菌属。②氨基青霉素类，如氨苄西林、阿莫西林等。此组青霉素主要作用于对青霉素敏感的革兰阳性菌及部分革兰阴性杆菌如大肠埃希菌、奇异变形杆菌、沙门菌属、志贺菌属和流感嗜血杆菌等。③抗葡萄球菌青霉素类，包括氯唑西林、苯唑西林、氟氯西林。本组青霉素对产生 β-内酰胺酶的葡萄球菌属亦有良好作用。④抗假单胞菌青霉素类，如羧苄西林、哌拉西林、替卡西林等。本组药物对革兰阳性菌的作用较天然青霉素或氨基青霉素为差，但对某些革兰阴性杆菌包括铜绿假单胞菌有抗菌活性。青霉素类抗生素水溶性好，消除半衰期大多不超过 2 小时，主要经肾脏排出，多数品种均可经血液透析清除。使用青霉素类抗生素前均需做青霉素皮肤试验，阳性反应者禁用。

（一）青霉素

1.作用与用途

青霉素对溶血性链球菌等链球菌属、肺炎链球菌和不产青霉素酶的葡萄球菌具有良好抗菌作用。对肠球菌有中等度抗菌作用，淋病奈瑟菌、脑膜炎奈瑟菌、白喉棒状杆菌、炭疽芽孢杆菌、牛型放线菌、念珠状链杆菌、李斯特菌、钩端螺旋体和梅毒螺旋体对本品敏感。青霉素通过抑制细菌细胞壁合成而发挥杀菌作用。肌内注射后，0.5 小时达到血药峰浓度（C_{max}），与血浆蛋白结合率为 $45\%\sim65\%$。血液中的清除半衰期（血中半衰期，$t_{1/2}$）约为 30 分钟，肾功能减退者可延长至 $2.5\sim10.0$ 小时。本品约 19% 在肝脏内代谢，主要通过肾小管分泌排泄。临床用于敏感细菌所致各种感染，如脓肿、菌血症、肺炎和心内膜炎等。

2.注意事项

注射前必须做青霉素皮试。皮试液浓度为 $500\ \mu/mL$，皮内注射 $0.1\ mL$，阳性反应者禁用。青霉素类之间会有交叉变态反应，也可能对青霉胺或头孢菌素过敏。本品不用葡萄糖溶液稀释并应新鲜配制。干扰青霉素活性的药物有氯霉素、红霉素、四环素、磺胺药。青霉素静脉输液加入头孢噻吩、林可霉素、四环素、万古霉素、琥乙红霉素、两性霉素、去甲肾上腺素、间羟胺、苯妥英钠、盐酸羟嗪、异丙嗪、缩宫素(催产素)、B族维生素、维生素C等将出现浑浊。与氨基糖苷类抗生素混合后,两者的抗菌活性明显减弱。

3.用法与用量

(1)成人:肌内注射,每天 $8 \times 10^5 \sim 2 \times 10^6$ U,分 3～4 次给药;静脉滴注,每天 $2 \times 10^6 \sim 2 \times 10^7$ U,分2～4 次。

(2)儿童:肌内注射,按体重 2.5×10^4 U/kg,每 12 小时 给药 1 次;静脉滴注,每天按体重 $5 \times 10^4 \sim 2 \times 10^5$ U/kg,分 2～4 次。新生儿:每次按体重 5×10^4 U/kg,肌内注射或静脉滴注给药。小于 50×10^5 U 加注射用水 1 mL 使溶解,超过 5×10^5 U 加注射用水 2 mL。不应以氯化钠注射液作溶剂。青霉素钾一般用于肌内注射。

4.制剂与规格

注射用粉针剂: 8×10^5 U。密闭,凉暗干燥处保存。

(二)苄星青霉素

1.作用与用途

见青霉素。长效青霉素是一种青霉素 G 的长效制剂。本品肌内注射后,吸收极缓慢,在血液中药物浓度可维持 2～4 周。临床主要用于治疗对由青霉素 G 高度敏感的溶血性链球菌引起的咽炎和急性风湿热患者,用于预防小儿风湿热及其他链球菌感染等。

2.注意事项

本品肌内注射给药时,肌内注射区可发生周围神经炎。其他见青霉素。

3.用法与用量

先做青霉素 G 皮肤敏感试验,阳性者禁用本品。

(1)成人:肌内注射,每次 $(6 \sim 12) \times 10^5$ U,2～4 周 1 次。

(2)儿童:肌内注射,每次 $(3 \sim 6) \times 10^5$ U,2～4 周 1 次。

4.制剂与规格

注射用粉针剂: 12×10^5 U。密闭,凉暗干燥处保存。

(三)苯唑西林

1.作用与用途

抗菌作用机制与青霉素相似,本品可耐青霉素酶,对产酶金黄色葡萄球菌菌株有效;但对不产酶菌株的抗菌作用不如青霉素 G。肌内注射本品 0.5 g,半小时血药浓度达峰值,为 16.7 μg/mL。3 小时内静脉滴注 250 mg,滴注结束时的平均血浆浓度为 9.7 μg/mL。本品难以透过正常血-脑屏障,蛋白结合率很高,约 93%。正常健康人血中半衰期为 0.5～0.7 小时;本品约 49% 由肝脏代谢,通过肾小球滤过和肾小管分泌,排出量分别为 40% 和 23%～30%。临床主要用于耐青霉素葡萄球菌所致的各种感染,如败血症、呼吸道感染、脑膜炎、软组织感染等。

2.注意事项

皮试见青霉素,其他见青霉素类药品。本品不适用对青霉素敏感菌感染的治疗,与氨基糖苷类抗生素配伍可使其效价降低,本品可用氯化钠及葡萄糖作溶剂滴注。

3.用法与用量

(1)成人:肌内注射,每次 0.5～1.0 g,每 500 mg 加灭菌注射用水 2.8 mL,每 4～6 小时 1 次。

静脉滴注,每次 0.5~1.0 g,每 4~6 小时 1 次,快速静脉滴注,溶液浓度一般为 20~40 mg/mL;败血症和脑膜炎患者的每天剂量可增至 12 g。

(2)儿童:肌内注射,体重在 40 kg 以下者,每 6 小时按体重 12.5~25.0 mg/kg;静脉滴注,体重在 40 kg 以下者,每 6 小时按体重 12.5~25.0 mg/kg。新生儿:体重<2 kg 者每天 50 mg/kg,分 2 次肌内注射或静脉滴注。

4.制剂与规格

注射用苯唑西林钠:0.5 g。密闭,凉暗干燥处保存。

(四)氯唑西林钠

1.作用与用途

本品抗菌谱类似苯唑西林,肌内注射 0.5 g,半小时血清浓度达峰值,约 18 μg/mL。主要由肾脏排泄,血清蛋白结合率达 95%,不易透过血-脑屏障而能进入胸腔积液中。半衰期约为 0.6 小时。临床主要用于耐青霉素葡萄球菌所致的各种感染,如败血症、呼吸道感染、软组织感染等,也可用于化脓性链球菌或肺炎链球菌与耐青霉素葡萄球菌所致的混合感染。

2.注意事项

皮试见青霉素,或用本品配制成 500 μg/mL 皮试液进行皮内敏感性试验,其他见苯唑西林。

3.用法与用量

(1)成人:肌内注射,1 天 2 g,分 4 次;静脉滴注,一天 4~6 g,分 2~4 次;口服,1 次 0.5~1.0 g,一天 4 次。

(2)儿童:肌内注射,每天按体重 50~100 mg/kg,分 4 次;静脉滴注,每天按体重 50~100 mg/kg,分 2~4 次;口服,每天按体重 50~100 mg/kg,分 3~4 次。

4.制剂与规格

注射用氯唑西林钠:1 g;胶囊:0.25 g。密封,干燥处保存。

(五)氨苄西林钠

1.作用与用途

氨苄西林钠为广谱半合成青霉素,对溶血性链球菌、肺炎链球菌和不产青霉素酶葡萄球菌具较强抗菌作用,对草绿色链球菌亦有良好抗菌作用。本品对白喉棒状杆菌、炭疽芽孢杆菌、放线菌属、流感嗜血杆菌、百日咳鲍特杆菌、奈瑟菌属等具抗菌活性,部分奇异变形杆菌、大肠埃希菌、沙门菌属和志贺菌属细菌对本品敏感。肌内注射本品 0.5 g,0.5~1.0 小时达血药峰浓度,血清蛋白结合率为 20%,血中半衰期为 1.0~1.5 小时。临床用于敏感菌所致的呼吸道感染、胃肠道感染、尿路感染、软组织感染、心内膜炎、脑膜炎、败血症等。

2.注意事项

氨苄西林与卡那霉素对大肠埃希菌、变形杆菌具有协同抗菌作用。其他见青霉素。

3.用法与用量

皮试见青霉素。

(1)成人:肌内注射,每天 2~4 g,分 4 次;静脉给药,每天 4~8 g,分 2~4 次;一天最高剂量为 14 g。

(2)儿童:肌内注射,每天按体重 50~100 mg/kg,分 4 次;静脉给药,每天按体重 100~200 mg/kg,分 2~4 次;一天最高剂量为按体重 300 mg/kg。足月新生儿:按体重一次 12.5~25.0 mg/kg,出生第 1、第 2 天每 12 小时 1 次,第 3 天至 2 周每 8 小时 1 次,以后每 6 小时 1 次。

4.制剂与规格

注射用粉针剂:0.5 g。密封,干燥处保存。

(六)阿莫西林

1.作用与用途

阿莫西林为青霉素类抗生素,抗菌谱见氨苄西林。肌内注射阿莫西林钠0.5 g后血液(清)达峰时间为1小时,血药峰浓度为14 mg/L,与同剂量口服后的血药峰浓度相近。静脉注射本品0.5 g后5分钟血药浓度为42.6 mg/L,5小时后为1 mg/L。本品在多数组织和体液中分布良好。蛋白结合率为17%~20%。本品血中半衰期为1.08小时,60%以上以原形药自尿中排出。临床用于敏感菌感染,如中耳炎、鼻窦炎、咽炎、扁桃体炎等上呼吸道感染,急性支气管炎、肺炎等下呼吸道感染,泌尿生殖道感染,皮肤软组织感染,伤寒及钩端螺旋体病。

2.注意事项

青霉素过敏及青霉素皮肤试验阳性患者禁用。其他见氨苄西林。

3.用法与用量

皮试见青霉素。

(1)肌内注射或稀释后静脉滴注:成人,一次0.5~1.0 g,每6~8小时1次;小儿,一天剂量按体重50~100 mg/kg,分3~4次。

(2)口服:成人每次0.5 g,每6~8小时1次,每天极量4 g;小儿每天按体重20~40 mg/kg,每8小时1次。

4.制剂与规格

注射用阿莫西林钠:2 g。片剂及胶囊:阿莫西林0.25 g;0.5 g。混悬剂:每包0.125 g。遮光,密封保存。

(七)羧苄西林钠

1.作用与用途

本品为广谱青霉素类抗生素,通过抑制细菌细胞壁合成发挥杀菌作用。对大肠埃希菌、变形杆菌属、肠埃希菌属、枸橼酸菌属、沙门菌属和志贺菌属等肠埃希菌科细菌,以及铜绿假单胞菌、流感嗜血杆菌、奈瑟菌属等其他革兰阴性菌具有抗菌作用。对溶血性链球菌、肺炎链球菌及不产青霉素酶的葡萄球菌亦具抗菌活性。脆弱拟杆菌、梭状芽孢杆菌等许多厌氧菌也对本品敏感。肌内注射本品1 g后1小时达血药峰浓度为34.8 mg/L,4小时后血药浓度为10 mg/L。静脉推注本品5 g后15分钟和2小时的血药浓度分别为300 mg/g和125 mg/g。约2%在肝脏代谢,血中半衰期为1.0~1.5小时。大部分以原形通过肾小球滤过和肾小管分泌清除,小部分经胆管排泄。临床主要用于系统性铜绿假单胞菌感染,如败血症、尿路感染、呼吸道感染、腹腔感染、盆腔感染及皮肤感染、软组织感染等,也可用于其他敏感肠埃希菌科细菌引起的系统性感染。

2.注意事项

使用本品前需详细询问药物过敏史并进行青霉素皮肤试验,呈阳性反应者禁用。主要不良反应:变态反应,包括荨麻疹等各类皮疹、白细胞数减少、间质性肾炎、哮喘发作和血清病型反应。消化道反应有恶心、呕吐和肝大等。大剂量静脉注射时可出现抽搐等神经系统反应、高钠和低钾血症等。严重者偶可发生过敏性休克。本品与琥珀氯霉素、琥乙红霉素、盐酸土霉素、盐酸四环素、卡那霉素、链霉素、庆大霉素、妥布霉素、两性霉素B、B族维生素、维生素C、苯妥英钠、拟交感类药物、异丙嗪等有配伍禁忌。本品与氨基糖苷类抗生素合用具有协同抗菌作用。但不能同瓶滴注。

3.用法与用量

本品可供静脉滴注或静脉注射。

(1)中度感染:成人一天 8 g,分 2~3 次;儿童每 6 小时按体重 12.5~50.0 mg/kg 注射。

(2)严重感染:成人一天 10~30 g,分 2~4 次;儿童每天按体重 100~300 mg/kg,分 4~6 次;严重肾功能不全者,每 8~12 小时静脉滴注或注射 2 g。

4.制剂与规格

粉针剂:1 g,2 g,5 g。密闭,干燥处保存。

(八)哌拉西林钠

1.作用与用途

哌拉西林钠对大肠埃希菌、变形杆菌属、肺炎克雷伯杆菌、铜绿假单胞菌比较敏感,对肠球菌的抗菌活性与氨苄西林相仿。正常人肌内注射本品 1 g,0.71 小时后血药峰浓度为 52.2 μg/mL。静脉滴注和静脉注射本品 1 g 后血药浓度立即达 58.0 μg/mL 和 142.1 μg/mL,哌拉西林的血清蛋白结合率为 17%~22%,半衰期为 1 小时左右。本品在肝脏不被代谢。注射给药 1 g,12 小时后给药量的 49%~68% 以原形随尿液排出。临床主要用于铜绿假单胞菌和其他敏感革兰阴性杆菌所致的感染及与氨基糖苷类抗生素联合应用于治疗有粒细胞减少症免疫缺陷患者的感染。

2.注意事项

皮试见青霉素,其他见青霉素类药品。哌拉西林与氨基糖苷类联用对铜绿假单胞菌、沙雷菌、克雷伯菌、其他肠埃希菌科细菌和葡萄球菌的敏感菌株有协同杀菌作用。但不能放在同一容器内输注。

3.用法与用量

(1)成人:肌内注射,单纯性尿路感染或院外感染的肺炎,每天剂量为 4~8 g,分 4 次;静脉注射及滴注,单纯性尿路感染或院外感染的肺炎,每天剂量为 4~8 g,分 4 次;败血症、院内感染的肺炎、腹腔感染、妇科感染,每 6 小时 3~4 g;每天最大剂量不可超过 24 g。

(2)儿童:静脉给药,婴幼儿和 12 岁以下儿童每天剂量为按体重 100~200 mg/kg 给药。

4.制剂与规格

注射用哌拉西林钠:0.5 g,2.0 g。密闭,凉暗干燥处保存。

(九)氨氯青霉素钠

1.作用与用途

氨氯青霉素钠是氨苄西林钠与氯唑西林钠复合制剂。临床用于敏感菌的各种感染,如耐药金黄色葡萄球菌、草绿色链球菌、粪链球菌、肺炎链球菌、肠球菌、淋球菌、脑膜炎奈瑟菌、流感杆菌等。

2.注意事项

皮试见青霉素,其他见青霉素类药品。

3.用法与用量

(1)肌内注射:成人,每天 2~4 g,分 4 次;小儿每天按体重 50~100 mg/kg,分 4 次。用适量注射用水溶解后注射于肌肉深部。

(2)静脉注射及滴注:成人每天 4~10 g,分 2~4 次;小儿按每天体重 50~100 mg/kg,分 2~4次。

4.制剂与规格

注射剂:1 g(含氨苄西林 0.5 g,氯唑西林 0.5 g)。密闭,干燥处保存。

(十)阿洛西林钠

1.作用与用途

本品是一广谱的半合成青霉素,血中半衰期为 1 小时,血清蛋白结合率为 40％左右,尿排泄为 60％～65％,胆汁排泄为 5.3％。临床主要用于敏感的革兰阴性细菌和阳性细菌所致的各种感染及铜绿假单胞菌(绿脓杆菌)感染;包括败血症、脑膜炎、心内膜炎、化脓性胸膜炎、腹膜炎,以及下呼吸道、胃肠道、胆管、肾及输尿道、骨及软组织和生殖器官等感染,妇科、产科感染,恶性外耳炎、烧伤、皮肤及手术感染等。

2.注意事项

皮试见青霉素,其他见青霉素类药品。

3.用法与用量

(1)成人:静脉滴注,每天 6～10 g,重症可增至 10～16 g,一般分 2～4 次。

(2)儿童:按体重每天 75 mg/kg,分 2～4 次。婴儿及新生儿按体重每天 100 mg/kg,分 2～4 次。

4.制剂与规格

注射用阿洛西林钠:1 g。密闭,干燥处保存。

(十一)美洛西林钠

1.作用与用途

本品为半合成青霉素类抗生素,对铜绿假单胞菌、大肠埃希菌、肺炎杆菌、变形杆菌、肠埃希菌属、枸橼酸杆菌、沙雷菌属、不动杆菌属等敏感。成人静脉注射本品 1 g 后 15 分钟平均血药浓度为 53.4 μg/mL,血中半衰期为 39 分钟,6 小时后给药量的 42.5％由尿中排泄。本品在胆汁中浓度极高,血清蛋白结合率为 42％。临床用于敏感菌株所致的呼吸系统、泌尿系统、消化系统、妇科和生殖器官等感染,如败血症、化脓性脑膜炎、腹膜炎、骨髓炎、皮肤及软组织感染及眼耳鼻喉部感染。

2.注意事项

皮试见青霉素,其他见青霉素类药品。与阿米卡星、庆大霉素、奈替米星合用时可产生协同作用,但不能放在同一容器内输注。药液应现配现用,仅澄清液才能静脉滴注。

3.用法与用量

肌内注射、静脉注射或静脉滴注。成人一天 2～6 g,严重感染者可增至 8～12 g,最大可增至 15 g;儿童按体重一天 0.1～0.2 g/kg,严重感染者可增至 0.3 g/kg。肌内注射一天 2～4 次;静脉滴注按需每 6～8 小时 1 次,其剂量根据病情而定,严重者可每 4～6 小时静脉注射 1 次。

4.制剂与规格

注射用美洛西林钠:1.0 g。密闭,凉暗干燥处保存。

(十二)呋苄西林钠

1.作用与用途

呋苄西林是氨基青霉素的脲基衍生物,是一种广谱半合成青霉素,作用类似氨苄西林。对大肠埃希菌、奇异变形菌、产碱杆菌、肺炎双球杆菌、绿色链球菌、粪链球菌的抗菌活性比氨苄西林和羧苄西林强;对铜绿假单胞菌的作用比羧苄西林强 4～16 倍。本品静脉注射 1 g,即刻血药浓度可达 293 μg/mL,但下降迅速。2 小时和 4 小时后,血药浓度分别为 8.7 μg/mL 和

0.68 μg/mL。药物在胆汁及尿中含量较高。血浆蛋白结合率为 90%,12 小时内从尿中排出给药量的 39.2%。临床主要用于治疗敏感菌致的败血症、尿路感染、肺部感染、软组织感染、肝胆系统感染等。

2.注意事项

皮试见青霉素,其他见青霉素类药品。本品局部刺激反应较强,且溶解度较小,故不宜用于肌内注射;静脉注射液浓度不宜过高或滴注速度不宜太快,以免引起局部疼痛。

3.用法与用量

(1)成人:静脉注射或滴注,每天 4～8 g,分 4 次给予,每次 1～2 g;极重感染时可加大剂量至每日 12 g。

(2)儿童:每天量为 100～150 mg/kg,用法同成人。

4.制剂与规格

注射用呋布西林钠:0.5 g。密闭,凉暗干燥处保存。

(十三)氟氯西林

1.作用与用途

抗菌谱与青霉素相似,但对产酶金黄色葡萄球菌菌株有效,本品的口服生物利用度大约为 50%,给药 1 小时后达到血药峰浓度;血清蛋白结合率为 92%～94%,血中半衰期为 0.75～1.50 小时。大部分(40%～70%)药物以原形经肾脏随尿排泄。临床主要用于葡萄球菌所致的各种周围感染。

2.注意事项

见青霉素类抗生素。

3.用法与用量

口服。

(1)成人:每次 250 mg,每天 3 次;重症用量为每次 500 mg,每天 4 次。

(2)儿童:2 岁以下按成人量的 1/4 给药,2～10 岁按成人量的 1/2 给药。也可按每天 25～50 mg/kg,分次给予。

4.制剂与规格

胶囊:250 mg。室温下密闭,避光保存。

二、头孢菌素类

头孢菌素类抗生素是一类广谱半合成抗生素。头孢菌素类具有抗菌谱广、抗菌作用强、耐青霉素酶、临床疗效高、毒性低、变态反应较青霉素少见等优点。根据药物抗菌谱和抗菌作用及对 β-内酰胺酶的稳定性的不同,目前将头孢菌素分为 4 代。第 1 代头孢菌素主要作用于需氧革兰阳性球菌,包括甲氧西林敏感葡萄球菌、化脓性链球菌、酿脓(草绿色)链球菌、D 组链球菌,但葡萄球菌耐药甲氧西林、肺炎链球菌和肠球菌属对青霉素耐药;对大肠埃希菌、肺炎克雷伯菌、奇异变形菌(吲哚阴性)等革兰阴性杆菌亦有一定抗菌活性;对口腔厌氧菌亦具抗菌活性;对青霉素酶稳定,但可为许多革兰阴性菌产生的 β-内酰胺酶所破坏;常用品种有头孢氨苄、头孢唑啉和头孢拉定。第 2 代头孢菌素对革兰阳性球菌的活性与第 1 代相仿或略差,但对大肠埃希菌、肺炎克雷伯菌、奇异变形菌等革兰阴性杆菌作用增强,对产 β-内酰胺酶的流感嗜血杆菌、卡他莫拉菌、脑膜炎奈瑟菌、淋病奈瑟菌亦具活性。对革兰阴性杆菌所产 β-内酰胺酶的稳定性较第 1 代头孢菌素强,无肾毒性或有轻度肾毒性。常用品种有头孢克洛、头孢呋辛。第 3 代头孢菌素中的注射用品种如头孢噻肟、头孢曲松对革兰阳性菌的作用不及第 1 代和第 2 代头孢菌素,但对肺炎链球菌(包括青霉素耐药菌株)、化脓性链球菌及其他链球菌属有良好作用;对大肠埃希菌、肺炎克雷伯菌、奇异变形菌等革兰阴性杆菌具有强大抗菌作用;对流感嗜血杆菌、脑膜炎奈瑟菌、淋病奈瑟菌及卡他莫拉菌作用强,对沙雷菌属、肠埃希菌属、不动杆菌属及假单胞菌属的作用则不同品种间差异较大。具有抗假单胞菌属作用的品种如头孢他啶、头孢哌酮、头孢匹胺对革兰阳性球菌作用较差,对革兰阴性杆菌的作用则与其他第 3 代头孢菌素相仿,对铜绿假单胞菌具高度抗菌活性。多数第 3 代头孢菌素对革兰阴性杆菌产生的广谱 β-内酰胺酶高度稳定,但可被革兰阴性杆菌产生的超广谱 β-内酰胺酶的头孢菌素酶(AmpC 酶)水解。第 4 代头孢菌素对金黄色葡萄球菌等革兰阳性球菌的作用较第 3 代头孢菌素为强;对 AmpC 酶的稳定性优于第 3 代头孢菌素,因产 AmpC 酶而对第 3 代头孢菌素耐药的肠埃希菌属、柠檬酸菌属、普罗菲登菌属、摩根菌属及沙雷菌属仍对第 4 代头孢菌素敏感;对铜绿假单胞菌的活性与头孢他啶相仿或略差。临床应用品种有头孢吡肟。

(一)头孢噻吩钠

1.作用与用途

本品为第 1 代头孢菌素,抗菌谱广,对革兰阳性菌的活性较强。静脉注射 1 g 后 15 分钟血药浓度为 30～60 mg/L,本品血清蛋白结合率 50%～65%,血中半衰期为 0.5～0.8 小时。60%～70%的给药量于给药后 6 小时内自尿中排出,其中 70%为原形,30%为其代谢产物。临床适用于耐青霉素金黄色葡萄球菌(甲氧西林耐药者除外)和敏感革兰阴性杆菌所致的呼吸道感染、软组织感染、尿路感染、败血症等。

2.注意事项

肌内注射局部疼痛较为多见,可有硬块、压痛和体温升高。大剂量或长时间静脉滴注头孢噻吩后血栓性静脉炎的发生率可高达 20%。较常见的不良反应为变态反应、粒细胞减少和溶血性贫血,偶可发生与其他头孢菌素类似的一些反应。有头孢菌素和青霉素过敏性休克史者禁用。与氨基糖苷类合用有协同作用但不可同瓶滴注。

3.用法与用量

肌内注射或静脉注射。

(1)成人:1 次 0.5～1 g,每 6 小时 1 次;严重感染一天剂量可加大至 6～8 g;一天最高剂量不超过 12 g。

(2)儿童:每天按体重 50～100 mg/kg,分 4 次给药。新生儿:1 周内的新生儿每 12 小时按体重20 mg/kg;1 周以上者每 8 小时按体重 20 mg/kg。

4.制剂与规格

注射用头孢噻吩钠:1 g。密闭,凉暗干燥处保存。

(二)头孢唑啉钠

1.作用与用途

头孢唑啉为第 1 代头孢菌素,抗菌谱广。除肠球菌属、耐甲氧西林葡萄球菌属外,本品对其他革兰阳性球菌均有良好抗菌活性,肺炎链球菌和溶血性链球菌对本品高度敏感。白喉杆菌、炭疽杆菌、李斯特菌和梭状芽孢杆菌对本品也甚敏感。本品对部分大肠埃希菌、奇异变形杆菌和肺炎克雷伯菌具有良好抗菌活性。肌内注射本品 500 mg 后,血药峰浓度经 1～2 小时达38 mg/L。

20 分钟内静脉滴注本品 0.5 g,血药峰浓度为 118 mg/L,有效浓度维持 8 小时。本品难以透过血-脑屏障。头孢唑林在胸腔积液、腹水、心包液和滑囊液中可达较高浓度。胎儿血药浓度为母体血药浓度的 70%～90%,乳汁中含量低。本品血清蛋白结合率为 74%～86%。正常成人的血中半衰期为 1.5～2.0 小时。本品在体内不代谢;原形药通过肾小球滤过,部分通过肾小管分泌自尿中排出。24 小时内可排出给药量的 80%～90%。临床用于治疗敏感细菌所致的支气管炎、肺炎、尿路感染、皮肤软组织感染、骨和关节感染、败血症、感染性心内膜炎、肝胆系统感染及眼、耳、鼻、喉科等感染。本品也可作为外科手术前的预防用药。

2.注意事项

对头孢菌素过敏者及有青霉素过敏性休克或即刻反应史者禁用本品。药疹发生率为 1.1%,嗜酸性粒细胞增高的发生率为 1.7%,偶有药物热。本品与下列药物有配伍禁忌,不可同瓶滴注:硫酸阿米卡星、硫酸卡那霉素、盐酸金霉素、盐酸土霉素、盐酸四环素、葡萄糖酸红霉素、硫酸多黏菌素 B、黏菌素甲磺酸钠、戊巴比妥、葡萄糖酸钙。

3.用法与用量

静脉缓慢推注、静脉滴注或肌内注射常用剂量:成人一次 0.5～1.0 g,一天 2～4 次,严重感染可增加至一天 6 g,分 2～4 次静脉给予;儿童一天 50～100 mg/kg,分 2～3 次。肾功能减退者剂量及用药次数酌减。本品用于预防外科手术后感染时,一般为术前 0.5～1.0 小时肌内注射或静脉给药 1 g,手术时间超过 6 小时者术中加用 0.5～1.0 g,术后每 6～8 小时 0.5～1.0 g,至手术后 24 小时止。

4.制剂与规格

粉针剂:0.5 g、1.0 g。密闭,凉暗干燥处保存。

(三)头孢拉定

1.作用与用途

本品为第 1 代头孢菌素,抗菌谱见头孢噻吩钠。静脉滴注本品 0.5 g 5 分钟后血药浓度为 46 mg/L,肌内注射 0.5 g 后平均 6 mg/L 的血药峰浓度于给药后 1～2 小时到达。空腹口服 250 mg 或 500 mg 血药峰浓度于 1～2 小时到达,分别为 9 mg/L 或 16.5 mg/L,平均血清蛋白结合率为 6%～10%。90% 药物在 6 小时内以原形由尿中排出。临床用于敏感菌所致的急性咽炎、扁桃体炎、支气管炎和肺炎等呼吸系统感染及泌尿生殖系统感染、皮肤软组织感染等。

2.注意事项

本品不良反应较轻,发生率也较低,约 6%。常见恶心、呕吐、腹泻、上腹部不适等胃肠道反应及其他头孢菌素类似的一些反应。药疹发生率 1%～3%。有头孢菌素过敏和青霉素过敏性休克史者禁用。本品中含有碳酸钠,与含钙溶液如复方氯化钠注射液有配伍禁忌。

3.用法与用量

(1)成人:口服,每天 1～2 g,分 3～4 次服用;肌内注射或静脉注射,每次 0.5～1.0 g,每 6 小时 1 次;一天最高剂量为 8 g。

(2)儿童:口服,每天 25～50 mg/kg,分 3～4 次服用;肌内注射或静脉给药。儿童(1 周岁以上)按体重一次 12.5～25.0 mg/kg,每 6 小时 1 次。

4.制剂与规格

注射用剂:0.5 g、1 g。胶囊:0.25 g。干混悬剂:0.125 g。密闭,凉暗处保存。

（四）头孢硫脒

1.作用与用途

作用类似于头孢噻吩钠，对肠球菌有抗菌作用。静脉注射 0.5 g，高峰血浓度即刻到达，血药浓度可达 38.8 mg/L，血中半衰期为 0.5 小时。主要从尿中排出，12 小时尿排出给药量的 90% 以上。临床用于敏感菌所引起的呼吸系统、肝胆系统感染，眼及耳鼻喉部感染，尿路感染和心内膜炎、败血症。

2.注意事项

偶有变态反应，如荨麻疹、哮喘、皮肤瘙痒、寒战高热、血管神经性水肿，非蛋白氮和谷丙转氨酶（GPT）升高。有头孢菌素过敏和青霉素过敏性休克史者禁用。

3.用法与用量

（1）成人：肌内注射 0.5～1.0 g，每天 4 次；静脉滴注每天 4～8 g，分 2～4 次给药。

（2）儿童：每天 50～100 mg/kg，分 2～4 次给药。

4.制剂与规格

注射用头孢硫脒：0.5 g。密闭，干燥处保存。

（五）头孢呋辛

1.作用与用途

本品为第 2 代头孢菌素类抗生素。对革兰阳性球菌的抗菌活性与第 1 代头孢菌素相似或略差，但对葡萄球菌和革兰阴性杆菌产生的 β-内酰胺酶相当稳定。对流感嗜血杆菌、大肠埃希菌、奇异变形杆菌等敏感；沙雷菌属大多耐药，铜绿假单胞菌、弯曲杆菌属和脆弱拟杆菌对本品耐药。静脉注射本品 1 g 后的血药峰浓度为 144 mg/L；肌内注射 0.75 g 后的血药峰浓度为 27 mg/L，于给药后 45 分钟达到；血清蛋白结合率为 31%～41%。本品大部分于给药后 24 小时内经肾小球滤过和肾小管分泌排泄，尿药浓度甚高。本品血中半衰期为 1.2 小时。空腹和餐后口服的生物利用度分别为 36% 和 52%，2～3 小时血药浓度达峰。临床用于敏感菌所致的呼吸道感染、泌尿系统感染、皮肤和软组织感染、骨和关节感染、产科和妇科感染，注射液也用于败血症和脑膜炎等。

2.注意事项

过敏体质和青霉素过敏者慎用。不良反应有变态反应、胃肠道反应、血红蛋白降低、血胆红素升高、肾功能改变。肌内注射可致局部疼痛。不可与氨基糖苷类药物同瓶滴注。注射液不能用碳酸氢钠溶液溶解。与强利尿药合用可引起肾毒性。

3.用法与用量

（1）肌内注射及静脉给药：成人，头孢呋辛钠每次 0.75 g，一天 3 次，重症剂量加倍；婴儿和儿童按体重一天 30～100 mg/kg，分 3～4 次。

（2）口服：成人头孢呋辛酯每次 0.25 g，每天 2 次，重症剂量加倍；儿童每次 0.125 g，每天 2 次。

4.制剂与规格

注射用头孢呋辛钠：0.75 g、1.5 g。头孢呋辛酯片：0.125 g、0.25 g。密闭，凉暗干燥处保存。

（六）头孢孟多酯钠

1.作用与用途

本品为第 2 代头孢菌素类抗生素。其抗菌活性仅为头孢孟多的 1/10～1/5，对大肠埃希菌、奇异变形杆菌、肺炎克雷伯菌和流感嗜血杆菌的活性较头孢噻吩和头孢唑林为强。本品经肌肉或静脉给药在体内迅速水解为头孢孟多。肌内注射头孢孟多 1 g,1 小时达血药峰浓度,为 21.2 mg/L,静脉注射和静脉滴注 1 g 后即刻血药浓度分别为 104.7 mg/L 和 53.9 mg/L,血清蛋白结合率为 78%,血中半衰期为 0.5～1.2 小时。本品在体内不代谢,经肾小球滤过和肾小管分泌,自尿中以原形排出。静脉给药后 24 小时的尿排泄量为给药量的 70%～90%。临床用于敏感细菌所致的肺部感染、尿路感染、胆管感染、皮肤软组织感染、骨和关节感染,以及败血症、腹腔感染等。

2.注意事项

不良反应发生率约为 7.8%,可有肌内注射区疼痛和血栓性静脉炎,变态反应;少数患者应用大剂量时,可出现凝血功能障碍所致的出血倾向。对头孢菌素类药或青霉素类药过敏者避免使用。应用本品期间饮酒可出现双硫仑样反应,故在应用本品期间和以后数天内,应避免饮酒和含乙醇饮料。本品制剂中含有碳酸钠,与含有钙或镁的溶液有配伍禁忌。

3.用法与用量

肌内注射或静脉给药。

(1)成人:每天 2.0～8.0 g,分 3～4 次,一天最高剂量不超过 12 g;皮肤感染、无并发症的肺炎和尿路感染,每 6 小时 0.5～1.0 g 即可。

(2)1 个月以上的婴儿和儿童:一天剂量按体重 50～100 mg/kg,分 3～4 次。

4.制剂与规格

注射用头孢孟多酯钠:0.5 g。密闭,凉暗干燥处保存。

(七)头孢克洛

1.作用与用途

对金黄色葡萄球菌产生的 β-内酰胺酶较稳定,因而对革兰阳性菌具有较强的抗菌作用;对革兰阴性菌作用较弱,对铜绿假单胞菌和厌氧菌无效。口服 0.5 g 胶囊的血药峰浓度为 16 mg/L,达峰时间约 0.5 小时,血中半衰期为 0.6～0.9 小时。服药后,8 小时内 77% 左右的原药由尿排出。临床主要用于由敏感菌所致呼吸系统、泌尿系统、耳鼻喉部及皮肤、软组织感染等。

2.注意事项

见其他头孢菌素类药物。

3.用法与用量

口服。

(1)成人:常用量一次 0.25 g,一天 3 次;严重感染患者剂量可加倍,但每天总量不超过 4.0 g。

(2)儿童每天剂量按体重 20 mg/kg,分 3 次;重症感染可按每天 40 mg/kg,但每天量不宜超过 1g。

4.制剂与规格

胶囊:0.25 g。颗粒(干糖浆):125 mg。密闭,凉暗干燥处保存。

(八)头孢噻肟钠

1.作用与用途

头孢噻肟钠为杀菌剂。对阴性杆菌产生的 β-内酰胺酶稳定,有强大的抗阴性杆菌作用,且明显超过第 1 代与第 2 代头孢菌素。对革兰阳性球菌作用不如第 1 代与第 2 代头孢菌素,但对肺炎链球菌、产青霉素酶或不产酶金黄色葡萄球菌仍有较好抗菌作用。肠球菌、支原体、衣原体、军团菌、难辨梭状芽孢杆菌对本品耐药。30 分钟内静脉滴注 1 g 的即刻血药浓度为 41 mg/L，4 小时的血药浓度为 1.5 mg/L。本品血清蛋白结合率为 30%～50%。静脉注射后的血中半衰期为 0.84～1.25 小时。约 80% 的给药量可经肾脏排泄，其中 50%～60% 为原形药。临床用于敏感菌所致下列感染：呼吸系统感染；泌尿、生殖系统感染；腹腔感染，如腹膜炎、胆管炎等；骨、关节、皮肤及软组织感染；严重感染，如脑膜炎（尤其是婴幼儿脑膜炎）、细菌性心内膜炎、败血症等。

2.注意事项

对本品或其他头孢菌素类药物过敏的患者禁用。对青霉素类抗生素过敏的患者慎用，使用时须进行皮试。本品不良反应发生率低，仅 3%～5%。一般为变态反应、消化道反应，偶有肝肾损害。本品与氨基糖苷类合用（不能置于同一容器内）有协同抗菌作用，但会增加肾毒性。

3.用法与用量

（1）成人：肌内注射，每次 1 g，每天 2 次；静脉注射：2～6 g，分 2～3 次注射；严重感染者，每 6～8 小时 2～3 g；每天最高剂量为 12 g。

（2）儿童：静脉给药，每天按体重 50～100 mg/kg，必要时按体重 200 mg/kg，分 2～3 次。

4.制剂与规格

注射用头孢噻肟钠：1 g，2 g。密闭，凉暗干燥处保存。

（九）头孢曲松钠

1.作用与用途

本品为第 3 代头孢菌素类抗生素。对大肠埃希菌、肺炎克雷伯菌、产气肠埃希菌作用强；铜绿假单胞菌对本品的敏感性差；对流感嗜血杆菌、淋病奈瑟菌和脑膜炎奈瑟菌有较强抗菌作用；对溶血性链球菌和肺炎链球菌亦有良好作用。肌内注射本品 0.5 g 和 1 g，血药峰浓度约于 2 小时后达到，分别为 43 mg/L 和 80 mg/L。血中半衰期为 7.1 小时。1 分钟内静脉注射 0.5 g，即刻血药峰浓度为 150.9 mg/L，血中半衰期为 7.87 小时。本品血清蛋白结合率为 95%。约 40% 的药物以原形自胆管和肠道排出，60% 自尿中排出。临床用于敏感致病菌所致的下呼吸道感染，尿路、胆管感染，腹腔感染，盆腔感染，皮肤软组织感染，骨和关节感染，败血症，脑膜炎等及手术期感染预防。本品单剂可治疗单纯性淋病。

2.注意事项

不良反应有静脉炎、变态反应、消化道反应等。对头孢菌素类抗生素过敏者禁用。有青霉素过敏性休克或即刻反应者，不宜再选用头孢菌素类。头孢菌素类静脉输液中加入红霉素、四环素、两性霉素 B、间羟胺、去甲肾上腺素、苯妥英钠、氯丙嗪、异丙醇、B 族维生素、维生素 C 等时将出现浑浊。

3.用法与用量头孢地嗪钠

肌内注射或静脉给药。

（1）成人：常用量为每 24 小时 1～2 g 或每 12 小时 0.5～1.0 g；最高剂量一天 4 g；疗程 7～14 天。

（2）儿童：常用量，按体重一天 20～80 mg/kg；12 岁以上小儿用成人剂量。治疗淋病的推荐剂量为单剂肌内注射量 0.25 g。

4.制剂与规格

注射用头孢曲松钠：0.25 g、1 g、2 g。密闭，凉暗干燥处保存。

(十)头孢哌酮钠

1.作用与用途

头孢哌酮为第 3 代头孢菌素,对大肠埃希菌、克雷伯菌属、变形杆菌属、伤寒沙门菌、志贺菌属、铜绿假单胞菌有良好抗菌作用。本品肌内注射 1 g 后,1~2 小时达血药峰浓度,为52.9 mg/L;静脉注射和静脉滴注本品 1 g 后,即刻血药峰浓度分别为 178.2 mg/L 和106.0 mg/L。本品能透过血-胎盘屏障,在胆汁中浓度为血药浓度的 12 倍,在前列腺、骨组织、腹腔渗出液、子宫内膜、输卵管等组织和体液中浓度较高,痰液、耳溢液、扁桃体和上颌窦黏膜亦有良好分布。本品的血清蛋白结合率高,为 70%~93.5%。不同途径给药后的血中半衰期约2 小时,40%以上经胆汁排泄。临床用于敏感菌所致的各种感染,如肺炎及其他下呼吸道感染、尿路感染、胆管感染、皮肤软组织感染、败血症、腹膜炎、盆腔感染等,后两者宜与抗厌氧菌药联合应用。

2.注意事项

本品皮疹较为多见,达 2.3%或以上。对青霉素过敏休克和过敏体质者及肝功能不全及胆管阻塞者禁用。应用本品期间饮酒或接受含乙醇药物或饮料者可出现双硫仑样反应。本品还可干扰体内维生素 K 的代谢,造成出血倾向。

3.用法与用量

肌内注射、静脉注射或静脉滴注。

(1)成人:一般感染,一次 1~2 g,每 12 小时 1 次;严重感染,一次 2~3 g,每 8 小时 1 次。

(2)儿童常用量,每天按体重 50~200 mg/kg,分 2~3 次静脉滴注。

4.制剂与规格

注射用头孢哌酮钠:2.0 g。密闭,冷处保存。

(十一)头孢他啶

1.作用与用途

头孢他啶与第 1、第 2 代头孢菌素相比,其抗菌谱进一步扩大,对 β-内酰胺酶高度稳定。本品对革兰阳性菌的作用与第 1 代头孢菌素近似或较弱;本品对革兰阴性菌的作用较强,对大肠埃希菌、肠埃希菌属、克雷伯杆菌、枸橼酸杆菌、变形杆菌、流感嗜血杆菌、脑膜炎奈瑟菌等有良好的抗菌作用。本品对假单胞菌的作用超过其他 β-内酰胺类和氨基糖苷类抗生素。本品的血药浓度与剂量有关,血清蛋白结合率为 10%~17%。血中半衰期为 2 小时。健康成人肌内注射本品0.5 或1.0 g 后,1.0~1.2 小时达血药峰浓度,分别为22.6 mg/L和 38.3 mg/L。静脉注射和静脉滴注本品 1.0 g 后的血药峰浓度分别为 120.5 mg/L 和105.7 mg/L。本品主要以原形药物随尿排泄。给药 24 小时内近 80%~90%的剂量随尿排泄。临床用于敏感菌所致的感染,如呼吸道感染,泌尿、生殖系统感染,腹腔感染,皮肤及软组织感染,严重耳鼻喉感染,骨、关节感染及其他严重感染。

2.注意事项

对青霉素过敏休克和过敏体质者慎用本品。本品遇碳酸氢钠不稳定,不可配伍。

3.用法与用量

(1)成人:肌内注射,轻至中度感染:0.5~1.0 g,每 12 小时 1 次,溶于 0.5%~1%利多卡因溶剂2~4 mL中作深部肌内注射;重度感染并伴有免疫功能缺陷者:每次剂量可酌情递增至 2 g,每 8~12 小时 1 次。静脉给药,轻至中度感染:每次 0.5~1.0 g,每 12 小时 1 次;重度感染并伴有免疫功能缺陷者:每次 2 g,每 8~12 小时 1 次。

(2)儿童:静脉给药,每天剂量 50~150 mg/kg;分 3 次用药,每天极量为 6 g。

4.制剂与规格

注射用头孢他啶:0.5 g、1 g、2 g。密闭,凉暗干燥处保存。

(十二)头孢唑肟钠

1.作用与用途

本品属第 3 代头孢菌素,对大肠埃希菌、肺炎克雷伯菌、奇异变形杆菌等肠埃希菌科细菌有强大抗菌作用,对铜绿假单胞菌作用差。各种链球菌对本品均高度敏感。消化球菌、消化链球菌和部分拟杆菌属等厌氧菌对本品多呈敏感,艰难梭菌对本品耐药。肌内注射本品 0.5 g 或 1 g 后血药峰浓度分别为 13.7 mg/L 和 39 mg/L,于给药后 1 小时达到。静脉注射本品 2 g 或 3 g,5 分钟后血药峰浓度分别为 131.8 mg/L 和 221.1 mg/L。血清蛋白结合率 30%。本品血中半衰期为 1.7 小时。24 小时内给药量的 80% 以上以原形经肾脏排泄。临床用于敏感菌所致的下呼吸道感染、尿路感染、腹腔感染、盆腔感染、败血症、皮肤软组织感染、骨和关节感染等。

2.注意事项

对青霉素过敏休克和过敏体质者慎用本品。偶有变态反应,严重肾功能障碍者应减少用量,不可与氨基糖苷类抗生素混合注射。

3.用法与用量

肌内注射、静脉注射及静脉滴注。

(1)成人:一次 1~2 g,每 8~12 小时 1 次;严重感染者的剂量可增至一次 3~4 g,每 8 小时 1 次。

(2)儿童:常用量按体重一次 50 mg/kg,每 6~8 小时 1 次。

4.制剂与规格

注射用头孢唑肟钠:0.5 g。密闭,凉暗干燥处保存。

(十三)头孢地嗪钠

1.作用与用途

本品为第 3 代注射用头孢菌素类抗生素。对金黄色葡萄球菌、链球菌属、淋病奈瑟菌和脑膜炎奈瑟菌、大肠埃希菌、志贺菌属、沙门菌属等敏感。本品尚有免疫功能调节作用。用于敏感菌引起的感染,如上、下泌尿道感染,下呼吸道感染,淋病等。

2.注意事项

本品溶解后应立即应用,不宜存放。不良反应偶有变态反应,胃肠道反应,血清肝酶及胆红素升高。本品能加重氨基糖苷类、两性霉素 B、环孢素、顺铂、万古霉素、多黏菌素 B 等有潜在肾毒性药物的毒性作用。

3.用法与用量

成人静脉注射及滴注。每次 1 g,每天 2 次;重症用量加倍。淋病治疗只注射一次 0.5 g。

4.制剂与规格

注射头孢地嗪钠:1 g。密闭,凉暗干燥处保存。

(十四)头孢泊肟匹酯

1.作用与用途

本品为第 3 代头孢菌素的口服制剂。对多种革兰阳性和革兰阴性细菌有强大的抗菌活性。

对多种β-内酰胺酶稳定,对头孢菌素酶和青霉素酶均极稳定,对头孢呋肟酶也较稳定。饭前单次口服 100 mg 或 200 mg 后,血药峰浓度分别为 1.7 mg/L 和 3.1 mg/L,血中半衰期为2.1 小时。血清蛋白结合率为40.9%。临床用于革兰阳性和革兰阴性敏感细菌引起的呼吸系统感染、泌尿道感染、乳腺炎、皮肤软组织感染、中耳炎、鼻窦炎等。

2.注意事项

不良反应发生率为2.43%~19%。包括偶可引起休克,变态反应,血液系统异常,肝、肾功能异常,消化道不良反应等。其他见头孢菌素类抗生素。

3.用法与用量

口服。成人每次 100 mg,每天 2 次,饭后服用。

4.制剂与规格

片剂:100 mg。避光,密封,凉暗干燥处保存。

(十五)头孢他美酯

1.作用与用途

本品为口服的第 3 代广谱头孢菌素类抗生素。本品对链球菌属、肺炎链球菌等革兰阳性菌;对大肠埃希菌、流感嗜血杆菌、克雷伯菌属、沙门菌属、志贺菌属、淋病奈瑟菌等革兰阴性菌都有很强的抗菌活性。口服本品 500 mg 后 3~4 小时,血药浓度达峰值(4.1±0.7)mg/L,约 22%头孢他美与血清蛋白结合。本品 90%以头孢他美形式随尿液排出,血中半衰期为 2~3 小时。临床用于敏感菌引起的耳鼻喉部感染、下呼吸道感染、泌尿系统感染等。

2.注意事项

见其他头孢菌素类药物。

3.用法与用量

口服。饭前或饭后 1 小时内口服。成人和 12 岁以上的儿童,一次 500 mg,一天 2 次;12 岁以下的儿童,每次按体重 10 mg/kg 给药,一天 2 次。复杂性尿路感染的成年人,每天全部剂量在晚饭前后 1 小时内一次服用;男性淋球菌性尿道炎和女性非复杂性膀胱炎的患者,在就餐前后 1 小时内一次服用单一剂量1 500~2 000 mg(膀胱炎患者在傍晚)可充分根除病原体。

4.制剂与规格

片剂:250 mg。避光,密封,凉暗干燥处保存。

(十六)头孢特仑匹酯

1.作用与用途

头孢特仑匹酯口服吸收后经水解成为有抗菌活性的头孢特仑。头孢特仑匹酯对革兰阳性菌中的链球菌属、肺炎链球菌,革兰阴性菌中的大肠埃希菌、克雷伯菌属、淋病奈瑟菌、流感杆菌等有强大的抗菌作用。空腹服用头孢特仑匹酯 100 mg,其血药浓度峰值为 1.11±0.80 mg/L,达峰时间为 1.49 小时,血中半衰期为0.83 小时。临床用于对青霉素及第 1、第 2 代头孢菌素产生耐药性或用氨基糖苷类抗生素达不到治疗效果的革兰阴性菌引起的呼吸道感染,泌尿、生殖系统感染,耳鼻喉部感染(特别是中耳炎)。

2.注意事项

见其他头孢菌素类药物。

3.用法与用量

成人口服给药。每天 150~300 mg,分 3 次饭后服用。对慢性支气管炎、弥散性细支气管炎、支气管扩张症感染、慢性呼吸器官继发感染、肺炎、中耳炎、鼻窦炎、淋球菌性尿道炎等患者，每天 300～600 mg，分 3 次饭后服用。

4.制剂与规格

片剂：100 mg。避光，密闭，室温下保存。

（十七）头孢吡肟

1.作用与用途

头孢吡肟是一种新型第 4 代头孢菌素，抗菌谱和对 β-内酰胺酶的稳定性明显优于第 3 代头孢菌素。其抗菌谱包括金黄色葡萄球菌、表面葡萄球菌、链球菌、假单胞菌、大肠埃希杆菌、克雷伯菌属、肠埃希菌、变异杆菌、枸橼酸菌、空肠弯曲菌、流感嗜血杆菌、淋病奈瑟菌、脑膜炎奈瑟菌、沙门菌属、沙雷菌属、志贺菌属等及部分厌氧菌。单剂或多次肌内注射或静脉注射 250～2 000 mg 的剂量后，其平均血中半衰期为 2.0 小时。本品绝对生物利用度为 100%，与血清蛋白结合率低于 19%。总体清除率为 120～130 mL/min，肾清除率约占其中 85%。给药量的 85% 以原形经肾随尿液排出。临床用于敏感菌引起的下列感染：下呼吸道感染，泌尿系统感染，皮肤、软组织感染，腹腔感染，妇产科感染，败血症等。

2.注意事项

本品偶有变态反应，可致菌群失调发生二重感染及其他头孢菌素类似的一些反应。对头孢菌素类药或青霉素类药过敏者避免使用。头孢吡肟与甲硝唑、万古霉素、庆大霉素、硫酸妥布霉素、硫酸奈替米星属配伍禁忌。

3.用法与用量

肌内注射或静脉注射。

（1）成人：每次 1 g，每天 2 次，疗程为 7～10 天；泌尿系统感染每天 1 g，严重感染每次 2 g，每天 2～3 次。

（2）儿童：按体重每 12 小时 50 mg/kg。

4.制剂与规格

注射用粉针剂：1 g。遮光，密闭，干燥凉暗处保存。

三、其他常用 β-内酰胺类

β-内酰胺类抗生素除青霉素类和头孢菌素类外，尚有头霉素类、碳青霉烯类、单酰胺菌素类、氧头孢烯类和 β-内酰胺酶抑制剂及其复合制剂。头霉素为获自链霉素的 β-内酰胺类抗生素，有 A、B 和 C 3 型，以头霉素 C 的抗菌作用最强。头霉素 C 在化学结构上与头孢菌素 C 相仿，但其头孢烯母核的 7 位碳原子上有甲氧基，使头霉素对多种 β-内酰胺酶稳定，并增强了对脆弱拟杆菌等厌氧菌的抗菌作用。碳青霉烯类药物抗菌谱广，抗菌活性强，并对 β-内酰胺酶（包括产超广谱 β-内酰胺酶和 AmpC 酶）高度稳定。因此近年来该类药物在重症医院感染的治疗中占有重要地位。青霉素类或头孢菌素类与 β-内酰胺酶抑制剂的复合制剂与 β-内酰胺类单药相比加强了对细菌的抗菌活性，扩大了抗菌谱，并且对多数厌氧菌也有良好作用。单酰胺菌素类对革兰阴性杆菌和铜绿假单胞菌具有良好抗菌活性，但对革兰阳性菌的作用差。目前用于临床的头霉素类有头孢西丁等，单酰胺菌素类有氨曲南，碳青霉烯类有亚胺培南、美罗培南、帕尼培南等。β-内酰胺酶抑制剂及其复合制剂有阿莫西林克拉维酸、氨苄西林舒巴坦、替卡西林克拉维酸、头孢哌酮舒巴坦和哌拉西林三唑巴坦等。

(一)头孢西丁

1.作用与用途

头孢西丁是头孢霉素类抗生素。习惯上被列入第 2 代头孢菌素类中。本药抗菌作用特点：对革兰阴性杆菌产生的 β-内酰胺酶稳定；对大多数革兰阳性球菌和革兰阴性杆菌具有抗菌活性。抗菌谱较广，对甲氧西林敏感葡萄球菌、溶血性链球菌、肺炎链球菌及其他链球菌等革兰阳性球菌，大肠埃希菌、肺炎克雷伯杆菌、流感嗜血杆菌、淋病奈瑟菌（包括产酶株）、奇异变形杆菌、摩根菌属、普通变形杆菌等革兰阴性杆菌，消化球菌、消化链球菌、梭菌属、脆弱拟杆菌等厌氧菌均有良好抗菌活性。本药口服不吸收，静脉或肌内注射后吸收迅速。健康成人肌内注射 1 g,30 分钟后达血药峰浓度,约为 24 μg/mL。静脉注射1 g,5 分钟后血药浓度约为110 μg/mL,4 小时后血药浓度降至1 μg/mL。药物吸收后可广泛分布于内脏组织、皮肤、肌肉、骨、关节、痰液、腹水、胸腔积液、羊水及脐带血中。内脏器官中以肾、肺含量较高。药物在胸腔液、关节液和胆汁中均可达有效抗菌浓度。不易透过脑膜，但可透过胎盘屏障进入胎儿血液循环。本药血清蛋白结合率约为 70%。药物在体内几乎不进行生物代谢。肌内注射，血中半衰期为41～59 分钟，静脉注射约为 64.8 分钟。给药 24 小时后,80%～90% 药物以原形随尿排泄。临床用于治疗敏感菌所致的下呼吸道、泌尿生殖系统、骨、关节、皮肤软组织、心内膜感染及败血症。尤适用于需氧菌和厌氧菌混合感染导致的吸入性肺炎、糖尿病患者下肢感染及腹腔或盆腔感染。适用于预防腹腔或盆腔手术后感染。

2.注意事项

对一种头孢菌素类药过敏者对其他头孢菌素类药也可能过敏；对青霉素类、青霉素衍生物或青霉胺过敏者也可能对头孢菌素类药过敏。对本药或其他头孢菌素类药过敏者，有青霉素过敏性休克史者不宜使用。不良反应可见皮疹、瘙痒、红斑、药物热等变态反应症状；罕见过敏性休克。可见恶心、呕吐、食欲减退、腹痛、腹泻、便秘等胃肠道症状。本药可影响乙醇代谢，使血中乙酰醛浓度上升，导致双硫仑样反应。对利多卡因或酰胺类局部麻醉药过敏者及 6 岁以下小儿，不宜采用肌内注射。本药与阿米卡星、氨曲南、红霉素、非格司亭、庆大霉素、氢化可的松、卡那霉素、甲硝唑、新霉素、奈替米星、去甲肾上腺素等药物呈配伍禁忌,联用时不能混置于一个容器内。

3.用法与用量

静脉滴注或注射。

(1)成人：常用量为一次 1～2 g,每 6～8 小时 1 次；中、重度感染用量加倍；轻度感染也可用肌内注射，每 6～8 小时 1 g,一天总量 3～4 g；肾功能不全者剂量及用药次数酌减。

(2)儿童：3 个月以上儿童，按体重一次 13.3～26.7 mg/kg,每 6 小时 1 次（或一次 20～40 mg/kg,每8 小时1 次）。新生儿：推荐剂量为一天 90～100 mg/kg,分 3 次给药。

(3)预防术后感染：外科手术，术前 1.0～1.5 小时 2 g,以后每 6 小时 1 g,直至用药后24 小时。

4.制剂与规格

注射用头孢西丁钠:1 g、2 g。密闭,阴凉干燥处保存。

(二)头孢米诺钠

1.作用与用途

头孢米诺为头孢霉素类抗生素,其对 β-内酰胺酶高度稳定。对大肠埃希菌、克雷伯杆菌、变形杆菌、流感杆菌、拟杆菌及链球菌具较强抗菌活性,对肠球菌无抗菌活性。成人静脉注射本品

0.5 g和1 g后,血药浓度分别为50 μg/mL和100 μg/mL。主要经肾脏以原形随尿排出,血中半衰期约为2.5小时。临床用于敏感菌所致的感染如呼吸道感染、泌尿道感染、腹腔感染、生殖系统感染、败血症。

2.注意事项

对青霉素过敏休克和过敏体质者慎用本品。用药后可见食欲缺乏、恶心、呕吐、腹泻等消化道症状。偶见肾损害、血液系统毒性、肝功能异常及皮疹、发热、瘙痒等变态反应,罕见过敏性休克。可能出现黄疸等。

3.用法与用量

静脉注射或静脉滴注。

(1)成人:一般感染,每次1 g,一天2次;败血症和重症感染,一天6 g,分3～4次。

(2)儿童:每次按体重20 mg/kg,一天3～4次。

4.制剂与规格

注射用粉针剂:1 g。密闭,避光保存。

(三)氟氧头孢钠

1.作用与用途

氟氧头孢是一种与拉氧头孢相似的氧头孢烯类抗生素。对β-内酰胺酶十分稳定。其抗菌谱和其他第3代头孢菌素相似,抗菌性能与第4代头孢菌素相近。对金黄色葡萄球菌、肺炎链球菌、卡他球菌、淋病奈瑟菌、大肠埃希菌、克雷伯杆菌、变形杆菌、流感嗜血杆菌及部分厌氧菌等敏感。氟氧头孢钠静脉滴注1 g,1小时血药峰浓度为45 μg/mL,血中半衰期为49.2分钟。本品85%以原形经肾脏随尿排泄。临床用于敏感菌所致的呼吸系统感染,腹腔感染,泌尿、生殖系统感染,皮肤、软组织感染及其他严重感染,如心内膜炎、败血症等。

2.注意事项

本品与头孢菌素类药有交叉过敏,与青霉素类药有部分交叉过敏。不良反应见其他头孢菌素类。

3.用法与用量

静脉给药。

(1)成人:一天1～2 g,分2次;重症,一天4 g,分2～4次。

(2)儿童:按体重一天60～80 mg/kg,分2次;重症,一天150 mg/kg,分3～4次。

4.制剂与规格

注射用氟氧头孢钠:1 g。密封,凉暗、干燥处保存。

(四)氨曲南

1.作用与用途

氨曲南对大多数需氧革兰阴性菌具有高度的抗菌活性,包括大肠埃希菌、克雷伯菌属的肺炎杆菌和奥克西托菌、产气杆菌、阴沟杆菌、变形杆菌属、沙雷菌属、枸橼酸菌属、志贺菌属等肠埃希菌科细菌,以及流感杆菌、淋病奈瑟菌、脑膜炎奈瑟菌等。肌内注射1 g,血药峰浓度可达45 mg/L,达峰时间1小时左右。静脉滴注1 g(30分钟)血药峰浓度可达90 mg/L。给药后60%～70%以原形随尿排泄,12%随粪便排出。本品血清蛋白结合率为40%～65%,血中半衰期为1.5～2.0小时。临床用于治疗敏感需氧革兰阴性菌所致的各种感染,如尿路感染、下呼吸道感染、败血症、腹腔感染、妇科感染、术后伤口及烧伤、溃疡等皮肤软组织感染等。

2.注意事项

不良反应较少见，全身性不良反应发生率1%～1.3%或略低，包括消化道反应，常见恶心、呕吐、腹泻及皮肤变态反应。对氨曲南有过敏史者禁用。过敏体质及对其他β-内酰胺类抗生素有变态反应者慎用。与萘夫西林、头孢拉定、甲硝唑有配伍禁忌。

3.用法与用量

肌内注射及静脉给药。成人，一天3～4 g，分2～3次；重症，1次2 g，一天3～4次。

4.制剂与规格

注射用氨曲南：0.5 g。密闭，避光保存。

(五)氨苄西林舒巴坦

1.作用与用途

本品是氨苄西林和β-内酰胺酶抑制剂舒巴坦组成的一种抗生素，舒巴坦能保护氨苄西林免受酶的水解破坏。本品对葡萄球菌、链球菌属、肺炎链球菌、肠球菌属、流感杆菌、卡他莫拉菌、大肠埃希菌、克雷伯菌属、奇异变形杆菌、普通变形杆菌、淋病奈瑟菌、梭杆菌属、消化球菌、消化链球菌属及包括脆弱拟杆菌在内的拟杆菌属均具抗菌活性。静脉注射予以2 g氨苄西林、1 g舒巴坦后，血药峰浓度分别为109～150 μg/mL和44～88 μg/mL。肌内注射氨苄西林1 g，舒巴坦0.5 g后的血药峰浓度分别为8～37 μg/mL和6～24 μg/mL。两药的血中半衰期均为1小时左右。给药后8小时两者的75%～85%以原形经尿排出。氨苄西林的血清蛋白结合率为28%，舒巴坦为38%。两者在组织体液中分布良好，均可通过有炎症的脑脊髓膜。临床用于治疗由敏感菌引起的下列感染：呼吸道感染，如细菌性肺炎、支气管炎等；腹腔感染，如腹膜炎、胆囊炎等；泌尿、生殖系统感染，如尿路感染、肾盂肾炎、盆腔感染；皮肤和软组织感染等。

2.注意事项

见氨苄西林钠。

3.用法与用量

皮试见青霉素。

(1)成人：肌内注射(以氨苄西林和舒巴坦计)每次0.75～1.50 g，每天2～4次，每天最大剂量不超过6 g；静脉给药每次1.5～3.0 g，每天2～4次，每天最大剂量不超过12 g。

(2)儿童：静脉给药按体重每天100～200 mg/kg，分次给药。

4.制剂与规格

注射用氨苄西林钠舒巴坦钠：3 g(氨苄西林2 g，舒巴坦1 g)。密闭，凉暗干燥处保存。

(六)阿莫西林克拉维酸钾

1.作用与用途

克拉维酸具有强效广谱β-内酰胺酶抑酶作用。与阿莫西林联合，保护阿莫西林不被β-内酰胺酶灭活，从而提高后者的抗产酶耐药菌的作用，提高临床疗效。其他见阿莫西林。

2.注意事项

见阿莫西林。

3.用法与用量

皮试见青霉素。

(1)成人。①口服：每次375 mg，每8小时1次，疗程7～10天；严重感染每次625 mg，每8小时1次，疗程7～10天。②静脉给药：每次1.2 g，每天3次，严重感染者可增加至每天4次；

静脉注射时每 0.6 g 用 10 mL 注射用水溶解,在 3～4 分钟内注入;静脉滴注时每 1.2 g 溶于 100 mL 生理盐水,在 30～40 分钟滴入。

(2)儿童:口服。新生儿与 3 月以内婴儿,按体重每 12 小时 15 mg/kg(按阿莫西林计算);儿童一般感染(按阿莫西林计算),每 12 小时 25 mg/kg,或每 8 小时 20 mg/kg;严重感染,每 12 小时 45 mg/kg,或每 8 小时 40 mg/kg,疗程 7～10 天。

4.制剂与规格

阿莫西林克拉维酸钾片:457 mg(阿莫西林 400 mg,克拉维酸 57 mg);156 mg。阿莫西林克拉维酸钾粉针:600 mg,1.2 g。密封,凉暗干燥处保存。

(七)阿莫西林钠舒巴坦钠

1.作用与用途

见阿莫西林克拉维酸钾。

2.注意事项

见阿莫西林克拉维酸钾。

3.用法与用量

见阿莫西林克拉维酸钾。

4.制剂与规格

注射用粉针:0.75 g;溶媒结晶 1.5 g。避光,密闭,凉暗处保存。

(八)替卡西林克拉维酸钾

1.作用与用途

本品是替卡西林与 β-内酰胺酶抑制剂克拉维酸组成的复方制剂。对葡萄球菌、流感嗜血杆菌、卡他球菌、大肠埃希菌、克雷伯杆菌、奇异变形杆菌、普通变形杆菌、淋病奈瑟菌、军团菌、脆弱拟杆菌等有效。静脉给药 3.2 g 后,替卡西林和克拉维酸立即达血药峰浓度,平均血中半衰期分别为 68 分钟和 64 分钟。给药 6 小时后,60%～70% 的替卡西林和 35%～45% 的克拉维酸以原形经肾脏随尿排泄,两者血清蛋白结合率分别为 45% 和 9%。临床用于敏感菌所致的下列感染:呼吸道感染,腹腔感染(如胆管感染、腹膜炎),泌尿、生殖系统感染,骨、关节感染,皮肤、软组织感染,严重感染如败血症等。

2.注意事项

皮试见青霉素,其他见青霉素类药品。

3.用法与用量

(1)成人:静脉滴注。一次 1.6～3.2 g,每 6～8 小时 1 次;最大剂量,一次 3.2 g,每 4 小时 1 次。

(2)儿童:静脉滴注。按体重每次 80 mg/kg,每 6～8 小时 1 次;早产儿及新生儿,每次 80 mg/kg,每 12 小时 1 次。

4.制剂与规格

替卡西林克拉维酸钾注射液:每支 3.2 g,其比例为 3.0 g:0.2 g。5 ℃保存,配制好的溶液不可冷冻。

(九)哌拉西林钠他唑巴坦钠

1.作用与用途

见哌拉西林舒巴坦。哌拉西林为半合成青霉素类抗生素,他唑巴坦为 β-内酰胺酶抑制药。

本品静脉滴注后,血浆中哌拉西林和他唑巴坦浓度很快达到峰值,在滴注 30 分钟后,血浆哌拉西林浓度与给予同剂量哌拉西林的血浆浓度相等,静脉滴注 2.25 g 及 4.5 g 哌拉西林钠他唑巴坦钠 30 分钟时,血浆哌拉西林峰浓度分别为 134 mg/L 和 298 mg/L,他唑巴坦分别为 15 mg/L 和 24 mg/L。哌拉西林和他唑巴坦的血中半衰期范围为 0.7～1.2 小时,均由肾脏排泄,68% 哌拉西林以原形迅速自尿中排出;他唑巴坦及其代谢物主要经肾脏排泄,其中 80% 为原形。

2.注意事项

皮试见青霉素,其他见青霉素类药品及哌拉西林舒巴坦。

3.用法与用量

成人及 12 岁以上儿童,一次 3.375 g(含哌拉西林 3 g 和他唑巴坦 0.375 g)静脉滴注,每 6 小时 1 次。治疗院内肺炎时,起始剂量为一次 3.375 g,每 4 小时 1 次,同时合并使用氨基糖苷类药物。

4.制剂与规格

注射用哌拉西林钠他唑巴坦钠:2.25 g(2∶0.25)、4.5 g(4∶0.5)。遮光,密封,干燥阴凉处保存。

(十)哌拉西林舒巴坦

1.作用与用途

哌拉西林为半合成青霉素类抗生素,舒巴坦为 β-内酰胺酶抑制剂。本品对哌拉西林敏感的细菌和产 β-内酰胺酶耐哌拉西林的下列细菌有抗菌作用:大肠埃希菌、克雷伯菌属、变形杆菌属、沙门菌属、志贺菌属、淋病奈瑟菌、脑膜炎奈瑟菌、嗜血杆菌属(流感和副流感嗜血杆菌)、枸橼酸杆菌、沙雷菌属、铜绿假单胞菌、不动杆菌属、链球菌属、脆弱拟杆菌属等。本品肌内注射 1.5 g,1 小时后血药浓度达峰值,血药峰浓度约为 52.2 μg/mL 或 13 μg/mL;静脉滴注 1.5 g 后血药浓度为 58.0 μg/mL 或 30 μg/mL。哌拉西林的血清蛋白结合率为 17%～22%,血中半衰期为 1 小时左右。本品在肝脏不被代谢,在注射给药 12 小时后给药量的 49%～68% 以原形随尿排出,另有部分随胆汁排泄。临床用于铜绿假单胞菌、肠球菌、类杆菌和各种敏感革兰阴性菌所致的下列感染:败血症,呼吸道感染,泌尿道感染,胆管感染,腹腔感染,妇科感染,皮肤、软组织感染,心内膜炎等。

2.注意事项

皮试见青霉素,其他见青霉素类药品。哌拉西林与氨基糖苷类联用对铜绿假单胞菌、沙雷菌、克雷伯菌、其他肠埃希菌科细菌和葡萄球菌的敏感菌株有协同杀菌作用。但不能放在同一容器内输注。

3.用法与用量

肌内或静脉注射。

(1)成人:轻中度感染,哌拉西林舒巴坦(1∶0.5)每天 3～6 g,分 4 次给药;重度感染,哌拉西林舒巴坦(1∶0.5)1.5～6.0 g,每 6 小时 1 次。

(2)婴幼儿和 12 岁以下儿童:按体重每天给予哌拉西林 100～200 mg/kg、舒巴坦 25～80 mg/kg,分 2～3 次给药。

4.制剂与规格

注射用哌拉西林舒巴坦:1.5 g(1∶0.5)。密闭,阴凉干燥处保存。

(十一)头孢哌酮舒巴坦

1.作用与用途

本药为头孢哌酮与β-内酰胺酶抑制剂舒巴坦复合制剂。其他见头孢哌酮。

2.注意事项

见头孢哌酮。

3.用法与用量

静脉注射或肌内注射。

(1)成人:每天 2～4 g,每 12 小时 1 次;严重或难治性感染剂量可每天增至 8 g,每 12 小时 1 次,静脉注射。

(2)儿童:按体重每天 40～80 mg/kg,分 2～4 次;严重或难治性感染,可增至每天160 mg/kg,分2～4 次。新生儿:出生第 1 周内,每 12 小时 1 次;儿科最大剂量每天不得超过 160 mg/kg。

4.制剂与规格

注射用头孢哌酮舒巴坦(1∶1):1 g、1.5 g、4 g。密闭,凉暗干燥处保存。

(十二)头孢曲松钠舒巴坦

1.作用与用途

头孢曲松为杀菌剂。其抗菌作用机制为影响细菌细胞壁的生物合成,导致细菌细胞溶菌死亡,从而起抗菌作用。舒巴坦为不可逆的竞争性β-内酰胺酶抑制剂,两者合用呈现协同作用。其他见头孢曲松钠。

2.注意事项

见头孢曲松钠。

3.用法与用量

肌内注射或静脉注射。

(1)成人:一般感染,每次 1.25 g,一天 1 次;严重感染,每次 1.25 g,一天 2 次;脑膜炎可加至每天 5 g,分 2 次给药。

(2)儿童:按成人剂量减半。

4.制剂与规格

注射剂:1.25 g(1.0 g 头孢曲松钠,0.25 g 舒巴坦钠)。

(十三)头孢噻肟钠舒巴坦

1.作用与用途

头孢噻肟钠为杀菌剂。舒巴坦为不可逆的竞争性β-内酰胺酶抑制剂,两者合用呈现协同作用。其他见头孢噻肟钠。

2.注意事项

见头孢噻肟钠。

3.用法与用量

肌内注射和静脉注射。

(1)成年:每天头孢噻肟 2 g、舒巴坦 1 g 至头孢噻肟 6 g、舒巴坦 3 g,分 2～3 次注射;严重感染者,每6～8小时 头孢噻肟 2～3 g、舒巴坦 1～1.5 g;舒巴坦钠最大推荐剂量为每天 4 g。

(2)儿童:每天按体重,头孢噻肟 50～100 mg/kg、舒巴坦为 25～50 mg/kg;必要时按体重200 mg/kg 头孢噻肟和 80 mg/kg 舒巴坦,分 2～3 次给药。

4.制剂与规格

注射剂:1.5 g(1.0 g 头孢噻肟钠,0.5 g 舒巴坦钠)。

(郭海英)

第二节　大环内酯类抗生素

大环内酯类抗生素均具有大环内酯环基本结构而命名。目前,临床应用的大环内酯类按其化学结构可分为十四元环,红霉素、克拉霉素、罗红霉素;十五元环,阿奇霉素;十六元环,醋酸麦迪霉素、交沙霉素。新大环内酯类中已进入临床应用的品种有阿奇霉素、克拉霉素、罗红霉素。本类药物的抗菌谱和抗菌活性基本相似,对多数革兰阳性菌、军团菌属、衣原体属、支原体属、厌氧菌等具良好抗菌作用。大多品种供口服,吸收后血药峰浓度较低,但在组织和体液中的分布广泛,肝、肾、肺等组织中的浓度可高出血药浓度数倍;在胸腔积液、腹水、脓液、痰、尿、胆汁等均可达到有效浓度,不易透过血-脑屏障。

本类药物主要在肝脏代谢,从胆汁中排出,胆汁中浓度可为血药浓度的 10～40 倍,进行肝肠循环,粪中含量较高。血和腹膜透析后极少被清除。

大环内酯类的主要适应证:①溶血性链球菌、肺炎链球菌等革兰阳性菌感染,可作为上述感染青霉素过敏患者的替代选用药;②军团菌病;③支原体属感染;④衣原体属感染;⑤百日咳;⑥白喉带菌者;⑦用于对青霉素过敏患者的风湿热和心内膜炎的预防等。大环内酯类的主要不良反应为食欲减退、呕吐、腹泻等胃肠道反应,红霉素尤显著,在一定程度上限制了本类药物的临床应用。

近年来开发的新品种如罗红霉素、克拉霉素、阿奇霉素等,在药效学、药动学特性及不良反应等方面较沿用品种均有所改进。阿奇霉素对革兰阴性菌如流感嗜血杆菌、卡他莫拉菌、淋病奈瑟菌的抗菌作用是红霉素的 2～8 倍,新品种对支原体属、衣原体属的作用也有所增强。新品种对胃酸的稳定性增加,生物利用度高,血药浓度和组织浓度增高,新品种的血中半衰期延长,每天的给药剂量及给药次数减少,胃肠道反应等不良反应也明显减轻,临床适应证有所扩大。

一、红霉素

(一)作用与用途

本品属大环内酯类抗生素,为抑菌剂,对葡萄球菌属、各群链球菌和革兰阳性杆菌、奈瑟菌属、流感嗜血杆菌呈现敏感。本品对除脆弱拟杆菌和梭杆菌属以外的各种厌氧菌亦具抗菌活性;对军团菌属也有抑制作用。静脉滴注后立即达血药浓度峰值,24 小时内静脉滴注 2 g,平均血药浓度为 2.3～6.8 mg/L。空腹口服红霉素碱肠溶片 250 mg 后,3～4 小时血药浓度达峰值,平均约为 0.3 mg/L。吸收后以肝、胆汁和脾中的浓度为最高,在肾、肺等组织中的浓度可高出血药浓度数倍,在胆汁中的浓度可达血药浓度的10 倍以上。血清蛋白结合率为 70%～90%,血中半衰期为 1.4～2 小时。红霉素主要在肝中浓缩和从胆汁排出,并进行肠肝循环,2%～5%的口服量和 10%～15%的注入量自肾小球滤过排除。本品作为青霉素过敏患者治疗溶血性链球菌、肺炎链球菌感染的替代用药,军团菌病、衣原体肺炎、支原体肺炎、风湿热复发、感染性心内膜炎的预防用药等。

（二）注意事项

胃肠道反应多见，肝毒性少见，但肝功能不全者慎用。本品可抑制卡马西平和丙戊酸等的代谢，导致后者血药浓度增高而发生毒性反应。与阿司咪唑或特非那定等抗组胺药合用可增加心脏毒性，与环孢素合用可使后者血药浓度增加而产生肾毒性。本品可导致服用华法林患者凝血酶原时间延长，另可抑制茶碱的正常代谢。

（三）用法与用量

1.成人

静脉滴注，每次 0.5～1.0 g，每天 2～3 次。治疗军团菌病剂量需增加至每天 3～4 g，分 4 次滴注；口服，每天 0.75～2.00 g，分 3～4 次。用于风湿热复发的预防用药时，每次 0.25 g，每天 2 次。

2.儿童

静脉滴注，每天按体重 20～30 mg/kg，分 2～3 次；口服，每天按体重 20～40 mg/kg，分 3～4 次。乳糖酸红霉素滴注液的配制：先加灭菌注射用水 10 mL 至 0.5 g 乳糖酸红霉素粉针瓶中或加 20 mL 至 1 g 乳糖酸红霉素粉针瓶中，用力振摇至溶解。然后加入生理盐水或其他电解质溶液稀释，缓慢静脉滴注，注意红霉素浓度在 1%～5%。

（四）制剂与规格

注射用乳糖酸红霉素粉针剂：按红霉素计 0.25 g（25×10⁴ U）；片剂：0.125 g（12.5×10⁴ U）。密封，干燥处保存。

二、琥乙红霉素

（一）作用与用途

本品属大环内酯类抗生素，为红霉素的琥珀酸乙酯，在胃酸中较红霉素稳定。其他见红霉素。

（二）注意事项

见红霉素。

（三）用法与用量

口服。

1.成人

每天 1.6 g，分 2～4 次服用；军团菌病，每次 0.4～1.0 g，每天 4 次；衣原体感染，每次 800 mg，每 8 小时 1 次；共 7 天。

2.儿童

按体重每次 7.5～12.5 mg/kg，每天 4 次；或每次 15～25 mg/kg，每天 2 次；严重感染每天量可加倍，分 4 次服用；百日咳患儿，按体重每次 10.0～12.5 mg/kg，每天 4 次；疗程 14 天。

（四）制剂与规格

片剂：0.125 g（12.5×10⁴ U），0.25 g（25×10⁴ U）。密闭，避光，干燥处贮存。

三、交沙霉素

（一）作用与用途

抗菌谱与红霉素相似。单剂量口服交沙霉素 800 mg 后，平均血药浓度峰值为 2.43 mg/L，达峰时间为 0.62 小时,血中半衰期 A 相为 0.09 小时,半衰期 B 相为 1.45 小时,给药 24 小时约 50% 从粪中排出,约 21% 从尿中排出。临床用于治疗敏感菌所致的呼吸系统感染、鼻窦炎、中耳炎、乳腺炎、淋巴管炎、牙周炎等。

(二)注意事项

见红霉素。

(三)用法与用量

口服。成人每天量为 0.8~1.2 g,分 3~4 次服用;儿童每天量为按体重 30 mg/kg,分次服用。

(四)制剂与规格

干糖浆:0.1 g;片剂:0.2 g。遮光,密封,干燥处保存。

四、醋酸麦迪霉素

(一)作用与用途

抗菌谱与红霉素相似。空腹服用本品 600 mg,30 分钟后可达血药浓度峰值,约为 2.38 μg/mL,血中半衰期约为 1.3 小时。临床用于敏感菌所致毛囊炎、疖痈、蜂窝织炎、皮下脓肿、中耳炎、咽峡炎、扁桃体炎、肺炎等。

(二)注意事项

见红霉素。但不良反应较轻。

(三)用法与用量

口服。成人每天 0.8~1.2 g,分 3~4 次服用;儿童每天按体重 30~40 mg/kg,分 3~4 次服用。

(四)制剂与规格

片剂:0.2 g。遮光,密封,干燥处保存。

五、罗红霉素

(一)作用与用途

抗菌谱与红霉素相似。罗红霉素耐酸而不受胃酸破坏,从胃肠道吸收好,血药浓度高。口服单剂量 150 mg 2 小时后血中浓度可达峰值,平均为 6.6~7.9 μg/mL,主要随粪便和尿以原形药物排泄。血中半衰期为 8.4~15.5 小时,远比红霉素长。临床用于治疗敏感菌所致的呼吸道、泌尿道、皮肤和软组织、眼耳鼻喉部感染。

(二)注意事项

本品不良反应发生率约为 4.1%,主要有胃肠道反应、肝功能异常、变态反应,少数患者使用本药后偶有呕吐、头痛、头晕、便秘等症状。其他见红霉素。

(三)用法与用量

口服。成人每次 150 mg,每天 2 次,餐前服;儿童每次 2.5~5 mg/kg,每天 2 次。

(四)制剂与规格

片剂:50 mg;150 mg。密闭,干燥,室温下保存。

六、阿奇霉素

(一)作用与用途

本品游离碱供口服,乳糖酸盐供注射。抗菌谱与红霉素相似,作用较强,对流感嗜血杆菌、淋病奈瑟菌的作用比红霉素强 4 倍,对军团菌强 2 倍,对金黄色葡萄球菌感染的作用也较红霉素强。口服单次给药 500 mg,2～3 小时达血药峰浓度,为 0.40～0.45 mg/L。生物利用度为 37%,血中半衰期约为 2 天。在各种组织内浓度可达同期血浓度的 10～100 倍,给药量的 50% 以上以原形经胆管排出,给药后 72 小时内约 4.5% 以原形经尿排出。临床用于敏感菌所引起的支气管炎、肺炎、中耳炎、鼻窦炎、咽炎、扁桃体炎、皮肤和软组织感染及沙眼衣原体所致单纯性生殖器感染等。

(二)注意事项

不良反应主要有胃肠道症状,偶见假膜性肠炎、变态反应、中枢神经系统反应等。本品与地高辛合用,可使地高辛血药浓度水平升高;与三唑仑合用使三唑仑的药效增强;与细胞色素 P_{450} 系统代谢药合用,可提高血清中卡马西平、特非那定、环孢素、苯妥英钠的血药浓度水平。

(三)用法与用量

1.成人

(1)静脉滴注:每次 0.5 g,每天 1 次,连续用药 2～3 天。

(2)口服:沙眼衣原体或敏感淋球菌所致性传播疾病,每天 1 次,每次 1 g。

(3)其他感染的治疗:每次 0.5 g,每天 1 次,连服 3 天,饭前服。

2.儿童

口服给药,按体重计算,每次 10 mg/kg,每天 1 次,连用 3 天。

(四)制剂与规格

注射用粉针剂:0.125 g(12.5×10^4 U);0.25 g,0.5 g。干混悬剂:0.1 g(10×10^4 U)。片剂:250 mg(25×10^4 U)。胶囊:250 mg(25×10^4 U)。密闭,阴凉干燥处保存。

七、克拉霉素

(一)作用与用途

克拉霉素的抗菌谱与红霉素近似,对流感嗜血杆菌有较强的作用。本品在胃酸中稳定,单剂口服 400 mg 后 2.7 小时达血药峰浓度 2.2 mg/L;在肺脏中浓度为血清浓度的 5 倍。本品血清蛋白结合率为 65%～75%。主要由肝脏代谢,以原形及代谢物形式 36% 经尿液排泄,56% 从粪便排除。单剂给药后血中半衰期为 4.4 小时。临床用于治疗敏感病原体引起的呼吸道感染,鼻窦炎,皮肤、软组织感染。用于根除幽门螺杆菌、淋病、沙眼等。

(二)注意事项

心脏病患者、水和电解质紊乱者禁用。忌与特非那定合用。其他见红霉素及大环内酯类药。

(三)用法与用量

口服。

1.成人

每次 250 mg;重症,每次 500 mg;均为 12 小时 1 次,疗程 7～14 天。根除幽门螺杆菌,建议起始剂量为 250～500 mg,每天 2 次,疗程为 7～10 天,且宜与奥美拉唑再加另一种抗生素联用。

2.儿童

6 个月以上小儿,按体重 7.5 mg/kg,每天 2 次。或按以下方法口服给药:体重 8～11 kg,62.5 mg,每天 2 次;12～19 kg,125 mg,每天 2 次;20～29 kg,187.5 mg,每天 2 次;30～40 kg,250 mg,每天 2 次。

（四）制剂与规格

克拉霉素片：250 mg。克拉霉素分散片：125 mg、250 mg。密闭，遮光，阴凉干燥处保存。

（郭海英）

第三节　林可霉素类抗生素

林可霉素类也称林可酰胺类，有林可霉素和其半合成衍生物克林霉素两个品种，后者的体外抗菌活性较前者强4～8倍。两者的抗菌谱与红霉素相似而较窄，仅葡萄球菌属（包括耐青霉素株）、链球菌属、白喉杆菌、炭疽杆菌等革兰阳性菌对本类药物敏感，革兰阴性需氧菌如流感嗜血杆菌、奈瑟菌属及支原体属均对本类药物耐药，这有别于红霉素等大环内酯类药。林可霉素类，尤其是克林霉素对厌氧菌有良好抗菌活性，拟杆菌属包括脆弱拟杆菌、梭杆菌属、消化球菌、消化链球菌、产气荚膜杆菌等大多对本类药物高度敏感。细菌对林可霉素与克林霉素间有完全交叉耐药性，与红霉素间存在部分交叉耐药。

林可霉素类主要作用于细菌核糖体的50S亚基，抑制肽链延长，因而影响细菌蛋白质合成。红霉素、氯霉素与林可霉素类的作用部位相同，相互间竞争核糖体的结合靶位；由于前两者的亲和力比后者大，常可取而代之，因此合用时可出现拮抗现象。林可霉素类主要用于厌氧菌和革兰阳性球菌所致的各种感染，对金黄色葡萄球菌所致的急性和慢性骨髓炎也有明确指征。本类药物的不良反应主要为胃肠道反应，口服后腹泻较多见，一般轻微，也可表现为假膜性肠炎，系由艰难梭菌外毒素引起的严重腹泻。克林霉素口服后吸收完全（90％），故口服给药时宜选用本品。

一、林可霉素

（一）作用与用途

本品对常见的需氧革兰阳性菌有较高抗菌活性，对厌氧菌有良好的抗菌作用，与大环内酯类有部分交叉耐药。成人肌内注射600 mg，30分钟达血药峰浓度。吸收后广泛及迅速分布于各体液和组织中，包括骨组织。血清蛋白结合率为77％～82％。血中半衰期为4～6小时，本品可经胆管、肾和肠道排泄，肌内注射后1.8％～24.8％药物经尿排出，静脉滴注后4.9％～30.3％经尿排出。本品适用于敏感葡萄球菌属、链球菌属、肺炎链球菌及厌氧菌所致的呼吸道感染、皮肤软组织感染、女性生殖道感染和盆腔感染及腹腔感染等，后两种病种可根据情况单用本品或与其他抗菌药联合应用。

（二）注意事项

不良反应有胃肠道反应，可引起假膜性肠炎、血液系统反应等。本品可增强吸入性麻醉药、神经-肌肉阻滞剂的神经肌肉阻滞现象，导致骨骼肌软弱和呼吸抑制或麻痹，与氯霉素、红霉素具拮抗作用，不可合用。

（三）用法与用量

1.肌内注射

成人每天0.6～1.2 g；小儿每天按体重10～20 mg/kg，分次注射。

2.静脉滴注

成人每次 0.6 g,每 8 小时或 12 小时 1 次;小每天按体重 10~20 mg/kg。

(四)制剂与规格

注射液:2 mL∶0.6 g。密闭保存。

二、克林霉素

(一)作用与用途

本品为林可霉素的衍生物,抗菌谱与林可霉素相同,抗菌活性较林可霉素强 4~8 倍。对革兰阳性菌如葡萄球菌属、链球菌属、白喉杆菌、炭疽杆菌等有较高抗菌活性。对革兰阴性厌氧菌也有良好抗菌活性,拟杆菌属包括脆弱拟杆菌、梭杆菌属、消化球菌、消化链球菌、产气荚膜杆菌等大多对本品高度敏感。本品肌内注射后血药浓度达峰时间,成人约为 3 小时,儿童约为 1 小时。静脉注射本品300 mg,10 分钟血药浓度为7 mg/L。血清蛋白结合率为 92%~94%。在骨组织、胆汁及尿中可达高浓度。约 10% 给药量以活性成分由尿排出,血中半衰期约为 3 小时。空腹口服的生物利用度为 90%。口服克林霉素150 mg、300 mg后的血药峰浓度分别约为2.5 mg/L、4 mg/L,达峰时间为0.75~2 小时。临床用于链球菌属、葡萄球菌属及厌氧菌所致的中至重度感染,如吸入性肺炎、脓胸、肺脓肿、骨髓炎、腹腔感染、盆腔感染及败血症等。

(二)注意事项

不良反应有胃肠道反应,可引起假膜性肠炎、血液系统反应等。本品可增强吸入性麻醉药、神经-肌肉阻滞剂的神经-肌肉阻滞现象,导致骨骼肌软弱和呼吸抑制或麻痹;与氯霉素、红霉素具拮抗作用,不可合用。

(三)用法与用量

肌内注射或静脉滴注。

(1)成人:每天 0.6~1.2 g,分 2~4 次应用;严重感染,每天 1.2~2.4 g,分 2~4 次静脉滴注。

(2)儿童:4 周及 4 周以上小儿按体重每天 15~25 mg/kg,分 3~4 次应用;严重感染,每天 25~40 mg/kg,分 3~4 次应用。

(3)禁止直接静脉推注,可致小儿呼吸停止。

(四)制剂与规格

盐酸克林霉素注射液,2 mL∶0.3 g;克林霉素葡萄糖注射液,100 mL∶0.6 g;盐酸克林霉素胶囊,0.15 g。密闭,阴凉处保存。

三、盐酸克林霉素棕榈酸酯

(一)作用与用途

本品系克林霉素的衍生物,在体内经酯酶水解形成克林霉素而发挥抗菌活性。本品口服后药物自胃肠道迅速吸收水解为克林霉素,吸收率约为 90%,血清蛋白结合率 90% 以上,血中半衰期儿童约为 2 小时,成人约为 2.5 小时,肝肾功能损害时血中半衰期可延长,尿中 24 小时排泄率达 10%。其他见克林霉素。

(二)注意事项

见克林霉素。

（三）用法与用量

口服。儿童每天按体重 8～25 mg/kg，分 3～4 次服用；成人每次 150～300 mg（重症感染可用450 mg），每天 4 次。

（四）制剂与规格

盐酸克林霉素棕榈酸酯颗粒剂：1 g：37.5 mg。密闭，阴凉干燥处保存。

（郭海英）

第四节　喹诺酮类抗生素

喹诺酮类属化学合成抗菌药物。自 1962 年合成第 1 个喹诺酮类药物萘啶酸，20 世纪 70 年代合成吡哌酸以来，该类药物发展迅速，尤其是近年来新一代喹诺酮类——氟喹诺酮类的众多品种面世，在感染性疾病的治疗中发挥了重要作用。氟喹诺酮类具有下列共同之处：①抗菌谱广，尤其对需氧革兰阴性杆菌具强大抗菌作用，由于其结构不同于其他抗生素，因此对某些多重耐药菌仍具良好抗菌作用。②药物在组织、体液中浓度高，体内分布广泛。③消除半衰期长，多数品种有口服及注射用两种制剂，因而减少了给药次数，使用方便。由于上述特点，氟喹诺酮类药物在国内外均不断有新品种用于临床。

在国内已广为应用者有诺氟沙星、氧氟沙星、环丙沙星等，近期一些氟喹诺酮类新品种相继问世，如左氧氟沙星、加替沙星、莫西沙星等，上述新品种与沿用品种相比，明显增强了对社区获得性呼吸道感染主要病菌肺炎链球菌、溶血性链球菌等需氧革兰阳性菌的抗菌作用，对肺炎支原体、肺炎衣原体和军团菌的抗微生物活性亦增高，因此这些新品种有指征用于社区获得性肺炎、急性鼻窦炎、急性中耳炎，故又被称为"呼吸喹诺酮类"。然而近5～6年来，国内临床分离菌对该类药物的耐药性明显增高，尤以大肠埃希菌为著，耐甲氧西林葡萄球菌及铜绿假单胞菌等的耐药率亦呈上升趋势，直接影响了该类药物的疗效。耐药性的增长与近几年来国内大量无指征滥用该类药物密切有关，因此，有指征地合理应用氟喹诺酮类药物是控制细菌耐药性增长、延长该类药物使用寿命的关键。在喹诺酮类药物广泛应用的同时，该类药物临床应用的安全性日益受到人们的关注，除已知该类药物在少数病例中可致严重中枢神经系统反应、光毒性、肝毒性、溶血性尿毒症等外，某些氟喹诺酮类药致 QT 间期延长引发严重室性心律失常；对血糖的影响，尤其在与糖尿病治疗药同用时发生的低血糖和高血糖等，虽均属偶发不良事件，但亦需引起高度警惕。在应用该类药物时，进行严密观察及监测，以保障患者的安全。

一、诺氟沙星

（一）作用与用途

本品对枸橼酸杆菌属、阴沟肠埃希菌、产气肠埃希菌等肠埃希菌属、大肠埃希菌、克雷伯菌属、变形菌属、沙门菌属、志贺菌属等，有较强的抗菌活性。对青霉素耐药的淋病奈瑟菌、流感嗜血杆菌和卡他英拉菌亦有良好抗菌作用。静脉滴注 0.4 g，经 0.5 小时后达血药峰浓度，约为5 μg/mL。血清蛋白结合率为 10%～15%，血中半衰期为（0.245±0.93）小时，26%～32% 以原形和 10% 以代谢物形式自尿中排出，自胆汁和/或粪便中的排出量占 28%～30%。临床用于敏感菌所致的呼吸道感染、尿路感染、淋病、前列腺炎、肠道感染和伤寒及其他沙门菌感染。

（二）注意事项

不良反应有胃肠道反应，少数患者出现周围神经的刺激症状，变态反应，光敏反应，应避免过度暴露于阳光。本品在婴幼儿及 18 岁以下青少年的安全性尚未确定。但本品用于数种幼龄动物时，可致关节病变。因此不宜用于 18 岁以下的小儿及青少年。孕妇、哺乳期女性禁用。本品与茶碱类药物、环孢素合用可引起相应药物代谢减少，需调整剂量。

（三）用法与用量

成人静脉滴注，一次 0.2～0.4 g，一天 2 次；口服，一次 0.1～0.2 g，一天 3～4 次；空腹口服吸收较好。

（四）制剂与规格

注射液，100 mL：0.2 g；胶囊，0.1 g。避光，干燥处保存。

二、环丙沙星

（一）作用与用途

抗菌谱与诺氟沙星相似，静脉滴注本品 0.2 g 和 0.4 g 后，其血药峰浓度分别为 2.1 μg/mL 和 4.6 μg/mL。血清蛋白结合率为 20%～40%，静脉给药后 50%～70% 的药物以原形从尿中排出。口服本品 0.2 g 或 0.5 g 后，其血药峰浓度分别为 1.21 μg/mL 和 2.5 μg/mL，达峰时间为 1～2 小时。血清蛋白结合率为 20%～40%。血中半衰期为 4 小时。口服给药后 24 小时以原形经肾脏排出给药量的 40%～50%。临床用于敏感菌引起的泌尿生殖系统感染、呼吸道感染、胃肠道感染、伤寒、骨和关节感染、皮肤软组织感染、败血症等全身感染。

（二）注意事项

含铝或镁的制酸药可减少本品口服的吸收，其他参见氧氟沙星。

（三）用法与用量

成人静脉滴注，一天 0.2 g，每 12 小时 1 次；口服，一次 250 mg，一天 2 次，重症者可加倍量；一天剂量不得超过 1.5 g。

（四）制剂与规格

注射液：100 mL：0.2 g，200 mL：0.4 g。片剂：0.25 g。遮光，密封保存。

三、氧氟沙星

（一）作用与用途

本品作用机制是通过抑制细菌 DNA 旋转酶的活性，阻止细菌 DNA 的合成和复制而导致细菌死亡。本品对多数肠埃希菌科细菌，如大肠埃希菌、克雷伯菌属、变形杆菌属、沙门菌属、志贺菌属和流感嗜血杆菌、嗜肺军团菌、淋病奈瑟菌等革兰阴性菌有较强的抗菌活性。对金黄色葡萄球菌、肺炎链球菌、化脓性链球菌等革兰阳性菌和肺炎支原体、肺炎衣原体也有抗菌作用。口服 100 mg 和 200 mg，血药达峰时间为 0.7 小时，血药峰浓度分别为 1.33 μg/mL 和 2.64 μg/mL。尿中 48 小时可回收药物 70%～87%。血中半衰期为 4.7～7 小时。临床用于敏感菌引起的泌尿生殖系统感染、呼吸道感染、胃肠道感染、伤寒、骨和关节感染、皮肤软组织感染、败血症等全身感染。

（二）注意事项

不良反应有胃肠道反应,中枢神经系统反应可有头晕、头痛、嗜睡或失眠,变态反应,光敏反应较少见但应避免过度暴露于阳光下。本品在婴幼儿及 18 岁以下青少年的安全性尚未确定。但本品用于数种幼龄动物时,可致关节病变。因此不宜用于 18 岁以下的儿童及青少年。孕妇、哺乳期女性禁用。本品与茶碱类药物、环孢素合用可引起相应药物代谢减少,需调整剂量。

（三）用法与用量

成人静脉缓慢滴注,一次 0.2～0.3 g,一天 2 次;口服,一次 0.2～0.3 g,一天 2 次。

（四）制剂与规格

注射液:100 mL:0.2 g。片剂:0.1 g、0.2 g。遮光,密封保存。

四、依诺沙星

（一）作用与用途

本品对葡萄球菌、链球菌、志贺杆菌、克雷伯杆菌、大肠埃希菌、沙雷杆菌、变形杆菌、铜绿假单胞菌及其他假单胞菌、流感杆菌、不动杆菌、淋病奈瑟菌、螺旋杆菌等有良好的抗菌作用。静脉给药 0.2 g 和0.4 g,血药达峰时间约为 1 小时,血药峰浓度约为 2 mg/L 和 3～5 mg/L。血中半衰期为 3～6 小时,血清蛋白结合率为 18%～57%。本品主要自肾排泄,48 小时内给药量的 52%～60%以原形自尿中排出,胆汁排泄为 18%。临床用于由敏感菌引起的泌尿生殖系统感染、呼吸道感染、胃肠道感染、伤寒、骨和关节感染、皮肤软组织感染、败血症等全身感染。

（二）注意事项

参见诺氟沙星。

（三）用法与用量

静脉滴注。成人一次 0.2 g,一天 2 次;重症患者最大剂量一天不超过 0.6 g;疗程 7～10 天;滴注时注意避光。

（四）制剂与规格

注射液:100 mL:0.2 g。遮光,密闭保存。

五、洛美沙星

（一）作用与用途

本品对肠埃希菌科细菌如大肠埃希菌、志贺菌属、克雷伯菌属、变形杆菌属、肠埃希菌属等具有高度的抗菌活性;流感嗜血杆菌、淋病奈瑟菌等对本品亦呈现高度敏感;对不动杆菌、铜绿假单胞菌等假单胞菌属、葡萄球菌属和肺炎链球菌、溶血性链球菌等亦有一定的抗菌作用。本品静脉滴注后血药峰浓度为(9±2.72)mg/L。血中半衰期为 7～8 小时。本品主要通过肾脏排泄,给药后 48 小时约可自尿中以药物原形排出给药量的 60%～80%,胆汁排泄约 10%。空腹口服本品 200 mg后,(0.55±0.58)小时达血药浓度峰值,峰浓度为(2.29±0.58)mg/L。血中半衰期为 6～7 小时,主要通过肾脏以原形随尿排泄,在 48 小时内 70%～80%随尿排出。临床用于敏感细菌引起的呼吸道感染,泌尿生殖系统感染,腹腔胆管、肠道、伤寒等感染,皮肤软组织感染等。

（二）注意事项

参见氧氟沙星。

（三）用法与用量

成人静脉滴注，一次 0.2 g，一天 2 次；尿路感染，一次 0.1 g，一天 2 次；疗程 7～14 天。口服，一天 0.3 g，一天 2 次；重者可增至一天 0.8 g，分 2 次服。单纯性尿路感染，一次 0.4 g，一天 1 次。

（四）制剂与规格

注射剂：250 mL：0.2 g。片剂：0.2 g。遮光，密封，凉暗处保存。

六、甲磺酸培氟沙星

（一）作用与用途

本品对肠埃希菌属细菌如大肠埃希菌、克雷伯菌属、变形杆菌属、志贺菌属、伤寒沙门菌属等及流感杆菌、奈瑟菌属等具有强大抗菌活性，对金黄色葡萄球菌和铜绿假单胞菌亦具有一定抗菌作用。静脉滴注0.4 g后，血药浓度峰值为 5.8 mg/L，与血清蛋白结合率为 20％～30％，血中半衰期较长，为 10～13 小时，本品及其代谢物主要经肾脏排泄，约占给药剂量的 58.9％。临床用于敏感菌所致的各种感染：尿路感染，呼吸道感染，耳鼻喉部感染，妇科、生殖系统感染，腹部和肝胆系统感染，骨和关节感染，皮肤感染，败血症和心内膜炎，脑膜炎。

（二）注意事项

不良反应主要有胃肠道反应、光敏反应、神经系统反应、皮疹等。偶见注射局部刺激症状。孕妇及哺乳期女性及 18 岁以下患者禁用。避免同时服用茶碱、含镁或氢氧化铝抗酸剂。稀释液不能用氯化钠溶液或其他含氯离子的溶液。

（三）用法与用量

成人静脉滴注，常用量，一次 0.4 g，每 12 小时 1 次；口服，每天 0.4～0.8 g，分 2 次服。

（四）制剂与规格

注射液，5 mL：0.4 g；胶囊，0.2 g。遮光，密封，阴凉处保存。

七、司帕沙星

（一）作用与用途

本品对金黄色葡萄球菌、表皮葡萄球菌、链球菌、粪肠球菌等有明显抗菌作用；对大肠埃希菌、克雷伯菌属、志贺菌属、变形杆菌属、肠埃希菌属、假单胞菌属、不动杆菌属等亦有很好的抗菌作用。本品还对支原体、衣原体、军团菌、厌氧菌包括脆弱类杆菌也有很好的抗菌作用。单次口服本品 100 mg 或 200 mg 时，达峰时间为 4 小时，血药峰浓度为 0.34 μg/mL 或 0.58 μg/mL。生物利用度为 90％。胆囊的浓度约为血浆药物浓度的 7 倍，血清蛋白结合率为 50％。本品血中半衰期 16 小时左右。肾脏清除率为 1.51％。健康人单次口服本品 200 mg，72 小时后给药量的 12％以原形、29％以复合物形式随尿排出体外。胆汁排泄率高，给药量的 51％左右以原形随粪便排出体外。临床用于敏感菌所致的呼吸道感染、肠道感染、胆管感染、泌尿生殖系统感染、皮肤感染、软组织感染等。

（二）注意事项

不良反应的发生率极低，主要有胃肠道反应、变态反应、神经系统反应、QT 间期延长等。对喹诺酮类药物过敏者、孕妇、哺乳期女性及 18 岁以下儿童及青少年禁用。光过敏患者禁用或慎用。其他见喹诺酮类药物。

(三)用法与用量

成人口服给药,每次 100～300 mg,最多不超过 400 mg,每天 1 次;疗程为 4～7 天。

(四)制剂与规格

片剂:100 mg。避光,密闭,室温保存。

八、左氧氟沙星

(一)作用与用途

本品为氧氟沙星的左旋体,其体外抗菌活性约为氧氟沙星的 2 倍。本品对多数肠埃希菌科细菌,如大肠埃希菌、克雷伯菌属、变形杆菌属、沙门菌属、志贺菌属和流感嗜血杆菌、嗜肺军团菌、淋病奈瑟菌等革兰阴性菌有较强的抗菌活性。对金黄色葡萄球菌、肺炎链球菌、化脓性链球菌等革兰阳性菌和肺炎支原体、肺炎衣原体也有抗菌作用。单次静脉注射 0.3 g 后,血药峰浓度约为6.3 mg/L,血中半衰期约为 6 小时。血清蛋白结合率为30％～40％。本品主要以原形药自肾排泄。口服 48 小时内尿中排出量为给药量的80％～90％。临床用于敏感菌引起的泌尿生殖系统感染、呼吸道感染、胃肠道感染、伤寒、骨和关节感染、皮肤和软组织感染、败血症等全身感染。

(二)注意事项

不良反应有胃肠道反应和变态反应,中枢神经系统反应可有头晕、头痛、嗜睡或失眠,光敏反应较少见,但应避免过度暴露于阳光下。本品在婴幼儿及 18 岁以下青少年的安全性尚未确定。但本品用于数种幼龄动物时,可致关节病变。因此不宜用于 18 岁以下的儿童及青少年。孕妇、哺乳期女性禁用。本品与茶碱类药物、环孢素合用可引起相应药物代谢减少,需调整剂量。

(三)用法与用量

成人静脉滴注,一天 0.4 g,分 2 次滴注;重度感染患者一天剂量可增至 0.6 g,分 2 次。口服,每次100 mg,每天 2 次;严重感染最多每次 200 mg,每天 3 次。

(四)制剂与规格

注射剂:0.1 g、0.2 g、0.3 g。片剂:0.1 g。遮光,密闭,阴凉处保存。

九、莫西沙星

(一)作用与用途

莫西沙星对耐青霉素和红霉素肺炎链球菌、嗜血流感杆菌、卡他莫拉汉菌、肺炎支原体、肺炎衣原体及军团菌等有良好抗菌作用,一次用药后 1～3 小时药物的血清浓度达到高峰,服药200～400 mg 后血药峰浓度范围在 1.2～5.0 mg/L。单剂量 400 mg 静脉滴注 1 小时后,在滴注结束时血药浓度达峰值,约为4.1 mg/L,与口服相比平均约增加 26％。血中半衰期为 11.4～15.6 小时,口服绝对生物利用度达到82％～89％,静脉滴注略高。口服或静脉给药后约有 45％的药物以原形自尿(约 20％)和粪便(约 25％)中排出。临床用于敏感菌所致的呼吸道感染,包括慢性支气管炎急性发作,轻、中度社区获得性肺炎和急性细菌性鼻窦炎。

(二)注意事项

禁用于儿童、处于发育阶段的青少年和孕妇。不良反应主要有胃肠道反应、变态反应、神经系统反应、QT 间期延长等。

（三）用法与用量

成人口服每天 1 次 400 mg，连用 5～10 天；静脉滴注，一次 400 mg，一天 1 次。

（四）制剂与规格

片剂：0.4 g。避光，密封，干燥条件下贮存。注射液：250 mL：400 mg 莫西沙星，2.25 g 氯化钠。避光，密封保存，不要冷藏或冷冻。

十、加替沙星

（一）作用与用途

加替沙星为新一代喹诺酮类抗生素。甲氧西林敏感金黄色葡萄球菌、青霉素敏感的肺炎链球菌，对大肠埃希菌、流感和副流感嗜血杆菌、肺炎克雷伯杆菌、卡他莫拉菌、淋病奈瑟菌、奇异变形杆菌及肺炎衣原体、嗜肺性军团杆菌、肺炎支原体对其敏感。本品静脉滴注约 1 小时达血药峰浓度。400 mg 每天 1 次静脉注射的平均稳态血药浓度峰值和谷值分别约为 4.6 mg/L 和 0.4 mg/L。加替沙星片口服与本品静脉注射生物等效，口服的绝对生物利用度约为 96%。加替沙星血清蛋白结合率约为 20%，与浓度无关。加替沙星广泛分布于组织和体液中，唾液中药物浓度与血浆浓度相近，而在胆汁、肺泡巨噬细胞、肺实质、肺表皮细胞层、支气管黏膜、窦黏膜、阴道、宫颈、前列腺液和精液等靶组织的药物浓度高于血浆浓度。加替沙星无酶诱导作用，在体内代谢极低，主要以原形经肾脏排出。本品静脉注射后 48 小时，药物原形在尿中的回收率达 70% 以上，加替沙星平均血中半衰期为 7～14 小时。本品口服或静脉注射后，粪便中的原药回收率约为 5%，提示加替沙星也可经胆管和肠道排出。临床用于治疗敏感菌株引起的中度以上的下列感染性疾病：慢性支气管炎急性发作、急性鼻窦炎、社区获得性肺炎、单纯性或复杂性泌尿道感染（膀胱炎）、肾盂肾炎、单纯性尿道和宫颈淋病等。

（二）注意事项

可见症状性高血糖和低血糖的报道，严禁将其他制剂加入含本品的瓶中静脉滴注，也不可将其他静脉制剂与本品经同一静脉输液通道使用。如果同一静脉输液通道用于输注不同的药物，在使用本品前后必须用与本品和其他药物相容的溶液冲洗通道。本品在配制供静脉滴注用 2 mg/mL 的静脉滴注液时，为保证滴注液与血浆渗透压等张，不宜采用普通注射用水。本品静脉滴注时间不少于 60 分钟，严禁快速静脉滴注或肌内、鞘内、腹腔内、皮下用药。其他见莫西沙星。

（三）用法与用量

成人口服 400 mg，每天 1 次；静脉滴注 200 mg，每天 2 次。

（四）制剂与规格

片剂：100 mg；200 mg；400 mg。密封，30 ℃ 以下干燥处保存。注射剂：5 mL：100 mg；10 mL：100 mg；100 mL：200 mg；200 mL：400 mg。遮光，密闭，阴凉处保存。

十一、氟罗沙星

（一）作用与用途

本品对大肠埃希菌、肺炎克雷伯杆菌、变形杆菌属、伤寒沙门菌、副伤寒杆菌、志贺菌属、阴沟肠埃希菌、铜绿假单胞菌、脑膜炎奈瑟菌、流感嗜血杆菌、摩拉卡他菌、嗜肺军团菌、淋奈瑟菌等均有较强的抗菌作用。对葡萄球菌属、溶血性链球菌等革兰阳性菌亦具有中等抗菌作用。静脉缓慢滴注 100 mg 或 400 mg 后,血清峰浓度分别为 2.9 mg/L 或 5.75 mg/L。血中半衰期为 (12±3)h,血清蛋白结合率低,约为 23%。给药量的 60%～70% 以原形或代谢产物经肾脏排泄。口服 200 mg,最高血药峰浓度为 2.9 μg/mL;血中半衰期为 10～12 小时,血清蛋白结合率为 32%。本品主要从尿中排泄,口服 72 小时后,在尿中回收率为 83%,其中 90% 为原药形式。临床用于对本品敏感细菌引起的膀胱炎、肾盂肾炎、前列腺炎、附睾炎、淋病奈瑟菌性尿道炎等泌尿生殖系统感染;伤寒沙门菌感染、细菌性痢疾等消化系统感染;皮肤软组织感染、骨感染、腹腔感染及盆腔感染等。

(二)注意事项

孕妇、哺乳期女性及 18 岁以下儿童及青少年禁用。本品不良反应为胃肠道反应、中枢神经系统反应等。本品避免同时服用茶碱、含镁或氢氧化铝抗酸剂。稀释液不能用氯化钠溶液或其他含氯离子的溶液。

(三)用法与用量

成人避光缓慢静脉滴注,一次 0.2～0.4 g,一天 1 次;口服,一次 0.2～0.3 g,一天 1 次。

(四)制剂与规格

注射液:100 mL(氟罗沙星 0.2 g,葡萄糖 5 g)。遮光,密闭,阴凉处保存。

十二、妥舒沙星

(一)作用与用途

本品对革兰阳性菌、革兰阴性菌、大多数厌氧菌均有良好的抗菌作用。口服本品 150 mg、300 mg 的达峰时间为 1～2.5 小时,峰浓度分别为 0.37 μg/mL 和 0.81 μg/mL,本品在血浆中主要以原形存在,主要随尿排泄。临床用于敏感菌引起的呼吸道、肠道、泌尿系统及外科、妇产科、耳鼻喉科、皮肤科、眼科、口腔科感染。

(二)注意事项

见司帕沙星片。

(三)用法与用量

成人口服给药。每天 300 mg,分 2 次服;或每天 450 mg,分 3 次服;少数患者可达每天 600 mg,分 3 次服。

(四)制剂与规格

片剂:150 mg。密封,干燥,避光凉暗处保存。

十三、芦氟沙星

(一)作用与用途

本品对革兰阴性菌具良好抗菌作用,包括大肠埃希菌、伤寒沙门菌、志贺菌属、流感嗜血杆菌、淋病奈瑟菌等均具有较强的抗菌活性。对葡萄球菌属、溶血性链球菌等革兰阳性球菌也有一定的抗菌作用。对铜绿假单胞菌无效。单剂量口服 0.2 g 后,血药峰浓度约为 2.3 mg/L,达峰时间约为 3 小时。血中半衰期长,约为 35 小时。本品主要以原形自肾脏排泄,约为 50%,胆汁排泄占 1%。临床用于敏感菌引起的下呼吸道和泌尿生殖系统感染。

(二)注意事项

见司帕沙星片。

（三）用法与用量

口服。一次 0.2 g，一天 1 次，首剂量加倍为 0.4 g；疗程 5～10 天，对前列腺炎的疗程可达 4 周。

（四）制剂与规格

胶囊：0.2 g。遮光，密封，干燥处保存。

（郭海英）

第五节 酰胺醇类抗生素

酰胺醇类抗生素目前临床应用的有氯霉素和甲砜霉素。

氯霉素具广谱抗菌作用，但其对革兰阴性杆菌如流感嗜血杆菌、沙门菌属等的作用较葡萄球菌等革兰阳性菌为强；氯霉素尚对厌氧菌，包括脆弱拟杆菌等亦有效；对衣原体属、支原体属和立克次体属亦具抗微生物作用。氯霉素对细胞内病原微生物有效，也易通过血-脑屏障进入脑脊液中。故氯霉素目前仍为下列感染的选用药物：①伤寒等沙门菌感染，目前耐氯霉素的伤寒沙门菌呈增多趋势，但对氯霉素敏感者，该药仍为适宜选用药物。②化脓性脑膜炎，流感嗜血杆菌脑膜炎或病原菌不明的化脓性脑膜炎。③脑脓肿，因病原菌常系需氧和厌氧菌的混合感染。④腹腔感染，常需与氨基糖苷类联合应用以控制需氧及厌氧菌的混合感染。

氯霉素有血液系统毒性，因此不宜用作轻症感染的选用药，更不应作为感染的预防用药。宜用于某些重症感染，低毒性药物治疗无效或属禁忌的患者。甲砜霉素亦可引起红细胞生成抑制及白细胞、血小板的减少，其抗菌作用较氯霉素为弱，故亦不宜作为常见感染的选用药。另外，具有较氯霉素明显增强的免疫抑制作用，但对其临床应用价值尚无定论。除血液系统毒性外，由于氯霉素的大剂量应用可致早产儿或新生儿发生外周循环衰竭（灰婴综合征），故在妊娠后期、孕妇及新生儿中应避免使用氯霉素，有指征应用者必须进行血药浓度监测，给药个体化。

一、氯霉素

（一）作用与用途

本品抗菌谱包括流感杆菌、肺炎链球菌和脑膜炎奈瑟菌、某些厌氧菌、立克次体属、螺旋体和衣原体属。对金黄色葡萄球菌、链球菌、大肠埃希菌、肺炎克雷伯菌、奇异变形杆菌、伤寒沙门菌、副伤寒沙门菌、志贺菌属等具有抑菌作用。本品静脉给药后可透过血-脑屏障进入脑脊液中。脑膜无炎症时，脑脊液药物浓度为血药浓度的 21%～50%；脑膜有炎症时，可达血药浓度的 45%～89%。新生儿及婴儿患者可达 50%～99%，也可透过胎盘屏障进入胎儿循环。血清蛋白结合率为 50%～60%。成人血中半衰期为1.5～3.5 小时，在 24 小时内 5%～10% 以原形由肾小球滤过排泄，80% 以无活性的代谢产物由肾小管分泌排泄。本品为敏感菌株所致伤寒、副伤寒的选用药物，与氨苄西林合用治疗流感嗜血杆菌脑膜炎或对青霉素过敏患者的肺炎链球菌、脑膜炎奈瑟菌脑膜炎，敏感的革兰阴性杆菌脑膜炎等。

（二）注意事项

对造血系统的毒性反应是氯霉素最严重的不良反应，表现为白细胞数和血小板减少、不可逆性再生障碍性贫血。早产儿或新生儿应用大剂量氯霉素易发生灰婴综合征。还可引起周围神经炎和视神经炎、变态反应、二重感染及消化道反应。妊娠末期或分娩期、哺乳期女性及新生儿不宜应用本品。由于氯霉素可抑制肝细胞微粒体酶的活性替代合用药物的血清蛋白结合部位,与抗癫痫药、降血糖药合用时可增加后者的药理作用。本品与林可霉素类或大环内酯类抗生素合用可发生拮抗作用,因此不宜联合应用。

(三)用法与用量

口服或静脉滴注,本品不宜肌内注射。

1.成人

静脉滴注,一天 2～3 g,分 2 次给予;口服,一天 1.5～3 g,分 3～4 次给予。

2.儿童

静脉滴注,按体重一天 25～50 mg/kg,分 3～4 次给予;新生儿必须用时一天不超过 25 mg/kg,分4 次给予。

(四)制剂与规格

注射液,2 mL：0.25 g;片剂,0.25 g。密闭,避光贮存。

二、甲砜霉素

(一)作用与用途

本品是氯霉素的同类物,抗菌谱和抗菌作用与氯霉素相仿,具广谱抗微生物作用,但有较强的免疫抑制作用,且较氯霉素强约 6 倍。本品口服后吸收迅速而完全,正常人口服 400 mg 后 2 小时血药浓度达峰值,为 4 mg/L。经吸收后在体内广泛分布,以肾、脾、肝、肺等中的含量较多,比同剂量的氯霉素高 3～4 倍。血中半衰期约 1.5 小时,肾功能正常者 24 小时内自尿中排出给药量的 70%～90%,部分自胆汁中排泄,胆汁中浓度可为血药浓度的几十倍。甲砜霉素在体内不代谢,故肝功能异常时血药浓度不受影响。临床用于敏感菌如流感嗜血杆菌、大肠埃希菌、沙门菌属等所致的呼吸道、尿路、肠道等感染。

(二)注意事项

本品可致 10% 患者发生消化道反应,亦可引起造血系统的毒性反应,主要表现为可逆性红细胞生成抑制,白细胞、血小板减低;发生再生障碍性贫血者罕见。早产儿及新生儿中尚未发现有"灰婴综合征"者。其他见氯霉素。

(三)用法与用量

口服。成人一天 1.5～3 g,分 3～4 次;儿童按体重一天 25～50 mg/kg,分 4 次服。

(四)制剂与规格

胶囊:0.25 g。密闭,避光保存。

(郭海英)

第六节　四环素类抗生素

四环素类抗生素包括四环素、土霉素、金霉素及四环素的多种衍生物——半合成四环素。后者有多西环素(强力霉素)、米诺环素等。目前,四环素类耐药现象严重,大多常见革兰阳性和阴性菌对此类药物呈现耐药。四环素、土霉素等盐类的口服制剂吸收不完全,四环素和土霉素碱吸收尤差。四环素类尚可有毒性反应的发生,如对胎儿、新生儿、婴幼儿牙齿、骨骼发育的影响,对肝脏有损害及加重氮质血症等。由于上述原因,目前四环素类的主要适应证为立克次体病、布氏杆菌病(与其他药物联合)、支原体感染、衣原体感染、霍乱、回归热等,半合成四环素类也可用于某些敏感菌所致轻症感染,由于此类药物的毒性反应,8岁以下小儿、孕妇均须避免应用。

一、四环素

(一)作用与用途

本品为广谱抑菌剂,高浓度时具杀菌作用。口服可吸收但不完全,30%~40%的给药量可从胃肠道吸收。口服吸收受食物和金属离子的影响。单剂口服本品 250 mg 后,血药峰浓度为 2~4 mg/L。本品能沉积于骨、骨髓、牙齿及牙釉质中。血清蛋白结合率为 55%~70%,血中半衰期为 6~11 小时。临床用于立克次体、支原体、衣原体、放线菌及回归热螺旋体等非细菌性感染和布氏杆菌病。由于目前常见致病菌对四环素类耐药现象严重,仅在病原菌对本品呈现敏感时,方有指征选用该类药物。

(二)注意事项

不良反应有胃肠道症状、肝毒性、变态反应,以及血液系统、中枢神经系统二重感染等。在牙齿发育期间(怀孕中后期、婴儿和 8 岁以下儿童)应用本品时,四环素可在任何骨组织中形成稳定的钙化合物,导致恒齿黄染、牙釉质发育不良和骨生长抑制,故 8 岁以下小儿不宜用本品。本品忌与制酸药,含钙、镁、铁等金属离子的药物合用。

(三)用法与用量

口服。

1.成人

常用量,一次 0.25~0.5 g,每 6 小时 1 次。

2.儿童

8 岁以上小儿常用量,每次 25~50 mg/kg,每 6 小时 1 次;疗程一般为 7~14 天,支原体肺炎、布鲁菌病需3周左右。本品宜空腹口服。

(四)制剂与规格

片剂:0.25 g。遮光,密封,干燥处保存。

二、土霉素

(一)作用与用途

抗菌谱及应用与四环素相同。但对肠道感染,包括阿米巴痢疾,疗效略强于四环素。本品口服后的生物利用度仅 30%左右。单剂口服本品 2 小时到达血药峰浓度,为 2.5 mg/L。本品血清蛋白结合率约为 20%。肾功能正常者血中半衰期为 9.6 小时。本品主要自肾小球滤过排出,给药后 96 小时内排出给药量的 70%。

(二)注意事项

见四环素。

（三）用法与用量

口服。成人一天 1.5～2 g，分 3～4 次；8 岁以上小儿一天 30～40 mg/kg，分 3～4 次；8 岁以下小儿禁用本品。本品宜空腹口服。

（四）制剂与规格

片剂：0.25 g。遮光，密封，干燥处保存。

三、多西环素

（一）作用与用途

抗菌谱及应用与四环素相同。多西环素口服吸收良好，在胸导管淋巴液、腹水、肠组织、眼和前列腺组织中的浓度均较高，为血浓度的 60％～75％，胆汁中的浓度可达血药浓度的 10～20 倍。单剂量口服 200 mg，2 小时后达峰值，血药峰浓度约为 3 μg/mL，血清蛋白结合率为 80％～95％，主要在肝脏内代谢灭活，通过肾小球滤过随尿液排泄，血中半衰期为 16～18 小时。适应证见四环素，也可应用于敏感菌所致的呼吸道、胆管、尿路和皮肤及软组织感染。由于多西环素无明显肾脏毒性，临床用于有应用四环素适应证而合并肾功能不全的感染患者。此外，还可短期服用作为旅行者腹泻的预防用药。

（二）注意事项

口服多西环素可引起恶心、呕吐、上腹不适、腹胀、腹泻等胃肠道症状。其他见四环素。

（三）用法与用量

宜空腹口服。

1.成人

一般感染，首次 0.2 g，以后每次 0.1 g，每天 1～2 次；疗程为 3～7 天。

2.儿童

一般感染，8 岁以上儿童首剂按体重 4 mg/kg；以后，每次 2～4 mg/kg，每天 1～2 次；疗程为 3～7 天。

（四）制剂与规格

片剂：0.1 g。遮光，密封保存。

四、米诺环素

（一）作用与用途

米诺环素抗菌谱与四环素相似。具有高效与长效性，米诺环素口服吸收迅速，药物在胆及尿中浓度比血药浓度高 10～30 倍，本品血清蛋白结合率为 76％～83％，血中半衰期约为 16 小时。临床用于治疗支原体肺炎、淋巴肉芽肿、下疳、鼠疫、霍乱；当患者不耐青霉素时，米诺环素可用于治疗淋病奈瑟菌、梅毒和雅司螺旋体、李斯特菌、梭状芽孢杆菌、炭疽杆菌、放线菌、梭杆菌所致感染；阿米巴病的辅助治疗等。

（二）注意事项

大剂量用药可引起前庭功能失调，但停药后可恢复。用药后应避免立即日晒，以免引起光感性皮炎。其他见四环素。

（三）用法与用量

口服。

1.成人

一般首次剂量 200 mg,以后每 12 小时 100 mg;或在首次用量后,每 6 小时服用 50 mg。

2.儿童

8 岁以上儿童首剂按体重 4 mg/kg,以后每次 2 mg/kg,每天 2 次。通常治疗的时间至少持续到发热症状消失 24～48 小时后为止。

(四)制剂与规格

胶囊:50 mg,100 mg。遮光,密闭,干燥处保存。

五、替加环素

(一)作用与用途

本品是静脉给药的甘氨酰环素类抗生素。其结构与四环素类药物相似。都是通过与细菌 30S 核糖体结合,阻止转移 RNA 的进入,使得氨基酸无法结合成肽链,最终起到阻断细菌蛋白质合成,限制细菌生长的作用。但替加环素与核糖体的结合能力是其他四环素类药物的 5 倍。替加环素的抗菌谱包括革兰阳性菌、革兰阴性菌和厌氧菌。体外试验和临床试验显示,替加环素对部分需氧革兰阴性菌(如弗氏枸橼酸杆菌、阴沟肠埃希菌、大肠埃希菌、产酸克雷伯菌和肺炎克雷伯菌、鲍曼不动杆菌、嗜水气单胞菌、克氏枸橼酸杆菌、产气肠埃希菌、黏质沙雷菌和嗜麦芽寡养单胞菌等)敏感。铜绿假单胞菌对替加环素耐药。替加环素静脉给药的峰浓度为 $0.63～1.45~\mu g/mL$,蛋白结合率为 $71\%～89\%$。本品给药后有 22% 以原形经尿排泄,其平均血中半衰期范围为 27(单剂量 100 mg)～42 小时(多剂量)。临床用于成人复杂皮肤及软组织感染和成人复杂的腹内感染,包括复杂阑尾炎、烧伤感染、腹内脓肿、深部软组织感染及溃疡感染。

(二)注意事项

常见不良反应为恶心和呕吐,其发生时间通常在治疗头 1～2 天,程度多为轻中度。复杂皮肤和皮肤结构感染患者应用替加环素治疗时,其恶心和呕吐的发生率分别为 35% 和 20%,替加环素不会抑制细胞色素 P_{450} 酶系介导的代谢。孕妇若应用替加环素可能会对胎儿造成损害。在牙齿发育过程中(包括妊娠后期、婴儿期和 8 岁以前幼儿期)应用替加环素可使婴幼儿牙齿变色(黄色或灰棕色)。

(三)用法与用量

替加环素的推荐初始剂量为 100 mg,维持剂量为 50 mg,每 12 小时经静脉滴注 1 次;每次滴注时间为 30～60 分钟。替加环素治疗复杂皮肤和皮肤结构感染或者复杂腹内感染的推荐疗程均为 5～14 天。轻中度肝功能损害患者、肾功能损害患者或者血液透析患者均无须调整给药剂量;重度肝功能损害患者的推荐初始剂量仍为 100 mg,维持剂量降低至 25 mg,每 12 小时 1 次。

(四)制剂与规格

替加环素为橙色冻干粉针,规格为 50 mg。

(郭海英)

第七节　抗真菌药

本节主要介绍治疗系统性真菌感染的药物,有多烯类(两性霉素 B 及其衍生物)、三唑类(如氟康唑、伊曲康唑和伏立康唑等)、嘧啶类(如氟胞嘧啶)及棘白菌素类(如卡泊芬净、米卡芬净)等。

多烯类:是临床上应用最早的抗真菌药物,主要是两性霉素 B 及类似物。其机制为通过与敏感真菌细胞膜上的固醇相结合,损伤细胞膜的通透性,导致细胞内重要物质,如钾离子、核苷酸和氨基酸等外漏,破坏细胞的正常代谢从而抑制其生长。该类药物的优点为抗真菌谱广、抗菌活性强,缺点为不良反应大,包括肾毒性、肝毒性及输液相关毒性等。剂型改造后脂质体包埋的两性霉素 B 通过肝脏摄取,缓慢释放入血液,避免了直接造成器官损害。目前,临床上应用的两性霉素 B 脂质复合体(ABLC,abelcet)、两性霉素 B 胆固醇复合体(ABCD、amphotec 和 amphocil)和两性霉素 B 脂质体。因分子大小、包埋颗粒等的不同,药物的药代动力学与生物活性有所不同。其中两性霉素 B 脂质体的直径小,药代动力学参数好,肝肾毒性小。

吡咯类:包括咪唑类和三唑类。本类药物作用机制为影响麦角甾醇合成,使真菌细胞膜合成受阻,影响真菌细胞膜的稳定性,导致真菌细胞破裂而死亡。其抗菌谱和抗菌活性差异较大,部分有抗曲霉菌活性。咪唑类包括酮康唑、克霉唑、咪康唑和益康唑等,因毒性较大,目前多为浅表真菌感染或皮肤黏膜念珠菌感染的局部用药。三唑类包括氟康唑、伊曲康唑和伏立康唑,均可用于治疗深部真菌感染。该类药物对肝肾功能有一定影响,部分患者可能会有视觉改变,表现为视敏度、视力范围或色觉异常。另外,该类药物通过肝脏 P_{450} 酶系统代谢,可能影响其他药物(如抗排异药物)的代谢,用于移植患者时应注意监测抗排异药物的血药浓度。另一方面,其血药浓度也容易受到其他药物的影响。

氟胞嘧啶(5-FC):是目前临床比较常用的作用于核酸合成的抗真菌药物,其作用机制涉及干扰嘧啶的代谢、RNA 和 DNA 的合成及蛋白质的合成等。临床上很少单独使用 5-FC,多与氟康唑和两性霉素 B 等合并使用。真菌对 5-FC 的天然耐药多是由于胞嘧啶脱氨酶或鸟苷磷酸核糖基转移酶的缺失引起。对 5-FC 耐药株曲霉菌属最常见,其次为新型隐球菌和念珠菌。

棘白菌素类:是较新的一类抗真菌药,是 1,3-β-D-葡聚糖合成酶的非竞争性抑制剂。通过抑制1,3-β-D-葡聚糖的合成,从而破坏真菌细胞壁的完整性,导致真菌细胞壁的通透性改变、渗透压消失,最终使真菌细胞溶解。这种独特的干扰真菌细胞壁合成的作用机制,决定了该类药物对很多耐唑类药物的真菌具有良好的抗菌活性,对高等生物无影响,而且具有低毒高效的临床效果。另外,该类药物与唑类无交叉耐药,并同其他抗真菌药有协同作用和增效作用。

对抗真菌药物进行比较,就抗菌谱而言,两性霉素 B 及其脂质体的抗菌谱最广。氟康唑对近平滑念珠菌、光滑念珠菌及克柔念珠菌疗效差,对曲霉和接合菌无抗菌活性。伊曲康唑和伏立康唑对念珠菌的抗菌活性优于氟康唑,对氟康唑耐药的念珠菌也有较强的抗菌活性,两者均有抗曲霉活性,但对接合菌感染均无效。而卡泊芬净对隐球菌、镰刀霉菌等疗效较差外,对其他临床常见真菌均有较好的抗菌作用。就安全性而言,卡泊芬净、伏立康唑和伊曲康唑与两性霉素 B 比较,毒性降低,尤以卡泊芬净最为明显。从药物之间的相互作用看,两性霉素 B 和卡泊芬净的

代谢与细胞色素 P_{450} 酶无关,对其他药物的代谢影响不大。而唑类药物则相反,对其他药物的代谢有影响。就耐药性来说,多烯类药物和棘白菌素 B 衍生物产生耐药菌较少见,而真菌对唑类药物的耐药,特别是对氟康唑的耐药,最常出现于 HIV 患者口腔黏膜白色念珠菌感染长时间使用氟康唑的治疗后。近年来,由于氟康唑的选择性压力,其他种类的念珠菌如光滑念珠菌和克柔念珠菌及新型隐球菌也出现耐药菌株。

一、两性霉素 B

两性霉素 B 由链霉菌 Streptomyces nodosus 的培养液中提炼制得,国内由 Streptomyces lushanensis sp. 产生,是一种多烯类抗真菌抗生素。

其他名称:二性霉素和 FUNGIZONE。

ATC 编码:J02AA01。

(一)性状

本品为黄色或橙黄色粉末,无臭或几乎无臭,无味;有引湿性,在日光下易破坏失效。在二甲亚砜中溶解,在二甲基甲酰胺中微溶,在甲醇中极微溶解,在水、无水乙醇、氯仿或乙醚中不溶。其注射剂添加有一定量的脱氧胆酸钠(起增溶作用),可溶于水形成胶体溶液,但遇无机盐溶液则析出沉淀。

(二)药理学

本品为抗深部真菌感染药。本品与真菌细胞膜上的甾醇结合,损伤膜的通透性,导致真菌细胞内钾离子、核苷酸、氨基酸等外漏,破坏正常代谢而起抑菌作用。

(三)适应证

用于隐球菌、球孢子菌、荚膜组织胞浆菌、芽生菌、孢子丝菌、念珠菌、毛霉和曲菌等引起的内脏或全身感染。

(四)用法和用量

临用前,加灭菌注射用水适量使溶解(不可用氯化钠注射液溶解与稀释),再加入 5% 葡萄糖注射液(pH>4.2)中,浓度每 1 mL 不超过 1 mg。

(1)注射用两性霉素 B 静脉滴注:开始用小剂量 1~2 mg,逐日递增到每天 1 mg/kg。每天给药 1 次,滴注速度通常为 1~1.5 mL/min。疗程总量:白色念珠菌感染约 1 g,隐球菌脑膜炎约 3 g。

(2)两性霉素 B 脂质复合体(AmLC):成人及小儿推荐剂量为每天 5 mg/kg,静脉滴注液浓度为 1 mg/mL。小儿和心血管疾病患者可为 2 mg/mL,每天 1 次,滴注速度小时 2.5 mg/kg,时间超过 2 小时应再次摇匀。

(3)两性霉素 B 脂质体(AMBL):系统真菌感染每天 3~5 mg/kg;HIV 感染的脑隐球菌脑膜炎,每天 6 mg/kg;中性粒细胞减少症发热时的经验治疗,每天 3 mg/kg;内脏利什曼原虫病的治疗,免疫功能正常者,第 1~5 天,每天 3 mg/kg,于第 14 天和第 21 天各再加 1 剂。免疫功能不正常者第 1~5 天,每天 4 mg/kg,第 10、17、21、31 和 38 天各再给 1 剂。均为静脉滴注,每天静脉滴注 1 次,每次滴注时间约 2 小时,耐受良好者可缩短为 1 小时,药液需通过输液管内滤膜后方可给予。

(4)两性霉素 B 胆固醇复合体(ABCD):成人和儿童均为每天 3~4 mg/kg,每天 1 次静脉滴注。先用灭菌注射用水溶解,再加 5% 葡萄糖液稀释至 0.6 mg/mL,以每小时 1 mg/kg 速度滴注。首次,给药前先以本品小剂量 5 mg/10 mL 静脉滴注 30 分钟以上,滴完后观察 30 分钟,如患者适应则可正式给药滴注2 小时,如表现不耐受,则应延长给药时间,每次 2 小时以上。

(5)鞘内注射:对隐球菌脑膜炎,除静脉滴注外尚需鞘内给药。每次从 0.05～0.10 mg 开始,逐渐递增至 0.5～1.0 mg(浓度为 0.10～0.25 mg/mL)。溶于注射用水 0.5～1.0 mL 中,按鞘内注射法常规操作,共约30 次,必要时可酌加地塞米松注射液,以减轻反应。

(6)雾化吸入:适用于肺及支气管感染病例。每天量 5～10 mg,溶于注射用水 100～200 mL 中,分4 次用。

(7)局部病灶注射:浓度 1～3 mg/mL,3～7 天用 1 次,必要时可加普鲁卡因注射液少量;对真菌性脓胸和关节炎,可局部抽脓后注入药 5～10 mg,每周 1～3 次。

(8)局部外用:浓度 2.5～5.0 mg/mL。

(9)腔道用药:栓剂 25 mg。

(10)眼部用药:眼药水 0.25％;眼药膏 1％。

(11)口服:对肠道真菌感染,每天 0.5～2.0 g,分 2～4 次服。

(五)不良反应

毒性较大,可有发热、寒战、头痛、食欲缺乏、恶心和呕吐等反应,静脉用药可引起血栓性静脉炎,鞘内注射可引起背部及下肢疼痛。对肾脏有损害作用,可致蛋白尿、管型尿,定期检查发现尿素氮＞20 mg 或肌酐＞3 mg 时,应采取措施,停药或降低剂量。尚有白细胞数下降、贫血和血压下降或升高、肝损害、复视、周围神经炎及皮疹等反应。使用期间可出现心率加快,甚至心室颤动,多与注入药液浓度过高、速度过快和用量过大,以及患者低血钾有关。

(六)禁忌证

对本药过敏者、严重肝病患者禁用。

(七)注意

(1)肝、肾功能不全者慎用。

(2)用药期间应监测肝功能、肾功能、血常规及血钾。

(3)出现低钾血症,应高度重视,及时补钾。

(4)使用期间,应用抗组胺药可减轻某些反应。皮质激素也有减轻反应的作用,但只限在反应较严重时用,勿作常规使用。

(5)静脉滴注如漏出血管外,可引起局部炎症,可用 5％葡萄糖注射液抽吸冲洗,也可加少量肝素注射液于冲洗液中。

(八)药物相互作用

(1)与氟胞嘧啶合用,两药药效增强,但氟胞嘧啶的毒性增强。

(2)与肾上腺皮质激素合用时,可能加重两性霉素 B 诱发的低钾血症。

(3)与其他肾毒性药物合用,如氨基糖苷类、抗肿瘤药、万古霉素等,可加重肾毒性。

(九)制剂

注射用两性霉素 B(脱氧胆酸钠复合物):每支 5 mg、25 mg、50 mg。

(十)贮法

15 ℃以下,严格避光。配成的药液也必须注意避光。

二、伊曲康唑

其他名称:依他康唑、斯皮仁诺和美扶。

ATC 编码:J02AA01。

(一)药理学

本品是具有三唑环的合成唑类抗真菌药。对深部真菌与浅表真菌都有抗菌作用。三唑环的结构使本品对人细胞色素 P_{450} 的亲和力降低,而对真菌细胞色素 P_{450} 仍保持强亲和力。本品口服吸收良好,饭后服用吸收较好,由于脂溶性强,在体内某些脏器,如肺、肾及上皮组织中浓度较高,但由于蛋白结合率很高,所以很少透过脑膜,在支气管分泌物中浓度也较低。

(二)适应证

主要应用于深部真菌所引起的系统感染,如芽生菌病、组织胞浆菌病、类球孢子菌病、着色真菌病、孢子丝菌病和球孢子菌病等,也可用于念珠菌病和曲菌病。

(三)用法和用量

一般为每天 100～200 mg,顿服,1 个疗程为 3 个月,个别情况下疗程延长到 6 个月。

短程间歇疗法:1 次 200 mg,每天 2 次,连服 7 天为 1 个疗程,停药 21 天,开始第 2 疗程,指甲癣服 2 个疗程,趾甲癣服 3 个疗程,治愈率分别为 97% 和 69.4%。

(四)不良反应

本品对肝酶的影响较酮康唑为轻,但仍应警惕发生肝损害,已发现肝衰竭死亡病例。有恶心及其他胃肠道反应,还可出现低钾血症和水肿。本品有一定的心脏毒性,已发现充血性心力衰竭多例且有死亡者。

(五)禁忌证

对本药过敏者、室性心功能不全者禁用。

(六)注意

(1)肝、肾功能不全者,心脏病患者应慎用。

(2)儿童、妊娠期及哺乳期女性使用应权衡利弊。

(七)药物相互作用

(1)酶诱导药物如卡马西平、利福平和苯妥英等可明显降低本品的血药浓度,相反酶抑制剂如克拉霉素、红霉素能增加伊曲康唑的血药浓度。而降低胃酸的药物可能会减少伊曲康唑的吸收。

(2)与环孢素、阿司咪唑和特非那定有相互作用。同服时应减少剂量。

(3)本品可干扰地高辛和华法林正常代谢使消除减慢,同服时应减少剂量。

(八)制剂

片剂:每片 100 mg、200 mg。注射液:25 mL∶250 mg。

(九)贮法

避光、密闭,25 ℃以下室温保存。

三、氟康唑

其他名称:大扶康、三维康和 DIFLUCAN。

ATC 编码:J02AC01。

(一)性状

本品为白色结晶状粉末,微溶于水或盐水中,溶于乙醇和丙酮,略溶于氯仿和异丙醇,易溶于甲醇,极微溶于甲苯。

(二)药理学

本品为氟代三唑类抗真菌药。本品高度选择抑制真菌的细胞色素 P_{450}，使菌细胞损失正常的甾醇，而 14α-甲基甾醇则在菌细胞中蓄积，起抑菌作用。对新型隐球菌、白色念珠菌及其他念珠菌、黄曲菌、烟曲菌、皮炎芽生菌、粗球孢子菌和荚膜组织胞浆菌等有抗菌作用。

本品口服吸收 90％，空腹服药，1～2 小时血药达峰、$t_{1/2}$ 约 30(20～50)小时。志愿者空腹口服 400 mg，平均峰浓度为 6.72 μg/mL。剂量在 50～400 mg，血药浓度和 AUC 值均与剂量成正比。每天口服本品 1 次，5～10 天血药浓度达坪。第 1 天倍量服用，则在第 2 天即接近达坪。V_d 约与全身水量接近(40 L)。血浆蛋白结合率低(11％～12％)。单剂量或多剂量服药，14 天时药物可进入所有体液、组织中，尿液及皮肤中药物浓度为血浆浓度的 10 倍；水疱皮肤中为 2 倍；唾液、痰、水疱液和指甲中与血浆浓度接近；脑脊液中浓度低于血浆，为 0.5～0.9 倍。80％药物以原形自尿排泄，11％以代谢物出现于尿中，肾功能不全者药物清除率明显降低。3 小时透析可使血药浓度降低 50％。

(三)适应证

应用于敏感菌所致的各种真菌感染，如隐球菌性脑膜炎、复发性口咽念珠菌病等。

(四)用法和用量

念珠菌性口咽炎或食管炎：第 1 天口服 200 mg，以后每天服 100 mg，疗程 2～3 周(症状消失仍需用药)，以免复发。

念珠菌系统感染：第 1 天 400 mg，以后每天 200 mg，疗程 4 周或症状消失后再用 2 周。

隐球菌性脑膜炎：第 1 天 400 mg，以后每天 200 mg，如患者反应正常也可用每天 1 次 400 mg，至脑脊液细菌培养阴性后 10～12 周。

肾功能不全者减少用量。肌酐清除率＞50 mL/min 者用正常量；肌酐清除率为 21～50 mL/min 者，用 1/2 量；肌酐清除率为 11％～20％者，用 1/4 量。

注射给药的用量与口服量相同。静脉滴注速度约为 200 mg/h。可加入到葡萄糖液、生理氯化钠液、乳酸钠林格液中滴注。

(五)不良反应

偶见剥脱性皮炎(常伴随肝功能损害发生)。较常见的不良反应有恶心(3.7％)、头痛(1.9％)、皮疹(1.8％)、呕吐(1.7％)、腹痛(1.7％)、腹泻(1.5％)及味觉异常。其他不良反应包括头痛、头晕、中性粒细胞减少、血小板减少症和粒细胞缺乏症，肝毒性，包括很少数致死性肝毒性病例，碱性磷酸酶升高，胆红素升高，血清丙氨酸氨基转移酶(SGOT)和血清天门冬氨酸氨基转移酶(SG PT)升高。免疫系统：变态反应(包括血管神经性水肿、面部水肿和瘙痒)；肝胆系统：肝衰竭、肝炎、肝细胞坏死和黄疸；高胆固醇血症、高甘油三酯血症、低钾血症。

(六)禁忌证

对本药或其他吡咯类药过敏者禁用。

(七)注意

(1)本品对胚胎的危害性尚未肯定，给妊娠期女性用药前应慎重考虑本品的利弊。哺乳期女性慎用。

(2)本品的肝毒性虽较咪唑类抗真菌药为小，但也须慎重，特别对肝脏功能不健全者更应小心。遇有肝功能变化要及时停药或处理。

(3)用药期间应监测肝、肾功能。

（八）药物相互作用

（1）与华法林合用可延长凝血酶原时间。

（2）本品可抑制口服降糖药的代谢。

（3）使苯妥英的血药浓度升高。

（4）肾移植后使用环孢素者，联用本品可使环孢素血药浓度升高。

（5）利福平可加速本品的消除。

（九）制剂

片剂（胶囊）：每片（粒）50 mg；100 mg；150 mg 或 200 mg。注射剂：每瓶 200 mg/100 mL。

（十）贮法

避光、密闭，干燥处保存。

四、伏立康唑

其他名称：活力康唑、威凡、Vfend 和 VRC。

ATC 编码：J02AC03。

（一）药理学

本品为三唑类抗真菌药，通过抑制对真菌细胞色素 P_{450} 有依赖的羊毛甾醇 14α-去甲基化酶，进而抑制真菌细胞膜麦角甾醇的生物合成，使真菌细胞膜的结构和功能丧失，最终导致真菌死亡。对分枝霉杆菌、链孢霉菌属以及所有曲霉菌均有杀菌活性，对耐氟康唑的克柔念珠菌、光滑念珠菌和白色念珠菌等也有抗菌作用。

口服后吸收迅速，达峰时间为 1～2 小时，生物利用度为 96％，食物影响其吸收。本品消除半衰期为 6 小时，经肝脏细胞色素 P_{450} 酶代谢，代谢产物经尿液排出，尿中原形药物低于 5％。

（二）适应证

用于治疗侵入性曲霉病，以及对氟康唑耐药的严重进入性念珠菌病感染及由足放线病菌属和镰刀菌属引起的严重真菌感染。主要用于进行性、致命危险的免疫系统受损的 2 岁以上患儿。

（三）用法和用量

负荷剂量：第 1 天静脉注射每次 6 mg/kg，每 12 小时 1 次；口服，体重大于 40 kg 者每次 400 mg，小于 40 kg 者 200 mg，均为每 12 小时 1 次。

维持剂量：第 2 天起静脉注射每次 4 mg/kg，每天 2 次；口服，体重大于 40 kg 者每次 200 mg，小于 40 kg 者 100 mg，均为每 12 小时 1 次。

治疗口咽、食管白色念珠菌病：口服，每次 200 mg，每天 2 次；静脉注射，每次 3～6 mg/kg，每 12 小时 1 次。

（四）不良反应

最为常见的不良事件为视觉障碍、发热、皮疹、恶心、呕吐、腹泻、头痛、败血症、周围性水肿、腹痛及呼吸功能紊乱。与治疗有关的，导致停药的最常见不良事件包括肝功能试验值增高、皮疹和视觉障碍。

（五）禁忌证

已知对伏立康唑或任何一种赋形剂有过敏史者、妊娠和哺乳期女性禁用。

（六）注意

（1）肝、肾功能不全者慎用。12 岁以下儿童不推荐使用。

（2）对驾驶和操作机器者,本品可能会引起一过性的、可逆性的视觉改变,包括视物模糊、视觉改变、视觉增强和/或畏光。

（3）本品使用时先用 19 mL 注射用水溶解,溶解后的浓度为 10 mg/mL。本品仅供单次使用,未用完的溶液应当弃去。只有清澈的、没有颗粒的溶液才能使用。稀释后的溶液:2～8 ℃保存,不超过 24 小时。

（4）伏立康唑片剂应在餐后或餐前至少 1 小时服用。

(七)药物相互作用

（1）西罗莫司与伏立康唑合用时,前者的血浓度可能显著增高。

（2）利福平、卡马西平和苯巴比妥等酶促药,可降低本品的血药浓度。

（3）本品抑制细胞色素 P_{450} 同工酶 CYP2C19、CYP2C9 和 CYP3A4 的活性,可使特非那定、阿司咪唑、奎尼丁、麦角碱类、环孢素、他克莫司、华法林和他汀类降血脂药等血药浓度升高,从而导致 QT 间期延长,并且偶见尖端扭转性室性心动过速。应禁止合用。

(八)制剂

片剂:每片 50 mg;200 mg。注射用伏立康唑:每支 200 mg。

(九)贮法

密闭,阴凉干燥处保存。

五、氟胞嘧啶

其他名称:Fluorocytosin 和 5-FC。
ATC 编码:J02AX01。

(一)性状

本品为白色结晶性粉末,无臭,溶于水,溶解度为 1.2%(20 ℃)。干燥品极稳定,水溶液在 pH 6～8 时也较稳定,在低温时可析出结晶。在酸或碱液中则迅速分解,可检出含有脱氨化合物氟尿嘧啶。

(二)药理学

抗真菌药,对念珠菌、隐球菌及地丝菌有良好的抑制作用,对部分曲菌,以及引起皮肤真菌病的分枝孢子菌、瓶真菌等也有作用。对其他真菌和细菌都无作用。口服吸收良好,3～4 小时血药达到高峰,血中半衰期为 8～12 小时,可透过血-脑屏障。

(三)适应证

用于念珠菌和隐球菌感染,单用效果不如两性霉素 B,可与两性霉素 B 合用以增疗效(协同作用)。

(四)用法和用量

口服:每天 4～6 g,分 4 次服,疗程自数周至数月。静脉注射,每天 50～150 mg/kg,分 2～3 次。单用本品时真菌易产生耐药性,宜与两性霉素 B 合用。

(五)不良反应

不良反应:氨基转移酶和碱性磷酸酶值升高、胃肠道症状、白细胞数减少、贫血、血小板数减少、肾损害、头痛、视力减退、幻觉、听力下降、运动障碍、血清钾和钙磷值下降,以及变态反应(如皮疹)等。

(六)禁忌证

对本药过敏者、严重肾功能不全和严重肝脏疾病患者禁用。

(七)注意

(1)骨髓抑制、有血液系统疾病者,以及肝、肾功能损害者慎用。

(2)因脑脊液中药物浓度较高,故无须鞘内注射给药。

(3)如单次服药量较大,可间隔 15 分钟分次服用,以减少恶心、呕吐等不良反应。

(八)药物相互作用

(1)与两性霉素 B 联用有协同作用,应注意毒性反应。

(2)与其他骨髓抑制药合用,可增加造血系统的不良反应。

(3)与阿糖胞苷联用有拮抗作用。

(九)制剂

片剂:每片 250 mg;500 mg。注射液:2.5 g(250 mL)。

(十)贮法

避光、密闭,阴凉处保存。

六、特比萘芬

其他名称:兰美舒、疗霉舒、丁克和 Lamisil。

ATC 编码:D01AE15,D01BA02。

(一)性状

本品为白色或几乎白色粉末,微溶于水,易溶于无水乙醇和甲醇,微溶于丙酮。本品为烯丙胺类抗真菌药,抑制真菌细胞麦角甾醇合成过程中的鲨烯环氧化酶,并使鲨烯在细胞中蓄积而起杀菌作用。人体细胞对本品的敏感性为真菌的万分之一。

(二)药理学

本品有广谱抗真菌作用,对皮肤真菌有杀菌作用,对白色念珠菌则起抑菌作用。

本品口服吸收约 70%。口服 250 mg,2 小时血药浓度达峰值 0.97 μg/mL。在剂量 50～750 mg 范围内血药浓度呈正比递升。吸收 $t_{1/2}$ 为 0.8～1.1 小时,分布 $t_{1/2}$ 为 4.6 小时,$t_{1/2\beta}$ 为 16～17 小时。在体内与血浆蛋白高度结合,分布容积 V_d 约 950 L,在皮肤角质层与指甲内有较高浓度,并持续一段时间。在体内代谢后由尿排泄,肝、肾功能不全者药物的血药浓度升高。

(三)适应证

用于浅表真菌引起的皮肤、指甲感染,如毛癣菌、小孢子癣菌和絮状表皮癣菌等引起的体癣、股癣、足癣、甲癣及皮肤白色念珠菌感染。

(四)用法和用量

口服,每天 1 次 250 mg,足癣、体癣和股癣服用 1 周;皮肤念珠菌病 1～2 周;指甲癣 4～6 周;趾甲癣12 周(口服对花斑癣无效)。

外用(1%霜剂)用于体癣、股癣、皮肤念珠菌病和花斑癣等,每天涂抹 1～2 次,疗程不定(1～2 周)。

(五)不良反应

不良反应有消化道反应(腹胀、食欲缺乏、恶心、轻度腹痛和腹泻等)和皮肤反应(皮疹),偶见味觉改变。本品对细胞色素 P_{450} 酶抑制较轻,但仍有一定的肝毒性,已发现肝损害病例,其症状是胆汁淤积,在停药后恢复缓慢。

(六)禁忌证

对本药过敏者、严重肾功能不全者禁用。

(七)注意

(1)肝功能不全者和肾功能不全者慎用。2岁以下儿童、妊娠期女性使用要权衡利弊。

(2)进食高脂食物可使本药的生物利用度增加约40%。

(3)如出现皮肤变态反应、味觉改变,应停止用药。

(八)药物相互作用

(1)本品可抑制由细胞色素P_{450}同工酶CYP2D6介导的代谢反应,可导致如三环类抗抑郁药、β受体阻滞剂及选择性5-羟色胺再吸收抑制剂等主要通过该酶代谢的药物的血药浓度改变。

(2)利福平加速本品代谢。西咪替丁抑制本品代谢。

(九)制剂

片剂:每片125 mg或250 mg。霜剂1%。

(十)贮法

避光、密封保存。

七、美帕曲星

美帕曲星系由链霉菌 S.aureofaciens 所产生的多烯类抗生素帕曲星,经甲基化,得美帕曲星。口服片的制品有两种:一种是与十二烷基硫酸钠组成复合片,另一种是不含十二烷基硫酸钠的片剂。

其他名称:克霉灵、甲帕霉素和 Montricin。

ATC编码:A01AB16、D01AA06、G01AA09和G04CX03。

(一)药理学

为抗深部真菌药,对白色念珠菌有较强的抑制作用,其作用类似两性霉素 B,与真菌细胞膜的甾醇结构结合而破坏膜的通透性。本品对滴虫有抑制作用。

本品中的十二烷基硫酸钠为助吸收剂,使美帕曲星口服后迅速被小肠吸收,服药期间美帕曲星的血浓度远高于其 MIC。本品在肾脏中分布浓度最高,且由尿液排泄,在肝脏及肺中较低。未吸收的药物主要从粪便排泄,停药后30小时即从体内消除,无蓄积现象。

(二)适应证

用于白色念珠菌阴道炎和肠道念珠菌病,也可用于阴道或肠道滴虫病。本品在肠道内与甾醇类物质结合成不吸收的物质,可用于治疗良性前列腺肿大。

(三)用法和用量

阴道或肠道念珠菌感染或滴虫病(用含十二烷基硫酸钠的复合片):1次10×10^4 U(2片),每12小时1次,连用3天为1个疗程。对于复杂性病例,疗程可酌情延长。宜食后服用。

治疗前列腺肿大或肠道念珠菌病、滴虫病(用不含十二烷基硫酸钠的片剂):每天1次,每次10×10^4 U。

(四)不良反应

主要有胃肠道反应,如胃部烧灼感、消化不良、恶心、腹泻、肠胀气和便秘等不良反应。

（五）禁忌证

对本品过敏者禁用。妊娠期女性,尤其是妊娠初 3 个月内女性不宜应用。

（六）注意

饭后服用减少胃肠道不良反应。

（七）制剂

肠溶片:每片 5×10^4 U。阴道片:每片 2.5×10^4 U。乳膏:供黏膜用。

八、阿莫罗芬

其他名称:盐酸阿莫罗芬、罗噻尼尔、罗每乐、Loceryl 和 Pekiron。
ATC 编码:D01AE16。

（一）药理学

本品为吗啉类局部抗真菌药,通过干扰真菌细胞膜麦角固醇的合成而导致真菌死亡。对皮肤癣菌、念珠菌、隐球菌、皮炎芽生菌、荚膜组织胞浆菌和申克孢子丝菌等有抗菌活性。

局部用乳膏剂可在甲板上形成一层非水溶性薄膜,并在 24 小时内穿入甲板达到远高于最低抑菌浓度的浓度,能维持 1 周时间。局部用药后有 4%～10% 被吸收入血,血药浓度小于 0.5 ng/mL。吸收后的药物主要由尿排出,少量从粪便排出。

（二）适应证

用于治疗皮肤及黏膜浅表真菌感染,如体癣、手癣、足癣、甲真菌病及阴道白色念珠菌病等。

（三）用法和用量

甲真菌病:挫光病甲后将搽剂均匀涂抹于患处,每周 1～2 次。指甲感染一般连续用药 6 个月,趾甲感染,持续用药 9～12 个月。皮肤浅表真菌感染:用 0.25% 乳膏局部涂抹,每天 1 次,至临床症状消失后继续治疗 3～5 天。阴道念珠菌病:先用温开水或 0.02% 高锰酸钾无菌溶液冲洗阴道或坐浴,再将一枚栓剂置入阴道深处。

（四）不良反应

不良反应轻微,仅见一过性局部瘙痒、轻微烧灼感,个别有变态反应。

（五）禁忌证

对本品过敏者、妊娠期及准备怀孕的女性禁用。

（六）注意

(1)局部用药后,吸收极少。
(2)阿莫罗芬有较强的体外抗真菌作用,全身用药却没有活性,仅用于浅表局部感染。

（七）制剂

搽剂:每瓶 125 mg(2.5 mL)。乳膏剂:每支 0.25%(5 g)。栓剂:每枚 25 mg、50 mg。

（八）贮法

密闭,置阴凉干燥处。

九、醋酸卡泊芬净

醋酸卡泊芬净是一种由 Glarea lozoyensis 发酵产物合成而来的半合成脂肽(棘白菌素,echinocandin)化合物。

其他名称:科赛斯、Cancidas 和 GRIVULFIN。

ATC 编码:J02AX04。

(一)性状

本品为白色或类白色冻干块状物。辅料:蔗糖、甘露醇、冰醋酸和氢氧化钠(少量用于调节 pH)。

(二)药理学

卡泊芬净是一种 β(1,3)-D-葡聚糖合成抑制剂,可特异性抑制真菌细胞壁的组成成分 β(1,3)-D-葡聚糖的合成,从而破坏真菌结构,使之溶解。由于哺乳动物细胞不产生 β(1,3)-D-葡聚糖,因此卡泊芬净对患者不产生类似两性霉素 B 样的细胞毒性。此外,卡泊芬净不是 CYP_{450} 酶抑制剂,因此不会与经 CYP3A4 途径代谢的药物产生相互作用。本品对许多种致病性曲霉菌属和念珠菌属真菌具有抗菌活性。

单剂量卡泊芬净经 1 小时静脉输注后,其血浆浓度下降呈多相性。输注后立即出现一个短时间的 α 相,接着出现一个半衰期为 9～11 小时的 β 相。另外,还会出现 1 个半衰期为 27 小时的 γ 相。大约 75% 放射性标记剂量的药物得到回收:其中,有 41% 在尿中,34% 在粪便中。卡泊芬净在给药后的最初 30 个小时内,很少有排出或生物转化。蛋白结合率大约为 97%。通过水解和 N-乙酰化作用卡泊芬净被缓慢代谢。有少量卡泊芬净以原形从尿中排出(大约为给药剂量的1.4%)。原形药的肾脏消除率低。

(三)适应证

用于治疗对其他治疗无效或不能耐受的侵袭性曲霉菌病,对疑似真菌感染的粒缺伴发热患者的经验治疗,口咽及食管念珠菌病。侵袭性念珠菌病,包括中性粒细胞减少症及非中性粒细胞减少症患者的念珠菌血症。

(四)用法和用量

第 1 天给予单次 70 mg 负荷剂量,随后每天给予 50 mg 的剂量。本品约需要 1 小时的时间经静脉缓慢地输注给药。疗程取决于患者疾病的严重程度、被抑制的免疫功能恢复情况及对治疗的临床反应。对于治疗无临床反应而对本品耐受性良好的患者可以考虑将每天剂量加大到 70 mg。

(五)不良反应

不良反应常见有皮疹、面部肿胀、瘙痒、温暖感或支气管痉挛。罕见的肝脏功能失调;心血管:肿胀和外周水肿;实验室异常:高钙血症、低清蛋白、低钾、低镁血症、白细胞数减少、嗜酸性粒细胞数增多、血小板数减少、中性白细胞数减少、尿中红细胞数增多、部分凝血激酶时间延长、血清总蛋白降低、尿蛋白增多、凝血酶原时间延长、低钠、尿中白细胞增多及低钙。

(六)禁忌证

对本品中任何成分过敏的患者禁用。

(七)注意

(1)肝功能不全者、骨髓移植患者、肾功能不全者、妊娠期和哺乳期女性慎用。

(2)不推荐 18 岁以下的患者使用。

(3)本药配制后应立即使用。

(4)与右旋葡萄糖溶液存在配伍禁忌。除生理盐水和林格溶液外,不得将本品与任何其他药物混合或同时输注。

(八)药物相互作用

(1)环孢霉素能使卡泊芬净的 AUC 增加大约 35%。AUC 增加可能是由于肝脏减少了对卡泊芬净的摄取所致。本品不会使环孢霉素的血浆浓度升高。但与环孢霉素同时使用时,会出现肝酶 ALT 和 AST 水平的一过性升高。

(2)本品与药物消除诱导剂如依非韦伦、奈韦拉平、利福平、地塞米松、苯妥英或卡马西平同时使用时,可能使卡泊芬净的浓度下降。应考虑给予本品每天 70 mg 的剂量。

(3)本品能使他克莫司的 12 小时血药浓度下降 26%。两种合用建议对他克莫司的血浓度进行标准的检测,同时适当地调整他克莫司的剂量。

(九)制剂

注射用醋酸卡泊芬净:50 mg、70 mg(以卡泊芬净计)。

(十)贮法

密闭的瓶装冻干粉末应于 2~8 ℃储存。

十、阿尼芬净

其他名称:Eraxis、VER-002 和 LY303366。

ATC 编码:J02AX06。

(一)药理学

阿尼芬净是第 3 代棘白菌素类的半合成抗真菌药,是棘白菌素 B 的衍生物。通过抑制 β-1,3-葡聚糖合成酶,从而导致真菌细胞壁破损和细胞死亡。临床前研究证实具有强大的体内外抗真菌活性,且不存在交叉耐药性。对绝大部分的念珠菌和真菌有强大的抗菌活性,包括氟康唑耐药的念珠菌、双态性真菌和霉菌感染。

口服生物利用度仅 2%~7%。静脉输注后,血药浓度即达峰值(C_{max}),吸收半衰期低于 1 小时,消除半衰期约 24 小时。静脉给药后迅速广泛的分布于全身组织中,表观分布容积可达到与体液相当。阿尼芬净在健康受试者体内的分布容积为 33 L(30~50 L),C_{max} 和药时曲线下面积呈剂量依赖性。血浆清除率(Cl)为 1 L/h,呈剂量依赖性。蛋白结合率为 84%。约 10% 的原形药经粪便排泄,小于 1% 的药物经尿排泄。

(二)适应证

用于治疗食管念珠菌感染,念珠菌性败血症,念珠菌引起的腹腔脓肿及念珠菌性腹膜炎。

(三)用法和用量

静脉给药:食管性念珠菌病,第 1 天 100 mg,随后每天 50 mg 疗程至少 14 天,且至少持续至症状消失后 7 天。念珠菌性败血症等,第 1 天 200 mg,随后每天 100 mg,疗程持续至最后 1 次阴性培养后至少 14 天。

(四)不良反应

常见恶心、呕吐、γ-谷氨酰胺转移酶升高、低钾血症和头痛,尚有皮疹、荨麻疹、面红、瘙痒、呼吸困难及低血压。阿尼芬净对血液系统、血生化和心电图中的 QT 间期没有影响。

(五)禁忌证

对本品或其他棘白菌素类药物过敏者禁用。

(六)注意

(1)中、重度肝功能不全者慎用。

（2）妊娠期、哺乳期女性用药应权衡利弊。

（3）输注速率不宜超过 1.1 mg/min，避免不良反应发生。

（七）药物相互作用

（1）与环孢素合用，可使本药的血药浓度提高，无须调整阿尼芬净的剂量。

（2）阿尼芬净和伏立康唑合并用药，药动学参数均未见改变。阿尼芬净和不同消除机制的两性霉素 B 脂质体联合应用，彼此的药动学参数也没有统计学意义上的差别。

（八）制剂

注射用阿尼芬净：每瓶 50 mg、100 mg。

（郭海英）

第八节　抗病毒药

病毒是病原微生物中最小的一种，体积微小，结构简单，其核心是核酸，外壳是蛋白质，不具有细胞结构。大多数病毒缺乏酶系统，不能独立自营生活，必须依靠宿主的酶系统才能使其本身繁殖（复制），具有遗传性和变异性。病毒的种类繁多，约 60% 的流行性传染病是由病毒感染引起的，常见的有流行性感冒、普通感冒、麻疹、腮腺炎、小儿麻痹症、传染性肝炎和疱疹性角膜炎等。20 世纪 80 年代，医学家发现的人免疫缺陷病毒（HIV）所致艾滋病是危害性极大、死亡率很高的传染病。此外，病毒与肿瘤、某些心脏病、先天性畸形等也有一定关系。

抗病毒药在某种意义上说只是病毒抑制剂，不能直接杀灭病毒和破坏病毒体，否则也会损伤宿主细胞。抗病毒药的作用在于抑制病毒的繁殖，使宿主免疫系统抵御病毒侵袭，修复被破坏的组织，或者缓和病情使之不出现临床症状。目前，抗病毒药物研究的重点主要是针对人免疫缺陷病毒、疱疹病毒、流感病毒、乙肝病毒、丙肝病毒、呼吸道病毒和胃肠道病毒的抑制作用，增强机体抵御病毒感染的免疫调节剂和预防疫苗等。

抗病毒药物的分类主要是按结构、抗病毒谱和作用分类。抗病毒药物按结构可分为核苷类药物、三环胺类、焦磷酸类、蛋白酶抑制剂、反义寡核苷酸及其他类药物。按作用（抗病毒谱）可分为广谱抗病毒药物、抗反转录酶病毒药物、抗巨细胞病毒药物、抗疱疹病毒药物、抗流感及呼吸道病毒药物及抗肝炎病毒药物等。其中，抗人类免疫缺陷病毒药物有核苷类反转录酶抑制剂、非核苷类反转录酶抑制剂、蛋白酶抑制剂、细胞进入抑制剂及免疫调节药；抗肝炎病毒药物包括生物类药物、核苷类药物和免疫调节药几个方面。抗流感病毒药物有 M_2 例子通道蛋白抑制剂及神经氨酸酶抑制剂。另外，有一些中草药，如金银花、板蓝根、大青叶、连翘、菊花、薄荷、芙蓉叶、白芍、黄连、黄芩、牛蒡子、丁香叶、大黄和茵陈等对某些病毒有抑制作用，对病毒引起的上呼吸道感染有治疗作用。

一、阿昔洛韦

本品为化学合成的一种抗病毒药，其钠盐供注射用。

其他名称：无环鸟苷、克毒星、Acyciovir 和 ZOVIRAX。

ATC 编码：J05AB01。

（一）性状

本品为白色结晶性粉末，微溶于水（2.5 mg/mL）。其钠盐易溶于水（<1：100），5％溶液的 pH 为 11，pH 降低时可析出沉淀。在体内转化为三磷酸化合物，干扰单纯疱疹病毒 DNA 聚合酶的作用，抑制病毒 DNA 的复制。对细胞的 α-DNA 聚合酶也有抑制作用，但程度较轻。

（二）药理学

口服吸收率低（约 15％）。按 5 mg/kg 和 10 mg/kg 静脉滴注 1 小时后，平均稳态血浆药物浓度分别为 9.8 μg/mL 和 20.7 μg/mL，经 7 小时后谷浓度分别为 0.7 μg/mL 和 2.3 μg/mL。1 岁以上儿童，用量为 250 mg/m^2 者其血浆药物浓度变化与成人 5 mg/kg 用量者相近，而用量为 500 mg/m^2 者与成人 10 mg/kg 用量者相近。新生儿（3 月龄以下），每 8 小时静脉滴注 10 mg/kg，每次滴注持续 1 小时，其稳态峰浓度为 13.8 μg/mL，而谷浓度则为 2.3 μg/mL。脑脊液中药物浓度可达血浆浓度的 50％。大部分体内药物以原形自尿排泄，尿中尚有占总量 14％的代谢物。部分药物随粪排出。正常人的 $t_{1/2}$ 为 2.5 小时；肌酐清除率每分钟 15～50 mL/1.73 m^2 者 $t_{1/2}$ 为 3.5 小时，无尿者可延长到 19.5 小时。

（三）适应证

用于防治单纯疱疹病毒 HSV$_1$ 和 HSV$_2$ 的皮肤或黏膜感染，还可用于带状疱疹病毒感染。

（四）用法和用量

口服：1 次 200 mg，每 4 小时 1 次或每天 1 g，分次给予。疗程根据病情不同，短则几天，长者可达半年。肾功能不全者酌情减量。

静脉滴注：1 次用量 5 mg/kg，加入输液中，滴注时间为 1 小时，每 8 小时 1 次，连续 7 天。12 岁以下儿童 1 次按 250 mg/m^2 用量给予。急性或慢性肾功能不全者不宜用本品静脉滴注，因为滴速过快时可引起肾衰竭。

国内治疗乙型肝炎的用法为 1 次滴注 7.5 mg/kg，每天 2 次，溶于适量输液，维持滴注时间约 2 小时，连续应用 10～30 天。

治疗生殖器疱疹，1 次 0.2 g，每天 4 次，连用 5～10 天。

（五）不良反应

不良反应有一时性血清肌酐升高、皮疹和荨麻疹，尚有出血，红细胞、白细胞和血小板计数减少、出汗、血尿、低血压、头痛和恶心等。肝功能异常、黄疸和肝炎等。静脉给药者可见静脉炎。阿昔洛韦可引起急性肾衰竭。肾损害患者接受阿昔洛韦治疗时，可造成死亡。

（六）禁忌证

对本品过敏者禁用。

（七）注意

（1）肝、肾功能不全者，脱水者、精神异常者慎用。

（2）对疱疹病毒性脑炎及新生儿疱疹的疗效尚未能肯定。

（3）注射给药，只能缓慢滴注（持续 1～2 小时），不可快速推注，不可用于肌内注射和皮下注射。

（4）应用阿昔洛韦治疗，应摄入充足的水，防止药物沉积于肾小管内。

（八）药物相互作用

（1）与膦甲酸钠联用，能增强本药对 HSV 感染的抑制作用。

（2）与更昔洛韦、膦甲酸和干扰素合用，具有协同或相加作用。

（3）与齐多夫定合用，可引起肾毒性，表现为深度昏迷和疲劳。

（4）并用丙磺舒可使本品的排泄减慢，半衰期延长，体内药物量蓄积。

（5）与肾毒性药物合用可加重肾毒性，特别是肾功能不全者更易发生。

（九）制剂

胶囊剂：每粒 200 mg。注射用阿昔洛韦（冻干制剂）：每瓶 500 mg（标示量，含钠盐 549 mg，折合纯品 500 mg）。滴眼液：0.1％。眼膏：3％。霜膏剂：5％。

（十）贮法

密闭，干燥凉暗处保存。

二、更昔洛韦

其他名称：丙氧鸟苷、丽科伟，赛美维，ClTO VIRAX,CYM EVENE。

ATC 编码：J05AB06。

（一）性状

本品为白色至类白色结晶性粉末，水中溶解度 2.6 mg/mL。其钠盐溶解度＞50 mg/mL，溶液呈强碱性。

（二）药理学

本品进入细胞后由病毒的激酶诱导生成三磷酸化物，竞争性抑制病毒的 DNA 聚合酶而终止病毒 DNA 链增长。

口服生物利用度约为 5％，食后服用可增至 6％～9％。日剂量 3 g（3 次分服），24 小时的 AUC 为（15.4±4.3）(μg·h)/mL；C_{max} 为（1.18±0.36）μg/mL。5 mg/kg 静脉滴注 1 小时，即时 AUC 达22.1(μg·h)/mL；C_{max} 达 8.27 μg/mL。体内稳态分布容积为（0.74±0.15）L/kg，脑脊液浓度为血浆浓度的 24％～70％。口服标记药物有 86％±3％在粪便中和 5％在尿液中回收。$t_{1/2}$：静脉滴注（3.5±0.9）小时；口服给药（4.8±0.9）小时；肾功能不全者半衰期明显延长。

（三）适应证

用于巨细胞病毒感染的治疗和预防，也可适用于单纯疱疹病毒感染。

（四）用法和用量

诱导治疗：静脉滴注 5 mg/kg（历时至少 1 小时），每 12 小时 1 次，连用 14～21 天（预防用药则为7～14 天）。

维持治疗：静脉滴注，5 mg/kg，每天 1 次，每周用药 7 天；或 6 mg/kg，每天 1 次，每周用药 5 天。口服，每次 1 g，每天 3 次，与食物同服，可根据病情选择用其中之一。

输液配制：将 500 mg 药物（钠盐），加 10 mL 注射用水振摇使其溶解，液体应澄明无色，此溶液在室温时稳定 12 小时，切勿冷藏。进一步可用 0.9％氯化钠、5％葡萄糖、林格或乳酸钠林格等输液稀释至含药量低于 10 mg/mL，供静脉滴注 1 小时。主要不良反应是血常规变化，表现为白细胞下降（粒细胞减少）、血小板数减少，用药全程每周测血常规 1 次。其他不良反应尚有发热、腹痛、腹泻、恶心、呕吐、厌食、稀便、瘙痒、出汗、视觉变化和继发感染等。

（五）不良反应

对本药和阿昔洛韦过敏者禁用。严重中性粒细胞或血小板计数减少者禁用。

（六）禁忌证

（1）儿童、妊娠期及哺乳期女性使用应权衡利弊。

(2)不可肌内注射,不能快速给药或静脉推注。

(3)用药期间定期监测血常规。

(七)药物相互作用

(1)与齐多夫定或去羟肌苷联合应用,本品 AUC 减少而上述两药的 AUC 则增大。

(2)与丙磺舒联用,本品的肾清除量明显减少。

(3)本品不宜与亚胺培南西司他汀联用。与有可能抑制骨髓的药物联用可增大本品的毒性。

(八)制剂

胶囊剂:每粒 250 mg。注射剂(冻干粉针):每瓶 500 mg。

(九)贮法

避光、密闭,干燥处保存。

三、伐昔洛韦

其他名称:万乃洛韦、明竹欣、VALTREX 和 ZELITREX。

ATC 编码:J05AB11。

(一)性状

本品为白色或类白色粉末,水中溶解度为 174 mg/mL(25 ℃)。

(二)药理学

本品为阿昔洛韦与 L-缬氨酸所成的酯,口服后迅速吸收并在体内几乎完全水解释出阿昔洛韦而起抗单纯疱疹病毒 HSV_1 和 HSV_2 和水痘-带状疱疹病毒(VZV)的作用。口服本品 1 g 在体内的生物利用度以阿昔洛韦计为 54.5%±9.1%。其吸收不受食物影响。健康者口服 1 g,C_{max} 为(5.65±2.37)μg/mL、AUC 为(19.52±6.04)(μg·h)/mL。本品在体内的蛋白结合率为 13.5%～17.9%,在体内不蓄积,其标记化合物经 96 小时在尿液和粪便中分别回收 45.60% 和 47.12% $t_{1/2}$ 为 2.5～3.3 小时。

(三)适应证

本品主要应用于治疗带状疱疹,也用于治疗 HSV_1 和 HSV_2 感染。

(四)用法和用量

口服,成人每天 0.6 g,分 2 次服,疗程 7～10 天。

(五)不良反应

不良反应与阿昔洛韦类同,但较轻。

(六)禁忌证

对本药和阿昔洛韦过敏者、妊娠期女性禁用。

(七)注意

(1)儿童慎用,2 岁以下儿童不宜用本品。

(2)脱水、免疫缺陷者慎用。

(3)服药期间宜多饮水,防止阿昔洛韦在肾小管内沉淀。

(八)制剂

片剂:每片 200 mg、300 mg。

(九)贮法

密封,干燥处保存。

四、泛昔洛韦

其他名称:凡乐、罗汀、诺克和 Famvir。

ATC 编码:J05AB09。

(一)性状

本品为白色薄膜衣片,除去薄膜衣片后显白色。

(二)药理学

本品在体内迅速转化为有抗病毒活性的化合物喷昔洛韦,后者对Ⅰ型单纯疱疹病毒(HSV$_1$),Ⅱ型单纯疱疹病毒(HSV$_2$)及水痘带状疱疹病毒(VZV)有抑制作用。在细胞培养研究中,喷昔洛韦对下述病毒的抑制作用强弱次序为 HSV-1、HSV-2 和 VZV。口服在肠壁吸收后迅速去乙酰化和氧化为有活性的喷昔洛韦。生物利用度为 $75\%\sim77\%$。口服本品 0.5 g 后,得到的喷昔洛韦的峰浓度(C_{max})为 3.3 mg/L,达峰时间为 0.9 小时,AUC 为 8.6(mg·h)/L,血消除半衰期($t_{1/2}$)为 2.3 小时。喷昔洛韦的血浆蛋白结合率小于 20%。全血/血浆分配比率接近于 1。本品口服后在体内经由醛类氧化酶催化为喷昔洛韦而发生作用,失去活性的代谢物有 6-去氧喷昔洛韦、单乙酰喷昔洛韦和 6-去氧乙酰喷昔洛韦等,每种都少于服用量的 0.5%,血或尿中几乎检测不到泛昔洛韦,主要以喷昔洛韦和 6-去氧喷昔洛韦形式经肾脏排出。

(三)适应证

用于治疗带状疱疹和原发性生殖器疱疹。

(四)用法和用量

口服,成人 1 次 0.25 g,每 8 小时 1 次。治疗带状疱疹的疗程为 7 天,治疗原发性生殖器疱疹的疗程为 5 天。

(五)不良反应

常见不良反应是头痛和恶心。神经系统有头晕、失眠、嗜睡和感觉异常等。消化系统常见腹泻、腹痛、消化不良、厌食、呕吐、便秘和胀气等。全身反应有疲劳、疼痛、发热和寒战等。其他反应有皮疹、皮肤瘙痒、鼻窦炎和咽炎等。

(六)禁忌证

对本品及喷昔洛韦过敏者禁用。

(七)注意

(1)妊娠期、哺乳期女性一般不推荐使用本品。儿童使用泛昔洛韦的安全性与疗效尚待确定。

(2)肾功能不全患者应注意调整用法与用量。

(3)食物对生物利用度无明显影响。

(八)药物相互作用

(1)本品与丙磺舒或其他由肾小管主动排泄的药物合用时,可能导致血浆中喷昔洛韦浓度升高。

(2)与其他由醛类氧化酶催化代谢的药物可能发生相互作用。

(九)制剂

片剂:每片 125 mg、250 mg、500 mg。

（十）贮法

避光密封，干燥处保存。

五、奥司他韦

其他名称：奥塞米韦、达菲、特敏福和 TAMIFLU。

ATC 编码：J05AH02。

（一）药理学

本品在体内转化为对流感病毒神经氨酸酶具有抑制作用的代谢物，有效地抑制病毒颗粒释放，阻抑甲、乙型流感病毒的传播。

口服后在体内大部分转化为有效活性物，可进入气管、肺泡、鼻黏膜及中耳等部位，并由尿液排泄，少于 20% 的药物由粪便排泄 $t_{1/2}$ 为 6～10 小时。

（二）适应证

用于成人和 1 岁及 1 岁以上儿童的甲型和乙型流感治疗（磷酸奥司他韦能够有效治疗甲型和乙型流感，但是乙型流感的临床应用数据尚不多）。用于成人和 13 岁及 13 岁以上青少年的甲型和乙型流感的预防。

（三）用法和用量

成人推荐量，每次 75 mg，每天 2 次，共 5 天。

肾功能不全者：肌酐清除率<30 mL/min 者每天 75 mg，共 5 天；肌酐清除率<10 mL/min 者尚无研究资料，应用应十分慎重。

（四）不良反应

主要不良反应有呕吐、恶心、失眠、头痛和腹痛，尚有腹泻、头晕、疲乏、鼻塞、咽痛和咳嗽。偶见血尿、嗜酸性粒细胞增多、白细胞计数降低、皮炎、皮疹及血管性水肿等。

（五）禁忌证

对本药过敏者禁用。

（六）注意

（1）妊娠期和哺乳期女性应用的安全尚未肯定，一般不推荐应用。儿童用量未确定。

（2）在使用该药物治疗期间，应对患者的自我伤害和谵妄事件等异常行为进行密切监测。

（3）1 岁以下儿童使用奥司他韦的效益要大于风险。流感大流行期间，1 岁以下儿童使用奥司他韦的推荐剂量为 2～3 mg/kg。

（七）药物相互作用

在使用减毒活流感疫苗 2 周内不应服用本品，在服用磷酸奥司他韦后 48 小时内不应使用减毒活流感疫苗。

（八）制剂

胶囊剂：每粒 75 mg（以游离碱计）。

六、扎那米韦

其他名称：依乐韦、乐感清和 Relenza。

ATC 编码：J05AH01。

（一）性状

本品为白色或灰白色粉末，20 ℃时水中的溶解度约为 18 mg/mL。

（二）药理学

扎那米韦是一种唾液酸衍生物，能抑制流感病毒的神经氨酸苷酶，影响病毒颗粒的聚集和释放。该药能有效抑制 A 型和 B 型流感病毒的复制。

口腔吸入本品 10 mg 后，1～2 小时 4％～17％的药物被全身吸收，药物峰浓度范围 17～142 ng/mL，药时曲线下面积为 111～1 364（ng·h）/mL。本品的血浆蛋白结合率低于 10％。药物以原形在 24 小时内由肾排出，尚未检测到其代谢物。血清半衰期为 2.5～5.1 小时不等。总消除率为 2.5～10.9 L/h。

（三）适应证

用于治疗流感病毒感染及季节性预防社区内 A 和 B 型流感。

（四）用法和用量

成年和 12 岁以上的青少年，每天 2 次，间隔约 12 小时。每天 10 mg，分 2 次吸入，一次 5 mg，经口吸入给药。连用 5 天。随后数天 2 次的服药时间应尽可能保持一致，剂量间隔 12 小时。季节性预防社区内 A 和 B 型流感：成人 10 mg，每天 1 次，连用 28 天，在流感爆发 5 天内开始治疗。

（五）不良反应

鼻部症状、头痛、头晕、胃肠功能紊乱、咳嗽、感染、皮疹和支气管炎。罕见变态反应，心律不齐、支气管痉挛、呼吸困难、面部水肿、惊厥和晕厥。过敏样反应包括口咽部水肿、严重皮疹和变态反应。如果发生或怀疑发生变态反应，应停用扎那米韦，并采取相应的治疗。

（六）禁忌证

对本药过敏者禁用。

（七）注意

（1）妊娠期和哺乳期女性慎用。儿童用量未确定。

（2）慢性呼吸系统疾病患者用药后发生支气管痉挛的风险较高。哮喘/COPD 患者应给予速效性支气管扩张剂。避免用于严重哮喘患者。在使用本药前先吸入支气管扩张剂。如果出现支气管痉挛或呼吸功能减退，应停药。

（3）有报道使用神经氨酸酶抑制剂（包括扎那米韦）的流感患者因发生谵妄和异常行为导致伤害，应密切监测。

（八）药物相互作用

吸入本药前 2 周内及后 48 小时内不要接种减毒活流感疫苗。

（九）制剂

扎那米韦吸入粉雾剂：每个泡囊含扎那米韦（5 mg）和乳糖（20 mg）的混合粉末。

（十）贮法

密闭，室温，干燥处保存。

七、阿巴卡韦

其他名称：硫酸阿波卡韦和 ZIAGEN。

ATC 编码：J05AF06。

（一）性状

常用其硫酸盐，为白色至类白色固体。溶解度约 77 mg/mL（23 ℃）。

（二）药理学

本品为核苷酸类抗反转录酶药物。在细胞内转化为有活性的三磷酸化合物而抑制反转录酶，对抗底物 dGTP，并掺入病毒 DNA，而使病毒的延长终止。

口服吸收迅速，片剂的绝对生物利用度约 83%。口服 300 mg，每天 2 次时，其血浆血药峰浓度为 $(3.00\pm0.89)\mu g/mL$。食物对药物吸收影响不大。血浆蛋白结合率约 50%。表观分布容积为 0.86 L/kg。主要分布于血管外部位。主要由醇脱氢酶代谢为无活性的羧基化合物。对 P_{450} 无抑制作用。大部分由尿、少量由粪（16%）排泄。$t_{1/2}$ 为 1.5～2.0 小时。静脉注射后的消除率为每小时 0.8 L/kg。

（三）适应证

本品常与其他药物联合用于艾滋病治疗。

（四）用法和用量

与其他抗反转录酶药物合用。成人：一次 300 mg，每天 2 次。3 月龄至 16 岁儿童：1 次 8 mg/kg，每天 2 次。

（五）不良反应

不良反应可见变态反应，为多器官全身反应，表现为发热、皮肤瘙痒、乏力、恶心、呕吐、腹泻、腹痛或不适、昏睡、肌痛、关节痛、水肿、气短和感觉异常等，尚可检出淋巴结病，黏膜溃疡或皮疹。实验室检查可有氨基转移酶、肌酸磷酸激酶、肌酐升高和淋巴细胞减少。严重者也可伴有肝衰竭、肾衰竭和低血压，甚至死亡。

（六）禁忌证

对本药过敏者禁用。中、重度肝功能损害及终末期肾病患者避免使用。

（七）注意

（1）65 岁以上老年患者慎用。

（2）妊娠期和哺乳期女性需权衡利弊。

（八）药物相互作用

（1）与乙醇同用可致本品的 AUC 增加 41%、$t_{1/2}$ 延长 26%。

（2）与利巴韦林合用，可致乳酸性酸中毒。

（3）与大多数抗 HIV 药有协同作用。

（九）制剂

片剂：300 mg（以盐基计）。口服液：20 mg/mL。

八、阿糖腺苷

本品为嘌呤核苷，可自链霉菌 Streptomyces antibioticus 的培养液中提取或合成制备。国外产品为本品的混悬液，国内产品为本品的单磷酸酯溶液。

其他名称：Vira-A。

ATC 编码：J05AB03。

（一）性状

本品为白色结晶状粉末，极微溶解于水（0.45 mg/mL，25 ℃）。本品单磷酸酯的溶解度为100 mg/mL。

（二）药理学

静脉滴注后，在体内迅速去氨成为阿拉伯糖次黄嘌呤，并迅速分布进入一些组织中。按10 mg/kg剂量缓慢静脉滴注给药，阿拉伯糖次黄嘌呤的血浆峰值为3～6 μg/mL，阿糖腺苷则为0.2～0.4 μg/mL。阿拉伯糖次黄嘌呤可透过脑膜，脑脊液与血浆中的浓度比为1：3。每天用量的41%～53%，主要以阿拉伯糖次黄嘌呤的形式自尿排泄，母体化合物只有1%～3%。肾功能不全者，阿拉伯糖次黄嘌呤在体内蓄积，其血浆浓度可为正常人的几倍。阿拉伯糖次黄嘌呤的平均 $t_{1/2}$ 为3.3小时。

（三）适应证

有抗单纯疱疹病毒 HSV_1 和 HSV_2 作用，用以治疗单纯疱疹病毒性脑炎，也用于治疗免疫抑制患者的带状疱疹和水痘感染。但对巨细胞病毒则无效。本品的单磷酸酯有抑制乙肝病毒复制的作用。

（四）用法和用量

单纯疱疹病毒性脑炎：每天量为 15 mg/kg，按 200 mg 药物、500 mL 输液（预热至35～40 ℃）的比率配液，作连续静脉滴注，疗程为 10 天。

带状疱疹：10 mg/kg，连用 5 天，用法同上。

（五）不良反应

消化道反应，如恶心、呕吐、厌食和腹泻等较常见。中枢系统反应，如震颤、眩晕、幻觉、共济失调和精神变态等，偶见。尚有氨基转移酶升高、血胆红素升高、血红蛋白含量降低、血细胞比容下降和白细胞计数减少等反应。用量超过规定时，出现的反应较严重。

（六）禁忌证

对本品过敏者、妊娠期及哺乳期女性禁用。

（七）注意

(1)肝、肾功能不全者慎用。

(2)大量液体伴随本品进入体内，应注意水、电解质平衡。

(3)配得的输液不可冷藏以免析出结晶。

(4)本品不可静脉推注或快速滴注。美国已禁用本药的注射制剂。

（八）药物相互作用

(1)别嘌醇有黄嘌呤氧化酶抑制作用，使阿拉伯糖次黄嘌呤的消除减慢而蓄积，可致较严重的神经系统毒性反应。

(2)与干扰素合用，可加重不良反应。

（九）制剂

注射液（混悬液）：200 mg(1 mL)、1 000 mg(5 mL)。加入输液中滴注用。

注射用单磷酸阿糖腺苷：每瓶 200 mg。

九、利巴韦林

其他名称：三氮唑核苷、病毒唑和 VIRAZOLE。

ATC 编码：J05AB04。

（一）性状

本品为白色结晶性粉末，无臭，无味，溶于水（142 mg/mL），微溶于乙醇、氯仿和乙醚等。

（二）药理学

本品为一种强的单磷酸肌苷（IMP）脱氢酶抑制剂，抑制 IMP，从而阻碍病毒核酸的合成。具广谱抗病毒性能，对多种病毒如呼吸道合胞病毒、流感病毒和单纯疱疹病毒等有抑制作用。对流感（由流感病毒 A 和 B 引起）、腺病毒肺炎、甲型肝炎、疱疹和麻疹等有防治作用，但临床评价不一。国内临床已证实，对流行性出血热有效，对早期患者疗效明显，有降低病死率，减轻肾损害，降低出血倾向，改善全身症状等作用。

（三）适应证

用于呼吸道合胞病毒引起的病毒性肺炎与支气管炎，皮肤疱疹病毒感染。

（四）用法和用量

口服：每天 0.8～1 g，分 3～4 次服用。肌内注射或静脉滴注：每天 10～15 mg/kg，分 2 次。静脉滴注宜缓慢。

用于早期出血热，每天 1 g，加入输液 500～1 000 mL 中静脉滴注，连续应用 3～5 天。

滴鼻：用于防治流感，用 0.5％溶液（以等渗氯化钠溶液配制），每小时 1 次。

滴眼：治疗疱疹感染，浓度 0.1％，每天数次。

（五）不良反应

最主要的毒性是溶血性贫血，大剂量应用（包括滴鼻在内）可致心脏损害，对有呼吸道疾病者（慢性阻塞性肺疾病或哮喘者）可致呼吸困难、胸痛等。全身不良反应有疲倦、头痛、虚弱、乏力、胸痛、发热、寒战和流感症状等；神经系统症状有眩晕；消化系统症状有食欲减退，胃部不适、恶心、呕吐、轻度腹泻、便秘和消化不良等；肌肉骨骼系统症状有肌肉痛、关节痛；精神系统症状有失眠、情绪化、易激惹、抑郁、注意力障碍和神经质等；呼吸系统症状有呼吸困难、鼻炎等；皮肤附件系统出现脱发、皮疹和瘙痒等。另外，还观察到味觉异常、听力异常表现。

（六）禁忌证

对本品过敏者、妊娠期女性禁用。禁用于有自身免疫性肝炎患者。

（七）注意

（1）活动性结核患者、严重或不稳定型心脏病不宜使用。

（2）严重贫血患者，肝、肾功能异常者慎用。

（八）药物相互作用

（1）利巴韦林可抑制齐多夫定转变成活性型的磷酸齐多夫定，同用时有拮抗作用。

（2）与核苷类似物、去羟肌苷合用，可引发致命或非致命的乳酸性酸中毒。

（九）制剂

片剂：每片 50 mg、100 mg。颗粒剂：每袋 50 mg、100 mg。注射液：100 mg（1 mL）、250 mg（2 mL）。

（十）贮法

避光、密闭保存。

十、齐多夫定

本品为 3'-叠氮-3'-去氧胸腺嘧啶，由人工合成制造。

其他名称:叠氮胸苷、Azidothymidine 和 AZT。

ATC 编码:J05AF01。

(一)性状

本品为白色或类白色结晶性粉末,无臭。

(二)药理学

其与病毒的 DNA 聚合酶结合,中止 DNA 链的增长,从而阻抑病毒的复制。对人的 α-DNA 聚合酶的影响小而不抑制人体细胞增殖。

口服吸收迅速。服用胶囊,经过首过代谢,生物利用度为 $52\%\sim75\%$。应用 2.5 mg/kg 静脉滴注1 小时或口服 5 mg/kg 后,血药浓度可达 $4\sim6$ μmol/L(1.1~1.6 mg/L);给药后 4 小时,脑脊液浓度可达血浆浓度的 $50\%\sim60\%$。$V_d=1.6$ L/kg,蛋白结合率 $34\%\sim38\%$。本品主要在肝脏内葡萄糖醛酸化为非活性物 GAZT。口服 $t_{1/2}$ 为 1 小时,静脉滴注 $t_{1/2}$ 为 1.1 小时。约有 14%药物通过肾小球滤过和肾小管主动渗透排泄入尿,代谢物有 74%也由尿排出。

(三)适应证

用于治疗获得性免疫缺陷综合征(AIDS)。患者有并发症(卡氏肺孢子虫病或其他感染)时尚需应用对症的其他药物联合治疗。

(四)用法和用量

成人常用量:1 次 200 mg,每 4 小时 1 次,按时间给药。有贫血的患者:可按 1 次 100 mg 给药。

(五)不良反应

有骨髓抑制作用,可引起意外感染、疾病痊愈延缓和牙龈出血等。可改变味觉,引起唇、舌肿胀和口腔溃疡。遇有发生喉痛、发热、寒战、皮肤灰白色、不正常出血、异常疲倦和衰弱等情况。肝功能不全者易引起毒性反应。

(六)禁忌证

对本品过敏者、中性粒细胞计数 $<0.75\times10^9$/L 或血红蛋白含量 <7.5 g/dL 者禁用。

(七)注意

(1)骨髓抑制患者、有肝病危险因素者、肌病及肌炎患者长期使用本药时应慎用。

(2)在用药期间要进行定期血液检查。嘱咐患者在使用牙刷、牙签时要防止出血。叶酸和维生素 B_{12}缺乏者更易引起血象变化。

(3)进食高脂食物,可降低本药的口服生物利用度。

(八)药物相互作用

(1)对乙酰氨基酚、阿司匹林、苯二氮䓬类、西咪替丁、保泰松、吗啡和磺胺药等都抑制本品的葡萄糖醛酸化,而降低消除率,应避免联用。

(2)与阿昔洛韦(无环鸟苷)联用可引起神经系统毒性,如昏睡、疲劳等。

(3)丙磺舒抑制本品的葡萄糖醛酸化,并减少肾排泄,可引起中毒危险。

(九)制剂

胶囊剂:每粒 100 mg。

十一、拉米夫定

其他名称:贺普丁、雷米夫定、EPIVIR 和 HEPTOVIR。

ATC 编码:J05AF05。

(一)性状

本品为白色或类白色结晶,20 ℃时水中溶解度约7%。

(二)药理学

本品可选择性地抑制 HBV 复制。其作用方式通过在肝细胞内转化为活性的拉米夫定三磷酸酯,竞争性地抑制 HBV-DNA 聚合酶,同时终止 DNA 链的延长,从而抑制病毒 DNA 的复制。

口服吸收迅速,1 小时血浆药物峰浓度可达 1.1～1.5 μg/mL,绝对生物利用度为 80%～85%,食物可延缓本品的吸收,但不影响生物利用度。体内分布广泛,V_d 为 1.3～1.5 L/kg,血浆蛋白结合率为35%～50%,可通过血-脑屏障进入脑脊液。口服后 24 小时内,约90%以原形经肾排泄,5%～10%被代谢为反式亚砜代谢产物并从尿中排出。消除半衰期为5～7 小时,肾功能不全可影响本品的消除,肌酐清除率小于 30 mL/min 时应慎用。

(三)适应证

用于乙型肝炎病毒所致的慢性乙型肝炎,与其他抗反转录病毒药联用于治疗人类免疫缺陷病毒感染。

(四)用法和用量

成人:慢性乙型肝炎,每天 1 次,100 mg 口服;HIV 感染,推荐剂量一次 150 mg,每天 2 次,或 1 次300 mg,每天 1 次。

(五)不良反应

常见的不良反应有上呼吸道感染样症状、头痛、恶心、身体不适、腹痛和腹泻、贫血、纯红细胞再生障碍及血小板计数减少。可出现重症肝炎、高血糖及关节痛、肌痛和皮肤变态反应等。

(六)禁忌证

对拉米夫定过敏者及妊娠期女性禁用。

(七)注意

(1)哺乳期女性慎用,严重肝大、乳酸性酸中毒者慎用。

(2)尚无针对 16 岁以下患者的疗效和安全性资料。

(3)肌酐清除率＜30 mL/min 的患者不宜使用。

(4)用药期间应定期做肝、肾功能检查及全血细胞计数。

(八)药物相互作用

(1)与齐多夫定合用,可使后者血药浓度增加 13%,血药峰浓度升高约 28%,但生物利用度无显著变化。

(2)不宜与扎西他滨合用,由于本药可抑制扎西他滨在细胞内的磷酸化。

(九)制剂

片剂:每片 100 mg、150 mg。

(十)贮法

避光、密闭,在 30 ℃以下干燥处保存。

（郭海英）

参 考 文 献

[1] 张艳.现代临床实用药物学[M].长春:吉林科学技术出版社,2019.

[2] 王潞.实用药物学进展[M].北京:科学技术文献出版社,2020.

[3] 董志强.药物综合治疗学[M].济南:山东大学出版社,2022.

[4] 丛晓娟,杨俊玲,韩本高.实用药物学基础[M].石家庄:河北科学技术出版社,2021.

[5] 辛本茹.实用临床药物学诊断[M].北京:科学技术文献出版社,2020.

[6] 杨倩.实用临床药物学[M].上海:上海交通大学出版社,2019.

[7] 赵桂法.药物学临床诊疗常规[M].天津:天津科学技术出版社,2020.

[8] 王美娟.实用药物学精粹[M].上海:上海交通大学出版社,2019.

[9] 刘林夕.药物学基础与临床实践[M].哈尔滨:黑龙江科学技术出版社,2020.

[10] 王博.药物学基础[M].重庆:重庆大学出版社,2021.

[11] 蒋赟.药物学基础与临床应用[M].天津:天津科学技术出版社,2020.

[12] 董志强.药物综合治疗学[M].济南:山东大学出版社,2022.

[13] 刘翠玲.临床药物学研究[M].长春:吉林科学技术出版社,2019.

[14] 赵玉霞,杨颖,张吉霞,等.药物学基础与临床应用[M].哈尔滨:黑龙江科学技术出版社,2022.

[15] 王辉.实用治疗药物学[M].上海:上海交通大学出版社,2019.

[16] 张玉静.临床实用药物学[M].哈尔滨:黑龙江科学技术出版社,2019.

[17] 何勇.现代临床药物学指南[M].天津:天津科学技术出版社,2019.

[18] 钟明康,王长连,洪震.临床药物治疗学[M].北京:人民卫生出版社,2019.

[19] 李雄.临床药物治疗学[M].北京:中国医药科技出版社,2019.

[20] 陆军.新编药物治疗学[M].长春:吉林科学技术出版社,2019.

[21] 王春娟.现代药物诊疗学[M].沈阳:沈阳出版社,2019.

[22] 蒋光美.现代药物治疗学与安全用药[M].长春:吉林科学技术出版社,2019.

[23] 徐世军.实用临床药物学[M].北京:中国医药科技出版社,2019.

[24] 蒋学华,杜晓冬.实用临床药物治疗学[M].北京:人民卫生出版社,2019.

［25］黄卫娟.新编药学临床应用与管理［M］.长春:吉林科学技术出版社,2019.

［26］时慧.药学理论与药物临床应用［M］.北京:中国纺织出版社,2021.

［27］张艳秋.现代药物临床应用实践［M］.北京:中国纺织出版社,2021.

［28］李铭笙.实用临床诊疗与药学指南［M］.长春:吉林科学技术出版社,2019.

［29］叶晓芬,金美玲.呼吸系统疾病药物治疗经典病例解析［M］.上海:复旦大学出版社,2021.

［30］张爱华.药物学基础与临床［M］.哈尔滨:黑龙江科学技术出版社,2020.

［31］赵学友.临床药物学进展［M］.长春:吉林科学技术出版社,2019.

［32］赵立春.现代药物学指南［M］.天津:天津科学技术出版社,2020.

［33］巩萍.现代临床药物学应用［M］.长春:吉林科学技术出版社,2019.

［34］赵丽娅.药物学基础［M］.郑州:河南科学技术出版社,2020.

［35］刘冰,毕艳华,李聘.实用药物治疗学［M］.长春:吉林科学技术出版社,2019.

［36］左玮,孙雯娟,唐筱婉,等.WHO和我国基本药物目录中神经系统用药收录情况的比较研究［J］.中国药房,2020,31(4):397-401.

［37］王巧,王葵,石晓曼,等.慢性呼吸系统疾病老年住院患者衰弱与用药依从性的现状调查及相关性分析［J］.中国老年保健医学,2021,19(3):85-89.

［38］戴玮鑫,黄菲,高鹏.沙库巴曲缬沙坦联合β受体阻滞剂治疗心力衰竭的疗效观察［J］.中国卫生标准管理,2020,11(12):93-95.

［39］董焕乐,李杨雪.雷贝拉唑联合碱性抗酸药对消化道溃疡患者胃黏膜的保护效果［J］.广东医学,2021,42(3):339-342.

［40］裘影萍.特殊人群应用平喘药的注意事项［J］.健康生活,2022(7):44-45.